高级卫生专业技术资格考试用书

U0224253

骨外科学

高级医师进阶

（副主任医师/主任医师）

主　编：姜　虹
副主编：高春林

编　者（以姓氏笔画为序）：

王　红	王晓慧	车　家	白　阳	白一鸣
刘丽红	刘连刚	朱小乔	孙腾飞	孙丹妮
吕　博	邢　鑫	杜　超	李博文	李　倩
李培友	李姗姗	张　彤	张书建	张静云
张　琛	张玲玲	张　超	张　楠	周昌福
赵华宇	赵艳君	赵海涛	姜　丹	姜　虹
高　放	高春林	郭亚琳	黄子飞	盖艺男
韩　晔	廖　立			

中国协和医科大学出版社

图书在版编目（CIP）数据

骨外科学·高级医师进阶／姜虹主编. —北京：中国协和医科大学出版社，2016.1
（高级卫生专业技术资格考试用书）
ISBN 978-7-5679-0311-1

Ⅰ. ①骨… Ⅱ. ①姜… Ⅲ. ①骨疾病-外科手术-医药卫生人员-资格考试-自学参考资料 Ⅳ. ①R687.3

中国版本图书馆 CIP 数据核字（2015）第 083865 号

高级卫生专业技术资格考试用书

骨外科学·高级医师进阶

主 编：姜 虹
责任编辑：吴桂梅

出版发行：**中国协和医科大学出版社**
（北京东单三条九号 邮编 100730 电话 65260431）
网 址：www. pumcp. com
经 销：新华书店总店北京发行所
印 刷：中煤（北京）印务有限公司

开 本：787×1092 1/16 开
印 张：24.25
字 数：480 千字
版 次：2016 年 1 月第 1 版
印 次：2019 年 2 月第 4 次印刷
定 价：84.00 元

ISBN 978-7-5679-0311-1

（凡购本书，如有缺页、倒页、脱页及其他质量问题，由本社发行部调换）

前　言

　　随着医学科学技术的飞速发展与不断进步，越来越多的新兴理论与技术手段不断涌现出来，骨外科学的临床医生与科研工作者正是在这样的大背景下面临着专业知识上的巨大挑战。同时，高级技术资格考试制度逐渐完善，而考试用书却极其匮乏。为了加强临床医务人员对学科知识的系统了解和掌握，提高医疗质量，也为了满足考生需要，我们组织从事临床工作多年且在本学科领域内具有较高知名度的副主任医师职称以上的专家及教授，共同编写了此书。

　　骨外科学一直是医学中重要的分支学科之一，骨科疾病的诊断与治疗也是在临床中较为常见的。本书内容紧扣高级卫生专业技术资格考试要求，根据大纲对于专业知识"熟悉"、"掌握"、"熟练掌握"的不同层次要求，重点突出，详略得当。本书共分四篇十八章，具体内容包括骨科基础知识、骨外科专业诊治技术、骨外科专业疾病、骨科康复。全书内容具有实用性、权威性和先进性，是拟晋升副高级和正高级职称考试人员的复习指导用书，同时也可供高年资医务人员参考，以提高主治医师以上职称医务人员临床诊治、临床会诊、综合分析疑难病例以及开展医疗先进技术的能力。

　　限于编写水平及时间有限，书中难免有疏漏或不妥之处，敬请广大读者与同仁批评指正。

编　者
2015 年 10 月

目　录

第一篇
骨科基础知识

第一章　骨科临床解剖概要

第一节　上　　肢

一、肩部

知识点 1：肩部骨骼——锁骨的解剖特点

锁骨为弯曲的长骨，呈 S 形，无髓腔，且不同部位的粗细及外形均不相同。肩峰端粗糙而扁宽，锁骨体呈圆柱形而窄，胸骨端最为宽大。锁骨及其两端的胸锁关节和肩锁关节均位于皮下，可触及。锁骨上附着着五条肌肉：在外侧，前上方有斜方肌，前下方有三角肌；在内侧，前上缘有胸锁乳突肌锁骨部，前下缘有胸大肌锁骨部；在锁骨中 1/3 下面有锁骨下肌。

知识点 2：肩部骨骼——锁骨的功能

锁骨起着很重要的支持作用，能调节上肢的运动，保证上肢做旋转运动，它如同肱骨的挂架，使得肱骨远离胸壁，方便手部的活动。锁骨与肩胛骨相连，使上肢骨骼间接附着于躯干上，在上肢悬垂时协助维持身体的直立。锁骨还能起到保护其下由颈部至腋窝的大血管神经束的作用。同时，锁骨上还附着着许多肌肉，对于维持正常的肩部外观起到了一定的作用。

知识点 3：肩部骨骼——锁骨的血供

锁骨的血供十分丰富，主要来源于肩胛上动脉及胸肩峰动脉的分支的供给，且所有血管在骨松质中彼此吻合成网，因而锁骨部分在骨折后愈合较快。

知识点 4：肩部骨骼——肩胛骨的解剖特点

肩胛骨属于扁骨，呈不规则的三角形。肩胛骨外侧角有一卵圆形的关节盂，与肱骨头形成盂肱关节。在关节盂的上、下方，有盂上、下结节，分别附着着肱二头肌长头腱和肱三头肌肌腱。肩胛冈在肩胛骨的背面，外端为肩峰。由肩胛颈伸出的喙突，位于关节盂的内侧，向前外下，借喙锁韧带与锁骨的外 1/3 相连。喙突由前面遮盖肱骨头。喙突是喙肱肌、胸小肌及肱二头肌短头的附着处。

知识点 5：肩部骨骼——肩胛骨的功能

肩胛骨附着有许多肌肉，借助附着于颈椎及胸椎的肩胛提肌、菱形肌及斜方肌，附着于第 1~8 肋骨的前锯肌，维持肩胛骨的稳定并利于其活动。通过肩胛骨在胸壁上的滑动，可增大盂肱关节的活动。作为肩穹隆的一个主要组成部分，肩峰从后上保护肱骨头。

知识点 6：肩部骨骼——肩胛骨的血供

肩胛骨的血供十分丰富，来源于肩胛上动脉、旋肩胛动脉、肩胛下动脉、颈横动脉和胸肩峰动脉的供给，且这些血管彼此吻合成网。

知识点 7：肩部骨骼——肱骨上端的解剖特点

肱骨头的关节面呈半圆形，朝上、内、后。在正常情况下，肱骨头与肱骨干之间有 140°~180° 的内倾角和 30° 的后倾角。在肱骨头的关节面边缘与肱骨结节间存在着一道浅沟，即为解剖颈；而外科颈在相当于圆形的骨干与两结节的交接处，此处骨皮质突然变薄，为骨折的好发处。肱骨头的前外为大、小两结节。大结节上有冈上肌、冈下肌及小圆肌附着，大结节靠外，向下移行为大结节嵴，大结节嵴为胸大肌的附着处。小结节居前，相当于肱骨头的中心，附着有肩胛下肌，向下移行为小结节嵴，小结节嵴为背阔肌及大圆肌的附着处。结节间沟内有肱二头肌的长头腱经过。

知识点 8：肩部骨骼——肱骨头的血供

肱骨头血供良好。肱骨头的主要血供从前外侧进入，是旋肱前动脉的分支，此处尚有发自旋肱后动脉的后内侧动脉分支供应。

知识点 9：肩部肌肉——斜方肌与胸锁乳突肌

肩带最早出现的肌肉发育于由枕部向肢芽的原始组织层的尾侧，此层分裂为二，前为胸锁乳突肌，后为斜方肌，其间在后期形成颈后三角。

知识点 10：肩部肌肉——背阔肌与胸大肌

这两种肌肉是身体中的攀缘肌肉，均起自躯干，止于臂。胸大肌起端分三部：锁骨部起于锁骨近端上面前部 1/3；胸肋部起于胸骨前面以及与其相连的上 6 个肋软骨；腹部起于腹直肌鞘的前层。胸大肌止于肱骨大结节嵴。胸大肌的主要作用是使上臂内收及内旋，其中锁骨部与三角肌共同作用可使盂肱关节屈曲，并能在呼吸困难时协助吸气。

知识点 11：肩部肌肉——三角肌

三角肌的构成主要有前、中、后三部分，分别起于锁骨外 1/3、肩峰外缘及肩胛冈后缘，向下止于三角肌粗隆。三角肌的主要功能是外展肩关节。

知识点 12：肩部肌肉——冈肌

冈上肌起于冈上窝内侧 2/3，向外行经肩峰下，移行为短而扁平的肌腱，止于肱骨大结节。冈肌的主要功能是：在上臂整个外展及屈曲动作中，协助三角肌发挥作用，将肱骨头稳定于关节盂内，使外展时的上臂外旋。

冈下肌起于冈下窝内侧，向上外移行为短而扁平的肌腱，止于肱骨大结节中部。冈下肌的主要功能是使下垂的上臂外旋。

知识点 13：肩部肌肉——圆肌

小圆肌起于肩胛骨的外侧缘中 1/3 处，位于冈下肌下，止于肱骨大结节下方。小圆肌收缩能外旋及内收上臂。

大圆肌起于肩胛骨下角外侧缘后面，斜行向外上，止于肱骨小结节嵴。大圆肌能内收及内旋上臂。

知识点 14：肩部肌肉——肩胛下肌

肩胛下肌起于肩胛骨外侧缘和肩胛骨前面的粗糙肌附着线，在肩胛骨外侧角处移行为一短而宽的扁腱，止于肱骨小结节。肌腱贴附于肩关节囊的前面，部分纤维编织于关节囊中，与冈上、下肌及小圆肌组成肩袖，协助维持肩关节稳定。肩胛下肌能内收并内旋上臂。

知识点 15：肩部肌肉——肩胛提肌

肩胛提肌起于上位 3~4 颈椎横突，附着在肩胛骨上角及内侧缘的最上部。其主要功能有上提肩胛骨，如止点固定，一侧肌肉收缩，可使颈部屈曲，头部旋转向同侧。

知识点 16：肩部肌肉——菱形肌

小菱形肌起于下位 2 个颈椎的棘突，附着在肩胛骨内侧缘的上部。大菱形肌起于上位 4 个胸椎的棘突，向外下，几乎附着了肩胛骨内侧缘的全长。大、小菱形肌的主要功能有内收及内旋肩胛骨，并上提肩胛骨，使之接近中线。

知识点 17：肩部肌肉——前锯肌

前锯肌宽而扁平，肌齿起于上第 8~9 肋骨的外侧面，止于肩胛骨内侧缘的前唇、肩胛骨的上角及下角的肋骨面。前锯肌收缩能外展及外旋肩胛骨。

知识点 18：腋窝

腋窝为锥形，尖端朝上，其上为胸廓的出口，为肩胛骨、锁骨和第 1 肋骨围成的三角间隙，颈部的锁骨下动、静脉及臂丛各神经皆由此进入上臂。

腋窝有四壁：前壁为胸大肌、胸小肌及喙锁筋膜；后壁为肩胛下肌、背阔肌及大圆肌；内侧壁为胸廓的外侧壁，包括第 1~6 肋骨和前锯肌；外侧壁为肱骨的内侧面及覆盖它的喙肱肌与肱二头肌。

（1）腋动、静脉：腋动脉为锁骨下动脉的延续，由第 1 肋骨外缘起，至大圆肌下缘易名为肱动脉。腋动脉在胸小肌之后，距喙突尖一指宽处，臂丛各束分别位于其内、外、后，腋静脉在其内侧。腋动脉为旋肱动脉及肩胛下动脉所固定。

贵要静脉至大圆肌下缘向上易名为腋静脉。头静脉沿三角胸大肌间隙，在胸小肌上缘注入其内。腋静脉全程均位于腋动脉的前内侧。

（2）臂丛：由第 5~8 颈神经及第 1 胸神经前支构成，5 个根组成上、中、下 3 个干，相当于锁骨中 1/3 处，每个干分为前后 2 股，6 股又合成 3 束。在腋窝，臂丛位于胸小肌之后，肩带及上肢的肌肉均由臂丛支配。臂丛结构如图 1-1-1 所示。

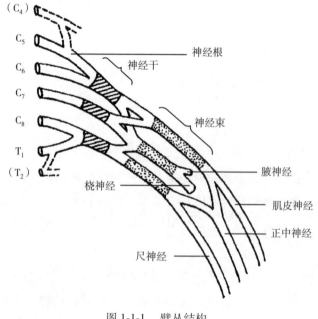

图 1-1-1 臂丛结构

知识点 19：肩关节的组成

（1）盂肱关节：即狭义的肩关节。它的解剖特点为：①两个相对关节面很不相称；②稳定性较差，关节韧带装置薄弱，关节囊松弛，主要靠包绕肱骨头的肩袖及周围肌肉，盂肱关节有很大灵活性。

（2）胸锁关节：是肩带与躯干相连的唯一关节，形态上基本呈鞍状，可进行前后、上下和旋转活动。胸锁关节之间以关节盘相隔，关节盘能起到增加两关节面适应性和缓冲震荡的作用。

（3）肩锁关节：属于非典型球窝关节，主要靠关节囊及其加厚的肩锁韧带和喙锁韧带维持其稳定性。肩锁关节的作用有：①使肩胛骨垂直向上向下；②使肩胛骨关节盂向前后活动。

（4）喙锁关节：正常的肩胛骨喙突与锁骨之间只存在喙锁韧带，偶尔会形成喙锁关节，通常情况下运动幅度不大，与肩锁关节和胸锁关节共同组成联合关节。

（5）肩峰下关节：俗称第二肩关节。喙肩弓由肩峰与喙突和喙肩韧带组成，可防止盂肱关节在前屈或外展上举的初始阶段由于肩部肌肉收缩而使肱骨头向后上脱位，并且避免肩峰下撞击。

二、臂部

知识点 20：肱骨

肱骨是上肢骨中最长最粗的管状骨，在肱骨大、小结节以下大致呈圆柱形，下部逐渐变扁、变宽、变薄，分两缘三面。内侧缘起于小结节嵴，消失于骨干中部，其延长线至内上髁嵴。外侧缘在上部不清楚，相当于大结节后缘，向下延续为外上髁上嵴。在骨干下部，前内侧面及前外侧面互相融合。在前外侧面，相当于肱骨体中部的外侧及大结节嵴的远端有三角肌粗隆，为三角肌附着处。于同一水平，在内侧面则为喙肱肌附着处。在肱骨后面，相当于三角肌粗隆后方，有自内上斜向外下的桡神经沟。三角肌止点在臂部为一重要标志，不仅代表肱骨主要滋养动脉穿入肱骨水平，桡神经也在此平面绕肱骨后面而行，同时又相当于喙肱肌附着肱骨内侧的水平。

知识点 21：臂部前面的肌肉

（1）肱二头肌：短头起于肩胛骨喙突尖，长头起自肩胛骨盂上结节，与关节盂后唇相连续，起始为一长圆形腱，行经盂肱关节囊内，随后穿出关节囊，沿肱骨结节间滑膜鞘下行。二头向下各成一膨大的肌腹，在臂下 1/3 彼此融合。肱二头肌腱止于桡骨粗隆的后部。肱二头肌为肌皮神经所支配，主要功能为屈肘，并为前臂强有力的旋后肌，作用于盂肱关节，同时可使臂屈曲与内收。

（2）喙肱肌：与肱二头肌短头同起自喙突尖，沿肱二头肌内侧向下，止于肱骨内侧缘中点。喙肱肌也为肌皮神经支配，是盂肱关节的屈曲与内收肌。

（3）肱肌：起于肱骨前内侧面与前外侧面下 2/3，上端呈"V"形，与三角肌的止点相接，止端与肘关节囊相贴连，附着于尺骨冠状突之前。大部分肱肌被肱二头肌所覆盖，其与肱二头肌外侧缘下部之间有肌皮神经穿出，并受其支配，它的主要作用为屈肘。

知识点 22：臂部后面的肌肉

臂部后面仅有肱三头肌，长头起于肩胛骨盂下结节；外侧头起于肱骨大结节的下部至三角肌粗隆之骨嵴，在桡神经沟之上；内侧头起于肱骨干后面及臂内、外侧肌间隔。三头向下合并，止于尺骨鹰嘴。肱三头肌受桡神经支配，为肘关节的伸肌，且有收缩上臂的功能。

知识点 23：臂部肌肉与肱骨骨折移位的关系

当肱骨骨折时，如果骨折发生在肱骨外科颈，近端（包括肱骨头在内）在冈上肌、冈下肌及小圆肌作用下常轻度外展外旋，而远端包括整个骨干则在胸大肌、背阔肌及大圆肌的作用下呈内收、内旋；如骨折发生在三角肌止点之上，近端由于胸大肌、背阔肌及大圆肌的作用呈内收内旋位，远端则在三角肌、喙肱肌、肱二头肌及肱三头肌的牵引作用下向外上方移位；如果骨折发生在三角肌止点以下，近端因三角肌、喙肱肌及冈上肌的收缩向外上方移位，远端则由于肱二头肌及肱三头肌在肘部的收缩而向内上方移位；肱骨髁上骨折时，远端在肱三头肌的收缩作用下与前臂一起向后上方移位，而近端则向前穿入肱肌肌肉内，可引起肱动脉损伤。

知识点 24：臂部血管

腋动脉行至大圆肌下缘易名为肱动脉，有两条静脉伴行。肱动脉上段在臂的内侧，位于肱三头肌长头及内侧头之前，表面覆盖着深筋膜，外为正中神经及喙肱肌，内借尺神经与贵要静脉相隔；中段向前外行，为肱二头肌的内侧缘所覆盖，正中神经处在其外侧，后与动脉交叉而至其内侧；下段仍为肱二头肌的内侧缘所覆盖，下行至桡骨颈水平分为桡、尺动脉。

知识点 25：臂部神经

臂部神经主要包括：肌皮神经、正中神经、尺神经、桡神经。

（1）肌皮神经：由 $C_{5\sim7}$ 纤维组成，起于臂丛外侧束，穿入喙肱肌后，下行于肱二头肌与肱肌之间，分支可支配喙肱肌、肱二头肌及肱肌，从肱二头肌腱的外缘近肘窝部穿出，成为前臂外侧皮神经。

（2）正中神经：由 $C_5 \sim T_1$ 的纤维组成，在上臂一般没有分支，位于肱二头肌内侧沟内，与肱动脉伴行，开始在肱动脉外侧，而后于上臂中部交叉到其内侧。

（3）尺神经：由 C_7~T_1 的纤维组成，臂部无分支，开始在肱动脉的内侧，肱三头肌的前侧，到臂中部则远离动脉至臂内侧肌间隔，随后于肱三头肌内侧头筋膜下下行，在肘部介于尺骨鹰嘴与肱骨内上髁之间的尺神经沟内。

（4）桡神经：由 C_5~T_1 的纤维组成，支配肱三头肌及肘后肌，起于臂丛后束，发出一支至肱三头肌后，沿桡神经沟绕肱骨而行，介于肱三头肌内、外侧头之间，随后穿过臂外侧肌间隔至前面，位于肱肌的外缘，近侧被肱桡肌所覆盖，远侧被桡侧腕长伸肌覆盖。

三、肘部

> **知识点 26：构成肘部的骨骼**

（1）肱骨下端：肱骨下端宽扁，向前卷曲，与肱骨干长轴成 30°～50° 前倾角，其两端变宽，成内、外上髁。肱骨下端前后极薄，但内、外髁很厚，肱骨下端的滑车及小头，分别与尺骨的滑车切迹及桡骨头形成关节。肘关节完全伸直时，桡骨头与肱骨长轴位于一条直线上，而尺骨位于肱骨长轴之后。在前臂与上臂不在一直线上，形成 10°～15° 的外偏角或提携角。前臂屈肌及旋前圆肌的总腱起自内上髁，其后下面还附着有尺侧副韧带的一部分，外上髁为前臂伸肌总腱的起始部。

（2）尺骨上端：是尺骨最坚强的部分，在鹰嘴和其下冠突之间形成滑车切迹，与肱骨滑车相接。冠突的外侧是桡切迹，与桡骨头形成桡尺近侧关节。鹰嘴附着有肱三头肌腱，冠突的基底是肱肌附着处。

（3）桡骨上端：桡骨头呈圆盘状，上面凹陷同达骨小头相接，桡骨头的周围生有一层软骨，为桡骨环状关节面。桡骨头完全处于肘关节囊内，周围没有任何韧带活肌腱附着。

> **知识点 27：肘部软组织解剖**

（1）肱骨下端：肘窝浅部有许多浅静脉。其中，外侧为头静脉，内侧为贵要静脉，行于正中的为前臂正中静脉，后者通过许多交通支连接着以上各静脉以及深静脉。在肱二头肌腱内侧，肱动脉、两条伴行静脉及动脉内侧的正中神经所组成的血管神经束位于肱肌之前，被肱二头肌腱膜所覆盖。在平尺骨冠突及桡骨颈处，肱动脉分为尺动脉和桡动脉。尺动脉较大，向下行于自内上髁起始的屈肌深面。桡动脉则如肱动脉的直接延续，沿肱桡肌的内侧缘向下至腕部。如图 1-1-2 所示为肘部浅静脉示意图。

（2）肘部神经：正中神经紧贴在肱动脉内侧，走行于旋前圆肌两头之间，此处自背侧发出分支至旋前圆肌、桡侧腕屈肌、掌长肌及指浅屈肌；桡神经在肘窝与肱深动脉的前降支伴行，为肱肌外缘覆盖，之后沿肱肌及肱桡肌之间下行，再在肱肌与桡侧腕长伸肌之间下行，并发出分支支配肱桡肌及桡侧腕长伸肌，而主干分为浅、深二支；尺神经通过肘管离开臂部。尺神经主要支配尺侧腕屈肌和指深屈肌尺侧半、手内在肌及小指和环指尺侧半皮肤的感觉。

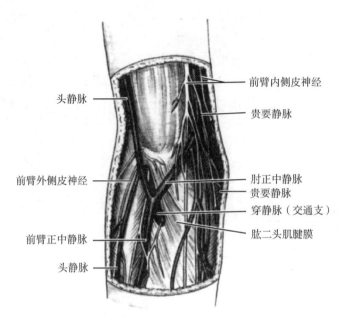

图 1-1-2　肘部浅静脉

肘关节由肱尺关节、肱桡关节和桡尺近侧关节组成。肱尺关节为主要部分，负责肘关节的屈伸；肱桡关节主要协助桡尺近侧关节的运动；桡尺近侧关节负责桡骨头的旋前和旋后运动。

四、前臂

（1）尺骨：上部为三棱柱形，下部呈圆柱形，全长除上段外均较直。尺骨、桡骨干中 1/3 附着有骨间膜。

（2）桡骨：为三棱柱形，上端窄小，下端粗大，为多弧度的长骨，两端均能旋转，骨干突向桡侧。

前臂肌肉共 20 块，分为前、后两群。前群起于肱骨内上髁及髁上嵴，主要包括屈腕、屈指及使前臂旋前的肌肉，共 9 块。后群大都起自肱骨外上髁，主要包括伸腕、伸指及使前臂旋后的肌肉，共 11 块。

知识点31：前臂前侧肌肉

前臂前侧肌肉位于前臂前面及内侧，分为4层。

（1）第1层：位于最浅层，自外向内，分别为肱桡肌、旋前圆肌、桡侧腕屈肌、掌长肌及尺侧腕屈肌。

①肱桡肌起于肱骨外上髁上方和外侧肌间隔，下行于肱三头肌与肱肌之间，止于桡骨茎突基部。其主要功能为屈肘。

②旋前圆肌两头分别起于肱骨内上髁屈肌总腱和尺骨冠突的内缘，肌束斜向外下，止于桡骨中1/3段。其主要作用为屈肘及前臂旋前。

③桡侧腕屈肌起于肱骨内上髁和前臂筋膜，斜向外下，穿过腕横韧带深面，止于第2、3掌骨底，其主要功能为屈腕及外展手部。

④掌长肌起于屈肌总腱，向下移行为长腱，越过腕横韧带浅面和掌腱膜相连。作用为屈腕和使掌腱膜紧张。

⑤尺侧腕屈肌两头起于屈肌总腱和尺骨鹰嘴及尺骨后缘上2/3，经腕横韧带深面下行止于豌豆骨。其功能为屈腕并使手向尺侧屈曲。

（2）第2层：为指浅屈肌层。指浅屈肌层附着于肱骨、尺骨、桡骨的起点广泛，肌腹向下分为四腱，分别止于除拇指外各指中节指骨底掌侧面的两缘，主要功能为屈近端指间关节。

（3）第3层：位于指浅屈肌的深面，包括拇长屈肌及指深屈肌。

①拇长屈肌起于桡骨上2/3及前臂骨间膜，止于拇指远节指骨，功能为屈拇指各关节并协助屈腕。

②指深屈肌起于尺骨上2/3及前臂骨间膜，向下分别止于第2~5指远节指骨底的掌侧面，主要功能为屈曲第2~5远侧指间关节。

（4）第4层：旋前方肌。

旋前方肌起于尺骨下1/4前缘，止于桡骨下1/4前缘，主要功能为前臂旋前。

知识点32：前臂后侧肌肉

前臂后侧肌肉位于前臂后面及外侧，共11块，分为浅、深两层。

（1）浅层：自外向内分别为桡侧腕长伸肌、桡侧腕短伸肌、指伸肌、小指伸肌和尺侧腕伸肌及肘肌。

①桡侧腕长伸肌起于肱骨外侧髁上嵴下1/3和臂外侧肌间隔，向下经伸肌支持带深面，止于第2掌骨的背面，主要功能为伸腕，并协助屈肘，使手外展。

②桡侧腕短伸肌起于伸肌总腱，向下止于第3掌骨的背面，功能为伸腕并协助手外展。

③指伸肌起自肱骨外上髁的伸肌总腱及前臂后面的深筋膜，向下移行为四条并排长腱，经伸肌支持带的深面下行，分别止于第2~5指的中、远节指骨底的背面，其功能为伸指及

伸腕。

④小指伸肌起自伸肌总腱，下行止于小指中、远节指骨底的背面，功能为伸小指。

⑤尺侧腕伸肌起自肱骨外上髁的伸肌总腱和尺骨后缘，向下经伸肌支持带的深面，止于第 5 掌骨底的背面，功能为伸腕。

⑥肘肌为三角形小肌，功能为伸肘及牵引肘关节囊。

（2）深层：自上外向内下依次为旋后肌、拇长展肌、拇短伸肌、拇长伸肌及示指伸肌。

①旋后肌起自肱骨外上髁、桡侧副韧带、桡骨环状韧带和尺骨的旋后肌嵴，向前下止于桡骨上 1/3 的前面，功能为使前臂旋后。

②拇长展肌起于尺骨和桡骨后面的中 1/3 及其间的骨间膜，向外下移行止于第 1 掌骨底的外侧，功能为使拇指和全手外展，并使前臂旋后。

③拇短伸肌起于桡骨后面和邻近骨间膜，止于拇指近节指骨底的背侧，功能为伸拇指近节指骨并使拇指外展。

④拇长伸肌起于尺骨中 1/3 及邻近骨间膜，止于拇指远节指骨底的背面，功能为使拇指内收并伸指关节。

⑤示指伸肌起于尺骨后面的下部，在示指近节指骨的背面与指伸肌至示指腱的指背腱膜相结合，功能为伸示指。

知识点 33：前臂血管

（1）桡动脉：在前臂上 1/3，先行于旋前圆肌和肱肌之间，向下位于外为肱桡肌腱及内为桡侧腕屈肌的桡侧沟内。桡神经在前臂上 1/3 处紧位于桡动脉的外侧，至前臂下 1/3 与动脉分离。桡动脉在前臂介于两组肌肉之间，其外侧的肌肉受桡神经支配，内侧的肌肉受正中神经支配。其在前臂下部浅露于皮下，至腕上 2~3 指处即转至前臂后面。

（2）尺动脉：相比于桡动脉，尺动脉对手的血供更为重要。尺动脉在前臂上 1/3 位置较深，在旋前圆肌尺头的深面，向下行于指浅屈肌和尺侧腕屈肌所形成的尺侧沟内。在前臂上部，尺动脉与尺神经相距较远，向下互相接近。

知识点 34：前臂神经

如图 1-1-3 所示为前臂血管神经示意图。

（1）正中神经：在旋前圆肌两头之间进入前臂，沿前臂中线下行，穿过指浅屈肌肱尺头同桡头之间的腱弓深面，行于指浅屈肌和指深屈肌之间。近腕部时，正中神经位于桡侧腕屈肌腱和掌长肌腱之间或在掌长肌腱深面，下行经屈肌支持带深面至手。正中神经支配除尺侧腕屈肌外的所有前臂前侧浅屈肌和指深屈肌桡侧半、拇长屈肌及旋前方肌。

（2）尺神经：离开尺神经沟后，行于尺侧腕屈肌及指深屈肌之间，于前臂下半部行于尺侧腕屈肌的桡侧，位于前臂筋膜深面，向下经屈肌支持带的浅面至手。尺神经支配尺侧腕屈肌及指深屈肌尺侧半。

（3）桡神经：约在肱桡关节的水平，桡神经分为浅、深二支。浅支在前臂肱桡肌的深面，上部初行于桡动脉的外侧，至中部两者逐渐接近，到前臂的中 1/3 自肱桡肌尺侧穿出深筋膜，与头静脉伴行至桡骨茎突，经其背侧进入手背。深支（即骨间后神经）穿越旋后肌肌质后发出众多分支，支配前臂背面浅、深层肌肉。

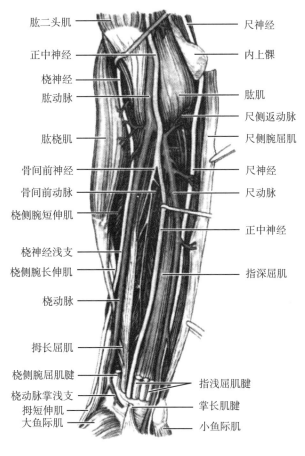

左侧标注（从上到下）：
肱二头肌
正中神经
桡神经
肱动脉
肱桡肌
骨间前神经
骨间前动脉
桡侧腕短伸肌
桡神经浅支
桡侧腕长伸肌
桡动脉
拇长屈肌
桡侧腕屈肌腱
桡动脉掌浅支
拇短伸肌
大鱼际肌

右侧标注（从上到下）：
尺神经
内上髁
肱肌
尺侧返动脉
尺侧腕屈肌
尺神经
尺动脉
正中神经
指深屈肌
指浅屈肌腱
掌长肌腱
小鱼际肌

图 1-1-3　前臂血管神经

五、腕部

知识点 35：构成腕部的骨骼

（1）尺桡骨下端：桡骨下端逐渐变宽，骨皮质非常薄，横切面略呈四方形，与腕骨构成腕关节的主要部分。正常情况下，桡骨茎突较尺骨茎突低 1~1.5cm，桡骨下端关节面向尺侧倾斜 20°~25°，向掌侧倾斜 10°~15°。尺骨下端较细，包括尺骨头及茎突，前者膨大为球形，为前臂下端旋转运动的枢轴。

（2）腕骨：共 8 块，排成两列。近侧排列的腕骨由外向内依次为手舟骨、月骨、三角骨和豌豆骨，其中前 3 块腕骨向上与桡骨形成关节。远端排列的腕骨自外向内依次为大多角骨、小多角骨、头状骨及钩骨。腕骨排列背面突出，掌面凹进，形成腕骨沟，其上面有屈肌支持带附着，共同构成腕管。由于关节面多，血供差，损伤后的腕骨易发生缺血性坏死。

知识点 36：腕部软组织解剖

（1）腕掌侧：有腕管、尺管及血管。

①腕管：在桡腕关节附近，前臂深筋膜增厚，形成掌浅横韧带及其深面的屈肌支持带（腕横韧带），与腕骨共同构成腕管。其内通过正中神经和前臂的屈肌腱。

②尺管：尺管位于腕骨的尺掌侧，前臂为腕浅横韧带，后壁为屈肌支持带，内壁为豌豆骨及豆钩韧带，其内走行尺神经及血管。

③血管：桡动脉在腕部下行于肱桡肌与桡侧腕屈肌之间，浅面为前臂深筋膜，深面为拇长屈肌和旋前方肌及桡骨下端。平桡骨茎突水平，桡动脉发出掌浅支，穿过大鱼际进入手掌，与尺动脉吻合形成掌浅弓。主干则经桡骨茎突下方至手背第一掌骨间隙近侧，分出拇主要动脉后，与尺动脉的掌深支吻合成掌深弓；尺动脉下行于指浅屈肌与尺侧腕屈肌之间，与尺神经伴行，经尺管到达手掌，发出掌深支穿过小鱼际与桡动脉末支吻合成掌深弓，主干则经屈肌支持带浅面与桡动脉掌浅支形成掌浅弓。

（2）腕背侧：有伸肌支持带，是前臂背侧深筋膜加厚部，位置比屈肌支持带略高。从支持带的深面发出许多纵隔至尺骨、桡骨的嵴上，与骨膜之间构成多个纤维性管，前臂背侧至手背各肌腱连同其滑膜鞘走行其中。浅层肌腱由外向内分别为肱桡肌腱、桡侧腕长伸肌腱、桡侧腕短伸肌腱、指伸肌腱、小指伸肌腱和尺侧腕伸肌腱。深层肌腱有拇长展肌腱、拇短伸肌腱、拇长伸肌腱和示指伸肌腱。

六、手

知识点 37：手部骨性解剖

手部骨骼由 8 块腕骨、5 块掌骨、14 块指骨与数个籽骨构成。第 1 掌骨最短且最粗，第 2、3 掌骨粗长，第 4、5 掌骨短细。由于掌骨的数目为 5 块，而第 2 排腕骨是 4 块，所以其间相连的关节面是不对称的。手掌有 2 个横弓及 5 块纵弓。近侧横弓或腕横弓为坚硬的半圆形弓，由远侧列腕骨及腕骨间韧带构成，起自桡侧的大多角骨结节与手舟骨结节，止于尺侧的钩骨钩与豌豆骨。头状骨是此弓的关键，屈肌支持带加强此弓的坚固性，它与坚强连结其上的第 2~3 掌骨底可视为手的一个固定单位，作为其相邻近、远侧较活动部分的支持基础。远侧横弓或掌横弓可活动，由掌深横韧带及掌骨头构成。5 个纵弓分别由各指骨、掌骨与腕骨通过指间关节、掌指关节以及腕骨间关节构成。

知识点 38：手掌侧的软组织解剖

手掌侧软组织包括掌腱膜、手掌肌肉及手掌血管与神经。

（1）掌腱膜：由手部深筋膜浅层增厚形成，位于手掌中部，呈三角形，近端与屈肌支持带的远侧相连。其分为三部分，两侧部较弱，形成鱼际筋膜及小鱼际筋膜；中央部对掌骨头分为四条腱前束，与相应手指腱鞘及掌指关节的侧韧带相融合。

（2）手掌肌肉：包括内在肌和外在肌。其中，内在肌包括鱼际肌及小鱼际肌，还有蚓状肌和骨间肌；外在肌包括从前臂下行的屈肌腱。

①鱼际肌：鱼际肌位于手掌桡侧，是一组作用于拇指的肌肉，包括拇短展肌、拇短屈肌、拇对掌肌及拇收肌。

②小鱼际肌：小鱼际肌位于手掌尺侧，包括掌短肌、小指展肌、小指短屈肌及小指对掌肌。

③中央部肌肉及肌腱：中央部肌肉及肌腱包括手内在的蚓状肌与骨间肌及由前臂下行的屈肌腱。其中，由前臂下行的屈肌腱包括指浅屈肌腱、指深屈肌腱和拇长屈肌腱。

知识点 39：手掌部血管与神经

如图 1-1-4 所示为手掌部血管神经示意图。

（1）手掌动脉：手掌动脉起于尺动脉及桡动脉，组成掌浅弓与掌深弓。

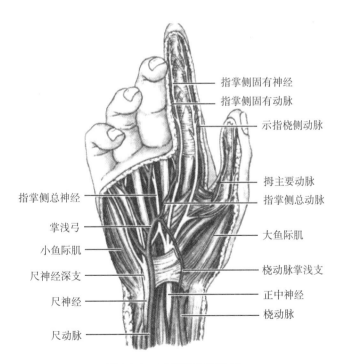

图 1-1-4　手掌部血管神经

（2）手掌神经：手掌神经包括正中神经、尺神经。

知识点 40：手背侧的软组织解剖

（1）手背筋膜：手背的浅、深筋膜在手指背侧彼此互相延续，腱间筋膜与指背腱膜也相连续，腱下筋膜附着在腱膜的近侧缘，也可向远侧延伸，止于近节指骨的近侧。

（2）手背肌腱：均由前臂背侧经伸肌支持带深面入手背。其中，浅层包括指伸肌腱及小指伸肌腱，深层包括 3 条拇指肌腱（拇长展肌腱、拇短伸肌腱和拇长伸肌腱）及示指伸肌腱。

（3）手背血管：手背动脉自前臂远侧至指尖包括四个连续节段，分别为骨间后动脉、腕背动脉、掌背动脉和指背动脉。掌背动脉由腕背弓发出，近端与掌深弓的穿支相连，远端也通过穿支与指掌侧总动脉或指掌侧固有动脉相连。各掌背动脉沿相应骨间背侧肌的背面下行，在相应的近节指骨底发出两指背动脉。

（4）手背神经：手背皮肤由桡神经、尺神经及正中神经支配。桡神经深支至所有前臂背侧肌肉，浅支在腕上 3 指处穿出深筋膜，越过伸肌支持带，分为若干支指背神经，分布于手背外侧及外侧三指半近侧的皮肤；正中神经分布桡背侧三指远端皮肤；尺神经支配尺侧两指背侧皮肤感觉。

第二节 下 肢

一、髋部

知识点 1：髋关节

（1）髋臼：位于髂前上棘及坐骨结节连线中间，呈半球形，朝向前外下方，臼顶占髋臼整个面积的 2/5，髋臼的边缘前部低下，后部隆起，下部有宽而深的缺口，为髋臼切迹，向上与粗糙的髋臼窝相连，切迹缺损的部分有髋臼横韧带横过，髋臼周边有一圈臼唇以加深髋臼的深度。髋臼上部厚而坚强，在直立位时传导躯干的重量。髋臼的后下部至坐骨结节则在坐位时传导重量。

（2）股骨上部：股骨头呈圆形，其上完全被关节软骨所覆盖，顶部的股骨头凹为股骨头韧带附着处。股骨颈微向前凸，中部较细。其下部为大转子和小转子，为许多肌肉附着处。两转子间前有转子间线，后有转子间嵴。转子间线比较平滑，是关节囊及髋关节的髂股韧带附着处，转子间嵴则较隆起，有许多由骨盆出来的外旋小肌附着其上。股骨转子部的结构主要是骨松质，周围血供丰富，因此转子间骨折较易获得骨性愈合。股骨颈与股骨干指间成一角度即颈干角，成人如>140°为髋外翻；<110°则为髋内翻。人体股骨颈的中轴线与股骨内外髁中点间的连线形成的夹角即为前倾角，又称扭转角，正常范围在 12°~15° 之间。股骨距是股骨上段大小转子间的一块纵行骨板，上起自股骨颈后内侧，向下止于小

转子下股骨内侧皮质，前附于股骨前内侧，向后外行于大转子，最后融合于大转子骨松质内，它为股骨上段重要的承载结构，除加强股骨颈基底部外，还与股骨上段的骨小梁相连，构成一个坚强的承载系统。

知识点 2：髋部软组织解剖——臀部肌肉

（1）臀大肌：是身体中最大的一块扁肌，起于髂骨臀后线以后的臀面，并以短腱起自髂后上棘、骶骨下部与尾骨背面以及两骨间的韧带、胸腰筋膜和骶结节韧带，平行向外下，大部分移行于髂胫束的深面，小部分止于股骨的臀肌粗隆。固定臀大肌起端能使已经屈曲的髋关节伸直，大腿被固定时则能使骨盆后倾，使前屈的躯干回复至直立位，此外尚能使大腿外旋。臀大肌的血供主要来源于臀上、下动脉浅支的供给，神经支配主要来自于臀下神经。

（2）阔筋膜张肌：起自髂前上棘及髂嵴外唇前部，为阔筋膜所覆盖，在缝匠肌与臀中肌之间，肌腹呈梭形，在股上、中 1/3，移行于髂胫束。阔筋膜张肌的血供来自股深动脉的旋股外侧动脉，由臀上神经的下支支配。阔筋膜张肌能向上牵引髂胫束，与臀大肌共同收缩能沿大腿纵轴向上牵引胫骨并伸膝。

（3）臀中肌：起自臀后线及臀前线以前的髂骨臀面、髂嵴外唇和阔筋膜，止于股骨大转子尖端的上面和外侧面，前部为阔筋膜张肌所覆盖，后部被臀大肌所掩盖。受臀上神经支配。前部纤维内旋髋，后部纤维外旋髋，主要功能为使大腿外展，当大腿被固定时，则使骨盆侧倾。

（4）臀小肌：起自臀前线以下及髋臼以上的髂骨背面，止于大转子的上面和外侧面。肢体下垂时，臀中、小肌起悬挂的作用，能防止关节囊拉长及肢体坠落；两侧肢体站立时，臀中、小肌能防止股骨头自髋臼脱出。

（5）梨状肌：大部起于第 2~4 骶椎前面骶前孔外侧出骨盆后移行为肌腱，向外止于大转子上缘的后部。梨状肌为臀部的重要标志，在其上缘有臀上动脉及神经穿出，下缘有臀下动脉、臀下神经、坐骨神经、阴部内动脉、阴部神经及股后侧皮神经穿出。梨状肌在伸髋时能使髋外旋，屈髋时能使髋外展。

知识点 3：髋部软组织解剖——臀部血管及神经

臀部主要的血管、神经均经过坐骨大孔出盆腔。其中包括经梨状肌上缘出盆的结构以及经梨状肌下缘出盆的结构。图 1-1-5 所示为臀部神经示意图。

（1）经梨状肌上缘出盆的结构：臀上动脉起于髂内动脉的后干，穿梨状肌上出骨盆，与臀上神经伴行，后者为骶丛的分支。臀上血管和神经主要供应及支配臀肌和阔筋膜张肌。

（2）经梨状肌下缘出盆的结构：臀下动脉起自髂内动脉，与坐骨神经及臀下神经一起出骨盆。臀下动脉主要供应臀大肌下部及坐骨神经。臀下神经为骶丛分支，支配臀大肌。坐骨神经则为人体最粗的神经，由骶丛分出，由腓总神经和胫神经组成，被一个总的纤维

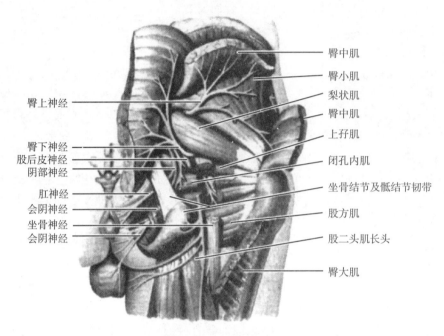

图 1-1-5　臀部神经

鞘包围，在股骨大转子与坐骨结节之间下行，在臀部位于臀大肌的覆被下，由上而下贴附于坐骨背面、上孖肌、闭孔内肌、下孖肌及股方肌的后面，至股部则贴附于大收肌的后面，并位于臀大肌下缘及股二头肌长头外侧缘所成的角内。坐骨神经损伤时，若为腓总神经受损，主要引起运动障碍。除运动障碍外，坐骨神经干和胫神经损伤的主要症状为感觉营养性变化。

知识点 4：髋部软组织解剖——维持髋关节完整的组织

维持髋关节完整的组织包括髋关节囊和韧带以及髋关节周围的肌肉。

（1）髋关节囊和韧带：髋关节囊在前面包裹全部股骨颈，在后面则包裹内侧 2/3 股骨颈，在不同部位关节囊的厚度不一，前后均有韧带加强，尤其以前侧髂股韧带最为坚强。关节囊的内下侧与后下侧比较薄弱，股骨头脱位往往在此处发生。关节囊在屈曲、内收及轻度内旋时最为松弛。

（2）髋关节周围的肌肉：髋关节周围肌肉众多，也是维持髋关节稳定的一个有利因素。臀小肌覆盖在关节囊上面，闭孔外肌靠近关节囊的下面及股骨颈，髂腰肌腱在关节囊下部的下面。关节囊前面由内向外为耻骨肌、腰大肌及髂肌，髂肌的外面为股直肌，股直肌的外面为阔筋膜张肌。关节囊后部有许多小的外旋肌。在髋关节的外侧，臀中、小肌及阔筋膜张肌是有力的外展肌。

知识点 5：髋部软组织解剖——髋关节的血供

髋关节由臀上、下动脉，旋股内、外侧动脉供应，也接受股深动脉及阴部内动脉的关节囊支供应。其中，股骨头、颈的血供主要来自闭孔动脉，旋股内、外侧动脉及股骨滋养动脉，除小部通过股骨头韧带外，大部由关节囊进入。

二、大腿

知识点 6：股骨干骨性解剖

股骨干是身体中最长及最坚强的管状骨，向内下倾斜，股骨干前倾，凸向前方。从外表看，上部呈圆柱形，下部逐渐呈三棱形。后面有纵行的股骨嵴，向上分为二唇，外侧唇止于臀肌粗隆，内侧唇止于耻骨肌线和转子间线，向下也分二唇，分别移行至股骨内、外上髁。

知识点 7：大腿浅部结构

（1）腹股沟部浅血管：各小动脉皆发自股动脉，有阴部外动脉、腹壁浅动脉及旋髂浅动脉。小静脉与小动脉并行，在卵圆窝注入大隐静脉内。

（2）大隐静脉：为身体中最长的静脉，全长 70～80cm，起于足背静脉弓内侧，经内踝之前，沿小腿及大腿的内侧面上行，最后经卵圆孔注入股静脉。在穿入卵圆窝之前，有吻合支与小隐静脉及深部静脉支相交通，并在腹股沟处接受阴部外静脉、腹壁浅静脉、旋髂浅静脉及股内、外侧缘静脉的回流。

知识点 8：大腿分区解剖

（1）大腿前侧：有股三角、大腿前侧肌肉。

①股三角：上为腹股沟韧带，外为缝匠肌内侧缘，内为长收肌内侧缘，底部为髂腰肌与股内侧肌、耻骨肌及长收肌所构成。髂耻韧带将腹股沟韧带下的腔隙分为外侧的肌腔隙和内侧的血管腔隙。肌腔隙内髂腰肌及股神经由此进入大腿。血管腔隙内股血管裹以股鞘，在股三角上部，动脉居外，静脉居内。股动脉向下斜行至股三角之尖，即入收肌管，经收肌腱裂孔与腘动脉连续。股静脉接受大隐静脉后向上经腹股沟韧带，易名为髂外静脉。股神经发自腰丛，经腹股沟韧带深面，于股动脉的外侧入股，本干极短，即分为许多分支。皮支支配大腿前、大腿内侧、膝、小腿及足内面皮肤感觉，肌支支配股四头肌和缝匠肌，关节支至髋和膝关节。

②大腿前侧肌肉：髂腰肌包括髂肌及腰大肌，由髂窝及腹后壁下行，联合腱止于股骨小转子。缝匠肌为身体最长的肌肉，由髂前上棘斜越大腿前面之全长，至下端变成一扁平腱，越过股薄肌及半腱肌的浅面，止于胫骨粗隆的内缘及胫骨前缘上端的内侧，收缩能使

大腿及小腿屈曲，并使已经屈曲的大腿外旋、外展，以及使屈曲的小腿内旋。缝匠肌上端作为股三角外界，下部为收肌管的顶盖，外缘斜线上可寻找股前侧各皮神经。股四头肌由股直肌、骨内侧肌、股外侧肌及股中间肌组成，各肌在下部互相融合成股四头肌腱，止于髌骨，并向下延长成髌韧带。股四头肌主要功能为伸膝，股直肌尚有屈髋作用。图 1-1-6 所示为大腿前侧的血管、肌肉和神经示意图。

（2）大腿内侧：主要由内收肌群构成，由浅入深分别为股薄肌、长收肌、耻骨肌、短收肌、大收肌。除耻骨肌由股神经、大收肌坐骨部由坐骨神经支配外，其余均由闭孔神经支配，其功能为使大腿内收。耻骨肌、长收肌、短收肌、大收肌能屈髋及外旋髋，股薄肌能使小腿屈曲及内旋。

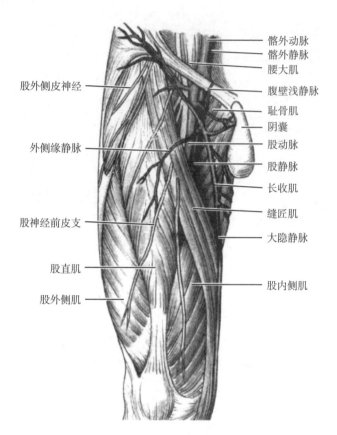

股外侧皮神经
外侧缘静脉
股神经前皮支
股直肌
股外侧肌

髂外动脉
髂外静脉
腰大肌
腹壁浅静脉
耻骨肌
阴囊
股动脉
股静脉
长收肌
缝匠肌
大隐静脉
股内侧肌

图 1-1-6　大腿前侧的血管、肌肉和神经

（3）大腿后侧：大腿后侧肌肉由股后肌构成，均起自坐骨结节。其中，股二头肌止于腓骨头，作为腘窝的外侧界，主要功能为伸股屈膝，尚能微使膝关节外旋。半腱半膜肌也止于小腿骨。三肌在功能上均能伸髋屈膝，在直立位，股后肌尚能支持骨盆于股骨上，股后肌群主要受坐骨神经支配。血供则由股深动脉的穿动脉供应。

三、膝部

知识点 9：膝关节骨性解剖

构成膝部的骨骼包括：股骨下端、胫腓骨上端以及髌骨。股骨下端的外侧髁较内侧髁宽大。胫骨平台的横切面为三角形，正常情况下有 14° 左右的后倾。由于胫骨近端主要为骨松质，为膝关节内骨折好发处。胫骨上端前侧的胫骨粗隆为髌韧带附着处。腓骨头呈锥形，其尖有腓侧副韧带及股二头肌腱附着，上内侧与胫骨形成关节。髌骨是人体中最大的籽骨，髌股关节中外侧面较内侧面宽而深。其生理功能包括：①保护膝关节，特别是股骨下端关节面及股骨髁；②传递并增强股四头肌的作用力矩，为伸膝装置中不可缺少的部分；③增加膝关节的旋转度；④保护膝关节在半屈位的稳定性，防止过度内收、外展及屈伸活动。

知识点 10：膝关节软组织解剖

（1）膝前部：髂胫束为阔筋膜加厚部分，止于胫骨外侧髁的前面，有力加强了膝关节囊的外侧部分。股四头肌腱包括髌上部、髌部及髌下部三部分，其四部分在不同平面附着于髌底，由于股四头肌牵引力位于膝关节中心之前，可增加肌肉的杠杆作用。

（2）腘窝：位于膝的后部，其界限外上侧为股二头肌，内上侧为半腱肌、半膜肌以及缝匠肌、股薄肌及大收肌腱的一部分，外下侧为腓肠肌外侧头，内下侧为腓肠肌内侧头。腘动脉位于腘窝的底部，向下分为胫前动脉和胫后动脉，伴行静脉位于动脉的外侧，而神经则位于血管的浅面。图 1-1-7 所示为腘窝结构示意图。

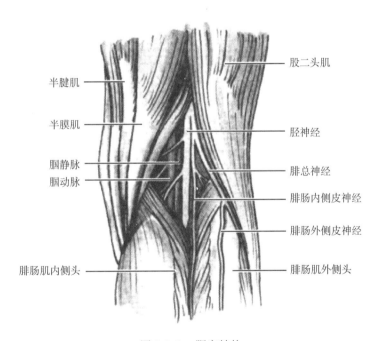

图 1-1-7　腘窝结构

知识点 11：膝关节的支持结构

膝关节的支持结构分为两个主要部分。

（1）静力稳定结构，即骨骼、半月板、韧带及关节囊；

（2）动力稳定结构，肌肉及肌腱，包括内侧副韧带、外侧副韧带、交叉韧带以及半月板。

知识点 12：内侧副韧带

内侧副韧带呈扁宽三角形，基底向前，分为浅、深两层。浅层即内侧关节囊韧带，深层起自股骨内上髁，止于胫骨干内面和关节边缘，内面与内侧半月板紧密相连。内侧副韧带有保持关节稳定和调节关节活动的功能，其紧张度随关节位置的不同而改变。

知识点 13：外侧副韧带

外侧副韧带为一长约 5cm 的圆索，在上附着于股骨外上髁，向下后方止于腓骨头尖稍前。其将股二头肌腱劈裂为二，与外侧半月板间隔以关节囊和腘肌腱。膝关节伸直时，外侧副韧带是抵抗内翻应力的主要稳定结构。

知识点 14：交叉韧带

交叉韧带为膝关节的稳定结构及旋转运动轴。其限制了胫骨在股骨上的前后活动，并协助胫骨在股骨上的内、外旋。内旋可使交叉韧带弯曲，而外旋则使其变直。前交叉韧带起自胫骨上端髁间前区的内侧及外侧半月板前角，向上后外呈扇形止于股骨外侧髁内侧面的后部。后交叉韧带起自胫骨平台下方的后面，向上前内延伸，在前交叉韧带的后内侧，止于股骨内侧髁外侧面的后部。

知识点 15：前交叉韧带的功能

前交叉韧带具有以下功能。
（1）限制胫骨在股骨上向前滑动。
（2）膝关节伸直时，与关节囊、两侧副韧带及后交叉韧带一同限制侧方及旋转运动。
（3）膝关节屈曲时，与关节囊、内侧副韧带及后交叉韧带一同限制侧方及旋转运动。
（4）与后交叉韧带一同限制过度屈曲。
（5）与后交叉韧带、两侧副韧带、关节囊后部一同限制过度伸直。
（6）借助于股四头肌的间接作用，在膝关节伸直最后阶段，能限制胫骨的旋转。

知识点 16：后交叉韧带的功能

后交叉韧带的主要功能为限制胫骨后移以及过伸、旋转和侧方运动。

知识点 17：半月板

半月板为半月形纤维软骨盘，仅外表覆以薄层纤维软骨，其内部为混有大量弹性纤维的致密胶原纤维。内侧半月板呈 C 形，半径较外侧半月板大，后角宽于前角。外侧半月板接近 O 形，较内侧半月板小而厚，腘肌腱将其与外侧副韧带分隔，使其具有更大的灵活性。半月板充填在股骨髁和胫骨髁之间，使得两者更好地相适合，并对关节面起保护、缓冲和制动作用。

知识点 18：膝关节的血供和神经支配

膝关节的血供源于股动脉、腘动脉、胫前动脉和股深动脉的供给，在膝关节区形成动脉网。其前部由股神经的肌支、闭孔神经前支及隐神经支配，后部由坐骨神经及其分支胫神经和腓总神经以及闭孔神经的后支支配。

四、小腿

知识点 19：小腿骨性解剖

小腿的胫骨呈三棱柱形，前缘或前嵴上部锐薄，下部钝圆，主要传导由上而下的力量。腓骨体也呈三棱柱形，附着有众多肌肉，无负重作用，但下端为构成踝关节不可或缺的部分。

知识点 20：小腿的软组织解剖

（1）小腿肌肉：包括前侧群肌肉、外侧群肌肉和后侧群肌肉。

①前侧群肌肉：包括胫前肌、趾长伸肌、蹞长伸肌及第三腓骨肌。其中，胫前肌起于胫骨外侧面上 2/3，肌腱经小腿伸肌上、下支持带之下，止于内侧楔骨与第 1 跖骨底的内侧，能背伸踝关节及内翻足；趾长伸肌起自腓骨前面上 2/3 和邻近骨间膜、胫骨上端，止于外侧四趾，能伸第 2~5 足趾及背伸足；蹞长伸肌起于腓骨内侧面下 2/3 及邻近骨间膜，止于蹞远节趾骨底的背面，能伸蹞趾及背伸足。

②外侧群肌肉：主要为腓骨长、短肌。腓骨长肌起自腓骨头、腓骨外侧面上 2/3 和小腿深筋膜；腓骨短肌起于腓骨外侧面下 2/3 及前后肌间隔。短肌在长肌之前，两肌伴随下行。短肌止于第 5 跖骨基底部，长肌则由足外侧缘进入足底，止于内侧楔骨和第一跖骨底的跖面。腓骨长短肌的功能为外翻足，并能微跖屈踝关节。

③后侧群肌肉：后侧群肌肉在上部肥大，分为深浅两组。浅组主要有腓肠肌和比目鱼肌。腓肠肌两侧头分别起于股骨内外侧髁上。比目鱼肌则起于胫骨后面比目鱼肌线和邻近结构，向下与腓肠肌联合成跟腱止于跟骨。浅层肌肉的主要功能是行走时跖屈踝关节。深组肌肉包括腘肌、趾长屈肌及蹞长屈肌和胫后肌。腘肌的作用能屈膝以及使胫骨内旋，趾长屈肌及蹞长屈肌作用为屈趾、协助足的跖屈、内翻及保持足的纵弓。胫后肌能跖屈与内翻足，是维持足内侧纵弓的重要肌肉。

（2）小腿血管：腘动脉进入比目鱼肌腱弓后分为胫前、胫后动脉。胫前动脉供应胫前间隙内的肌肉，最终于踝关节之间易名为足背动脉。胫后动脉则在腓骨上 1/3 水平发出腓动脉，并由小腿后部下行，至内踝与跟结节内侧突之间分为足底内、外侧动脉。

（3）小腿神经：近腓骨颈水平腓总神经分为腓浅及腓深神经。腓浅神经支配腓骨长短肌，在小腿中下 1/3 交界处，腓浅神经由深筋膜穿出变为皮神经。腓深神经则与胫前动脉伴行，主要支配小腿前群肌肉。胫神经在腘窝位于动脉的浅面，在小腿与胫后动脉伴行，支配所有后侧群肌肉，最终在屈肌支持带的深面分为足底内外侧神经。

五、踝部

知识点 21：踝部骨骼的组成

踝部骨骼由胫、腓骨下端及后足跗骨构成。胫骨下端扩大，内侧面形成内踝，大隐静脉在其前侧，外侧为腓切迹，是胫腓韧带附着处。腓骨下端形成外踝，是构成踝关节不可缺少的部分，其平面低于内踝，外踝位于内踝之后。距骨分为头、颈、体三部，体的上部为滑车，与胫骨下端的关节面相接，内侧的半月形关节面与内踝相关节，外侧的三角形关节面与外踝相关节。在踝关节的前、内、外侧，深筋膜均加厚形成支持带，以保护其下经过的肌腱与血管神经，并起到滑车作用。而肌腱均裹以滑膜鞘以使滑车更灵活。前侧肌腱包括胫前肌腱、踇长肌腱和趾长肌腱。外侧有腓骨长短肌腱。内侧有胫后肌腱、踇长屈肌腱及趾长屈肌腱。后侧是身体最长最坚强的跟腱，主要由腓肠肌和比目鱼肌合成。踝关节的主要功能为负重。除能在冠状面屈伸外，还可在矢状面轻度旋转，使足内收或外展。背屈常与外展同时发生，而跖屈与内收同时发生。

六、足部

知识点 22：足部骨性解剖

足部骨骼分为跗骨、跖骨及趾骨。跗骨共 7 块，分为近侧的距骨、跟骨和远侧的足舟骨及内、中、外侧楔骨和骰骨。跖骨共 5 块，趾骨共 14 块，两者都分为头、体、底三部分。跟骨为最大的跗骨，呈不规则长方形，向下移行于跟骨结节。上面与距骨形成关节，前方与骰骨相接，形成足纵弓的外侧部分。足舟骨位于足内侧纵弓的中央部分。

知识点 23：足部软组织解剖

（1）足背：有足背肌肉及肌腱、足背动脉。

①足背肌肉及肌腱：由小腿前部下降的胫前肌、趾长伸肌、踇长伸肌在前已述。趾短伸肌为足背的内在肌，起于跟骨及小腿伸肌支持带，前行分为四腱，最内的腱越过足背动脉远侧止于踇趾近节趾骨底。其余三腱在第 2、3、4 趾的近节趾骨背面与趾长伸肌相当的腱合成伸肌腱扩张部，后再分为三束，中央束止于中节趾骨底的背侧，侧束前行合二为一，止于远节趾骨底的背侧。

②足背动脉：胫前动脉经过小腿伸肌支持带的深面后易名为足背动脉，与腓深神经伴行，至第 1 跖骨间隙分为第 1 跖背动脉和足底深动脉。

（2）足底：有足底腱膜、足底肌肉、足底肌腱、足底动脉及足底神经。

①足底腱膜：足底深筋膜增厚部。其功能包括：保护足底的肌肉和肌腱，便于活动；

保护足底的关节；是足底某些内在肌的起点；支持足的纵弓。

②足底肌肉：足底的肌肉分为两类。一类是短小的内在肌，主要作用是稳定地支持体重，每个单独足趾的运动不重要，不如手内在肌发达，它们大多纵行，以加强足的纵弓。另一类是起源于小腿的长肌，在运动中担负大部分体重，管理足的运动，它们能支持足弓，使足背屈或跖屈，也可使足外翻、外展或内翻、内收。

足底肌肉大致分为四层：其中，第一层由内向外为踇展肌、趾短屈肌及小趾展肌。踇展肌能外展踇趾，趾短屈肌能协助牵拉足纵弓，小趾展肌能外展小趾，并有支持足外侧弓的作用。第二层包括趾长屈肌腱、踇长屈肌腱、跖方肌及足蚓状肌。前两者为踇趾及外侧四趾的屈肌，能协助踝关节的跖屈，且能维持足纵弓。跖方肌附于趾长屈肌腱，可使后者固定于跟骨，同时增加其力量。蚓状肌止于近节趾骨底，能屈跖趾关节及伸趾间关节。第三层包括踇短屈肌、踇收肌及小趾短屈肌。踇短屈肌为踇趾跖趾关节的屈肌，踇收肌能拉拢足底以维持足的横弓。小趾短屈肌为小趾跖趾关节的屈肌。而第四层包括足骨间肌、胫后肌腱及腓骨长肌腱。足骨间肌为内收肌，与骨间背侧肌的外展功能相对。

③足底肌腱：胫后肌腱位于跟舟足底韧带之下，分支遍达足底，能扶托距骨头，并有维持足纵弓的作用。此肌为最强大的足内翻及内收肌。腓骨长肌腱则止于近侧楔骨及第 1 跖骨底的外侧，能外翻足。

④足底动脉：胫后动脉在屈肌支持韧带的远侧分为足底内、外侧动脉。足底内侧动脉与足底外侧动脉相吻合，形成足底浅动脉弓。而足底外侧动脉为优势动脉，在第 1 跖骨间隙与足背动脉的终支足底深动脉吻合，形成足底深弓。

⑤足底神经：胫神经对内踝及跟骨结节内侧突中点分为足底内、外侧神经。前者相当于手掌的正中神经，与足底内侧动脉伴行，分支支配踇展肌、趾短屈肌、踇短屈肌及最内侧的蚓状肌。足底外侧神经则相当于手掌的尺神经，与足底外侧动脉伴行，支配足底其余大部肌肉。

知识点 24：足弓的组成

足弓包括纵横二弓。内侧纵弓由跟、距、足舟、楔骨与第 1~3 跖骨构成。外侧纵弓为跟骨、骰骨及第 4、5 跖骨构成。横弓则由跗骨与跖骨构成。人的足弓以纵弓为重要，横弓的维持有赖于纵弓的完整。维持足弓的三大要素，分别为足骨、韧带和肌肉。主要韧带包括跟舟足底韧带、足底长韧带及跟骰足底韧带、骨间韧带、三角韧带以及足底腱膜等。

第三节 脊 柱

一、概述

知识点 1：脊柱的概念

脊柱由 33 块脊椎骨及椎间盘构成，其中颈椎 7 块，胸椎 12 块，腰椎 5 块，骶椎 5 块和尾椎 4 块，后两者分别融合成骶骨和尾骨。

知识点 2：脊柱曲度的形成

脊柱的曲度从前后看成一条直线，而从侧面看有 4 个曲度。在胚胎晚期和新生儿期，整个脊柱只有 1 个向后凸的曲度。当婴儿开始抬头时，颈段脊柱就形成向前凸出的曲度。婴儿开始行走时，髋关节开始伸直，由于髂腰肌将腰脊柱向前牵拉，就形成了腰前凸。

知识点 3：维持脊柱正常曲度的因素

生物力学上，脊柱曲度的维持依赖的是张力带原理。其主要通过不同躯干肌的作用在维持，包括的肌肉如下。

（1）脊柱肌：浅纵行肌群主要作用为后伸，较少为侧屈；深斜行及横行肌群主要作用为旋转，其次为侧屈。

（2）脊柱外肌：包括腹肌、腰方肌、腰大肌、肋间肌、菱形肌、斜方肌及背阔肌等。

知识点 4：脊柱曲度的生理意义

脊柱曲度的存在使得脊柱犹如一大的弹簧，增加了脊柱缓冲震荡的能力，生理曲度还扩大了躯干重心基底的面积，加强了直立姿势的稳定性。腰椎生理前凸对负重及维持腰部的稳定非常重要，而胸段脊柱和骶尾骨向后弯曲，则可增加胸、盆腔的容积，有利于内脏的发育，并有活动余地。

知识点 5：脊柱的功能

脊柱是身体的支柱。它间接或直接支持上、下肢，上肢借肋骨、锁骨和胸骨与脊柱相连，下肢借骨盆与脊柱相连，这样在活动时可以保持全身平衡。脊椎骨间的椎间盘则可以吸收震荡能量，在剧烈运动和跳跃时，防止颅脑损伤。脊柱还可以容纳、支持及保护脏器。

知识点 6：脊柱的体表标志

直立并两手下垂时，两侧肩胛冈连线应通过第 3 胸椎棘突。两侧肩胛骨下角连线通过第 7 胸椎棘突，第 3 腰椎棘突通过脐平面，第 4 腰椎棘突经两侧髂嵴最高点连线，两侧髂后上棘连线通过第 1、2 骶后孔之间。

知识点 7：脊柱的主要韧带

脊柱的主要韧带如下。

（1）前纵韧带：位于椎体的前面，上起自枕骨的咽结节和寰椎前结节，下至骶$_{1~2}$，在其行程中借纤维束紧密附着于各椎体边缘，但与椎体连接疏松。前纵韧带是人体最长的韧带。

（2）后纵韧带：位于椎管的前壁，起于枢椎，分为两层，浅层向上移行为覆膜，深层呈齿状，与椎体疏松相连，其间隔以静脉丛。

（3）黄韧带：由薄而坚韧的黄色弹力组织构成。连接毗邻的椎板，在上附着于上一椎板下缘的前面，向外至同一椎骨的下关节突的根部，在下附着于下一椎板上缘的后面及上关节突前上缘的关节囊，如叠瓦状覆盖。在正中线，两侧黄韧带之间有少许脂肪。事实上，除了椎间孔和后方正中线的小裂隙外，黄韧带几乎充满整个椎弓间隙。

（4）棘上韧带与棘间韧带：棘上韧带呈连续的细索状突起，是一条坚强连接棘突的韧带。其起于第7颈椎棘突至骶中嵴，在颈椎特别增厚，形成项韧带。棘间韧带薄而无力，附于二棘突间的较深处，附着于下一椎板之上缘及椎骨棘突的基底，朝上后至上一椎骨的棘突，前与黄韧带融合。

知识点8：脊椎骨的基本结构

每个脊椎骨可分为椎体和椎弓两部分。椎体为负重的部分，其内形成纵横交错的骨小梁，椎弓形成椎管的侧壁，为椎体最坚强的部分，椎弓向后与椎板相连，每块脊椎骨有7个附属突起，包括1个棘突，2个横突及4个关节突。在颈胸及腰椎，椎骨结构还有一些相应的变异。图1-1-8所示为典型椎骨示意图。

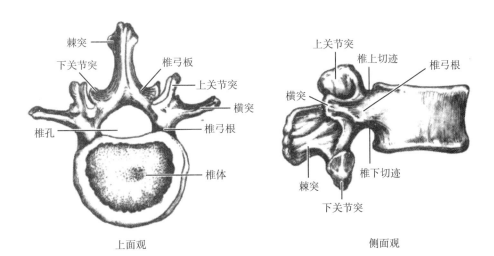

上面观　　　　　　　　　　　　　　　侧面观

图 1-1-8　典型椎骨

知识点 9：椎间盘的组成

除了颈$_{1-2}$之间外，其他椎体之间包括腰$_5$与骶$_1$之间均有这种结构，因此成人的椎间盘总数为 23 个。在脊柱不同部位椎间盘的厚薄不同，颈、腰部较厚，胸骶部较薄，椎间盘的厚度占整个脊柱全长的 1/3 左右。椎间盘由终板软骨、髓核以及纤维环组成。

（1）终板软骨：位于椎体上下，厚 1mm，周围为骺环，中心区更薄。在婴幼儿，有血管自终板软骨通过，至成人完全闭塞。软骨终板无神经支配，损伤后不感疼痛，亦不能自行修复。可以把它看作半渗透膜，髓核及椎体内的水分及代谢物可以互相交换。终板软骨犹如关节软骨，可防止椎体超载荷，对椎体起一定保护作用。

（2）髓核：为一种富有弹韧性的胶状物质，位于纤维环的中部。在脊柱运动时作为支柱，起着类似轴承的作用。髓核在压力下不能压缩，但能变形，起吸收震荡缓冲作用。

（3）纤维环：为同心性环状多层结构，可以使脊柱活动时保持稳定性。另外，纤维环还可保持髓核的水分，维持其形状和部位，在受压情况下，借助于纤维环长度及方向的改变，还具有吸收震荡作用。

二、颈椎

知识点 10：颈椎骨性解剖

（1）颈椎的共性：①椎体侧方有钩突；②椎孔较大，呈三角形；③关节突方向近似水平位；④横突有孔，椎动脉通过；⑤棘突分叉。

（2）颈椎的个性：①寰椎：寰椎无椎体，代之以前弓，枢椎的齿突实际上即其椎体。寰椎有前后两弓及两侧块，前弓较短，前结节突出朝下；后弓相当于棘突的部分，在侧块的紧后有椎动脉沟；②枢椎：枢椎上部形状独特，齿突根部较细，前侧与寰椎前弓正中后面的齿突凹相关节。齿突一般在 6 岁时与枢椎椎体融合。枢椎的棘突最大；③第 7 颈椎：第 7 颈椎的棘突特别长，由此向下，棘突不再分叉。有时横突过长，且尖端向下，触及第 1 胸椎的横突，可产生颈肋一样的压迫症状。

（3）颈椎椎间孔：其前内壁为钩突的后面、椎间盘和椎体的下部，后外壁为关节突关节的内侧部和关节突的一部分。

（4）颈椎椎管：呈三角形，为由骨性椎管、椎间盘、后纵韧带、黄韧带及血管等组织构成的有一定弹性的管状结构，其管径随着颈椎运动或位置改变而变化。

知识点 11：颈部的分区

以胸锁乳突肌为界，可将颈部区分为颈前三角及颈后三角。颈前三角包括颈动脉三角、颌下部以及肌三角。颈动脉三角的后下界为胸锁乳突肌，上界为二腹肌后腹和茎突舌骨肌，下前界为肩胛舌骨肌前腹，其内含有颈总动脉上段及分支、颈内静脉、迷走神经和舌下神经等。颌下部又可分为颌下三角和颏下三角。颈后三角前为胸锁乳突肌的后缘，后为斜方肌的前缘，下为锁骨中 1/3。肩胛舌骨肌后腹又把其分为上部的枕三角与下部的锁骨下三角。图 1-1-9 所示为颈部分区示意图。

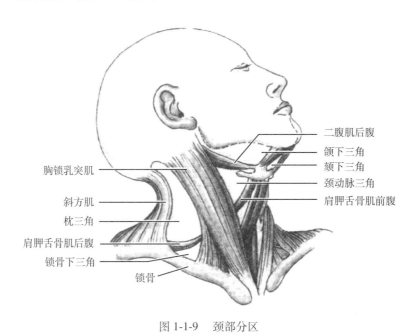

图 1-1-9　颈部分区

知识点 12：颈部软组织解剖

（1）颈部筋膜：包括颈浅筋膜和颈深筋膜。其中，颈浅筋膜含有颈阔肌；颈深筋膜深面发出许多筋膜隔，主要包括椎前筋膜、气管前筋膜及颈血管鞘。

（2）主要肌肉：包括胸锁乳突肌、斜角肌。

①胸锁乳突肌：其为颈前和颈后三角的重要分界，为一特殊的内脏肌，受副神经脊髓根及颈神经前支双重支配。收缩时使屈头至同侧，面部转向对侧。

②斜角肌：包括前、中、后斜角肌，以前斜角肌最重要。其浅面有膈神经，自外上斜向内下，由其外侧缘穿出。上有臂丛，下有锁骨下动静脉，在左侧尚有胸导管经过其浅面。

（3）主要动脉：包括颈动脉和椎动脉。

①颈动脉：颈总动脉在左侧发自主动脉弓，右侧发自头臂干，由胸锁关节之后入颈，在胸锁乳突肌前缘的覆被下向上走行，全长与颈内静脉和迷走神经同位于颈血管鞘内，静脉在外，神经在中间偏舌。上行至甲状软骨上缘水平分为颈内动脉和颈外动脉，其分叉处膨大，为颈动脉窦。颈外动脉在颈部共有 6 个分支，包括甲状腺上动脉、舌动脉、面动脉、枕动脉、耳后动脉以及咽升动脉。颈内动脉在颈部无分支，颈动脉系分支变异较大。

②椎动脉：起自锁骨下动脉的后上部，上行进入第 6 颈椎横突孔，至第 1 颈椎水平位于颈神经之前，至寰椎的横突孔，呈锐角向后，经寰椎侧块后方的椎动脉沟进入椎管，经枕骨大孔入颅。

（4）主要神经：包括脑神经、脊神经和自主神经。脑神经包括舌咽神经、迷走神经、副神经和舌下神经。脊神经中 C_{1-4} 前支构成颈丛，膈神经为其主要分支，支配膈肌。$C_5 \sim T_1$ 前支则构成臂丛，支配颈肩部及上肢的许多肌群。交感神经的联合细胞则起源自上胸段脊髓灰质外侧中间柱内，节前纤维在交感干内上升，在颈上或颈中神经节交换神经元后分布到相应的靶器官。交感神经位于颈长肌的浅面、椎体的两旁和椎前筋膜的深面。

（5）主要韧带：包括寰枢韧带复合、项韧带。

①寰枢韧带复合：主要为寰椎十字韧带，次要部分有齿突尖韧带及翼状韧带等，如图 1-1-10。

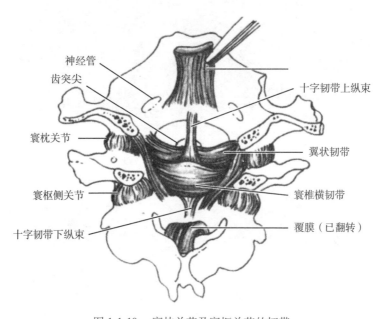

图 1-1-10　寰枕关节及寰枢关节的韧带

②项韧带：由第 7 颈椎棘突向上，棘上韧带移行而来。呈三角形，底部向上，附着于枕外隆凸和枕外嵴，尖向下，附着于寰椎后结节及第 2 到第 7 颈椎棘突的尖部。

三、胸椎

知识点 13：胸椎骨性解剖

胸椎解剖结构具有如下特点。
（1）椎体切面呈心形，两侧有肋凹，与肋骨头形成肋椎关节。
（2）椎孔大致呈圆形，较小。
（3）椎弓根短而细。
（4）关节突近似额状位，有利于旋转。
（5）棘突细长，伸向后下方，彼此呈叠瓦状。
（6）横突呈圆柱状，伸向后外方，前面有一横突肋凹，与肋骨结节相关节。

知识点 14：胸椎软组织解剖

（1）主要肌肉：有肋间肌、膈。

①肋间肌：其分为肋间外肌和肋间内肌。肋间外肌在最下层，前部的纤维方向朝前下内，在肋软骨部分变为纤维膜，称为肋间外膜，肋间外肌收缩时能提肋，使胸廓增大，协助吸气。肋间内肌前外侧部纤维与肋间外肌垂直相交，后缘在肋角以后移行为腱膜，称为肋间内膜。肋间内肌收缩时能使肋骨下降，胸廓缩小，协助呼气。

②膈：其介于胸腹腔之间，构成胸腔的底，呈穹隆状，中央为腱性部，周围为肌性部。其起点分三部，即胸骨部、肋部及腰部。腰部起点的肌束自内向外分为内脚、中间脚和外脚。两侧内脚向上会合形成主动脉裂孔，有主动脉及胸导管经过。两侧内脚交错后又形成食管裂孔，通过食管及迷走神经。另外，还有一腔静脉孔过下腔静脉。

（2）胸椎主要脉管：有肋间动脉、胸导管。

①肋间动脉：分为肋间前动脉及肋间后动脉，前者来源于胸廓内动脉和肌膈动脉，后者来源于胸主动脉，两者互相吻合，其中肋间后动脉脊支经椎间孔入椎管，供应脊髓及其被膜。而胸椎椎体的血供除直接或间接受相邻肋间动脉供应外，上胸椎尚接受甲状腺下动脉、锁骨下动脉、肋颈干或椎动脉发出的降支。不同节段血管在相应椎体纵横吻合。

②胸导管：其起自腹膜后乳糜池，向上经过主动脉裂孔到后纵隔，在胸腔内，胸导管位于椎体右前方，食管之后，胸主动脉和奇静脉之间，在第 4 到第 6 胸椎水平越过中线至左前方，经过主动脉弓后方，向上开口于左颈内静脉与左锁骨下静脉汇合处。

（3）主要神经：胸神经起自脊髓的胸段，出椎间孔后即分为前、后支，后支细小，前支即肋间神经，由上后外斜向下前内走行，支配肋间肌及分布区域的感觉。各胸神经的分布区互有重叠之处。

四、腰椎

知识点 15：腰椎的骨性解剖

（1）在所有脊椎骨中，腰椎体积最大，上下扁平。

（2）自腰椎体前缘高度逐渐递增，后缘高度逐渐递减，参与形成腰椎生理性前凸。

（3）其椎板较厚，并略向后下倾斜，因此椎管在下部比上部大。

（4）椎弓根呈椭圆或扁圆形，后端致密，为最大负荷区。

（5）神经根管内宽外窄，是神经根最易受卡压的部位。

知识点 16：腰椎软组织解剖——腰椎主要肌肉

腰椎的主要肌肉包括：腰背部浅层肌肉、腰背部深层肌肉、腰段脊柱的外侧肌群以及与脊柱有关的腹侧肌肉。

（1）腰背部浅层肌肉：包括斜方肌、背阔肌、肩胛提肌、菱形肌、上下后锯肌，这些肌肉均起于脊柱的棘突，除上下后锯肌止于肋骨外，其余均止于上肢带或肱骨。斜方肌收缩可使肩胛骨靠拢脊柱。背阔肌的功能是能内收、内旋和后伸肱骨，起止点易位时，可上提躯干如引体向上。上后锯肌能上提肋骨，下后锯肌能下降肋骨，两者均能使胸腔加大，在吸气时起作用。

（2）腰背部深层肌肉：可分为 3 层，主要包括竖脊肌、横突棘肌、棘间肌、横突间肌等。其主要作用在于维持身体的姿势。脊柱伸肌较脊柱屈肌的数量多。

（3）腰段脊柱的外侧肌群：主要包括腰方肌、腰大肌和腹横肌的起始部等。其中腰方肌起于下方的髂嵴和髂腰韧带，向上止于第 12 肋，并逐渐变窄。腰大肌则位于腰椎椎体与横突之间的沟内，起自第 12 胸椎及全部腰椎的侧面、椎间盘、横突根部及横过腰动脉的腱弓，沿骨盆缘向下外侧走行。在腹股沟韧带之下进入大腿，止于股骨的小转子。

（4）与脊柱有关的腹侧肌肉：在胸廓与骨盆之间，腹肌参与腹前壁、外侧壁与后壁的构成。在前侧有腹直肌，外侧有腹外斜肌、腹内斜肌和腹横肌。腹肌为背肌的拮抗肌，能维持和增加腹内压。腹肌还可以向下牵拉肋骨，使得胸廓容积缩小。一侧腹内、外斜肌收缩可使脊柱侧屈，一侧腹外斜肌单独收缩可使躯干转向对侧，而一侧腹内斜肌单独收缩可使躯干转向同侧。

知识点 17：腰椎软组织解剖——主要血管

腰段脊柱的前侧为腹膜后间隙，主要的血管包括腹主动脉和下腔静脉。

（1）腹主动脉：起于第 12 胸椎平面，在第 4 腰椎平面分为左右髂总动脉，位于腰椎椎体稍偏左，右方为下腔静脉，前方有胰、十二指肠下部以及小肠系膜根。腹主动脉沿路发出许多分支，其中不成对的分支有腹腔动脉、肠系膜上动脉及肠系膜下动脉，成对的包括到内脏的肾上腺动脉、肾动脉及睾丸（或卵巢）动脉和到腹壁的膈下动脉及四对腰动脉。腰动脉沿腰椎体的前面及侧面向后走行，直至椎间孔。每个腰动脉在椎间孔平面又分为 3 大支：①腹壁支；②背侧支，向后与椎板相贴，经关节突关节内侧进入竖脊肌，向内后至每个棘突，形成血管丛，在关节突关节周围形成动脉弓；③中间支，经椎间孔至椎骨内，供应马尾神经和硬脊膜。

（2）下腔静脉：在第 5 腰椎椎体的前面或第 4、5 腰椎间由左右髂总静脉汇合而成，贴近右腰大肌的起端上行，上部贴近膈肌腰部的右脚，最后平第 8、9 胸椎平面，经膈肌中心腱右前方穿过下腔静脉孔而入后纵隔。

知识点 18：腰椎软组织解剖——主要神经

（1）腰段神经根走行：由于椎骨及其相应的脊髓节段并非同一平面，因而由脊髓节段发出的脊神经愈往下愈倾斜，腰骶神经根需在椎管内垂直走行一段距离后才能从相应的椎间孔穿出，这些在脊髓下端聚集的一大束神经根即形成马尾。各神经根紧贴上一椎骨的椎弓根下缘，在神经根管内走行一段距离后穿出椎间孔。下腰部的椎间孔较上腰部为小，孔的大小可在屈曲时增加，伸展时缩小。

（2）腰丛及其分支：①腰丛的组成：腰丛由第 1~3 腰神经前支和第 4 腰神经前支的一部分所组成。第 4 腰神经的一部分下降，与第 5 腰神经组成腰骶干。腰丛位于腰大肌的肌肉内，在腰椎横突之前；②腰丛的分支：闭孔神经自腰大肌内缘穿出，髂腹下神经、髂腹股沟神经、股外侧皮神经及股神经自上而下从其外缘穿出，生殖股神经自前侧穿出。

第四节　骨　　盆

一、骨盆的构成

知识点 1：骨盆

骨盆上与腰椎相连，下通过髋臼与下肢骨骼相连，身体的力量由躯干向下经骨盆传达至下肢。骨盆的后正中部为骶尾椎，两侧为髂骨内侧面，在前为耻骨联合及耻骨的升降支。

知识点 2：骨盆构成——骶骨

骶椎共有 5 节，成年后互相愈合成一块，呈三角形，底宽大朝上，向前突出称为骶岬，尖部与尾骨相连。骶骨两侧上部的耳状面与髂骨相应的关节面形成骶髂关节。大部分骶骨前面光滑，后面粗瘦，骶神经的前后支分别经骶前孔和骶后孔穿出，第 1~4 骶椎的棘突相连形成骶中嵴，各关节突形成骶中间嵴，各横突形成骶外侧嵴。

知识点 3：骨盆构成——尾骨

尾骨呈三角形，由尾椎互相融合形成，在人类为退化遗迹。

知识点 4：骨盆构成——髋骨

髋骨是一个不整形扁板状骨，由三个部分组成，髂骨在上，耻骨在前下，坐骨在后下，三骨的会合处为髋臼。

（1）髂骨：呈扇形，扇柄朝下，与坐、耻骨相接，扇面即髂骨翼，翼的上缘为髂嵴，呈 S 形。髂嵴前部的内唇为腹横肌及腰方肌附着，中间为腹内斜肌附着，外唇为阔筋膜张肌、背阔肌、腹外斜肌及臀中肌附着。髂嵴前端的隆起为髂前上棘，为缝匠肌及一部分阔筋膜张肌的起点。其下方另有一隆起为髂前下棘，是股直肌直头的起点。髂嵴往后延伸至髂后上棘，为骶结节韧带的部分起点，其下方有髂后下棘，相当于骶髂关节的最后部。髂骨翼外侧面后部参与形成骶髂关节，前部向外凸出，为臀肌附着处。髂骨内侧面分前、后两部分。前部为髂窝，光滑而凹陷，构成骨盆的后外侧壁，下方以弓状线与髂骨体为界。后部为耳状面，参与构成骶髂关节。

（2）坐骨：近似锥形，构成髋臼的后上部。坐骨体的外侧面附着有闭孔外肌，内侧面光滑，有闭孔内肌附着。坐骨上支的前缘形成闭孔的后界。坐骨下支的前端移行为耻骨下支。坐骨结节在坐位时是支持身体重量的重要部分，股后屈膝、伸髋肌群均起于上。自坐骨后缘有向后突出的三角形坐骨棘，附着有提肛肌、尾骨肌、上孖肌及骶棘韧带，作为坐骨大、小孔的分界。

（3）耻骨：耻骨上缘是腹直肌的止点与锥状肌的起点。耻骨体及耻骨支附近为股内收肌的起点。耻骨上支上缘锐薄，称耻骨梳，有陷窝韧带及反转韧带附着，耻骨梳向前的隆起称为耻骨结节，为腹股沟韧带的内侧起点。坐位时，虽然身体重量是由坐骨结节支持的，但耻骨体及耻骨弓有固定坐骨结节的作用，防止向内靠拢或向外分开。站立时，虽然身体重量经髂骨传导到股骨，但耻骨上支及耻骨体可作为支撑点，防止两块髂骨向内靠拢。

二、骨盆整体观

知识点5：小骨盆与大骨盆

两侧髋骨的弓状线与骶骨上缘形成一圆周，在此圆周以上部分为大骨盆，其内有消化器官。大骨盆的上部向前敞开，无明显入口，只借两侧髂嵴张开部分表示，其出口即小骨盆的入口。

小骨盆又称为真骨盆，居于下方，其上口为大骨盆的出口。小骨盆内有直肠及泌尿生殖器官。小骨盆的下口不规则，无明显界限，且高低不平，在前为耻骨联合下缘，在两侧为坐骨结节，在后为骶尾骨。它们之间有两个切迹，在正中，耻骨弓在耻骨联合之下，由耻骨支形成，其下过泌尿生殖器官；两侧的骶坐骨切迹，由骶骨体的侧部与坐骨体及坐骨结节形成，此切迹进一步为骶结节韧带和骶棘韧带分为坐骨大、小孔，盆腔内的血管、神经借此二孔使臀部和会阴部沟通。在小骨盆两侧之下部各有一闭孔。图 1-1-11 所示为骨盆主要结构示意图。

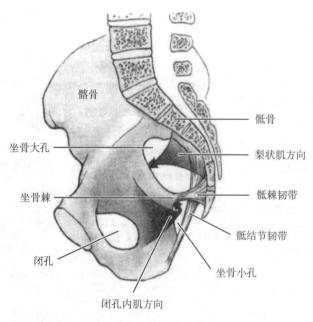

图 1-1-11　骨盆主要结构

知识点 6：男女骨盆的不同点

男女因生理上不同，骨盆的形状有许多不同点。一般来说，女性的骨盆较规则，男性不规则；女性骨盆上口大，呈卵圆形，而男性的上口较小，呈心形；女性的骨盆较宽而浅，男性的则较窄而深；女性的骨盆较直，男性的呈漏斗状；女性的骶岬不显著，男性的隆凸；女性的坐骨大切迹角度大，男性的小；女性的耻骨下角大，为 $90° \sim 100°$，男性的小，为 $70° \sim 75°$；女性的髂骨翼近似水平，男性的则峭立等。

三、骨盆功能

知识点 7：骨盆的功能

骨盆的功能如下。

（1）从结构的角度：从结构上说，骨盆可以看作一个完整的环，并可分为前后两弓。后弓是直立位或坐位的负重部分，比较坚固，不易骨折；前弓由髂骨至耻骨的部分构成，连接两侧后弓，比较脆弱，易发生骨折。

（2）从性质的角度：从性质上说，骨盆包括了承重弓与联结弓两种。承重弓包括股骶弓和坐骶弓，前者起于髋臼，上行经髂骨至骶骨，站立时承受体重；后者起自坐骨结节，经坐骨支和髂骨后部至骶骨，坐位时承受体重。联结弓在骨盆前部，一方面借耻骨体及其上支与股骶弓相连，另一方面借耻骨及坐骨下支与坐骶弓相连，这两种连接都可以稳定及加强承重弓。

（3）其他功能：骨盆前、后弓有两个骶髂关节和一个耻骨联合，这些关节具有相当弹性，在运动中可以减少震荡，又因均有韧带连接，因而在剧烈的运动中也能维持稳定。骨盆的另一功能为保护盆腔脏器，盆腔内的泌尿生殖和消化器官因有骨盆壁的坚强保护，得以保持安全并有相当活动余地。骨盆除前上部腹壁和下部会阴较薄弱外，两侧均极其坚固。另外，骨盆还是骨盆肌肉以及一些下肢肌肉的起止处。骨盆各骨主要为海绵骨所构成，有丰富的肌肉保护，血供良好，骨折后易愈合。

四、骨盆软组织解剖

知识点 8：骨盆肌肉和筋膜

盆腔的肌肉分为盆腔内壁肌肉和盆膈的肌肉，前者在小骨盆的侧壁有闭孔内肌、髂肌、腰大肌等，后壁有梨状肌。

（1）骨盆侧壁：有闭孔内肌（$L_{4 \sim 2}$）、梨状肌（$S_{1 \sim 3}$）。

①闭孔内肌（$L_{4 \sim 2}$）：起自闭孔周围的骨面和闭孔筋膜的内面，肌纤维向外集中，穿过坐骨小孔，出小骨盆，经髋关节囊的后面，与上、下孖肌同止于股骨转子窝，此肌能使大腿外旋。

②梨状肌（$S_{1 \sim 3}$）：起自小骨盆的后壁，第 2~5 骶椎椎体前面及骶结节韧带，向外集中由坐骨大孔出骨盆，止于股骨大转子上缘后部。它将坐骨大孔分成梨状肌上、下孔，上孔

内通过臀上神经和血管，下孔通过臀下神经、血管和坐骨神经等。梨状肌收缩能使大腿外旋、外展。

（1）骨盆后壁：有髂肌（L_{1-4}）、腰大肌（$T_{12} \sim L_4$）。

①髂肌（L_{1-4}）：起于髂窝、髂筋膜、骶髂前韧带的骨盆面和骶翼的盆缘，呈扇形，向下紧贴骨盆上口的外缘，越过耻骨升支，最后加入腰大肌腱的外侧。部分纤维直接止于股骨小转子及髋关节囊。

②腰大肌（$T_{12} \sim L_4$）：位于腰椎椎体和横突之间，起自 T_{12} 和 L_{1-4} 的侧面、椎间盘与横突根，向下途中有髂肌纤维加入，经腹股沟韧带腔隙止于股骨小转子。

（3）骨盆底：骨盆的下口为盆膈所封闭，主要由肛提肌和尾骨肌二者形成，二者合称盆膈肌，但前部缺如，两侧肛提肌之间有一裂隙，为泌尿生殖膈所代替，后者紧张于耻骨下支及两侧肛提肌之间。

知识点 9：骨盆环周围的主要韧带

骨盆环周围的主要韧带包括骶髂前韧带、骶髂后韧带、骶结节韧带和骶棘韧带等。骶髂关节及周围韧带以及骨盆底的肌肉和筋膜共同组成骶髂复合体。骶髂韧带非常坚强，能维持骶骨在骨盆环上的正常位置，骶棘韧带能防止一侧骨盆的外旋，而骶结节韧带能防止在矢状面上的旋转。

（1）骶髂后韧带：分为长短两部分，为坚强的纤维束，从骶外侧嵴向外斜至髂骨，加强骶髂关节的后部。短韧带的纤维近乎水平，长韧带的纤维则斜行，在短韧带的浅面向下与骶结节韧带相融合。

（2）骶髂前韧带：为宽薄的纤维束，内侧起自骶骨骨盆面的外侧，向外止于髂骨耳状面的前缘和耳前沟。该韧带仅在骶髂关节上部存在。

（3）骶结节韧带：为一坚强的纤维束，起点很宽，一部与骶髂后韧带融合，由髂后上棘和髂嵴的后部向下止于坐骨结节，其附着处由坐骨结节沿坐骨支前延为镰状突。臀大肌一部起于此韧带下部的纤维，一部与股二头肌的起点相混。这个韧带作为骨盆下口的后外侧界，也作为坐骨小孔的下界。

（4）骶棘韧带：为一扇形坚强韧带，基底由骶尾骨的侧面向外止于坐骨棘，其后部为阴部神经越过。该韧带介于坐骨大、小孔之间，作为二孔界限。由臀部观察，骶棘韧带位于骶结节韧带的深面。它和骶棘韧带能使骶骨稳定于坐骨结节及坐骨棘上，以防止骶骨在髂骨上向后转动。

知识点 10：骨盆的主要血管

腹主动脉在第 4 腰椎水平分叉成髂总动脉，后者至骶髂关节处进一步分为髂内和髂外动脉。右侧输尿管一般跨越右髂外动脉起始处至小骨盆，而左侧输尿管则跨越左髂总动脉分叉的前方至小骨盆。

（1）髂外动脉：由髂总动脉分叉处至腹股沟韧带中点，沿腰大肌内侧缘与骨盆缘下行，在腹股沟韧带的深面，前面为腹横筋膜，其后为髂筋膜，以后移行为股动脉，这两层筋膜也随股动脉入股形成股鞘。在腹股沟上方，髂外动脉的分支有腹壁下动脉和旋髂深动脉。

（2）髂内动脉：为髂总动脉的内侧末支，起点多 L_5 和 $L_5 \sim S_1$ 椎间盘高度，髂内动脉主要供给盆腔脏器、盆壁和外生殖器，它的分支均向下行于覆盖腰大肌和梨状肌腹膜壁层的深面，同时越过腰骶丛的浅部，它的变异非常大。

知识点 11：盆腔内的主要神经

盆腔内的神经主要包括骶丛和自主神经系统的骶部。组成腰丛的 L_4 一部分与 L_5 合成腰骶干，也参与骶丛的组成。

（1）骶丛：为腰骶干和 $S_{1\sim3}$ 骶神经前支和 S_4 骶神经前支的一半构成。它贴于骨盆后壁，在梨状肌与其筋膜之间，位于骶髂关节骨盆面之前，重要分支有坐骨神经、阴部神经等。

①坐骨神经：为全身最大的神经，分为两部分，腓总神经起于 $L_{4\sim5}$ 及 $S_{1\sim3}$ 的后股，胫神经起于 $L_{4\sim5}$ 和 $S_{1\sim3}$ 的前股。两部合并，包于一个总鞘内，由坐骨大孔出骨盆。

②阴部神经：由 $S_{2\sim4}$ 神经根组成，位于坐骨神经内侧，由梨状肌下缘出骨盆，并由坐骨小孔入会阴。

（2）自主神经骶部：节前纤维来自于第 2~4 骶髓灰质前外侧柱的细胞，以后经过这些神经的前根和盆丛，止于盆腔脏器之壁，在此交换神经元后，短小的节后纤维分布于肛门和直肠的平滑肌。

第二章　骨科生物力学基础

第一节　骨的生物力学

知识点 1：骨的功能

骨是一种矿化的结缔组织，在人体内执行三种主要功能。

（1）躯体和四肢的力学支持功能。

（2）保护内脏的功能。

（3）骨组织作为体内矿物质的储存库功能。

骨的功能与其结构、形态是互相影响并动态平衡的，这种平衡可从以下两方面考虑。

（1）从先天因素方面考虑，骨的结构与形态受到遗传因素方面的一定影响。

（2）从后天因素方面考虑，骨承受的力学载荷是决定骨形态的主要因素。

知识点 2：骨的性质

骨是由矿物质和有机基质构成的二相复合材料。如果从组织水平观察，则骨和木材、钢材一样，具有材料生物力学的一些性质；如果从器官水平考虑，因为不同部位的骨有不同的结构，则骨还具有结构生物力学的一些性质。以上二者是分不开的。

一、基本概念

知识点 3：力的概念

力是一种使物体加速和变形的物理量。力有大小和方向，因而力是矢量。

知识点 4：受力分析时需满足的条件

对力与物体作用进行分析时，需要满足 3 个条件：即力的作用点、力的方向（包括力的作用线及指向）、力的大小等必须是已知的。

知识点 5：力的常用单位

力的常用单位是牛顿（N），1N 是使质量为 1kg 的物体获得 $1m/s^2$ 的加速度所需要的力。

知识点6：力的方向

以垂直角度指向或离开任何横截面表面的力称为法向力，指向表面的力叫压力，离开表面的力叫张力，与横截面平行的力称为切线力或剪力。必须将压力与压应力，张力与张应力，剪力与剪应力区别开来。应力表示每单位面积的力，应力的一单位是帕斯卡（Pa），或牛顿/平方米（N/m^2）。

知识点7：强度和刚度

骨是由骨皮质和骨松质组成，骨皮质和骨松质都是由板层骨构成，所以构成骨皮质和骨松质的是同一种材料，但是，由于构筑方式不同，二者在力学性能方面仍有很大差别，主要的差别就是强度和刚度的不同。就功能而言，强度和刚度是骨的最重要的力学特性，如果在某一方向对某一结构施加载荷，就可测出该结构的变形，得到一条载荷-变形曲线，如图 1-1-12 所示。

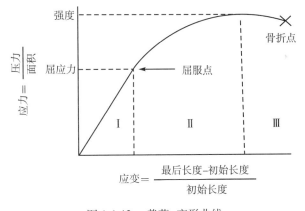

图 1-1-12　载荷-变形曲线

以某长骨为例，曲线的开始部分是直线，其对应区域称为弹性区，在此区域内去掉载荷则骨可恢复原状；随载荷加大并超过临界点则载荷变形关系成为曲线，其对应区域为塑形区，在此区域内即使去掉载荷，该结构仍遗留一定变形；由弹性区进入塑形区的临界点称为屈服点；如果继续加大载荷导致材料发生破坏，如发生骨折，此载荷为极限载荷。图1-1-12 中相对应的 Ⅰ 区是弹性区，Ⅱ 区是塑形区，Ⅲ 区是破坏区。

一般将单位面积的极限载荷称为强度。载荷-变形曲线在弹性区部分的斜率被称为刚度，斜率越大刚度越高。

知识点 8：应力和应变

应力是物体内部一个面上由于外力作用而产生的单位面积上的力。对于均匀体而言，应力=力/面积，应力的单位是 N/m^2 或 Pa（帕斯卡）。

应变是某结构在载荷下某一点上发生的变形，应变=（最后长度–初始长度）/初始长度。在材料的弹性区范围内，材料的刚度可通过应力-应变曲线的斜率来确定，正应力和线应变成正比，其比例常数（应力/应变）即为弹性模量或称杨氏模量。弹性模量越高，所需产生一定应变的应力就越大，材料就越坚强，例如，钢的弹性模量比骨大约强 10 倍，钢的极限强度比骨皮质强约 5 倍。

二、不同载荷下骨的生物力学行为

知识点 9：拉伸和压缩

骨在轴向拉伸或压缩载荷下，骨内部的内力在骨截面上是均匀分布的，其单位面积的内力大小称为拉伸应力或压缩应力。骨在拉伸载荷下，可被拉长或变窄；而在压缩载荷下，则发生缩短和增宽。

知识点 10：弯曲

某长骨受弯曲外力时，其中性轴的一侧受到压缩应力，另一侧受到拉伸应力。由于骨的抗压缩能力>抗拉伸能力，故受拉伸侧先发生骨折。

知识点 11：剪切

骨受到横向载荷作用，使骨横截面间相互错动称为剪切变形，骨组织对剪切应力的抵抗力较差。

知识点 12：扭转

扭转时使骨围绕其轴线旋转，在骨截面上产生剪应力；在骨的横截面和纵切面上均存在剪切应力，且在旋转中性轴的对角线平面上，拉伸应力和压缩应力最大。在骨受到扭转载荷时，至少有两点值得注意：①由于扭转力发生的骨折首先发生在骨表面与最大拉伸应力垂直的平面上；②在骨缺损时，扭转载荷明显影响骨强度，例如，钻孔造成的骨缺损会产生应力集中，降低骨的能量吸收能力；如果是大于骨的直径的骨缺损，则可使骨抗扭转强度下降 80% 以上。

三、生物力学对骨生长、构型和重建的影响

知识点 13：生物力学对骨生长的影响

除遗传因素外，骨承受的载荷是决定骨形态的主要因素。肌肉收缩对骨与软骨的生长、骨构型和骨重建有明显影响。在胎儿出生前后，骨骼的生长及骨化均受到力学环境调控，由儿童到成年，骨的强度与刚度逐步增大，中年以后随年龄增长而逐渐降低。

知识点 14：生物力学对骨构型的影响

骨构型是骨生长过程中适应骨的力学载荷，在确定的身体轴线上，既有骨量的增加，也有与力学载荷相适应的外形的变化。这种变化服从 Wolff 定律，使骨在应力作用下，改变内部结构和外部形态，以适应功能需要。

知识点 15：生物力学对骨重建的影响

骨重建是骨的基本生理活动，骨重建过程，是由骨表面上灶性分布的多细胞基本单位（BMU）完成的。在骨重建过程的激活阶段，生物力学因素可能是始动因素之一。另外，长期卧床可导致骨量每周丢失 1%，也从一个侧面说明生物力学因素对骨重建的影响。

第二节　关节、关节软骨及其周围软组织生物力学

一、关节

知识点 1：关节运动的形式

基本上依照关节的三种轴分为三组拮抗性动作，即关节沿冠状轴运动的屈和伸，沿矢状轴运动的内收和外展，沿垂直轴的旋转运动，包括旋内和旋外、旋前和旋后。若将关节按关节面形态和运动形式来分类，则有单轴关节（只有一个运动轴，关节仅能沿该轴做一组运动）；双轴关节（有两个径为垂直的运动轴，关节可沿此二轴进行两组运动，也可进行环转运动）；多轴关节（有 3 个互相垂直的运动轴，能做三个轴上的全部运动）。

知识点 2：关节的灵活性与稳定性

关节的功能是与其灵活性相适应的，但也有各种解剖学结构保证其稳定性。关节的灵活性是以关节面的形态为基础，首先取决于关节的运动轴，运动轴越多则运动形式越多；其次取决于关节面的差，面差越大，活动范围越大。但是，从关节生物力学方面考虑，骨和关节是运动系统的被动部分，肌肉才是主动部分。在活体，所有关节在正常状态下是即

灵活又稳固，即使最灵活的肩关节，其骨关节部分稳固性也是较差的，是关节周围的肌肉保证了肩关节的稳定。

知识点 3：各大关节研究情况

研究比较多的是人体大关节，如肩关节、肘关节、腕关节、髋关节、膝关节、踝关节等。研究内容包括关节的运动学、动力学，并结合临床讨论与关节不稳定有关的因素等。所谓运动学是研究关节在无外力作用下的运动范围，也就是关节在 3 个平面 6 个自由度范围的运动情况。运动范围的粗略测量可用量角仪测定，精确测量可用电子测角技术或 X 线摄影技术。所谓运动学是用来分析作用在关节上的力，包括静力分析和动力分析，静力分析是研究平衡状态下作用在关节上的力，动力分析是研究作用在身体上但总和不为零的力。

二、关节软骨

知识点 4：主要结构与成分

关节软骨多由透明软骨构成，仅少数为纤维软骨，其厚度为 2~7mm，覆盖在关节骨端。关节软骨细胞的排列有一定层次，由表面向深层依次为表层、移行层、辐射层和钙化层。软骨基质中有 3 种成分：即胶原（占湿重 5%~22%），蛋白多糖（占湿重 4%~7%），水和无机盐等（占湿重 60%~80%）。透明软骨基质中的胶原为 3 条相同的 α 链构成的 Ⅱ 型胶原。胶原在关节软骨中的分布不均匀：表层有密集的胶原纤维与关节面平行分散排列；移行层内的胶原纤维排列不规则，纤维间隙较大；辐射层的胶原纤维与潮线垂直排列。蛋白多糖由分布不均的糖类大分子及其聚合物构成。关节软骨的主要功能包括：①载荷扩散，以减少接触应力；②使关节面以最小摩擦力和磨损进行相对运动。

知识点 5：关节软骨的生物力学性质——双相性

关节软骨长期受到很高的静态的、或循环的、或重复的载荷，因此，关节软骨中的结构成分如胶原、蛋白多糖等，必须有机地构筑成强壮的、抗疲劳的形式，其坚韧的固体基质能耐受很高的应力和应变。为更好地理解关节软骨的生物力学行为，近些年来这种组织可被理解为由水相和固体相组成的双相介质。既往因为研究技术方面的困难，一般忽略了关节软骨中水相的重要性。

知识点 6：关节软骨的生物力学性质——渗透性与黏弹性

关节软骨是多孔介质，具有渗透性。所谓渗透性是表示液体流过多孔物质的固体基质时的摩擦阻力。当存在压力差时，液体通过多孔基质在软骨中运动或流向关节表面。正常关节软骨的渗透性很低，关节负重时水分受压流出，软骨变形。

由于关节软骨的渗透性很低，所以它的材料性能与加载和卸载的速度密切相关。快速加载时（如跳跃），来不及将液体挤出，关节软骨表现出弹性的单相材料性能，即加载时立刻变形，卸载后立即复原。若缓慢加载，并维持恒定（如长期站立），则在挤出液体同时，组织变形也持续增加，这种变形现象称为关节软骨的蠕变反应，即开始时快速渗出，并逐渐减少，直到胶原和糖蛋白的膨胀压和抗变形能力足以支持载荷，到达平衡变形为止，表现出黏弹性的材料性能。卸载后恢复缓慢，若给予足够时间，发生的变形仍可恢复原状。

知识点7：关节软骨的润滑

关节软骨的润滑形式与运动速度、载荷大小等有关，概括起来有以下几种润滑机制，包括界面润滑、液膜润滑。由于关节软骨是多孔介质，具有渗透性，因此，关节软骨还有一种使基质的液体强迫性循环的润滑机制。

（1）界面润滑：在重载荷下，滑液可作为界面润滑剂，吸附在软骨表面上的单层大分子可能是透明质酸蛋白复合体支持载荷。

（2）液膜润滑：在载荷不很重、上下波动或速度很高时起作用。此液膜由原来的滑液和挤压出来的软骨组织液构成，使关节面间形成压力液膜，可在短期内支撑较大载荷。

知识点8：关节软骨的磨损

磨损是指通过机械作用将材料从固体表面磨掉。磨损有两种：一种是两承载面互相作用引起的界面磨损；另一种是关节接触面变形引起的疲劳磨损。前者见于退变性骨关节病时，关节缺乏润滑，使承载面直接摩擦。后者见于创伤骨关节炎时，长期应力作用下发生的关节软骨微损伤的积累。

知识点9：关节软骨的退变

原因很复杂，既有生物力学因素，也有生物化学因素。一般认为，从生物力学方面考虑，主要是关节软骨载荷过重、过频或反复加载，使软骨产生疲劳磨损，这种情况多见于运动员。从生物化学因素方面考虑，随年龄增加，软骨细胞和软骨基质发生了变化，使软骨弹性下降，从而使软骨承载能力下降，导致关节软骨磨损，此多见于老年性骨关节病。

三、周围软组织生物力学

知识点10：周围神经

周围神经的基本组成单位是神经纤维，由神经纤维集合成神经束，由神经束再集合成神经干。前述三种结构分别覆有神经内膜、神经束膜和神经外膜。正常状态下，周围神经在一定范围内适应外力的牵张。将神经拉伸到一定程度，会表现应力松弛现象，应力随时间延长而逐渐减小。对于一个神经干而言，由于内部神经束乃至神经纤维的力学性质有差异，在一定拉伸力作用下，有的结构已超出其弹性极限，有的还在弹性极限范围内，所以当神经干牵拉伤时，常常外观完整，而神经干内部却产生了病理改变。神经吻合时若有张力则对神经功能恢复不利。

知识点 11：脊神经根

脊神经有 31 对，每对脊神经皆由与脊髓相连的前根和后根在椎间孔处合并而成，自椎管发出时覆有硬脊膜和蛛网膜延续来的鞘包绕，称为脊膜袖，但是无神经外膜和神经束膜。前、后根在脊神经节远端汇合成为脊神经，硬脊膜鞘也随之成为脊神经的神经外膜。神经根的最大破坏力在鞘内部分与椎间孔内部分有差别，后者载荷大约是前者的 5 倍。神经根有一定活动范围，如直腿抬高试验时神经根在椎间孔内有 2~5mm 活动度。如果因椎间盘突出或腰椎管狭窄挤压了神经根，则在脊柱活动时会产生对神经根的刺激。据试验，椎间盘突出挤压神经根时的接触压力为 400mmHg，当然实际情况还要复杂得多。

知识点 12：骨骼肌

骨骼肌在人体内分布广泛，约占体重的 40%。每一块骨骼肌都由肌腹和肌腱构成。肌腹主要由横纹肌纤维构成，有收缩能力。整个肌腹外面包有结缔组织的肌外膜，由肌外膜发出若干纤维隔进入肌腹将其分隔为肌束，包绕肌束的膜称为肌束膜，肌束内每条肌纤维包裹的膜称为肌内膜。骨骼肌的功能是通过主动收缩产生拉应力，通过肌腱传递到骨骼引起关节活动。

知识点 13：肌肉收缩的类型

肌肉收缩主要包括以下几种。
（1）等张收缩：指整个关节运动范围内肌张力保持不变。
（2）等长收缩：指肌肉在不缩短情况下产生张力。等长收缩没有机械活动，但肌肉仍消耗能量。
（3）向心性收缩：指肌肉产生足够张力克服抵抗力，肌肉发生缩短，导致关节活动，如股四头肌收缩使膝关节伸直。
（4）离心性收缩：指肌肉不能产生足够力量，而被外载荷克服，肌肉发生伸长。

知识点 14：肌肉收缩特性

（1）肌张力通常情况下，各部肌肉都有少数运动单位在轮流收缩，使肌肉处于轻度的持续收缩状态，保持一定的张力，称为肌张力。肌张力不产生动作，但是对于维持躯体姿势是必要的，所以静止的肌肉仍有弹性。肌肉在载荷下可被拉长，卸载后可恢复初始长度。给予载荷的大小与肌肉拉伸长度不成正比。最初肌肉很容易被拉长，随后，很小的伸长也需要很大的力。

（2）肌肉收缩速度与其载荷有关。当无外来载荷时，肌肉向心性收缩速度最大。随着载荷增加，收缩速度恢复，当载荷与肌肉产生的力相等时，肌肉不再收缩，呈等长收缩状态。

（3）肌肉产生的力与收缩时间成比例，收缩时间越长，肌肉产生的力越大。

第三节 脊柱生物力学

一、基本概念

知识点1：脊柱的功能

脊柱具有支持保护胸、腹、盆腔内脏器官，保护脊髓，进行三维空间的多种运动等功能。

知识点2：脊柱的功能单位

脊柱的功能单位（FSU）由相邻两节椎体及其椎间盘、韧带、关节突及关节囊组成，也称为脊柱的活动节段，是体现整个脊柱相似的生物力学特性的最小单位。

知识点3：解剖学坐标系

解剖学坐标系是以活动节段上位椎体中心为原点建立的三维坐标系，用以描述脊柱活动节段在3个轴（纵轴、横轴、矢状轴）的平移运动以及3个轴性转动运动。

知识点4：共轭现象

共轭现象是指在同一轴上同时发生的平移和旋转活动。

知识点5：瞬时旋转中心

刚体在平面运动的每一瞬间，其体内有一条不动线，这条线被称作瞬时旋转中心。

知识点6：刚体

刚体是指在任何载荷下都不发生变形的物体。对脊柱而言，椎体与椎间盘等相比，其变形量小，可视为刚体，而椎间盘被称为塑性物体。

二、生物力学特点

知识点 7：脊柱的三维空间六自由度运动

脊柱的每个功能单位在笛卡尔坐标系确定的三维空间，是处在纵轴、横轴、矢状轴上三维空间力和力矩作用下，有 6 个自由度的生理运动，相邻节段间的运动可用 3 个角位移和 3 个线位移来表示，那么脊柱的稳定性可用节段间的角度变化和节段间的位移来表示，如果脊柱本身的稳定结构受损，则某一方向的活动范围过大，表现为该方向的不稳定。

知识点 8：脊柱运动中的共轭现象

脊柱活动的复杂性，还表现在活动中的共轭现象，即表现为脊柱节段沿一个方向的平移或旋转的同时伴有另一个方向的平移或旋转。例如，在下颈椎，侧屈时必须伴旋转，头向左倾时，棘突同时转向右侧，头右倾时棘突转向左侧；在胸椎，有多种共轭运动，其中侧屈和轴性旋转之间共轭运动最有意义，上胸椎与下颈椎相同即侧屈时棘突同时转向凸侧，在中、下胸椎，共轭的轴性旋转与上胸椎相反，即侧屈时棘突转向凹侧，这可能与脊柱侧凸发病有关；在腰椎，轴性旋转与脊柱侧屈之间的共轭关系与颈椎和上胸椎相反，棘突转向凹侧。

知识点 9：各节段运动范围

枕-寰-枢复合体比较复杂，寰枕关节的屈伸约 13°，$C_{1\sim2}$ 约 10°，则枕-寰-枢复合体总的屈伸范围约 23°。寰枕关节有 8°左右的侧屈。$C_{1\sim2}$ 有 47°的轴向旋转，占整个颈椎旋转范围的 40%~50%。$C_{3\sim7}$ 作为整体，左、右侧屈各 49°，前屈为 40°，后伸为 24°，轴向旋转为左、右各为 45°。伸屈范围在上胸椎为 4°，中胸椎为 6°，$T_{11\sim12}$ 约 12°，侧屈范围在下胸椎约为 9°，上胸椎约为 6°。腰椎伸屈在 $L_{1\sim2}$ 为 12°，随节段逐渐增加，每个运动节段依次增加 2°，到腰椎段可达 20°。腰椎侧屈在每个节段约有 6°。旋转活动在上胸椎为约 9°，向下逆减，腰椎各节段均为 2°。

知识点 10：脊柱静力学

正常人体站立时，自齿状突引铅垂线，从矢状面观察，此线通过颈椎后方，穿 C_7 椎体，经胸椎前方和腰椎后方，最后通过 S_1 后上角。脊柱的 4 个生理弯曲，使得脊柱相当于一个弹性杆，能承受很大的载荷。从腰椎为例，人体站立时，重力线通过 L_4 椎体中心的腹侧，由此产生的前屈弯矩，需要背部肌肉和韧带来抵抗，如果重力线改变，例如平背综合征，则脊柱力线改变，肌肉必须重新调整以适应这种状态。骨盆对脊柱的静力学也有很大影响，例如骨盆向前倾斜，骶骨角度大，腰椎前凸增加。不同体位时腰椎承受载荷不一样，仰卧位时承载最小，屈曲时承载增加，坐位比站立时承载要大。

知识点 11：脊柱动力学

人体所有活动均增加脊柱载荷，载荷的增加与活动类型、活动速度和加速度有关。以 L_3 腰椎椎间盘载荷为例，若仰卧位牵引时为 100N，则站立位为 700N，行走为 850N，咳嗽时为 1100N，向前弯腰 20° 且双手提 10kg 重物时为 1850N，这说明，以上动作可使腰椎载荷增加。

第三章　骨的组织学与生理学基本知识

第一节　骨的组织形态学

知识点1：骨的功能

骨是一种特殊的结缔组织，它与软骨一起构成骨骼系统，其主要功能如下：

（1）支持功能：作为肌肉运动的附着点。

（2）保护重要脏器和脊髓。

（3）代谢功能：作为机体的矿物质库，参与维持机体的矿物质平衡。

（4）骨髓是造血系统和免疫系统的主要组成部分，也是成骨谱系细胞和破骨谱系细胞的主要来源。

知识点2：骨的构成

骨是一种有活力的组织，由骨的细胞成分和骨基质构成，与机体其他组织不同的是它的细胞外基质是矿化的，因此，骨组织既有一定硬度，也有某种程度的弹性。骨组织的代谢持续终生，在成年以前，骨组织经历着发生、生长、塑形的过程，到骨骼成熟后，仍然按照机体代谢和力学环境的需要，不断进行骨重建和骨转换等生理活动，与之相对应的是不断地进行骨吸收与骨形成，以维持骨的数量与质量的平衡。

一、骨的基本结构

知识点3：骨的基本结构

由于功能不同，骨可分为长骨、短骨、扁骨和不规则骨4类，从骨的结构上观察，则由骨质、骨膜、骨髓及神经血管构成。骨的形态各异，是机体进化、适应不同环境、执行不同功能的结果。

知识点4：骨质

骨质分为骨皮质和骨松质两种，二者的细胞成分和基质成分相同，均由板层骨构成。从单位体积中的骨量来观察，则骨皮质的骨量较骨松质大的多。骨皮质主要位于长骨干，占骨量的80%，其表面积仅为3.5m²；骨松质主要见于扁骨、椎骨和长骨两端，占骨量的20%，而其表面积为10m²。骨皮质的80%～90%是矿化的，孔隙占10%；骨松质仅15%～

25%是矿化的，孔隙占70%~85%，充满骨髓、血管和结缔组织。因为骨的压力强度与它的密度的平方成反比，所以每单位体积骨皮质的弹性模量和最大压力强度是等体积骨松质的10倍。另外，骨皮质和骨松质的构筑方式有较大区别。

知识点5：骨松质

骨松质是由不规则棒状或板片状骨小梁互相连接构成，形成多孔隙的网状框架，其间充满骨髓、血管、结缔组织及脂肪等。骨小梁是由板层骨和骨细胞构成。每单位体积的骨松质，比相同体积的骨皮质的表面积大的多，骨代谢的大量生理活动发生在骨小梁表面。

知识点6：骨皮质

根据其骨板排列方式，骨皮质可区分为四种：即外环骨板、内环骨板、间骨板以及哈佛系统。外环骨板分布于骨干骨皮质之外周，约十几层，其表面由骨外膜包被，外环骨板是骨外膜内层的成骨细胞一层层的造骨而形成的，成年后，外环骨板的形成则减缓或停止；内环骨板位于皮质的髓腔侧，其内表面有一层骨内膜包被，内、外环骨板间有横向走行的伏克曼管，骨膜的血管、神经由伏克曼管进出，伏克曼管与纵行的哈佛系统的中央管相互连接。

知识点7：骨单位

哈佛系统，即骨单位，每一个骨单位由10~20层同心圆排列的环形骨板围绕哈佛管而成，此管内有血管及神经。每一骨单位的环形骨板内含3~6层骨陷窝，内含骨细胞，骨陷窝的骨小管呈轮辐状从中央管向四周排列，骨小管内有骨细胞的细胞突，骨小管构成中央管和骨细胞的连接以及骨细胞之间的连接。骨细胞的营养和代谢，靠骨基质渗透方式是有限的，故主要依赖骨小管来完成。

在结构上，骨单位是骨皮质的主要结构单位；在构筑方式上，从横断面观察，骨单位是环形骨板围绕中央管的年轮状方式；在纵断面上则是平行排列，骨单位相互连接，是骨皮质起支持作用的主要构件。在生理功能上，骨皮质的重建是在哈佛管的管壁内表面上发生并进行，一个骨重建过程的结束，意味着一个新的哈佛系统的诞生，并取代原来的哈佛系统。

知识点8：骨的包被或表面

每块骨有4个包被或称表面。骨皮质的外面为外膜表面，内面为内膜表面。哈佛管壁及骨小梁表面上，衬有一层处于不同的活动状态的细胞，分别称为哈佛管表面和骨小梁表面。骨内膜表面、哈佛管表面和骨小梁表面三者彼此连接。

如果把所谓的"表面"称作"包被"，则骨组织是位于外包被的里面，内包被的外面。

成人的骨外膜表面积和骨内膜表面积分别为 0.5m²；各占总面积的 4%；哈佛管的表面积为 3.5m²，占总表面积的 31%；骨小梁表面积最大，为 7.0m²，占总表面积 61%。

知识点 9：编织骨与板层骨的形成条件

骨组织的胚胎发生过程，如膜内成骨和软骨内成骨，以及成体后的成骨过程，如骨愈合，异位骨化，诱导成骨，以及某些病理状态下的成骨，如骨的感染、某些骨肿瘤等，新骨形成时最初总是以编织骨的形式出现。从编织骨与板层骨的形成时序、细胞形态、骨基质构成，以及骨的构筑方式上，二者各有特征，从组织学上把二者区别开来，对理解骨的组织生理学、病理学有重要意义。

知识点 10：编织骨

在组织学上与板层骨这一概念相对应的是非板层骨，又称原始骨组织，可分为两种，即一种是编织骨，另一种是束状骨。编织骨又称为纤维骨。编织骨的胶原纤维束编织状排列，因而得名。束状骨比较少见，它与编织骨的最大差别是骨胶原纤维平行排列，骨细胞分布于相互平行的纤维束之间。束状骨也属纤维骨。

编织骨中的骨细胞分布与排列均无规律，细胞体积较大，形状不规则；其细胞代谢活跃；其细胞性溶骨活动往往是区域性的，在这些区域，相邻骨陷窝同时扩大，然后合并，形成较大的无血管性重吸收腔，使编织骨中出现不规则囊状间隙，即为清除编织骨以备板层骨取代的生理过程。编织骨的骨基质中蛋白多糖含量较多，故基质染色呈嗜碱性，对甲苯胺蓝更呈明显的异染性。若骨的无机成分含量过多，则显示过度钙化特征。编织骨的胶原纤维束的直径差异很大，最粗者直径达 13μm，因此又有粗纤维骨之称。在骨小梁内，纤维束相互交织，方向各异，骨细胞在骨基质中杂乱分散，血管无方向性，从陷窝伸出的骨小管相对较少。

知识点 11：板层骨

板层骨又称为次级骨组织。所有成熟的骨组织几乎都是板层骨构成，只不过按骨板的排列形式和空间结构，形成了大体结构上的骨皮质和骨松质。骨皮质的骨板排列紧密而有序，根据骨板排列方式分为内、外环骨板、哈佛骨板和间骨板；骨松质由骨小梁构成，骨小梁由若干层骨板不甚规律地平行排列组成。

板层骨的骨细胞一般比编织骨的细胞小，胞体多位于相邻骨板之间的矿化骨基质中，有少数散在于骨板的胶原纤维内。骨细胞的长轴基本与骨胶原纤维的长轴一致，显示了有规律的排列方向。板层骨的胶原纤维有规律地成层排列，胶原纤维束一般较细，故又有细纤维骨之称，细胶原纤维束直径通常 2~4μm，排列成层，与骨的无机成分和有机成分紧密结合，共同构成骨板。在板层骨中，相邻骨陷窝内和骨小管相互连接，构成骨陷窝-骨小管系统。板层骨的骨基质中多糖含量比编织骨少，染色呈嗜酸性。板层骨中的骨盐与有机质关系密切，这也是与编织骨的区别之一。

二、骨的细胞成分

知识点 12：骨的细胞成分

骨组织由数种细胞和细胞间质构成。矿化的细胞间质称为骨基质，未矿化的细胞间质称为类骨质。骨组织中有 4 种细胞：即成骨细胞、破骨细胞、骨衬细胞、骨细胞。前三种细胞位于骨表面，而骨细胞被包埋在骨基质中。成骨细胞、骨衬细胞，均来源于骨原细胞。破骨细胞的起源被认为是由造血组织中的单核细胞融合而来。

知识点 13：骨原细胞

骨原细胞又称为骨祖细胞，来源于骨髓基质细胞。骨原细胞分化程度低，有较强的分化增殖能力，位于骨的所有游离表面上，如骨内膜、骨外膜的最内层、哈佛管的内膜，以及成长中的骨的骺板软骨基质的小梁上。骨原细胞较小，呈扁平状，细胞核呈卵圆形，细胞质少，呈弱嗜酸性或略嗜碱性。在骨的正常生长期内，骨原细胞很活跃。成年时，在骨愈合过程及骨重建过程中，骨原细胞功能再活化，静止的骨原细胞可转变为活跃的骨原细胞，并可进行细胞分裂转变为成骨细胞等。对骨原细胞的表型了解不多，用抗 BS10（即活性白细胞黏附分子）的抗体，利用免疫组织化学技术，发现在骨原细胞和骨髓基质细胞有表达，但是成骨细胞无表达。

知识点 14：成骨细胞

成骨细胞由骨原细胞分化而来。成骨细胞负责骨基质的形成，所以总是位于正在发育或成长的骨面上。成骨细胞比骨原细胞大。当新的基质沉积时，成骨细胞排列为一层立方形或矮柱状细胞，位于骨基质表面。成骨细胞具有细小的突起，伸入骨基质表面的骨小管，与表层的突起形成连接。光镜下，成骨细胞的核大而圆，多位于细胞的游离端，核仁明显，由于胞质内含大量核蛋白而呈嗜碱性。细胞化学显示成骨细胞对碱性磷酸酶呈强烈反应；并有过碘酸-雪夫（PAS）阳性反应颗粒。

知识点 15：成骨细胞的主要功能

成骨细胞的主要功能是合成并分泌骨的有机基质，即组成类骨质的胶原蛋白和非胶原蛋白等均由成骨细胞产生。成骨细胞分泌的大部分是胶原，其中主要是 I 型胶原，占有机骨基质的 90% 以上，少量的 III 型，V 型，X 型胶原和各种各样的非胶原蛋白占 10%。I 型胶原主要起一种支架作用，使羟基磷灰石等矿物质在 I 型胶原形成的网状结构中沉积下来；III 型与 V 型胶原起调节胶原纤维直径的作用，而 V 型胶原主要是作为 I 型胶原的结构模板。胶原的产生与合成过程分细胞内和细胞外两个阶段，其细胞内过程，包括装配前 α 链、前

α链羟基化等一系列形成前胶原蛋白分子的过程，形成的前胶原蛋白分子从成骨细胞排出，在细胞外逐渐形成胶原原纤维和骨胶原纤维。

知识点 16：成骨细胞的次要功能

成骨细胞的次要功能是参与类骨质的矿化。成骨细胞在分泌骨基质的同时，以类似于顶浆分泌的方式，向类骨质中释放一些基质小泡，直径为 25~200nm，有膜包被，膜上有碱性磷酸酶、焦磷酸酶和 ATP 酶，泡内含钙和小的羟基磷灰石结晶。基质小泡破裂后，碱性磷酸酶作用于底物，使局部磷酸盐含量增高，小泡膜上的磷脂与钙有很强的亲和性。小的羟基磷灰石结晶可成为钙化核心，使钙化范围扩大，导致类骨质迅速矿化。因此，认为基质小泡是使类骨质矿化的重要结构。

知识点 17：成骨细胞的酶分泌

成骨细胞分泌数种酶，如碱性磷酸酶、组织型谷氨酰胺转移酶、骨基质金属蛋白酶。

知识点 18：碱性磷酸酶

由成熟的成骨细胞分泌的碱性磷酸酶称为骨特异性碱性磷酸酶，用高效液相色谱分析，可在血清中分离出三种不同的碱性磷酸同分异构体。碱性磷酸酶以焦磷酸盐为底物，水解无机磷酸盐，参与骨的矿化过程。

知识点 19：组织型谷氨酰胺转移酶

组织型谷氨酰胺转移酶（tTG）能促进黏附，在细胞凋亡、损伤修复及骨矿化过程中起作用。

知识点 20：骨基质金属蛋白酶

骨基质金属蛋白酶（MMPs）是 20 余种锌离子依赖性酶的统称，其主要作用是降解细胞外基质。骨吸收是骨重建过程的一个重要环节，骨吸收是骨基质降解的过程，MMPs 及其抑制物（TIMPs）的相互作用调节骨基质降解。骨组织的 MMPs 和 TIMPs 的主要来源是成骨细胞和破骨细胞。成骨细胞分泌的 MMP-1 启动骨吸收，降解骨基质。

知识点 21：骨细胞发育程度标志物

成骨细胞在其分化成熟过程中，有代表其发育程度的细胞标志物，许多研究证实，成骨细胞特异性因子/核结合因子 α_1（Osf2/cbfα_1）是成骨细胞分化和功能维持的关键性调节因子。代表成熟的成骨细胞的因子有骨钙素（BGP）、骨保护素（OPG）、碱性磷酸酶等。成骨细胞还分泌许多与骨形成和骨折修复有关的生长因子，目前研究的比较清楚的有骨形态发生蛋白（BMP）、成纤维细胞生长因子（FGF）、胰岛素样生长因子（IGF）、血小板衍生的生长因子（PDGF）、转化生长因子β（TGF-β）等，这些生长因子以自分泌或旁分泌形式起作用，参与骨形成和骨愈合过程。

知识点 22：骨细胞的内分泌调节

成骨细胞的分化增殖及其生理功能等受内分泌系统调节，这一过程是通过成骨细胞的有关受体来完成的，其中包括雌激素受体、PTH 受体、维生素 D 受体。

知识点 23：雌激素受体

雌激素受体（ER）在成骨细胞有较强表达，在破骨细胞表达较弱。雌激素受体有 α 和 β 两种亚型，这两种亚型在成骨细胞不同的分化阶段的表达不同，雌激素受体的 α 亚型多在成熟的成骨细胞上表达。成骨细胞上还有雌激素受体相关受体（ERR）的表达，ERR 与 ER 不同的是，前者在成骨细胞分化的各个阶段均有高表达。

知识点 24：PTH 受体

PTH 受体可与 PTH 结合，当间歇性低剂量给予 PTH 时，可促进骨形成；当连续给予 PTH 时可导致骨的吸收。另外，PTH 刺激成骨细胞后 cAMP 和腺苷酸环化酶的变化，对鉴定成骨细胞有帮助。

知识点 25：维生素 D 受体

维生素 D 受体（VDR）有两种形式，一种是核受体，一种是膜受体，此两种受体均在成骨细胞上表达。VDR 与维生素 D 及其类似物结合，调节骨形成。VDR 存在多态性，据研究，与骨密度和骨质疏松有关系。

知识点 26：骨细胞

成骨细胞分泌的类骨质充填于成骨细胞之间，逐渐将自身包埋，成为骨细胞。骨细胞的数量是成骨细胞的 10 倍，骨细胞是骨组织中含量最多的细胞。

骨细胞单个分散于骨板内或骨板间，胞体较小，呈扁椭圆形，其胞体在骨基质中所在的空隙称骨陷窝，骨细胞有许多细长的突出，于是，骨陷窝中发出许多辐射状空隙以容纳骨细胞突起，这个空隙称为骨小管。相邻骨细胞的突起以缝隙连接相连，骨小管则与相邻隔离的骨小管连通。在骨陷窝及骨小管内含有组织液，可营养骨细胞，并排出代谢产物。

位于浅表的骨细胞，其突起可到达骨表面，在此处与成骨细胞突起相连接。通过骨小管及细胞突起，构成完整的网络。骨细胞与毛细血管的距离不超过 $0.1 \sim 0.2nm$。骨陷窝和骨小管的总面积很大，提供了钙离子交换的广大表面积。

知识点 27：骨细胞形态结构和功能随年龄的变化

骨细胞不是均一的，其形态结构和功能随细胞年龄而异，如下所述。

（1）最年轻的骨细胞：位于类骨质中，其形态结构与成骨细胞非常相似，胞体为扁椭圆形位于比胞体大许多的圆形骨陷窝内；细胞突起多而细，通常各自位于一个骨小管中，有的突起还有少许分支。核呈卵圆形，位于胞体的一端，核内有一个核仁；染色质贴附核膜分布；HE 染色胞质嗜碱性，近核区有一浅染区。AKP（+），PAS 反应（+），一般认为它们是有机基质的前体。电镜下可见广泛分布的粗面内质网，散在的游离核糖体，中等量的线粒体，较发达的高尔基复合体。这类骨细胞有产生骨有机基质的能力，即增添细胞间质到所在骨陷窝壁上，使原来较大的圆形骨陷窝变为较小的双凸扁椭圆形骨陷窝。随着骨陷窝周围细胞间质的矿化，年幼的骨细胞成为较成熟的骨细胞。

（2）较成熟的骨细胞：位于矿化的细胞间质浅层，其胞体亦呈双凸扁椭圆形，在胞体中央，HE 染色着色较深，可见有核仁；胞质相对较少；HE 染色嗜碱性，甲苯胺蓝着色甚浅。电镜下观察见粗面内质网较少，高尔基复合体较少，少量线粒体分散存在，游离核糖体亦较少。

（3）成熟的骨细胞：位于深层骨基质中，其胞质易被甲苯胺蓝染色。电镜下可见一定量的粗面内质网和高尔基复合体，线粒体较多，尚可见溶酶体。骨细胞的突起一般较长，直径 $85 \sim 100nm$，为骨小管直径的 $1/2 \sim 3/4$，有些突起中可见游离核糖体。相邻骨细胞突起的接触部有缝隙连结，借此可进行骨细胞间的物质交换。据测算，成熟骨细胞的胞体及其突起的总面积，占成熟骨基质总表面的 90% 以上，对于骨组织液与血液之间由细胞介导的无机物交换起重要作用。较高水平的甲状旁腺素可引起骨细胞性溶骨。骨细胞的溶骨活动可因其巨大表面积而释放较多的骨钙人血，此时所在的骨陷窝往往呈不规则形，腔隙变大，窝壁粗糙不平。当骨细胞性溶骨活动结束后，成熟骨细胞又可在较高水平的降钙素的作用下进行继发性骨形成，使骨陷窝壁增添新的矿化骨基质。生理情况下，骨细胞性溶骨和骨细胞性成骨交替进行。

知识点 28：骨细胞的功能

骨细胞的功能可概括为以下两方面：

（1）平时，维持骨基质的成骨作用。

（2）机体需提高血钙时，通过骨细胞性溶骨活动从骨基质中释放钙离子。

另外，骨陷窝中的骨细胞有许多突起，这些突起表面有许多刷状微丝，可随着液体流动而变化，并能感受到骨小管内由于外力作用而变化的生物力学信号，所以骨细胞也有生物力学感受器的作用。

知识点 29：骨细胞的特征性标志物

骨细胞尚无特征性标志物，骨细胞表达的骨钙素比成骨细胞多，也表达骨连接蛋白和骨桥蛋白，但是基本上不表达碱性磷酸酶。目前已知的几种单克隆抗体 MabOB7.3、MabOB37.1、MabSB5 等仅能鉴别禽类骨细胞；牙本质基质蛋白-1 仅在鸡和鼠的骨细胞中表达。骨细胞上也存在 PTH 受体、维生素 D 受体和雌激素受体。

知识点 30：破骨细胞

骨发生、骨愈合、骨重建过程中，在骨的吸收表面上，可见到不规则浅凹，内有多核细胞附着，此浅凹称为吸收陷窝（Howship 陷窝），陷窝内的多核巨细胞即破骨细胞。破骨细胞直径 $20\sim100\mu m$，无突起，含有 $2\sim50$ 个细胞核；大多数破骨细胞含 $10\sim20$ 个核，也有单核的。年轻的破骨细胞，核呈卵圆形，染色质颗粒细小，分布均匀，着色浅，每个核含 $1\sim2$ 个核仁；较老的破骨细胞核固缩。破骨细胞的胞质随细胞年龄、功能状态呈嗜碱或嗜酸性。光镜下可见破骨细胞的胞质贴近骨基质一侧有刷状缘。破骨细胞在骨组织中的相对数量较少，约为成骨细胞的 1%，但是在骨转换比较活跃的部位，其数目相应增多。

知识点 31：破骨细胞的起源

一般认为，破骨细胞来源于骨髓的多潜能细胞，骨髓的造血前体细胞转变为单核细胞和巨噬细胞，单核细胞融合变为破骨细胞，与吞噬细胞的区别是，破骨细胞产生抗酒石酸酸性磷酸酶，并有骨吸收能力。据推测，在单核细胞发育的某一阶段，既可转变为巨噬细胞，也可转变为破骨细胞。破骨细胞的起源，也被临床证实：骨硬化症患者接受同种异体骨髓移植后，在患者体内发现了新的破骨细胞。

知识点 32：破骨细胞的极性

功能活跃的破骨细胞的结构有明显的极性，紧贴骨基质一侧为顶极，远离骨基质一侧为底极，在电镜下可分为四个结构区，即皱褶缘区、亮区、小泡区和基底区。在组织学上，破骨细胞的主要特征是其刷状缘（即皱褶缘），是靠近吸收表面的细胞膜内褶形成的。当破骨细胞与骨的表面有些距离时，则没有皱褶缘，此称为静止的破骨细胞。若给予甲状旁腺素刺激，则皱褶缘明显，突起增多增长；若给予降钙素刺激，则皱褶缘突起变短，分支减少，从而减慢了骨吸收。可见皱褶缘是破骨细胞进行骨吸收的重要结构。

知识点 33：破骨细胞的溶骨过程

破骨细胞的结构表明，它具有极强的溶骨能力，一个破骨细胞能溶解 100 个成骨细胞所形成的骨基质，破骨细胞的溶骨过程大致如下：在即将被吸收的骨基质表面，破骨细胞以亮区肌动蛋白赋予的移动性到达该处，并以皱褶缘和亮区紧贴骨基质表面；通过皱褶缘释放出大量有机酸造成局部微环境，皱褶缘附近有碳酸酐酶，增加碳酸含量，使骨基质中不溶性钙盐转变为可溶性的。另一方面，基底区形成大量初级溶酶体进入小泡区，在皱褶缘基部以胞吐方式将其酸性水解酶排入吸收陷窝的细胞外分隔区，进行骨基质有机成分的细胞外消化，同时又以胞吞活动形成小泡，将细胞外消化的物质摄入细胞内，通过小泡与初级溶酶体融合而成的次级溶酶体进行细胞内消化。

知识点 34：破骨细胞的特征性标志物

通过对破骨细胞的标志酶及破骨细胞表型的研究发现，破骨细胞表达高水平的抗酒石酸酸性磷酸酶，此酶可作为破骨细胞的一种标志物。另外，用 RT-PCR 技术发现破骨细胞上的骨桥素受体、降钙素受体，碳酸酐酶 II 也有较高水平的表达，后者可能在破骨细胞性骨吸收中发挥作用。破骨细胞也表达金属基质蛋白酶 9，此酶又称为 IV 型胶原酶，可降解 I 型胶原的 α 链等。破骨细胞表面独有的表面抗原很少。破骨细胞上的降钙素受体被认为是其主要的分化标志，利用降钙素受体可区分破骨细胞和多核巨噬细胞及单核细胞，另外成骨细胞上不表达降钙素受体。

知识点 35：破骨细胞的 RANKL/RANK/OPG 信号转导系统

最近发现破骨细胞的 RANKL/RANK/OPG 信号转导系统，多种生理和病理信号可通过这一系统影响破骨细胞的功能。RANKL 属肿瘤坏死因子家族，是一种细胞因子，可诱导前体破骨细胞分化为成熟的破骨细胞。RANKL 的作用必须通过其受体 RANK 来实现，RANK 是破骨细胞及其前体细胞表面的 I 型跨膜受体蛋白，与 RANKL 结合后，激活细胞内的信号转导系统，启动特定基因的表达，使破骨细胞的前体细胞分化为成熟的破骨细胞。RANK 与 RANKL 的结合可被骨保护素（OPG）阻断，OPG 是以受体的形式竞争性地阻断 RANK 与 RANKL 之间的联系，抑制前体破骨细胞的分化、抑制成熟破骨细胞的功能并诱导凋亡。成骨细胞和骨髓基质细胞在生理状态下产生一定量的 RANKL，此有助于破骨细胞的分化和骨吸收，同时也分泌相应数量的 OPG，防止过度的骨吸收，因此 RANKL/OPG 之间的协调，是维持骨吸收骨形成平衡的关键环节。

知识点 36：骨衬细胞

骨衬细胞在形态上是长的扁平细胞，有纺锤形的细胞核，覆盖在静止骨表面上。骨衬细胞又有不活跃的成骨细胞、静止的成骨细胞、表面骨细胞和扁平的间充质细胞等数种称谓。

知识点 37：骨衬细胞的形态特征

骨衬细胞有很明确的形态特征：它位于骨表面上，有纤细扁平的细胞核（约 $1\mu m$ 厚，$12\mu m$ 长），含有丰富的胞质，胞质内细胞器少，但是，它有线粒体、微丝、游离核糖体、粗面内质网等。相邻的衬细胞间以及衬细胞与骨细胞间可有缝隙连接，从动物实验观察到，成年犬的骨表面每毫米约有 19 个衬细胞，随着年龄增加，衬细胞数量减少。

知识点 38：骨衬细胞的功能

骨衬细胞可能由不活跃的成骨细胞演变而来，也有认为是成骨细胞的前体细胞，总之，对其自然史尚不清楚。对骨衬细胞在正常生理状态下的增殖、分化能力也了解不多。对于骨衬细胞的功能，实验表明，成骨细胞、破骨细胞及骨衬细胞三者一起，在调节矿物质平衡方面有重要作用；另外，由于骨衬细胞位于骨的表面，且靠近造血组织，似与骨代谢调节及造血功能也有关系；骨衬细胞像骨细胞那样，也可受到生物力学信号的影响，引起适应性骨重建。总之，骨衬细胞的功能还需要深入研究。

三、骨基质

知识点 39：骨基质

骨组织的细胞外间质称为骨基质，主要由无机质、有机质和水分构成。骨基质中含水极少，仅占骨湿重的 8%～9%。骨基质中的无机质和有机质二者随年龄而变化。在儿童期，二者各占一半；成年人骨的有机质占 1/3，余者为无机质；老年人骨中的无机质成分更多。所以，随着年龄增长，骨的无机质增多，使骨的硬度增加，韧性下降。

知识点 40：骨的无机质组成

骨的无机质即骨盐，其主要组成为：磷酸钙占 84%，碳酸钙占 10%，柠檬酸钙占 20%，磷酸氢二钠占 2%，它们以结晶的羟基磷灰石和不定形胶体磷酸钙形式分布于有机质中。骨的羟基磷灰石结晶 $[Ca_5(PO_4)_3OH]$ 呈柱状或针状，长 $10\sim20nm$，宽 $3\sim6nm$，其表面附着 Na^+、K^+、Mg^{2+}、F^-、Cl^-、Co_3^{2-}、$C_6H_5O_7^{3-}$ 等多种粒子。Mg^{2+} 属体内的微量元素，其骨内含量占体内总量的 50%；Na^+ 占体内总量的 35%，这些离子并非是羟基磷灰石的主要组成部分，因为很容易从羟基磷灰石表面脱落，有时可置换羟基磷灰石的重要部分，例如羟基磷灰石结晶中的 OH^- 可被 F^- 置换。某些放射性元素可结合于骨内，以 90Sr 的危害性最大，可损害骨细胞与骨髓中的造血干细胞。

知识点 41：骨的有机质组成

骨中的有机质占骨总重量的 30%，其中约 90% 是胶原，其他的 10% 是非胶原蛋白和不定型骨基质，包括胶原、非胶原蛋白、骨钙素、骨涎蛋白、骨桥蛋白、骨连接蛋白、纤维连接蛋白、基质 Gla 蛋白。

知识点 42：胶原

胶原是由原胶原大分子聚集而成的纤维性蛋白，其中甘氨酸占 33%，脯氨酸及羟脯氨酸占 25%，其余是谷氨酸、天门冬氨酸、丙氨酸、缬氨酸等。骨胶原为 I 型胶原 $[\alpha_1(I)]_2\alpha_2$。原胶原为胶原基本结构单位，由三股多肽链围绕中央轴形成一个三股螺旋分子，此 3 个多肽链由 2 个相似的 α_1 链和另一个 α_2 链构成，每一个链的分子量约为 95000。原胶分子 280nm 长，直径 1.36nm。骨的胶原由成骨细胞合成，在细胞内经过 DNA 复制、mRNA 转录、蛋白质翻译等一系列复杂的过程，先合成酸溶原胶原，排出细胞后称为原胶原，由三股多肽环绕而成，是胶原的基本构成单位。电镜下观察，原胶原有规律地排列，呈明显的 640nm 周期带，是由于原胶原分子之间有 1/4 长度重叠，此称为 1/4 交错理论。还可见到每 5 根微纤丝一组排列，有 40nm 的间隙，称为孔区，此为矿物质成核部位。另外，每一个胶原原纤维的一个尾端与下一位分子头端也有 40nm 间隙，称为洞区，也与矿物质沉积有关。在细胞外，胶原分子交联，是原胶原在细胞外聚集的过程。

知识点 43：骨基质中的非胶原蛋白

骨基质中的非胶原蛋白（NCPS）种类很多，主要有骨钙素、骨涎蛋白、骨桥蛋白、骨连接蛋白等。其功能很复杂，还有许多方面并不甚了解。其主要作用可能是作为骨基质结构成分，保持骨组织的正常功能，作为信息的传递媒介影响骨的代谢过程，调节及参与骨基质矿化过程等。

知识点 44：骨钙素

骨钙素又称 Bone Gla Protein，是由成骨细胞和骨细胞合成，分子量为 6kD，等电点为 pH4。骨钙素在骨组织较丰富，占非胶原蛋白的 10%～15%。骨钙素的主要作用是与羟基磷灰石结合，1mg 骨钙素可与 17mg 羟基磷灰石结合。骨钙素可募集破骨细胞，因为骨钙素是由成骨细胞和骨细胞合成的，所以是骨形成的标志物，也是成骨细胞和破骨细胞间的偶联媒介之一。骨矿化后 1～2 周，在骨的矿化前缘可见骨钙素的表达。成人血浆中骨钙素为 5μg/L，此血浆骨钙素是来源于合成的新骨，所以可作为成骨活性的一种指标。

知识点 45：骨涎蛋白

骨涎蛋白是一种糖基化的酸性蛋白质，约占非胶原蛋白的 15%；分子量为 46～75kD，骨涎蛋白含有涎酸，与骨桥蛋白及透明连结蛋白有同源序列。骨涎蛋白的肽链中有一个与细胞黏附有关的 Arg-GIy-ASP（RGD）序列，和两个与羟基磷灰石结晶形成有关的多聚谷氨酸序列，有诱导羟基磷灰石形成的作用。骨涎蛋白肽链中的酪氨酸丰富区和骨桥蛋白的天门冬氨酸丰富区都可和羟基磷灰石特异结合，将成骨细胞吸附其上，促进钙质沉积。骨涎蛋白也能促进破骨细胞向骨基质黏附，促进骨吸收。骨涎蛋白在多种肿瘤细胞中表达，其特点是瘤细胞表达微钙化并向骨组织中转移，这也与 RGD 序列对瘤细胞的黏附有关。

知识点 46：骨桥蛋白

骨桥蛋白也是一种糖基化酸性蛋白质，分子量为 33kD，在结构上与骨涎蛋白相似，其突出特点是骨桥蛋白分子中段含有 RGD 序列。骨桥蛋白由成骨细胞产生，能促进或调节破骨细胞黏附，在骨吸收、骨形成、骨重建中起重要作用。研究表明骨桥蛋白是力学刺激下触发骨重建的重要信息传递媒介。另外，骨桥蛋白在癌症转移及免疫反应中起作用，在 T 细胞和巨噬细胞被激活时，骨桥蛋白在早期立即做出反应，在炎症和损伤中也有相应表达。

知识点 47：骨连接蛋白

骨连接蛋白是一种富含半光氨酸的酸性分泌性磷蛋白，分子量 40~60kD，通常以糖化和磷酸化形成存在。骨中的骨连接蛋白主要由成骨细胞、骨细胞和骨膜细胞表达。骨连接蛋白可连接胶原，对羟基磷灰石有较强亲和性，在体外可使 I 型胶原矿化，在体内可促进矿化过程。骨连接蛋白还可通过骨保护素（OPG）调节破骨细胞的形成。骨连接蛋白的表达量依据骨的发育状况而异，可见于矿化骨小梁，也可作为骨发生的标志。

知识点 48：纤维连接蛋白

纤维连接蛋白由成骨细胞合成，通常以二聚体形式存在，分子量 400kD。其主要功能是调节细胞黏附，成骨细胞的发育及功能依赖于细胞外的间质，其中的黏附受体将细胞外间质与成骨细胞连接起来。

知识点 49：基质 Gla 蛋白

基质 Gla 蛋白是由 84 个氨基酸组成的维生素 K 依赖性蛋白质，与骨钙素同源。在骨细胞中，该蛋白受维生素 D 调节。其主要作用是调节软骨代谢，抑制骨的生长和矿化。

第二节　骨的组织生理学

一、骨的发生

知识点 1：骨的发生

骨的发生源于胚胎早期。三胚层形成后，首先分化为具有一定形态特征和排列方式的两种胚胎性组织，即上皮与间充质。外胚层和内胚层基本分化为上皮，中胚层则分化为间充质，再分化为骨骼、肌肉和结缔组织等。胚胎第 3 周的中胚层可区分为三部分，其中的轴旁中胚层为脊索两侧纵行增厚的细胞索，当神经管形成时，轴旁中胚层横裂成立方形块状，称为体节，此为脊柱、肌肉和皮肤呈现节段性的结构基础。体节分化为三部分，分别为生骨节、生皮节和生肌节。体节各部分在演变为骨骼、真皮、肌肉过程中，都先变成间充质状态。由于间充质干细胞聚集，经过膜内成骨和软骨性成骨两种方式形成人体骨骼。这两种成骨方式的区别在于膜内成骨时无软骨阶段。

二、骨的生长

知识点 2：骨的生长

骨骼生长时，和全身的其他系统、器官的生长一样，是细胞数量和细胞间质的增加，人体的基因和全身调节因子的联合作用，决定骨骼的轮廓，局部调节因子以及力学环境等对骨骼局部的调节，也是一个重要的方面。骨的纵向生长是在已经存在的骨松质上增加新的骨松质，骨皮质纵向生长方式也是如此。骨的横向生长，则是在骨膜下生长新骨，沉积到骨皮质上使其增粗。在人类，这种生长方式，对女性而言，持续到 16 岁，男性则持续到 18 岁。

三、骨构型

知识点 3：骨构型

骨构型，一般是指骨生长发育过程中，为适应机体需要，在骨的不同部位出现的骨吸收和骨形成，使骨的形态和几何尺寸适应机体力学环境和生理需要，称为骨构型。

知识点 4：骨构型的特点

骨构型的特点主要包括：

（1）骨生长和构型同步进行：某些局部因素调节骨的生长，产生功能与结构性的骨的构筑。骨构型包括骨吸收和骨形成，这两种现象在不同骨表面上同时进行，以去除或增加骨量。在骨生长期，骨外膜下骨形成的速度比骨内膜下骨吸收的速度快。存在两种类型的骨构型：微观骨构型和宏观骨构型，前者指细胞和胶原的构筑方式，它可将编织骨和板层骨区别开来，将关节软骨和骺软骨区别开来；而在宏观骨构型水平上，控制着骨与关节的生长、外形、强度以及解剖特征。

（2）颅顶骨的膜内成骨：胎儿出生前，颅顶骨之外形已初步建立，其表面均为骨膜覆盖，颅顶骨的骨组织是海绵状原始骨松质，由于骨小梁表面不断增添新骨，成为原始骨密质，同时，颅骨内、外表面发生不同的变化，即外表面为骨形成，内表面（脑面）则主要为骨吸收，通过骨的形成与吸收，完成颅顶骨适应脑组织的生长、构型。胎儿出生后，颅顶骨继续增大，颅顶骨凸面以骨形成为主，其凹面则为骨吸收，继续完成颅顶骨的构型，直到成年时生长停止。如此，颅顶骨按照脑及面部生长发育的要求，完成了它的构型。

（3）长骨的生长与构型：可以说典型长骨的软骨性骨发生是协调有序的在 3 个不同部位发生的，即首先在相当于骨干的部位由透明软骨形成骨的雏形；同时，软骨膜变为骨膜，骨膜内层细胞分化为成骨细胞并围绕软骨雏形形成骨领，随着血管的侵入，破骨细胞将骨化的软骨雏形吸收，成骨细胞在吸收腔制造板层骨，形成原发骨化中心。在软骨雏形的两端骺板部进行着更为复杂的生长过程。骺板软骨细胞成柱状排列，分为四种活动状态的细胞层次。在生长过程中，不仅经历由软骨到编织骨，再由编织骨到板层骨的过程，而且同时进行着骨构型。在长骨的两极部，软骨细胞发生并形成骨髓，在一定发育阶段，骨髓中心的软骨首先由编织骨取代，继而由板层骨取代，形成继发骨化中心。

（4）髓腔形成：在原发骨化中心形成时，血管连同破骨细胞及间充质等经骨膜穿过骨领，进入退化软骨区，通过破骨细胞的活动形成与原始骨干长轴平行的隧道，此即原始骨髓腔，充满初级骨髓，由于破骨细胞的吸收，使许多初级骨髓腔融合成较大的次级骨髓腔，于是骨髓腔逐渐变长变宽。骨髓腔变宽的原因与骨领有关，骨领最初甚薄，且仅限于雏形中段，由于骨膜下的附加性生长，或曰原位性生长待续进行，在骨领外表面增添新骨使之逐渐增厚。随着软骨逐渐被骨组织取代，骨领也向两端扩展，但骨领中部始终较厚。骨领的内表面很少有骨形成，主要是骨吸收，因此骨领的厚度是有限度的，同时决定了骨髓腔横向增宽。骺板完全钙化后，骨干的髓腔便与骨骺的髓腔相通。

（5）干骺端及其转变为骨干：干骺端又称为成骨区，此区位于骺板的深面，由具有钙化软骨基质轴心的一串串索状骨小梁构成，其间是充满血管与骨原细胞和骨髓成分的管状隧道，索状骨小梁呈钟乳石样悬于临时钙化区基底部。干骺端贴近软骨部的隧道中有少量成骨细胞，越向骨小梁末端成骨细胞越多，并随着骨质的增多软骨基质越少，且骨组织也由编织骨逐渐变为板层骨，在骨小梁末端常见破骨细胞；另外，在整个干骺端的骨膜下也见到大量破骨细胞。这是长骨干骺端生长与构型过程，即干骺端骨膜深层的破骨细胞进行骨吸收，使其直径变小；同时，干骺端的髓腔面即骨内膜表面主要是成骨为主；这一过程使原已形成的漏斗状干骺端改建为新增加的一段管状骨干，且又有新的干骺端在新增加长度的管状骨干形成，如此持续进行直到成年时（17~20 岁）骺板闭合时为止，完成骨的加长过程。用 ^{32}P 标记，可以清楚地观察到上述情形。

（6）骨干骨皮质的生长与构型：长管骨的增粗，从一般意义理解是骨膜深层的成骨细胞以附加性增加方式成骨而形成，事实上还更复杂。构成原始骨干的初级骨松质，通过骨小梁增厚成为初级骨皮质，后者既无骨单位及间质骨板，也无内外环骨板。在胎儿出生前，初级骨松质中有类似骨单位的结构，称之为原始骨单位，出生后到 1 岁，有原始骨小梁构成的骨松质出现，并向初级骨皮质转化。1 岁以后，初级骨皮质改建形成真正的骨单位。其过程是：至 1 岁左右，由于破骨细胞在次级骨皮质外表面顺长轴进行分解吸收，形成凹向深面的纵形沟槽，骨膜的血管及骨原细胞等随之进入沟槽，骨原细胞分化为成骨细胞并造骨，使沟槽形成的嵴逐渐靠拢，沟槽形成纵行管道，成骨细胞贴附于管道内面层层造骨，形成了呈同心圆排列的哈佛骨板，而中轴保留的管道即中央管或曰哈佛管，管道内表面有成骨细胞，谓之骨内膜的一部分，即哈佛系统表面。这就是第一代骨单位（哈佛系统）的形成过程。第一代骨单位是在初级骨皮质被破骨细胞吸收的基础上形成的,这一代骨单位之间有残存的初级骨皮质。而后,第一代骨单位逐渐被第二代骨单位取代,残留的第一代骨单位骨板即成为第二代骨单位之间的间质骨板。那么,第三代骨单位以同样方式取代第二代骨单位。骨单位之间以粘合线为界。骨干伴随着一代代骨单位的出现与更新而不断增粗,骨髓腔也不断扩展,成年后骨干不再增长,其内、外表面已出现环骨板,外环骨板的增厚在 30 岁左右停止,发育完善的骨干不再增粗,但其内部的骨单位生理活动仍持续终生,这属于骨的重建过程。

四、骨重建

知识点 5:骨重建

骨重建是骨生理学的一个重要方面。骨的成熟期,生长与构型活动几乎消失,但骨重建或骨转换活动终生持续,器官、组织与细胞水平上的骨转换是骨的细胞生理活动的结果,是通过骨的重建过程来实现的。能够对骨的重建过程有清晰的理解,对研究代谢性骨疾病,特别是骨质疏松症,有极大帮助。

知识点 6:骨重建理论对骨生理学研究的意义

骨重建理论对骨生理学研究有重要意义,体现在以下几个方面:
(1)骨重建可传递或调节内分泌、营养、力学等因素对骨组织的效应,不管是有益的还是有害的因素;
(2)其替换速度和程度可调节特异部位与时间上的骨的增加或减少的速率,其结果是它的积累效应决定了骨的数量与三维空间上的分布;
(3)骨转换率决定了骨组织的年龄及与年龄有关的骨的物理、化学性质;
(4)骨重建过程影响治疗的反应,并决定治疗有效与否。

知识点 7:骨皮质与骨松质

板层骨与编织骨,其构成与特征前已详述,前二者是大体解剖学可辨认的,而后二者则是光镜下结构,应当明了骨皮质与骨松质均由板层骨构成。

知识点 8:骨表面

骨的 4 个表面,即骨膜表面、骨内膜表面、哈佛管表面及骨小梁表面,骨的重建过程就发生在这些骨表面上,从骨重建活动方面考察,上述每一种表面按其生理活动时相,均可处在吸收期、形成期、静止期中的某一期。实际上,骨的表面还要大的多,而一般认为伏克曼管、骨陷窝、骨小管也具有可观的表面,但是这些表面仅进行矿物质交换。

知识点 9：成骨细胞、破骨细胞及骨细胞

成骨细胞、破骨细胞及骨细胞以及矿化的骨基质、类骨质等细胞与组织均需准确辨认，必要时借助于细胞化学、组织化学及其他特殊染色来鉴别。

知识点 10：骨结构单位（BSU）

从骨的构筑方式上，骨皮质是由许多不同时间内形成的骨单位构成，其最外层边界是水门汀线或粘合线。骨松质的骨小梁，其骨结构单位是一层层弧形板层骨构成的"packet"，称作骨小梁单位。简言之，骨结构单位是静态的骨单位。从骨重建生理学的动态意义上看，骨结构单位是骨重建过程结束后的静止的骨单位。

知识点 11：骨代谢单位（BMU）

骨单位以水门汀线为界构成一个独立的代谢单位，所谓代谢，不仅指可发生骨重建活动的各种骨表面，也指伏克曼管、骨陷窝、骨小管表面上进行的矿物质交换，即骨-血交换，对维持和调节体内矿物质平衡有重要意义。

知识点 12：多细胞基本单位（BMU）与骨重建单位（BIZU）

骨的重建过程是破骨细胞与成骨细胞一个成对的细胞活动过程。许多破骨细胞与成骨细胞有秩序地在骨表面上活动，在骨表面上呈分散的灶性分布的细胞活动区域被称为多细胞基本单位，其横断面在光镜下是水门汀线为界的哈佛系统（骨单位），那么纵断面切片光镜下观察，就是一个圆锥切面，类似切开的圆锥。骨松质骨小梁的骨重建单位是正在进行骨重建活动的"packet"，类似一个展开的或未卷成圆锥状的骨单位，外观呈浅碟状，故名骨松质骨单位。一个骨重建过程的结束，意味着一个骨结构单位的产生，此时，骨重建活动处于静止状态，那么骨结构单位就是静止状态的骨单位，也可以说，骨重建单位是处于不同活动状态的骨单位。

骨组织含有大量的骨单位，不断地进行着骨重建活动，但骨重建活动的激活不是整齐划一的，在时间上，有的处在激活状态，有的处于骨吸收状态，有的处于骨形成状态，有的处于静止状态；在空间上，可处于不同方向和部位。因而，在骨组织切片上，可观察到各种形态的骨单位，这是骨单位多样化的组织生理学基础。

知识点 13：粘合线或水门汀线

骨单位以水门汀线为界，恰似水泥将砖块粘合在一起。水门汀线是一层矿化的骨基质，几乎所有的水门汀线是反转线，它标志出骨吸收进程中的最远的边界，反转线的特征是不规则的扇贝状，酸性磷酸酶染色（+），与骨小管不连续等，很少的一部分水门汀线是静止

线，它形成于骨形成中的暂时中断期，静止线的特征是边缘光滑，酸性磷酸酶染色（−），与骨小管有连续。静止线标志着一个骨结构单位是在两个以上分开的时间内完成的，而不是在一个时间内连续完成的，静止线随着年龄而增加。

知识点 14：人类生存期内的骨量变化

人类整个生存期内骨量变化分为 3 个阶段。

（1）从胚胎时期到骨骺闭合，骨体积持续增加，它包括软骨内骨化形成骨小梁，和不同时间与部位通过骨内膜、骨膜的原位性骨形成而增加骨皮质；生长停止后，有一个骨体积的相对稳定时期，骨皮质呈现"骨孔"，这一现象到青少年阶段后期更明显，随着这一时间的骨转换降到最低点，"骨孔"现象持续减少而骨组织密度增加。由于骨内膜表面和骨膜表面的原位性骨形成使骨皮质变厚，然而在骨皮质增厚时，骨小梁的数目与此不一致，一般说来，一旦长骨骨髓闭合就没有新的骨小梁产生，但是椎骨和髂骨活检的研究表明，到 30 岁时，此两处骨小梁的厚度和数目达到其峰值，当然也有对此项研究相左的意见。

（2）成人峰值骨量，对骨皮质而言是 35～40 岁达到高峰，对骨松质而言可能要早一些。男性成人峰值骨量比女性高 25%～30%，同性别而言，黑人比白人高 10%，而国人尚缺乏确切数据。调查表明，各年龄组之间也存在个体差异，变异系数约 15%。

（3）达到峰值骨量后不久，便有与年龄相关的骨丢失，女性比男性开始丢失的年龄要早，无论年龄、性别、种族、职业、生活习惯、经济状况、地理分布、社会环境有何差别，骨丢失是一种普遍的人类生物学现象，是自然的生理或病理生理过程。骨丢失可从任何部位检测出来，但是，以与骨髓腔接触的骨内膜表面更为准确，因为骨膜表面终生可有缓慢的骨量增加，使相对的骨丢失不易检测。男性的骨皮质，每年约丢失平均骨皮质峰值骨量的 0.3%，骨松质丢失还要快一些；女性的骨皮质和骨松质，每年均丢失峰值骨量的 1% 左右，绝经后 5 年丢失更快，在绝经早期和晚期相对慢一些。这种性别差异，表现在股骨干比肋骨和脊柱更为显著。大约 90 岁以后，骨内膜的骨丢失速度将比骨膜的骨量增加速度慢，因而骨密质厚度在经历了 40～50 年的变薄趋势后，又缓慢地增加其厚度。无论长管状骨的骨干（如股骨干），还是短骨（如掌骨），其厚度的绝对减少是相同的，净的骨内膜丢失是每年 50μm，因此短骨的相对丢失量更可观。骨丢失率在个体间存在很大差异，它服从正态分布。

知识点 15：骨构型与骨重建的区别

骨重建时，骨量的变化相当慢，骨的外形变化更不易察觉；而骨构型则不同，它是在骨生长中，适应骨的力学载荷，在确定的身体轴线上，既有骨量的增加，也有与力学载荷相适应的外形的变化。二者区别很多，如表 1-1-1 所示，最根本区别是：骨重建分静止期、激活期、吸收期、反转期、形成期，其特征是在上述循环周期中，就骨形成和骨吸收而言，经过一较长时间的静止期；而骨构型则不同，不管是骨形成还是骨吸收，是在某一个表面上长时间连续的发生并完成，其间没有静止期。

表 1-1-1　骨构型与骨重建的区别

区别要点	骨构型	骨重建
时间上	连续的，无静止期	循环的，有静止期
骨形成与骨吸收的部位	不同的表面	同一个表面
程度	100%的表面	20%的表面
激活	不需要	需要
骨沉积率	每天 $2\sim20\mu m$	每天 $0.3\sim1.0\mu m$
骨平衡	净增长	净丢失
偶联因素	系统因素	局部因素

知识点 16：骨重建过程

骨重建过程，由骨表面上呈灶性分布的细胞活动区域，被称之为基本多细胞单位（BMU）或骨重建单位来完成。这些细胞在某些因素影响或调节下，完成一次骨转换，结果形成一个新的骨结构单位。因此，将完成这一次骨转换的群体称之骨重建单位（BRU）。

知识点 17：BRU 的周期的 5 个阶段

尽管骨皮质与骨松质的骨结构单位的三维几何形状不一样，但是其骨重建过程在本质上没有区别。以骨松质为例，一个典型的 BRU 的周期可分为 5 个有序的阶段，即静止期、激活期、吸收期、反转期、形成期。

知识点 18：BRU 的静止期

正在生长中的动物，其多数骨表面或是骨形成，或是骨吸收；成熟的动物，包括人类，80%的骨小梁表面，以及95%的骨皮质的内膜表面，从骨重建的意义上看，都处于静止状态，这些表面被一层薄薄的（$0.1\sim1\mu m$）扁平的骨衬细胞覆盖，这一层衬细胞直径 $50\mu m$，它们由成骨细胞转化而来，因为它们属于成骨细胞谱系，故保留着与骨细胞同样的内分泌激素受体及反应能力，但是，骨衬细胞丧失了合成胶原的能力。在某些因素影响下，骨衬细胞可以变为成骨细胞，又可生产胶原一类成骨细胞的基因产品。

在骨与衬细胞之间是一层 $0.1\sim0.5\mu m$ 厚的未矿化的结缔组织膜，这层膜的胶原纤维呈小束状并随机排列，与它的无定形基质相比较，则数量较少。这层膜的作用是保护骨表面，抵抗破骨细胞的骨吸收作用。在衬细胞与骨髓之间也有一薄层结缔组织膜和脂肪细胞。所以在骨髓与骨表面之间有两层细胞和两层结缔组织膜，总共厚度 $1\sim2\mu m$。

在任何时间点上，20%的骨松质表面在进行骨重建；在任何骨表面的局部，平均 2 年进行一次骨重建。骨骼中有上百万个基本多细胞单位，它们均处于骨重建的不同阶段，那么，这些基本多细胞单位如何起始的？有证据表明，骨细胞感受到力学应力，将信号传递给骨衬细胞，形成了新的基本多细胞单位。另外，骨细胞受到力学刺激后可释放 IGF-1 等细胞因子。局部或循环中的激素、细胞因子、生长因子也与基本多细胞单位的起始有关系，只是具体细节不能肯定。

知识点 19：BRU 的激活期

某些表面由静止变为活动状态称为激活。激活时，先有破骨细胞的募集，然后是破骨细胞接近并贴附在骨表面上，在成人骨组织，每 10 秒钟发生 1 次 BRU 激活。这种激活除了与年龄、性别、种族、代谢状态有关外，在全身的不同骨骼有次序上的差别，在同一骨骼有不同表面的差别。由于这些原因，激活的发生，部分是随机的，部分与局部结构和生物力学的需要有关系。

破骨细胞来源于血液中单核细胞，演变为破骨细胞的前体细胞，通过哈佛管和伏克曼管中的血管到达激活的部位，可能是破骨细胞的前体细胞伸出伪足穿过骨表面的结缔组织屏障，到达骨表面后融合成破骨细胞。激活发生在特定部位和时间的原因尚不清楚，激发骨重建的许多内分泌受体存在于成骨细胞，而不存在于破骨细胞，据推测，来源于成骨细胞的骨衬细胞在激活中起重要作用。骨衬细胞在受到某些激素作用后，其形态由扁平变为圆形，暴露出一些骨基质，它也分泌一些胶原酶类物质，还产生 RANK 配体，与前破骨细胞的受体结合，使其融合为成熟的破骨细胞。

甲状旁腺激素可使骨衬细胞产生皱褶，使骨衬细胞层产生裂隙，便于破骨细胞的前体细胞穿过。系统性激素、生长因子、白细胞介素等也会在激活期起作用，有助于通过扩大前体细胞库来募集新的破骨细胞。骨基质中释放的一些因子，如骨钙素等也是破骨细胞或其前体细胞的趋化因子。

知识点 20：BRU 的吸收期

一旦破骨细胞到达骨表面，便开始骨吸收，并形成一个独特形状、占据一定空间的吸收腔，称之为 Howship 陷窝。破骨细胞能动地吸收骨基质，形成比破骨细胞接触骨质处大 $2 \sim 3$ 倍的吸收区域。在骨皮质的锥形切割体中，破骨细胞每日平行其长轴吸收 $20 \sim 40 \mu m$，垂直其长轴吸收 $5 \sim 10 \mu m$。在骨松质中，破骨细胞以较快速度完成 Howship 陷窝总的深度的 2/3，余下的 1/3 深度由单核的破骨细胞以较慢速度完成。破骨吸收陷窝的深度和广度有一定限制，当骨松质小梁的吸收陷窝深度达 $50 \mu m$，骨皮质的达到 $100 \mu m$ 深时，在这个部位的破骨吸收则停止。破骨细胞完成这些工作需要 $1 \sim 3$ 周。据观察在一个 Cutting cone 的吸收陷窝中有 12 个破骨细胞。如何控制吸收陷窝的形态和深度，其机制尚不明了。

多核的破骨细胞平均寿命 12 天，然后凋亡，这一过程可被 TGF-β 促进，与凋亡相适应的是每日有 8% 的破骨细胞来补充，用 ^{3}H 胸腺嘧啶标记后按时间顺序的形态学分析，这些新的破骨细胞，来源于局部骨表面上的具有增生能力的一些细胞群体。

在骨吸收时，释放出骨衍生的生长因子，包括 TGF-β、IGF、FGF 等。TGF-β 可被破骨细胞分泌产生的酸性环境激活。这些生长因子可能起到骨吸收与骨形成的偶联作用，但尚缺乏直接证据。

知识点 21：BRU 的反转期

反转期是指骨重建过程中从骨吸收结束到骨形成开始这一时段，一般历时 1~2 周。反转期中完成骨吸收与骨形成的偶联。在吸收陷窝底部有大量成骨细胞出现，即在时间顺序上先后有成骨细胞在某些因素刺激下分裂，成骨细胞贴附到骨表面的某一特殊部位。反转期的组织学表现是 Howship 陷窝中没有典型的破骨细胞，但是有单核的细胞，它在偶联中的作用不清楚。在反转期有一些单核的细胞是前成骨细胞，细胞核大，胞质淡染，提示这些细胞处在细胞周期的 G_1 相。

关于偶联机制，与局部自分泌有关，即一旦"激活"，则骨重建过程就不需要进一步干预，直到一个周期完成。从骨组织中提取的骨骼生长因子能增加骨细胞中的 DNA 合成，也刺激成骨细胞增殖和诱导骨形成，但这并非是唯一的偶联信号物质。在哈佛系统骨重建过程的吸收期中，从骨基质或骨细胞中释放出一种物质，在新的成骨细胞聚集处保持很高浓度，在骨松质骨小梁重建过程中却不如此，骨小梁的骨重建单位的血循环是一个开放的网状结构而不是一个封闭的环状结构。被吸收的骨基质释放成骨细胞有丝分裂原，可使新的成骨细胞按需要的数目及时出现，粘合线中的趋化性物质，使成骨细胞达到指定位置并按同一极性连续单层排列成一层。

知识点 22：BRU 的静止期

在反转期时，成骨细胞覆盖吸收腔底，并开始形成骨样组织，15 天后骨样组织开始矿化，成骨细胞持续的形成和矿化骨样组织，直到吸收腔填满，这一过程在任一表面的任一点上需要 124~128 天。

骨基质的沉积和矿化是骨形成的两个阶段，二者在时间和空间上是分开的。在骨形成开始阶段，骨基质沉积和矿化速度很快，每日 1~2μm，可以测量靠近水门汀线的骨样组织接合面来确定。当吸收腔隙逐渐填满时，则此速度减缓。骨样组织形成与矿化之间的延搁，开始时是 15 天，并逐渐增加到 27 天，然后逐渐减慢。计算平均矿化沉积率和骨样组织平均成熟时间很容易，即指基质沉积开始和矿化开始的平均间隔时间，正常成人骨样组织成熟时间 17~20 天。

在吸收腔底，新的成骨细胞变丰满、活跃，制造一层厚的骨样组织，此后细胞逐渐变扁平，骨样组织也减少，最后变为骨衬细胞，一些成骨细胞埋在骨基质中成为骨细胞。骨细胞分泌抑制因子，当吸收填满时，逐渐降低骨形成率。

知识点 23：影响骨重建的因素

（1）局部环境因素：主要包括血管、神经、骨髓细胞、脂肪细胞。

①血管：每一个 BMU 都与血管有关系，血管沿着骨重建中形成的管道走行，在骨小梁表面，则可见血管靠近成骨细胞。用 ^{85}Sr 同位素标记发现血流与成骨细胞的成骨效率有关系。尽管血管和骨重建的关系不十分清楚，多数研究者认为，血管可提供营养，也是骨的一些前体细胞的来源。Parfitt 认为血管内皮细胞也是骨形成与骨吸收的偶联因素之一，这些细胞受到破骨吸收中释放出的生长因子的作用，也分泌某些与成骨细胞有丝分裂相关的数种生长因子。

②神经：组织学研究发现骨组织有密集的神经分节，Serre 等也认为有神经纤维沿骨小梁走行，免疫组化研究表明，这些神经纤维包含感觉纤维和交感神经纤维，这些纤维的末端与骨的细胞相联系。最近的研究表明，成骨细胞和破骨细胞表达肾上腺素能受体、神经肽受体等，这表明成骨细胞和破骨细胞受交感神经的调节。

③骨髓细胞：骨髓基质细胞可分泌数种细胞因子，刺激成骨细胞和破骨细胞的增生。骨重建活动在靠近含红细胞骨髓多的区域更为活跃，可能与这些区域含有更多的细胞因子等有关系。

④脂肪细胞：脂肪细胞和成骨细胞来源于相同的前体细胞，即多潜能基质细胞。Parhami 等研究发现氧化的脂类可促进多潜能基质细胞向脂肪细胞分化。组织学研究可见到脂肪细胞增多时骨体积减小。Maurin 等研究发现成熟的脂肪细胞抑制成骨细胞增殖。

（2）骨小梁形状：如板状骨小梁变为棒状。正常健康的骨小梁应是板状结构，互相连接成结构合理的网格状。正常的骨重建活动并不影响骨小梁的整体结构，但是，当骨吸收大于骨形成时，骨的丢失引起骨小梁板状结构变薄或穿孔，此时，骨的力学性能受到很大影响，其一般过程是在 BMU 的吸收深度超过骨小梁板状结构的厚度时，或两个 BMU 在同一处骨小梁板状结构两侧同时进行骨吸收时，引起骨小梁变薄穿孔，使骨小梁的板状结构成为棒状，失去了骨形成时可依附的骨表面。一旦板状结构变为棒状结构，则此处骨小梁的连续性中断，孤立的棒状结构很快被吸收，所以，不仅骨的数量减少，而且骨的质量也降低。这也是骨质疏松时容易引起骨折的主要原因之一。

（3）骨皮质与骨松质比例：就整体骨骼的体积而言，骨皮质占 80%，骨松质占 20%，但是，从骨表面来看，骨松质的全部骨表面比骨皮质大的多，所以，骨松质的代谢活跃，这是骨皮质和骨松质在骨重建活动方面有区别的一般性解释。在骨重建活动的五个有序的阶段中，二者是相同的，但是，也有不同之处，骨松质的骨重建是发生在骨小梁表面的浅碟状的 "packet" 上，而骨皮质发生在其内部的 BMU 中，是穿凿式的。绝经后骨质疏松时，骨松质的骨重建过程中可引起骨小梁板状结构变薄或穿孔，而骨皮质的内表面可以 "小梁化"，骨松质可形成微骨痂，而骨皮质则否。

（4）雌激素水平：绝经后骨质疏松时，因为雌激素水平下降，骨重建激活率增高。因为雌激素水平下降，可能引起 IL-6 和其他细胞因子增加，这些因子与破骨细胞和成骨细胞的增殖有关。因为每一个骨重建单位激活后的过程，并不能完全补充吸收的骨量，就导致重建负平衡，激活率越高，则骨的丢失越多。在骨松质中，表现为骨小梁的板状网格状结构的变薄和穿孔；在皮质中表现为水门汀线增加，引起骨的结构、骨的质量、骨的数量的变化。另外的研究表明，绝经后的骨重建的吸收腔变深，可能是因为破骨细胞的寿命延长或是其凋亡减少。老年骨质疏松时，成骨细胞形成新骨充填骨吸收腔的能力下降，表现为年龄相关的骨壁厚度的下降，使骨体积减小。在绝经后骨质疏松，也观察到成骨表面与骨样组织表面比例的减少，骨矿化率也降低。骨质疏松以后，因为空隙增加，剩余的骨结构经受更多的微损伤，这种状态引起恶性循环，即骨量减少，使剩余的骨受到更多的疲劳性损伤，也可激活骨重建过程，使骨吸收增加，进一步使骨量减少，骨质量下降。

（5）药物：骨重建理论对判断骨质疏松的药物治疗效果很重要。目前用于治疗骨质疏松的药物，如雌激素、二磷酸盐制剂、降钙素等，除了增加骨量外，多数制剂是抑制 BMU 的起始或激活，随着用药时间的延长，逐渐地间接抑制骨形成。据计算，用这些制剂后，骨量增加持续 8 个月，逐渐达到一个稳定状态。一般来说，总的骨量的增加与骨重建率相关，一旦骨吸收腔被填满，则不再增加骨量，也就达到一个平台期，称谓"重建屏障"，此时的骨密度增加，是由于新形成的骨组织矿化程度增加所引起的。近年来，在骨质疏松的治疗中用选择性雌激素受体调节剂（SERM），据初步研究，此类制剂适度增加骨量，并能保持骨的韧性。关于二磷酸盐类与 SERM 类药物对骨矿化及骨质量的影响，仍然有待研究。

第三节　钙、磷代谢与骨生理

知识点1：骨中的无机盐

一般认为，骨的无机成分中有 20 多种无机盐，占体重的 4%~5%，其中钙、磷、钾、钠、氯、镁含量较高，钙、磷与骨的关系最密切。成人骨灰中，钙约占 38%，磷占 19%，镁占 0.7%。从全身的无机盐来计算，骨含有全身钙量的 99%，含有 90% 的磷。

一、人体内的钙、磷、镁

知识点2：人体内的钙

钙是生命所不可缺的重要元素。钙在人体内的含量仅次于氧、碳、氢和氮，居第 5 位，约占人体重的 2%。按体重 60kg 计，则人体内有 1.2kg 钙。其中，仅 1/1000、约 1.2g 钙在细胞外液中，其中血浆含钙 300~500mg，组织间液含钙 650~700mg，细胞内含有极少量的钙，其余的钙储存在骨内。

知识点3：钙的存在形式

正常成人体内钙的存在形式：在骨中是以骨盐的形式存在，主要是羟基磷灰石及部分无定形磷酸钙沉淀；在体液和软组织中则为溶解状态的体液钙，包括不扩散钙和可扩散钙，前者指与蛋白质结合的钙，不能通过毛细血管壁，后者指游离钙，可通过毛细血管壁。

知识点4：钙离子的作用

钙离子是体内钙具有生理活性的部分，它参与血液凝固，维持神经肌肉的兴奋性，也是黏蛋白、黏多糖的组成部分，并参与许多酶的构成。神经功能对钙离子特别敏感，钙离子浓度过高，则神经兴奋性减弱，过低则增高。在临床上，钙离子浓度升高则表现为肌肉松弛、无力、意识淡漠和昏迷；钙离子浓度过低，则兴奋性升高，引起手足搐搦、抽搐和肌肉痉挛。

知识点5：钙的生理需要量

人体钙的需要量，依年龄、性别、生理状态等而异。儿童处于生长发育期，对钙的需求量大，每日钙的最低需求为250~900mg；成人每日钙的需求量按6mg/kg体重计算，实际需求量要大于此值；女性妊娠及哺乳期钙需求量更大，每100ml乳汁含钙量30mg左右，所以妊娠及哺乳期每日需要钙1500~2000mg；老年人肠上皮老化，肾脏1α-羟化酶活性降低，使肠钙吸收减少；女性绝经后雌激素水平降低，骨吸收增加，使钙呈负平衡，从这些方面考虑，也需要补钙。

知识点6：人体内的磷

磷在人体内的元素中占第6位。一般而言，体内含磷600g，总量占体重的1%，其中4/5以羟基磷灰石的形式存在于骨和牙齿中，其余在软组织中。骨中的磷，大部分结合牢固，小部分不稳定，与血中的磷酸离子平衡，此外，一小部分存在于体液与细胞内。

知识点7：磷的作用

人体内四大生物分子，即核酸、蛋白、多糖和类脂几乎都含有磷。磷是辅酶和核酸的主要成分，磷不仅参与神经传导、肌肉收缩、能量转运过程，而且与遗传、发育密切相关。

知识点8：磷的生理需要量

磷的生理需要量约为12mg/(kg·d)，妊娠与哺乳期需要量稍大一些。乳制品中，牛乳中磷含量是人乳的2倍，人工喂养的婴儿由于磷摄入量高，易患低钙性手足抽搐。肉类、鸡蛋、果核、谷类、面粉及大米都含有少量磷，我国膳食以谷类为主，磷含量偏高，当膳食中钙与磷的比例在2∶1左右，最适于钙、磷吸收。

知识点9：人体内的镁

成人体内约含镁 25g，其中 2/3 在骨骼中，1/3 在软组织中。镁在细胞内的量占体内总量的 38%，细胞外液的镁约 1%，血浆中的镁有三种形式，即蛋白结合镁、阴离子复合镁和游离镁，它们分别占 33%、6% 和 61%。

知识点 10：镁的作用

骨骼中的镁主要位于羟基磷灰石晶体的表面，它不是此晶体结构的密不可分的部分，骨中的一小部分镁可以和细胞外液自由交换。镁是细胞内最丰富的二价阳离子，参与调节神经肌肉的兴奋性，镁作为重要的辅助因子，可催化或激活体内 300 多种酶。

知识点 11：镁的生理需要量

有研究认为人体镁的生理需要量为 6mg/（kg·d）以上，在此范围内才能维持平衡。我国成人每日镁摄入量约 270mg，即 <5mg/（kg·d）。对于合成代谢旺盛和处于紧张状态者，镁的摄入应增加 2 倍。

二、钙、磷、镁的吸收与排泄

知识点 12：钙的吸收

钙的主要来源是乳制品。人乳含钙约 0.3mg/ml，牛乳含钙 11.25mg/ml，其他食品中含钙量较多的有海带 1177mg/100g，芝麻 564mg/100g，黄豆 367mg/100g。多数食物中的钙是以结合或化合物形式存在，并不能在肠道吸收，经过消化过程变为离子形式的钙才能被吸收。

钙的吸收主要在小肠上段，成人每天从食物中吸收钙 300~400mg。肠道 pH 对钙的解离状态有影响，pH 越低，则钙的解离度越大，吸收率越高。小肠中钙吸收率依次为十二指肠>空肠>回肠。肠道中的氨基酸、乳酸可促进钙的吸收。

正常情况下，肠钙吸收是一种继发性主动转运过程，即逆浓度梯度和逆电化学梯度的主动吸收为主，此过程需消耗能量，也依赖维生素 D 及其代谢产物 1,25 (OH)$_2$D$_3$，此外，肠钙吸收的方式还有依赖浓度梯度的被动弥散吸收过程。

知识点 13：钙的排泄

正常情况下，人体每天从体内排出钙约 600mg，其中 80% 由大便排出，20% 由尿排出，仅少量从汗液中排出。肾是钙转运的重要器官，其主要过程包括肾小球滤过和肾小管的重吸收两个过程。调节肾钙重吸收的主要有甲状旁腺激素、降钙素、维生素 D 及其代谢产物，以及肾上腺类固醇激素及其他的有关激素。

知识点 14：磷的吸收

磷存在于所有天然食品中。因此，人体一般情况下不会出现缺磷的问题，合理膳食即可满足人体对磷的需要，营养性缺磷很少见。人日平均磷的摄入量为 $1.0 \sim 1.5g$，最低需要量为每日 $0.8g$。食物中磷存在的形式与磷的需要量的关系不密切，有机磷和无机磷（Pi）均能在小肠被吸收，以十二指肠吸收能力最强，其次是空肠和回肠。

食物中的磷以磷脂、磷蛋白的形式存在，在磷酸酶作用下，水解成无机磷酸阴离子才能吸收，小肠中磷的吸收转运是逆电化学梯度的主动转运过程，需要消耗能量，是依赖 Na^+ 梯度的饱和转运过程。磷易于转运的形式是 $H_2PO_4^-$，不是 HPO_4^{2-}，pH 偏低利于 $H_2PO_4^-$ 的形成。磷在肠道的转运，除主动转运外，还存在被动扩散的过程。

知识点 15：磷的排泄

磷的主要排出途径是肾排泄，占排磷总量的 $60\% \sim 70\%$，其余 $30\% \sim 40\%$ 由大便排出。肾小球每日滤过磷约 $5g$，其中 $85\% \sim 95\%$ 在肾小球被重吸收。磷在肾的转运，包括肾小球滤过和肾小管重吸收这两个密切相关的过程。

影响磷代谢的因素与钙大致相同，如甲状旁腺素、维生素 D 及其代谢产物，以及降钙素等。

知识点 16：镁的吸收

健康成人每日平均摄入镁约 $300mg$，其中 $30\% \sim 40\%$ 被吸收。体内镁的吸收主要在小肠，其吸收方式有两种，分别为被动扩散过程和易化扩散过程。影响镁吸收的肠道因素中，当 pH 偏低、饮食中蛋白质偏多、水摄入过多时，肠镁吸收会增加。

知识点 17：镁的排泄

镁的排出途径中，粪便排出占摄入量的 $60\% \sim 70\%$，其余部分由肾排出。当摄入镁减少时，尿镁排出也减少；摄入镁增加时，尿镁排出也增加。肾对镁的排泄及血镁稳定起着关键的作用，镁在肾小管的重吸收主要位于亨利襻升支，肾小球滤过镁中的 90% 可以被重吸收。另外，体内一些激素对血镁的调节起作用，其中以甲状旁腺激素的作用最为重要，切除甲状旁腺可引起低镁血症，镁缺乏又与甲状旁腺功能低下以及低血钙有关。由镁缺乏造成的低钙血症，可通过补充镁进行纠正调节。

三、钙、磷、镁的代谢过程

知识点 18：骨中的钙、磷、镁代谢

骨内含有全身 99% 的钙、90% 的磷以及 $2/3$ 以上的镁，这些物质保持了骨的力学强度，

同时维持体内矿物质平衡。钙、磷在骨内的结构形式，目前多认为与羟基磷灰石非常相似，分子式通常以 $Ca_{10}(PO_4)_6(OH)_2$ 来表达。

羟基磷灰石结晶体表面被一层水浸泡，称为水化壳或水化层，水化层中的钙及磷酸离子，以及其他离子参与快速交换过程。骨内的 $CaHPO_4$ 具有较好的可溶性，它的离解度大于 $10^{-7}mol/L$，其离子可吸附于骨，也可参与细胞液的钙离子循环。骨中的镁位于羟基磷灰石晶体的表面，镁不是此晶体结构的最紧密部分，其中一部分镁可与细胞外液自由交换。

知识点 19：钙的生理过程

细胞内钙水平应在 $10^{-7}M$ 以内，以维持细胞的正常功能，若超过 $10^{-7}M$，钙及 HPO_4 将沉淀在细胞内。钙与许多有机物，特别是蛋白质相结合以增强和调节细胞膜通透性。细胞内维持正常的 pH 也有重要作用。细胞内、外液中钙离子浓度差别很大。

目前认为，线粒体可以控制细胞内钙离子正常水平。细胞膜上的钙泵可对抗细胞内、外钙离子浓度梯度，将细胞内钙驱出，但能迅速降低胞质钙水平的是线粒体。肠黏膜及肾小管吸收的钙离子都经过细胞的传输，它们迅速地进入细胞，又迅速地被驱出细胞，以保证细胞不受损害。细胞膜的通透性、线粒体、内质网、细胞膜上的钙泵等调控这一过程。血浆钙离子水平的维持主要取决于小肠及肾小管的吸收，以及骨液中钙离子的进出。血浆钙与骨液中的交换每 20 分钟进行一次。

知识点 20：磷的生理过程

成人体内约含 600g 磷，其中 85% 的磷是在骨中形成羟基磷灰石以晶体形式存在，并对保持结构起作用，约 15% 存在于细胞外液，主要是以无机磷形式存在。软组织中，主要以磷脂形式存在。成年人在稳定状态下经肾排泄的磷相当于肠磷吸收的总量。血浆和细胞外液的无机磷含量，成人大约为 15mmol/L。细胞外液存在反馈调节机制。血浆磷浓度约 1.2mmol/L。长期影响血磷的，以肾最为重要。细胞内磷脂和磷酸化中间产物与很多重要的生物化学过程有关，包括了细胞能量的产生与传输等。

知识点 21：镁的生理过程

人体内的镁含量很少，成人约 25g，其中 2/3 在骨质，1/3 在软组织中。镁是体内最丰富的细胞内二价阳离子。镁在体内可催化或激活 300 多种酶，完成体内多种代谢，镁是能量转运、储存与利用的关键元素，对调节神经肌肉兴奋性也起着重要作用。骨中的镁不是羟基磷灰石晶体的主要组成部分，其位于晶体表面，和骨液自由交换。钙化环境中的 Mg/Ca 比增加可抑制钙化。在基质囊泡中，Mg^{2+} 防止钙-磷脂-磷复合物的聚集。Mg^{2+} 抑制 Gla 蛋白与羟基磷灰石的结合。

知识点22：钙、磷、镁的稳定

在整个生命过程中，骨组织不断地发生骨吸收与骨形成，在维持体内钙、磷、镁的稳定中起关键性作用。内源性的一些激素［如甲状旁腺素、降钙素以及维生素 D 的代谢产物 $1,25(OH)_2D_3$ 等］的主要作用是维持血浆钙水平的恒定，也对骨产生有一定作用。骨是钙、磷的主要储存库，骨细胞（特别是骨表面的衬细胞）实现并控制着骨与细胞外液间的钙平衡。图 1-1-13 所示为骨表面的衬细胞与骨液之间的交换示意图。浸泡骨基质的骨液中，其离子成分和细胞外液、血浆不同，含有很高的钾离子及较低的钙离子（$0.5×10^{-3}$mol/L）。覆盖于骨表面的衬细胞，成为骨液和细胞外液之间的界面，如钙泵一样，使得这两部分的离子通过它进行交换。

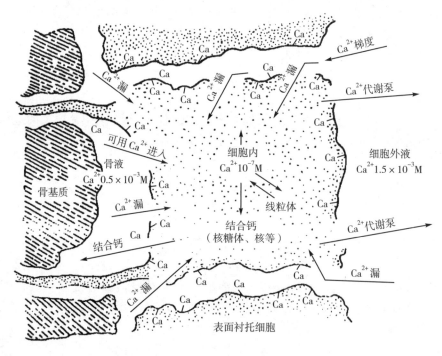

图 1-1-13　骨表面的衬细胞与骨液之间的交换

四、骨矿物质平衡的调节

知识点23：骨的矿物质平衡的调节

骨的矿物质平衡的调节可归纳为三种矿物质（钙、磷、镁）的细胞内、细胞外水平的调控，它与三种亲骨性内分泌激素［甲状旁腺素、降钙素、$1,25(OH)_2D_3$］有关，作用于三种靶器官（骨、肾、肠）。这一骨矿物质平衡的描述框架可从整体上反映实际情况。其他因素也可涉及：pH 水平、钠、钾、氯、碳酸盐和硫等，也影响细胞对钙、磷、镁的摄取。还有一些激素，如催乳激素，糖皮质激素、生长激素、胰岛素、转化生长因子等，在调节骨矿水平中起到重要作用。另外，在骨、肾、肠以外的其他组织，作为亲钙性激素的靶器官，在骨矿物质平衡中也起作用。

知识点 24：甲状旁腺素（PTH）

PTH 是由甲状旁腺的主细胞合成与分泌的多肽类激素。首先合成的是含 115 个氨基酸残基的 PTH 前体，在细胞内去掉 25 个氨基酸残基的信号肽，再去掉 N 端的一个 6 肽，最终形成含有 84 个氨基酸的 PTH，分子量 9500，血中钙离子水平与 PTH 水平呈负相关，高血钙抑制 PTH 的合成与释放，低血钙则促进 PTH 的合成与分泌。

PTH 的靶器官是骨和肾，PTH 通过靶器官表面的特异性受体使细胞内 CAMP 水平发生变化，激活一系列生理生化反应，从而保持机体内环境中钙的平衡。人的 PTH 基因定位于 11 号染色体短臂上，与降钙素基因相毗邻，不同种属的 PTH 高度同源。PTH 具有促进骨吸收和骨形成双重作用。

知识点 25：PTH 对肾的作用

PTH 对肾的作用包括：
（1）对 Ca^{2+} 的重吸收的促进作用。
（2）抑制磷的重吸收。
（3）PTH 激活肾脏 1α，羟化酶，以增加肠道对钙的吸收。

知识点 26：降钙素（CT）

降钙素由甲状腺滤泡旁细胞（或称为 C 细胞）分泌，是由 32 个氨基酸组成的肽类激素。1961 年，加拿大生理学家 Copp 等首先发现有一种降低血钙的激素并命名降钙素，1963 年，Hirsch 证实了降钙素为甲状腺所分泌。以结构及功能为依据，有三大类降钙素，即灵长类与啮齿类，偶蹄类，硬骨鱼类和禽类。它们均由 32 个氨基酸残基构成，但氨基酸测序发现不同种属来源的 CT 是有区别的。各种动物分泌降钙素的能力依次为：海洋动物>两栖动物>陆地动物>哺乳动物>人类。

降钙素通过降钙素受体起作用，降钙素受体主要存在于骨、肾、脑等组织，而以破骨细胞膜最多。降钙素分泌受血钙水平调节，它与 PTH 共同参与钙代谢，但二者对血钙的调节作用是相反的。

知识点 27：降钙素对骨的作用

降钙素对骨的作用主要是抑制骨吸收，是通过降低破骨细胞的活性和减少破骨细胞的数量来实现的。破骨细胞在降钙素作用下数分钟内抑制细胞代谢，它与骨基质表面接触的刷状缘皱缩，使破骨细胞的溶骨作用受到抑制。降钙素也调节成骨细胞活性，增加成骨细胞碱性磷酸酶活性，促进骨形成和矿化。临床上用降钙素治疗畸形性骨炎、癌症骨转移、骨质疏松等，有时也发现短期内用降钙素效果明显，长期观察效果欠佳。

知识点28：降钙素对肾的作用

降钙素的基本生理作用是降低血钙和血磷。肾存在降钙素特异性受体，降钙素与受体结合，激活腺苷酸环化酶。肾是降解降钙素的主要部位，生理浓度的降钙素对肾作用不大。降钙素降低血磷的作用与肾有关，降低血钙的作用与肾无关。降钙素可促进利尿，增加钾、钠、镁、氯化物排出，减少肾小管对钙、磷的重吸收，促进尿磷的分泌。

知识点29：亲骨内分泌激素的协调作用

钙、磷从小肠吸收后进入血液循环，自肾和消化道排出，按生理需要，有一部分储存在骨中。为保持平衡，在小肠中的钙、磷的净吸收，必须通过肾的净排出来达到平衡。消化道对这些矿物质的吸收不是一个连续的过程，而是依赖于饮食摄取。这些矿物质在肾小球的滤过是相对持续的。骨作为主要的缓冲空间，来保持血中矿物质浓度的正常水平，是由骨形成和骨吸收的平衡来实现的。不同的激素，通过不同的机制而作用于不同组织器官，使这一功能得到很好的协调，以适应机体生长期中不断增长的矿物质需求，到中年时期矿物质需求相对稳定，但到老年时期矿物质将缓慢丢失。

PTH、$1,25(OH)_2D_3$以及CT的协调作用可概括为：当血钙浓度降低时，刺激PTH分泌，通过抑制肾小管对磷的重吸收，使尿磷排出增加，使血磷降低；由于PTH促进尿磷排出，使血磷降低，血钙升高；PTH还通过激活肾$1-\alpha$羟化酶生成$1,25(OH)_2D_3$，使小肠钙吸收增加，PTH加速骨矿物质溶解，进一步提高血钙；血钙的升高又反过来抑制PTH分泌，并刺激CT分泌，CT抑制肠钙吸收，抑制骨矿物质溶解，以降低血钙。

第四章 医学论文写作和医学统计学基本知识

第一节 医学论文写作

知识点 1：撰写医学论文的目的

医学论文是基础医学、临床医疗实践以及现场调查中的科研总结。撰写医学论文的目的是为了交流信息，报道科研成果，推广科技成果，发展与积累科学知识，推动医学科学迅速发展与进步。作为科学技术研究成果的载体，医学论文对于促进人类文明进步和经济社会发展起着极为重要的作用。

知识点 2：医学论文的特殊性

医学论文具有其特殊性。写好医学论文的前提是平时注意相关资料的收集整理，广泛获取信息，科学合理的选题，并拥有灵活的写作技巧和精湛的写作艺术。医学论文的写作、发表必须及时，医学工作者应将写好论文为己任，不断提高观察与思考能力以及科研、医疗、教学能力，撰写出具有较高水平和一定学术价值的论文及时发表。

知识点 3：常用文体的写作格式

目前，医学论文基本上都按温哥华格式撰写，其正文部分的基本结构已形成相对固定的格式，但是这种模式并不是一成不变的，写作时可根据文章的内容和性质、体裁或类型进行适当调整与变通，使其结构更合理，便于编者或读者接受。常用文体的格式包括：

（1）实验研究类：包括标题、作者、摘要、关键词、引言、材料与方法、结果、讨论、致谢、参考文献等。

（2）临床研究类：包括标题、作者、摘要、关键词、引言、临床资料、结果、讨论、参考文献等。

（3）病例（理）报告类：包括标题、作者、关键词、引言、病例摘要、病例（理）分析或讨论、病理报告、总结、参考文献等。

（4）专科护理类：包括标题、作者、引言、临床资料、观察与结果、讨论（体会）等。

（5）个案护理类：包括标题、作者、引言、病例介绍、护理问题和措施、讨论（体会）等。

（6）文献综述类：主要包括叙述性综述和评述性综述等两大类，一般包括标题、作者、摘要、关键词、引言、正文、结语或总结、参考文献等。

知识点4：医学论文的类型

（1）按照医学的发源流派不同，医学论文可分为：中国医学论文、西方医学论文以及中西医结合论文等类型。随着东西方文化不断交流与撞击，中医逐渐吸取借鉴了西医的先进研究方法，大量与西医论文体裁相同的中医学术论文乃至中西医结合研究论文涌现出来。

（2）依据论文所采用资料的来源，可将医学论文分为原著与编著两大类。

（3）依据论文所采用的研究方法不同，可将医学论文分为四种类型：理论型论文、实验型论文、观察型论文、综合型论文。

（4）按学科及课题的性质不同，医学论文可分为：基础医学论文、临床医学论文、预防医学论文、康复医学论文。

（5）依据论文写作目的与功用的不同，可将医学论文分为学术论文和学位论文两大类。

（6）依据论文的论述体裁不同，医学论文可分为论著类、医案医话类、经验交流类、技术方法与技术革新类、学术讨论类、综述讲座、消息报道类、护理类、管理类、文摘类、译文类等。

知识点5：医学文献的检索方法

医学文献检索方法就是利用检索工具，按照一定方法从不同的检索途径查找文献的技巧。医学文献检索方法有顺查法、倒查法、抽查法、追溯法、分段法。

（1）顺查法：从用户要求查找的起始年代或课题分析所得出的该课题研究的起始年代开始，由远及近逐年查找文献的方法。

（2）倒查法：一种逆时间顺序，由近及远查找文献的方法。

（3）抽查法：针对某一学科的发展特点，在发表文献较多的一段时间内（几年或十几年）进行检索，用以解决要求快速检索的课题。

（4）追溯法：利用文献后面所附参考文献查找到一批文献，并利用所查到的这批文献后面所附的参考文献追溯查找文献的方法。

（5）分段法：又称为循环法，事先利用检索工具查找出一批有参考价值的相关文献，再利用所查出的文献中所附的参考文献或文献中所涉及的重要线索进行追溯查找。

知识点6：医学论文资料的基本要求

医学论文资料必须具备以下要求：

（1）针对性：撰写医学论文时，收集资料必须在众多的资料中进行筛选。选择的原则是收集的资料要有针对性的紧紧围绕创作的主题。

（2）可靠性：医学论文是科技论文的特殊类型，要以客观事实为依据、以医学科学为基础，这决定了所用资料必须真实、正确、可靠。

（3）完整性：资料的完整性一方面表现在所收集的资料既要有深度又要有广度，并能恰如其分反映主题；另一方面，资料的完整性还表现在对调查实验对象拟定项目的相关信息要尽可能地获取齐全。

（4）代表性：医学论文资料的代表性表现在两方面，一是由于医学资料数量巨大，要在这些同类资料中挑选出能够充分说明主题和具有权威的材料；二是医学实验、观察、调查的对象要有代表性，能够代表所反应的总体。

（5）可比性：对照和均衡是科研工作的一项基本原则，要使所获得的资料具有可比性，必须设立对照组。在设立对照时务求满足"均衡"原则。均衡原则是在设立对照时除给予的处理因素不同外，其他对实验效应有影响的因素（非处理因素）也必须是均衡一致的。

知识点7：医学论文写作的程序

（1）写作前准备：包括处理资料、拟定论文题目及拟定提纲。

（2）撰写初稿：应注意的问题主要有如下几点：

①草稿足以反映论文的设计和布局，要注意初稿中论文的科学性、先进性、实用性和逻辑性不可忽略，也要做到观点明确，语句通顺，图表运用恰当。

②草稿写作不可草率从事，应认真对待，用心写作，尽可能使之完善，为论文修改奠定良好基础。

③凡草稿中引用文献的地方务必做好标记，并标明文献的出处。

④草稿只是初稿，为了修改时查阅方便，可在每一节或每一段列出分标题并作出相应标记，利于修改。

⑤初涉医学论文撰写者，有必要用正规稿笺创作初稿，规范文稿的写作格式，培养和锻炼写作能力。

（3）文稿修改：修改过程中应注意的几方面内容包括：文题是否相符；论点是否鲜明；论据是否充分；论证是否严密；布局是否合理；结论是否科学客观；名词术语是否标准统一；计量单位是否准确；文稿是否符合医学论文写作的规范或稿约要求；标点符号应用是否正确；有无错别字等。

（4）论文定稿：当文稿修改完毕，即可定稿誊清。誊清务必严肃认真，对论文的各个部分都要按照规范要求标准地誊写或打印，使文稿达到齐、情、定的要求。定稿是经过反复修改、抄清之后定型的文稿。定稿后再次通读全文，保证准确无误后，方可投稿。

第二节　医学统计学

知识点1：统计资料的类型

统计资料的类型包括以下三种：

（1）计量资料：对每个观察单位用定量的方法测得某项观察指标的大小所得的资料称

为计量资料。计量资料的统计分析的常用方法包括平均数、标准差、t 检验、方差分析、相关与回归分析等。

（2）计数资料：先将观察单位按某种属性或类别分组，再清点各组观察单位的个数所得的资料称为计数资料。计数资料的分析方法常用率、构成比、χ^2 检验等方法。

（3）等级资料：先将观察单位按某种属性的不同程度划分，再清点各组观察单位数，所得的资料称为等级资料或半定量资料。等级资料的分析方法常用相对数、秩和检验等。

知识点 2：统计设计的四大原则

在医学研究中，统计设计必须遵循对照、随机、重复、盲法四大原则。

（1）对照：①设立对照的意义：设立对照的意义在于实验组与非实验组的差异有一个科学的对比；②对照的形式：包括空白对照、自身对照、标准对照、实验对照及相互对照。

（2）随机：随机的目的就是保证总体的每个观察单位都要有同等的机会被抽中作为样本，并且有同等的机会进入实验组和对照组。

（3）重复：指研究中样本必须包括多个同质实验单位或多次重复实验。

（4）盲法：包括单盲、双盲和三盲。单盲是仅指研究对象处于盲态。双盲是指受试者和试验的操作者双方都不知道分组情况。三盲是指受试者、观察者和资料的分析或报告者即研究设计者都不知道受试对象在哪个组以及接受哪种干预措施。

知识点 3：集中趋势指标

（1）算术均数（均数）：是指 n 个观察值之和，除以观察单位的个数所得的商称为算术均数，简称均数，通常用 $\bar{X}$ 表示样本均数，用 μ 表示总体均数。基本计算公式为：

$$\bar{X} = \frac{\sum x}{n}$$

（2）几何均数：n 个观察值的连乘积开 n 次方所得的根为几何均数，常用符号 G 表示。计算公式如下：

$$G = \sqrt[n]{X_1 \cdot X_2 \cdots \cdots X_n}$$

（3）中位数：将一组观察值由大到小排列，排在正中位次的数值即为中位数，用符号 M 表示。其计算方法如下：

当观察值个数 n 为奇数时，

$$M = X_{(n+1)/2}$$

当观察值个数 n 为偶数时，

$$M = (X_{\frac{n}{2}} + X_{\frac{n}{2}} + 1) / 2$$

当观察值为大样本时，先列频数表，再按下式计算：

$$M = L + \frac{i}{f_m}\left(\frac{n}{2} - \sum f_L\right)$$

其中，L：中位数所在组段的下限；i：中位数所在组段的组距；f_m：中位数所在组段的频数；$\sum f_L$：小于 L 所在组段的累计频数。

知识点 4：离散程度指标

离散程度指标又称变异度指标，反映了各观察值之间参差不齐的程度。说明离散程度的常用指标包括极差、四分位间距、方差、标准差和变异系数，其中标准差最为常用。

（1）极差：又称全距，表示符号为 R，用以表示一组观察值中最大值与最小值之差。计算公式为：

$$R = X_{\max} - X_{\min}$$

（2）四分位数间距：将一组观察值由大到小排列，按其分布范围等分为中间占 50% 观察值的数据范围，即为四分位数间距，用符号 Q 表示。计算公式为：

$$Q = P_{75} - P_{25}$$

（3）方差：总体方差用符号 σ^2，样本方差用 S^2 表示。样本方差的计算公式为：

$$S^2 = \frac{\sum (x - \bar{x})^2}{n - 1}$$

其中，$n-1$ 称为自由度，用符号 v 表示；$\sum (X - \bar{X})^2$ 称为离均差的平方和。

（4）标准差：总体标准差用 σ 表示，样本标准差用 s 表示。样本标准差的计算公式为：

$$s = \sqrt{\frac{\sum (X - \bar{X})^2}{n - 1}} = \sqrt{\frac{\sum^2 - (\sum x)^2 / n}{n - 1}}$$

其中，n 为例数；$\sum X$ 为各观察值之和；$\sum X^2$ 为各观察值的平方和；$n-1$ 称为自由度，记作 v。

（5）变异系数：用符号 CV 表示，计算公式为：

$$CV = \frac{s}{\bar{x}} \times 100\%$$

知识点5：计数资料的统计描述

（1）相对数：计数资料常用相对数描述。相对数是指两个有联系的统计指标之比，是一种抽象化数字，反映事物间在数量上的对比关系。

（2）率：表示某现象发生的频率或强度，常用百分率（%），千分率（‰），万分率（1/万），十万分率（1/10 万）等表示。其计算公式如下：

$$率 = \frac{某现象发生的观察单位数}{可能发生该现象的观察单位总数} \times 100\%(1000‰\cdots\cdots)$$

（3）构成比：又称百分比，表示某事物内部各部分所占的比重，常以百分数表示。其计算公式如下：

$$构成比 = \frac{某一组成部分的观察单位数}{该事物内部各组成部分的观察单位总数} \times 100\%$$

（4）相对比：指的是甲乙两个有关的统计指标之比，可用倍数或百分数表示。计算公式如下：

$$相对比 = \frac{甲指标}{乙指标}$$

知识点6：统计表的结构

统计表的基本结构有标题（表题）、标目（有横标目、纵标目之分）、线条、数字、必要的文字说明及表注五部分。其基本结构如表 1-4-1 所示：

表 1-4-1　（表号）统计表的基本结构（标题）

横标目的总标目	纵标目	纵标目
横标目	数据	数据
合计	数据	数据

表注：……

知识点7：统计表制作的要求

统计表制作要求如下：

（1）标题：要求简明扼要地说明表的中心内容。标题的位置应置于表的上方，同时标题前应有表号。

（2）标目：有横标目、纵标目之分。横标目位于表的左侧，说明同一横行的含义；纵标目位于表的上方，说明同一纵列的含义。

（3）线条：不宜过多，除顶线、底线以及隔开纵标目和数字的线条与合计上面的横线外，其他多余的线条能省则省，不允许有双线、斜线、波浪线，切忌封口。

（4）数字：表内数字必须准确，统一用阿拉伯数字填写。表内相邻如有相同数字均应照写，不能使用"同上"或用符号""""等字符填写。

（5）表注：表格内一般不列备注栏文字说明，如有特殊情况需说明，可用角码或数码将其标出，并在标注中依次解释。

知识点 8：常用统计图

（1）直条图：以等宽直条的长短来表示相互独立指标的数值大小和它们的对比关系。适用于按性质分组而各自独立的、无连续关系的资料。直条图又分为单式直条图和复式直条图。

（2）构成图：适用于百分构成比资料，用来说明全体中各部分所占的比重。构成图分为直条构成图与圆形构成图。

（3）普通线图：适用于连续性资料，用以说明某现象数量随另一现象而变迁的情况。普通线图包括单式线图和复式线图。线图中只有一条线，称为单式线图；图中有两条及两条以上的线条，称为复式线图。

（4）半对数线图：用来比较两种或多种事物的变化速度。绘制方法与普通线图有所相似，不同的是纵轴应采取对数尺度。

（5）直方图：是以各直方形面积代表各组频数，各直方形面积总和代表各组频数的总和。它适用于连续变量频数分布的资料。

（6）散点图：是用点的密集程度和趋势来表示两种现象间的相关关系。

（7）箱图：用于比较两组或多组资料的平均指标和变异指标，描述其分布特征。绘制时，中心位置用中位数来表示，散布范围用四分位间距（$P_{75}-P_{25}$）和极差（$X_{max}-X_{min}$）表示。

知识点 9：绘制统计图的基本要求

绘制统计图的基本要求主要包括：

（1）选图：应根据资料的性质和分析目的，选择恰当的图形以达到应有的效果。

（2）标题：应简明扼要地说明资料的内容、时间、地点，标题的位置在统计图的下方，标题前面应有图号。

（3）图域：即制图的空间。除圆图外，一般采取直角坐标系第一象限的位置表示图域，或者用长方形的框架表示。一般情况下，纵横坐标的比例以 5 : 7 为宜。

（4）图形：绘制要求准确、美观，图线粗细适宜，定点准确，不同事物用不同的线条或颜色表示。

（5）标目：具有纵横坐标的统计图，应有标目和标目单位。

（6）刻度：纵轴自下而上，横轴从左到右，一般由小到大。

（7）图例：若图中用不同的线条或颜色代表不同的事物时，则需用图例加以说明，图例的位置一般放在横轴与标题之间，图域部分有较大空间者，也可放在图域中。

第五章 骨科临床科研组织与管理

第一节 临床与科研的关系

知识点1：医师培养要求

临床医生的神圣职责是以坚实的医学理论和娴熟的诊疗技术救治患者。但即便是完全以从事临床实践为工作内容的临床医师，也一样有进行临床科研的潜在需求。按照医师培养的一般要求，合格的临床医师不仅要是一名优秀的临床工作者，还应当是学习者和研究者，具有良好的沟通与交流能力，善于总结自己的临床实践，通过研究，将实践认识上升到理性阶段，进而指导临床实践。

知识点2：临床与科研的关系

临床实践与临床科研是密切相关的，二者相辅相成。临床实践是临床科研的坚实基础，脱离了临床实践的临床科研毫无现实意义；临床科研是临床实践的至高境界，服务于临床，服务于患者，缺乏了临床科研的临床实践将难以提高水平。

第二节 临床科研的程序

知识点1：临床科研选题的基本要求

（1）致力于临床实践——临床科研的源泉：临床科研的选题从内容的演进上有两种不同的形式：

①通过细致观察与缜密思考，发现临床上存在的困难和问题，并提出解决的思路。

②通过偶然发现，获得新线索，从而提出临床科研的新思路，这种形式又称为偶然方式。

（2）把握学科前沿——临床科研选题的前提：科研的生命力在于创新。作为临床科研工作者，应力求及时掌握本专业领域的前沿进展，以便在进行临床科研选题时能够准确把握关键问题，提出创新性的且有价值的科研思路。

（3）捕获灵感——科研课题的萌芽：临床工作者应具有临床科研意识，在临床实践中培养敏锐的嗅觉和对科研线索的敏感性。

（4）不断创新——临床科研的生命力：科研的实质是创新。对于临床科研来说，必须在既往研究的基础上，针对现存问题，提出创新性思路，创造性地研究新疗法、新术式、新观点、新理论，通过长时间的积累，逐步提高自主创新能力。

知识点 2：临床科研选题的基本原则

从事医学研究过程中，必须以严肃认真和科学的态度对待科研选题问题，使选题尽量符合以下几个原则：

（1）需要性原则：临床需求是临床科研的不竭原动力。在临床科研选题中，应重视医药卫生事业领域具有关键性和全局性的重要问题，特别是其中亟待解决的问题。

（2）创新性原则：科研的本质应当具有创造性。选题应当具有新颖性，切忌重复别人已解决的课题。科研活动中的创新可以分为原始创新和衍生创新两大类。

（3）科学性原则：作为科研选题，首先应保证其科学性。在临床科研过程中，应充分把握既往科学成就，遵循科研方法的要求，并采用学术界认可的技术路线和思维方法。

（4）可行性原则：可行性是指提出的课题在开展研究时能否顺利执行与完成。可行性原则是决定选题能否成功的关键。

（5）效益性原则：在一项科研课题的设计阶段，应对可能产生的效益做出评估。

知识点 3：临床科研选题的程序

一般说来，临床科研的选题主要包括以下环节：

（1）初始意念的形成：临床科研课题的思路源自于申报者的临床实践和解决临床问题的强烈愿望和创新意识。

（2）掌握进展与建立假说：初始意念的形成通常具有局限性，应及时掌握自己所研究领域内的科研工作进展。掌握本学科领域的进展最便捷方法是查阅文献资料。在广泛阅读文献的基础上，对信息进行加工梳理，建立科学假说，从而提出解决问题的思路以及可能途径。

（3）选择研究方法与预试：选择研究方法时，应着眼于证实假说内容，要确保服务和服从于选题。选定课题前，一般应进行一定的预试验。

（4）课题的确定和框架的完善：上述几个环节为确定课题奠定了基础，但最后形成成熟的课题还需做进一步的加工与梳理，使其在形式上和内容上趋于完善，以确保确立的课题科学严谨并具有可行性。

知识点 4：临床科研课题申报书的填写原则

申报书的填写应当实事求是，详略得当，标准规范，用词准确，语句流畅。

在填报申报书之前，应详细阅读相关项目指南和填表说明，注意以下几方面：

（1）在形式上力求完整正确规范：①正确把握不同申报渠道的受理范围；②充分了解申请书填报的具体要求；③注意申报时间的要求。

（2）在内容上力求清晰准确达意：按照申请书的栏目，大致包括以下主要内容：①一般信息与简表的填写：申请书的一般信息包括项目名称、申报者基本情况、国内外研究概况及其进展、研究进展及分年度计划指标、成果形式、申请者和项目组主要成员等；②主要栏目的填写：反映申报书实质内容的栏目有：研究方案、研究基础、经费预算等。

知识点 5：课题实施过程中应注意的问题

课题实施过程中一般应注意避免以下几方面的问题：

（1）虎头蛇尾，起初大张旗鼓，后来悄无声息。

（2）知难而退，一旦有环节受挫，就草草放弃。

（3）久拖不决，以临床工作繁忙等借口为由，使得实际进展一再滞后于计划进度。

（4）敷衍了事，以低于标准的指标替代计划的指标。

知识点 6：动物实验

动物实验是指以实验动物为受试对象，通过施加处理因素观察实验效应的研究方法。实验动物具有很多同人类相似的自然属性，对于人类认识疾病、诊治疾病，实验动物极为珍贵。与临床试验相比，动物实验具有以下优点：可严格控制实验条件；可最大限度反映施加处理因素产生的实验效应；一般可施加对机体有害或无害的处理因素；可提高实验效率。

知识点 7：临床试验

临床试验是指以人体（患者或正常个体）为受试对象，观察符合临床诊疗规范和医学伦理学原则的处理因素所产生的效应，并与对照组进行比较分析，从而得出实验结论。

临床试验应遵从以下基本原则：

（1）涉及人体的生物科学研究的一般原则，如尊重、不伤害/有利和公正原则，以及遵守有关的临床试验和药物试验的法律规定等。

（2）临床试验应为前瞻性研究。

（3）临床试验必须有处理因素和对照。

知识点 8：科研资料的归档要求

科研资料的归档要遵从严格的要求，所涉及的材料，包括课题的开题报告和论证报告，课题的批准文件，课题的计划任务书或项目合同书，实验记录和图表、检测记录，各种实验仪器设备输出的结果等。

知识点 9：科研课题相关档案的分类

科研课题相关档案大致归纳为以下两类：

（1）课题实质内容的记录和有关信息的记录载体，包括科研记录本，课题进行中形成的原始数据、照片、图表，部分音频和视频素材，形成的研究报告和论文等；

（2）课题管理过程所涉及的文件，包括上述的从申报立项到课题实施直至结题的所有文档资料，其后的鉴定和获奖及推广应用的有关资料。

第三节　临床科研的基本方法

知识点1：临床科研的基本要素

临床科研涉及的基本要素包括研究对象、处理因素以及实验效应。

（1）研究对象：又称观察对象或受试对象。受试对象可以是人、动物或微生物，也可以是取自人或动物体的材料，比如器官、组织片和细胞等；同时，受试对象既可以是正常的，也可以是存在病理改变的。

研究对象的选择对实验结果有着极为重要的影响，在选择时应注意满足敏感性、特异性、稳定性以及可行性等基本要求。

（2）处理因素：又称实验因素或被试因素，是指按照研究设计给予研究对象的各种处理内容，包括物理的、化学的和生物的因素，用以观察研究对象所产生的效应。一项科研设计的处理因素既可以是单一因素，也可以是复合因素。

（3）实验效应：是指特定的处理因素作用于研究对象所产生的相应反应，可用实验效应指标加以衡量。实验效应指标包括定性指标和定量指标。

实验效应指标是保证试验结果科学性的重要条件。选择实验效应指标时，应注意以下几个方面：相关性和特异性、客观性与稳定性、灵敏性与准确性。

知识点2：临床科研的基本方法

临床科研的基本方法包括观察法、实验法、理论研究。

（1）观察法：是临床科研中最基本的实施方法之一，也是积累原始资料的重要手段。观察就是通过仔细观看和感觉而得出的结论。随着科学技术的发展，观察的手段已从单纯的人的感觉器官观察，发展到在某些领域主要利用现代先进的仪器设备的观察。但临床科研工作者的感官观察是非常重要且不可替代的。

临床科研中观察方法的要求有：精确性、客观性、及时性以及全面性。

临床科研观察方法的具体运用包括：运用各种常规医疗检测仪器的观察；观察者以感觉器官的直接观察；临床科研中观察记录的整理。

（2）实验法：是医学科研中重要的方法，是指人们根据一定的研究目的，人为地干预、控制研究对象，并在这种特定的实验条件下观察实验对象所出现的各种现象，从而获得感性材料的一种研究方法。实验方法在某些医学研究领域是主要的甚至是唯一的方法。

  按根据实验方法所涉及的具体研究对象，临床科研中涉及的实验研究主要有：疾病动物模型的实验研究、临床科研受试者个体的实验研究、临床科研受试者的体外实验研究、临床科研中涉及药物治疗的实验研究。

  （3）理论研究：一般有以下两方面的含义：①在试验的基础上，根据实验的资料数据进行分析判断并得出结论；②在既往各类临床资料或研究结果的基础上，采用去伪存真、去粗取精、分析判断的方法，揭示某些临床现象的规律性，探索新机制，提出新观点，丰富临床医学理论。

  临床科研中理论研究方法主要涉及到判断、推理、分析与综合、抽象与概括、论证与反驳。

第二篇
骨外科专业诊治技术

第一章　骨科诊断基础

第一节　骨科各部位检查方法

一、脊柱检查

知识点1：脊柱的视诊

进行脊柱诊视时，先观察脊柱的生理弧度是否正常，检查棘突连线是否在一条直线上。正常人第7颈椎棘突最突出。若有异常的前凸、后凸和侧凸，应记明其方向和部位。脊柱侧凸如继发于神经纤维瘤病，则皮肤上通常可见到咖啡斑，为该病的诊断依据之一。腰骶部如有丛毛或膨出是脊椎裂的表现。还应观察患者的姿势和步态。腰扭伤或腰椎结核的患者常以双手扶腰行走。腰椎间盘突出症的患者，行走时身体常向前侧方倾斜。

知识点2：脊柱的触诊

棘突上压痛通常见于棘上韧带损伤、棘突骨折；棘间韧带压痛常见于棘间韧带损伤；腰背肌压痛常见于腰肌劳损；腰部肌肉痉挛常是腰椎结核、急性腰扭伤及腰椎滑脱等的保护性现象。

知识点3：脊柱的叩诊

脊柱疾患例如结核、肿瘤、脊柱炎，以手指（或握拳）、叩诊锤叩打局部时可出现深部疼痛，而压痛不明显或较轻。

知识点4：脊柱的动诊和量诊

腰椎间盘突出症患者，脊柱侧屈以及前屈受限；脊椎结核或强直性脊柱炎的患者脊柱的各个方向活动均受限制，失去正常的运动曲线。

知识点5：脊柱的特殊检查

脊柱的特殊检查包括：

（1）Eaton 试验：患者坐位，检查者一手将患者头部推向健侧，另一手握住患者腕部向外下牵引，如出现患肢疼痛、麻木感为阳性，见于颈椎病。

（2）Spurling 试验：患者端坐，头后仰并偏向患侧，术者用手掌在其头顶加压，出现颈痛并向患手放射为阳性，颈椎病时，可出现此征。

（3）髋关节过伸试验：患者呈俯卧，检查者一手压在患者骶部，一手将患侧膝关节屈至90°，握住踝部，向上提起，使髋过伸，此时必扭动骶髂关节，如有疼痛即为阳性。此试验可同时检查髋关节及骶髂关节的病变。

（4）拾物试验：在地上放一物品，嘱患者去拾取，如骶棘肌有痉挛，患者拾物时只能屈曲两侧膝、髋关节而不能弯腰，多见于下胸椎及腰椎病变。

（5）幼儿脊柱活动检查法：患儿俯卧，检查者双手抓住患儿双踝上提，如有椎旁肌痉挛，则脊柱生理前凸消失，呈板样强直为阳性，常见于脊柱结核患儿。

（6）骶髂关节扭转试验：患者仰卧，屈健侧髋、膝，让患者抱住；病侧大腿垂于床缘外。检查者一手按健侧膝，一手压病侧膝，出现骶髂关节痛者为阳性，说明骶髂关节有病变。

（7）直腿抬高试验：患者仰卧，检查者一手托患者足跟，另一手保持膝关节伸直，缓慢抬高患肢，如在60°范围之内即出现坐骨神经的放射痛，称为直腿抬高试验阳性。在直腿抬高试验阳性时，缓慢放低患肢高度，待放射痛消失后，再将踝关节被动背屈，如再度出现放射痛，则称为直腿抬高加强试验（Bragard 征）阳性。

（8）Addison 征：患者坐位，昂首转向患侧，深吸气后屏气，检查者一手抵患侧下颌，给以阻力，一手摸患侧桡动脉。动脉搏动减弱或消失，则为阳性，表示血管受挤压，常见于前斜角肌综合征等。

（9）腰骶关节过伸试验：患者俯卧，检查者的前臂插在患者两大腿的前侧，另一手压住腰部，将患者大腿向上抬，若骶髂关节有病，即有疼痛。

（10）股神经牵拉试验：患者俯卧、屈膝，检查者将其小腿上提或尽力屈膝，出现大腿前侧放射性疼痛者为阳性，见于股神经受压，多为腰3、4椎间盘突出症。

二、肩部检查

知识点6：肩关节的视诊

先天性高肩胛患者患侧明显高于健侧。斜方肌瘫痪表现为垂肩，肩胛骨内上角稍升高。

前锯肌瘫痪向前平举上肢时表现为翼状肩胛。

知识点 7：肩关节的触诊

喙突尖在锁骨下方肱骨头内侧，与肩峰和肱骨大结节形成肩等边三角称为肩三角。骨折、脱位时此三角有异常改变。

知识点 8：肩关节的动诊和量诊

检查肩关节活动范围时，需要先将肩胛骨下角固定，以鉴别是盂肱关节的单独活动还是包括其他两个关节的广义的肩关节活动。肩关节的运动包括内收、外展、前屈、后伸、内旋和外旋。

如为肩周炎仅外展、外旋明显受限；关节炎则各个方向运动均受限。

知识点 9：肩关节的特殊检查

肩关节的特殊检查主要包括：

（1）Dugas 征：正常人将手搭在对侧肩上，肘部能贴近胸壁。肩关节前脱位时肘部内收受限，伤侧的手搭在对侧肩上，肘部则不能贴近胸壁，或者肘部贴近胸部时，则手搭不到对侧肩，此为 Dugas 征阳性。

（2）痛弧：冈上肌腱有病损时，在肩外展 60°～120° 有疼痛，因为在此范围内肌腱与肩峰下面摩擦、撞击，此范围以外则无疼痛。常用于肩周炎的检查判定。

三、肘部检查

知识点 10：肘关节的视诊

正常肘关节完全伸直时，肱骨内、外上髁和尺骨鹰嘴在一直线上；肘关节完全屈曲时，这 3 个骨突构成一等腰三角形（又称为肘后三角）。肘关节脱位时，三点关系发生改变；肱骨髁上骨折时，此三点关系不变。肘关节伸直时，鹰嘴的桡侧有一小凹陷，为肱桡关节的部位。桡骨头骨折或肘关节肿胀时此凹陷消失，并有压痛。桡骨头脱位在此部位可见到异常骨突，旋转前臂时可触到突出的桡骨头转动。肘关节积液或积血时，患者屈肘从后面观察，可见鹰嘴之上肱三头肌腱的两侧胀满。肿胀严重者，如化脓性或结核性关节炎时，肘关节成梭形。

知识点 11：肘关节的触诊

肱骨干可在肱二头肌与肱三头肌之间触知。肱骨内、外上髁和尺骨鹰嘴位置表浅容易触知。肘部慢性劳损常见的部位在肱骨内、外上髁处。外上髁处为伸肌总腱的起点，肱骨外上髁炎时，局部明显压痛。

知识点 12：肘关节的动诊和量诊

在肘关节完全伸直位时，因侧副韧带被拉紧，不可能有侧方运动，如果出现异常的侧方运动，则提示侧副韧带断裂或内、外上髁骨折。

知识点 13：肘关节的特殊检查

Mills 征：患者在肘部伸直，腕部屈曲，将前臂旋前时，肱骨外上髁处疼痛为阳性，常见于肱骨外上髁炎。

四、腕部检查

知识点 14：腕关节的视诊

腕关节结核和类风湿关节炎表现为全关节肿胀。腕背皮下半球形肿物多为腱鞘囊肿。月骨脱位后腕背或掌侧肿胀，握拳时可见第 3 掌骨头向近侧回缩（正常时较突出）。

知识点 15：腕关节的触诊

舟骨骨折时"鼻烟窝"有压痛。正常时桡骨茎突比尺骨茎突低 1cm，当桡骨远端骨折时这种关系有所改变。腱鞘囊肿常发生于手腕背部，为圆形、质韧、囊性感明显的肿物。疑有舟骨或月骨病变时，让患者半握拳尺偏，叩击第 3 掌骨头时腕部近中线处，有疼痛感。

知识点 16：腕关节的动诊和量诊

腕关节的正常运动对手的活动有重要意义，其功能障碍有可能影响到手的功能，利用合掌法容易查出其轻微异常。

知识点 17：腕关节的特殊检查

腕关节的特殊检查主要包括：

（1）Finkelsein 试验：患者拇指握于掌心，使腕关节被动尺偏，桡骨茎突处疼痛为阳性。为桡骨茎突狭窄性腱鞘炎的典型体征。

（2）腕关节尺侧挤压试验：腕关节中立位，使之被动向尺侧偏并挤压，下尺桡关节疼痛为阳性。多见于腕三角软骨损伤或尺骨茎突骨折。

五、手部检查

知识点 18：手部的视诊

钮孔畸形见于手指近侧指间关节背面中央键束断裂；鹅颈畸形系由手内在肌萎缩或作用过强导致；爪形手是前臂肌群缺血性挛缩的结果；梭形指多为结核、内生软骨瘤或指间关节损伤。类风湿关节炎呈双侧多发性掌指、指间和腕关节肿大，晚期掌指关节尺偏。

知识点 19：手部的触诊

手部的触诊指骨、掌骨均可触到。手部瘢痕检查需配合动诊，观察是否有与肌腱、神经粘连的地方。

知识点 20：手部的动诊和量诊

手指常发生屈肌腱鞘炎，屈伸患指可听到弹响声，称为弹响指或扳机指。

六、骨盆和髋部检查

知识点 21：髋关节的视诊

应首先注意髋部疾病所致的病理步态，常需与行走、站立和卧位结合检查。特殊的步态，骨科医生应明了其机制，对诊断疾病十分重要。髋关节患慢性感染时，常呈屈曲内收畸形；髋关节后脱位时，常呈屈曲内收内旋畸形；股骨颈及转子间骨折时，伤肢呈外旋畸形。

知识点 22：髋关节的触诊

先天性髋关节脱位和股骨头缺血性坏死的患者，多有内收肌挛缩，可触及紧张的内收肌。骨折的患者有局部肿胀压痛。髋关节感染性疾病局部多有红肿、发热且有压痛。外伤性脱位的患者可有明显的局部不对称性突出。

知识点 23：髋关节的叩诊

髋部有骨折或炎症，握拳轻叩大粗隆或在下肢伸直位叩击足跟部时，可引起髋关节疼痛。

知识点 24：髋关节的动诊

除检查活动范围外，还应注意在双腿并拢时能否下蹲，有无弹响。臀肌挛缩症的患者，双膝并拢不能下蹲，活动髋关节时会出现弹响，常称为弹响髋。

知识点 25：髋关节的量诊

髋关节的量诊时可使用的测定方法包括：

（1）Shoemaker 线：正常时，大转子尖与髂前上棘的连线延伸，在脐上与腹中线相交；大转子上移后，该延线与腹中线相交在脐下。

（2）Nelaton 线：患者侧卧并半屈髋，在髂前上棘和坐骨结节之间画线。正常时此线通过大转子尖。

（3）Bryant 三角：患者仰卧，从髂前上棘垂直向下和向大转子尖各画一线，再从大转子尖向近侧画一水平线，该三线构成一三角形。大转子上移时底边比健侧缩短。

知识点 26：髋关节的特殊检查

（1）滚动试验：患者仰卧位，检查者将一手掌放患者大腿上轻轻使其反复滚动，急性关节炎时可引起疼痛或滚动受限。

（2）"4"字试验：患者仰卧位，健肢伸直，患侧髋与膝屈曲，大腿外展、外旋将小腿置于健侧大腿上，形成一个"4"字，一手固定骨盆，另一手下压患肢，出现疼痛为阳性。见于骶髂关节及髋关节内有病变或内收肌有痉挛的患者。

（3）Thomas 征：患者仰卧位，充分屈曲健侧髋膝，并使腰部贴于床面，若患肢自动抬高离开床面或迫使患肢与床面接触则腰部前凸时，称 Thomas 征阳性。见于髋部病变和腰肌挛缩。

（4）骨盆挤压分离试验：患者仰卧位，从双侧髂前上棘处对向挤压或向后外分离骨盆，引起骨盆疼痛为阳性。见于骨盆骨折。须注意检查时手法要轻柔以免加重骨折端出血。

（5）Trendelenburg 试验：患者背向检查者，健肢屈髋、屈膝上提，用患肢站立，如健侧骨盆及臀褶下降为阳性。多见于臀中、小肌麻痹，髋关节脱位及陈旧性股骨颈骨折等。

（6）Allis 征：患者仰卧位，屈髋、屈膝，两足平行放于床面，足跟对齐，观察双膝的高度，如一侧膝比另一侧高时，即为阳性。见于髋关节脱位、股骨或胫骨短缩。

（7）望远镜试验：患者仰卧位，下肢伸直，检查者一手握住患侧小腿，沿身体纵轴上下推拉，另一手触摸同侧大转子，如出现活塞样滑动感为阳性，多见于儿童先天性髋关节脱位。

七、膝部检查

知识点 27：膝关节的视诊

检查时患者首先呈立正姿势站立。正常时，两膝和两踝应能同时并拢互相接触，若两踝能并拢而两膝不能互相接触则为膝内翻，又称"O 形腿"。若两膝并拢而两踝不能接触则为膝外翻，又称"X 形腿"。膝内、外翻是指远侧肢体的指向。在伸膝位，髌韧带两侧稍凹陷。有关节积液或滑膜增厚时，凹陷消失。比较两侧股四头肌有无萎缩，早期萎缩可见内侧头稍有平坦，用软尺测量更为准确。

知识点 28：膝关节的触诊

触诊的顺序是先检查前侧，如股四头肌、髌骨、髌腱和胫骨结节之间的关系等，然后再俯卧位检查膝后侧，在屈曲位检查腘窝、外侧的股二头肌、内侧的半腱肌半膜肌有无压痛或挛缩。

知识点 29：膝关节的动诊和量诊

膝关节伸直时产生疼痛的原因是由于肌肉和韧带紧张，导致关节面的压力加大所致。可考虑为关节面负重部位的病变。如果最大屈曲时有胀痛，可推测是由于股四头肌的紧张，髌上滑囊内的压力增高和肿胀的滑膜被挤压而引起，这是关节内有积液的表现。

当膝关节处于向外翻的压力下，并做膝关节屈曲动作时，若产生外侧疼痛，则说明股骨外髁和外侧半月板有病变。反之，内翻同时有屈曲疼痛者，病变在股骨内髁或内侧半月板。

知识点 30：膝关节的特殊检查

膝关节的特殊检查包括：

（1）侧方应力试验：患者仰卧位，将膝关节置于完全伸直位，分别做膝关节的被动外翻和内翻检查，与健侧对比。若超出正常外翻或内翻范围，则为阳性。说明有内侧或外侧副韧带损伤。

（2）抽屉试验：患者仰卧屈膝 90°，检查者轻坐在患侧足背上（固定），双手握住小腿上段，向后推，再向前拉。前交叉韧带断裂时，可向前拉 0.5cm 以上；后交叉韧带断裂者可向后推 0.5cm 以上。将膝置于屈曲 10°～15°进行试验（Lachman 试验），则可增加本试验的阳性率，有利于判断前交叉韧带的前内束或后外束损伤。

（3）McMurray 试验：患者仰卧位，检查者一手按住患膝，另一手握住踝部，将膝完全屈曲，足踝抵住臀部，然后将小腿极度外展外旋，或内收内旋，在保持这种应力的情况下，逐渐伸直，在伸直过程中若能听到或感到响声，或出现疼痛为阳性。说明半月板有病变。

（4）浮髌试验：患者仰卧位，伸膝，放松股四头肌，检查者的一手放在髌骨近侧，将髌上囊的液体挤向关节腔，同时另一手示指、中指急速下压。若感到髌骨碰击股骨髁部时，为浮髌试验阳性。一般中等量积液时（50ml），浮髌试验才呈阳性。

八、踝和足部检查

知识点 31：踝关节的视诊

观察双足大小和外形是否正常一致。足先天性、后天性畸形很多，常见的有：马蹄内翻足、高弓足、平足、踇外翻等。脚印对检查足弓、足的负重点及足的宽度均有重要意义。外伤时踝及足均有明显肿胀。

知识点 32：踝关节的触诊

主要注意疼痛的部位、性质，肿物的大小、质地。注意检查足背动脉，以了解足和下肢的血循环状态。一般可在足背第 1、2 跖骨之间触及其搏动。然后再根据主动和被动运动所引起的疼痛，就可以推测病变的部位。

知识点 33：踝关节的动诊和量诊

足内、外翻活动主要在胫距关节；内收、外展在距跗和距间关节，范围很小。

九、上肢神经检查

知识点 34：上肢神经

上肢的神经支配主要来自臂丛神经，它由 $C_5 \sim T_1$ 神经根组成。主要有正中神经、桡神经、尺神经和腋神经。

知识点 35：桡神经的检查

在肘关节以上损伤，出现垂腕畸形，手背"虎口"区皮肤麻木，掌指关节不能伸直。在肘关节以下，桡神经深支损伤时，因桡侧腕长伸肌功能存在，所以无垂腕畸形。单纯浅支损伤可发生于前臂下 1/3 部位，仅有拇指背侧及手桡侧感觉障碍。

知识点 36：正中神经的检查

损伤通常发生于肘部和腕部，在腕关节水平损伤时，大鱼际瘫痪，桡侧三个半手指掌侧皮肤感觉消失，不能用拇指和示指捡起一根细针；损伤水平高于肘关节时，还表现为前臂旋前和拇指示指的指间关节不能屈曲。陈旧损伤还有大鱼际萎缩，拇指伸直与其他手指在同一水平面上，且不能对掌，称为"平手"或"猿手"畸形。

知识点 37：尺神经的检查

在腕以下分支支配骨间肌、小鱼际、拇收肌、第 3 蚓状肌、第 4 蚓状肌。尺神经在腕部损伤后，上述肌麻痹。查 Froment 征可知有无拇收肌瘫痪。肘部尺神经损伤，尺侧腕屈肌瘫痪（患者抗阻力屈腕时，在腕部掌尺侧摸不到）。陈旧损伤出现典型的"爪形手"：小鱼际和骨间肌萎缩（其中第 1 骨间背侧肌萎缩出现最早且最明显），小指和环指指间关节屈曲，掌指关节过伸。

知识点 38：腋神经的检查

肱骨外科颈骨折、肩关节脱位或使用腋杖不当时，都可损伤腋神经，导致三角肌瘫痪，臂不能外展、肩部感觉丧失。如三角肌萎缩，则可出现方肩畸形。

知识点 39：腱反射的检查

肱二头肌腱反射（$C_{5,6}$）：患者屈肘 90°，检查者手握其肘部，拇指置于肱二头肌腱上，用叩诊锤轻叩该指，可感到该肌收缩和肘关节屈曲。肱三头肌反射（$C_{6\sim7}$）：患者屈肘 60°，用叩诊锤轻叩肱三头肌腱，可见到肱三头肌收缩及伸肘。

十、下肢神经检查

知识点 40：坐骨神经的检查

损伤后，下肢后侧、小腿前外侧、足底和足背外侧皮肤感觉障碍，不能屈伸足踝各关节。损伤平面高者尚不能主动屈膝。

知识点 41：胫神经的检查

损伤后，出现仰趾畸形，不能主动跖屈踝关节，足底皮肤感觉障碍。

知识点 42：腓总神经的检查

损伤后，足下垂内翻，不能主动背屈和外翻，小腿外侧及足背皮肤感觉障碍。

知识点 43：下肢神经反射的检查

下肢神经反射的检查包括：

（1）膝（腱）反射（$L_{2\sim4}$）：患者仰卧位，下肢肌肉放松。检查者一手托腘窝部使膝半屈，另一手以叩诊锤轻叩髌腱，可见股四头肌收缩并有小腿上弹。

（2）踝反射或跟腱反射（$S_{1\sim2}$）：患者仰卧位，肌肉放松，两髋膝屈曲，两大腿外展。检查者一手掌抵足底使足轻度背屈，另一手以叩诊锤轻叩跟腱，可见小腿屈肌收缩及足跖屈。

十一、脊髓损伤检查

知识点 44：脊髓损伤

脊柱骨折、脱位及脊髓损伤的发病率逐年升高，神经系统检查对脊髓损伤的部位、程度的初步判断以及进一步检查和治疗具有重要意义。其检查包括感觉、运动、反射、交感神经和括约肌功能等方面。

知识点45：脊髓损伤的视诊

检查时应尽量不搬动患者，为其去除衣服，注意观察以下几项：

（1）呼吸，若胸腹式主动呼吸均消失，仅有腹部反常活动者为颈髓损伤。仅有胸部呼吸而无主动腹式呼吸者，为胸髓中段以下的损伤。

（2）伤肢姿势，上肢完全瘫痪显示上颈髓损伤；屈肘位瘫为第7颈髓损伤。

（3）阴茎可勃起者，反映脊髓休克症状已解除，尚保持骶神经功能。

知识点46：脊髓损伤的触诊和动诊

一般检查躯干、肢体的痛觉、触觉，根据脊髓节段分布判断感觉障碍平面所反映的损伤部位，做好记录；可反复检查几次，进行前后对比，以增强准确性并为观察疗效作依据。麻痹平面的上升或下降表示病情的加重或好转。不能忽视会阴部及肛周感觉检查。检查膀胱有无尿潴留。肛门指诊以检查肛门括约肌功能。触诊脊柱棘突及棘突旁有无压痛及后凸畸形，判断是否与脊髓损伤平面相符。

第二节　骨科相关实验室检查

一、红细胞沉降率（ESR）

知识点1：红细胞沉降率的参考值

男性0~15mm/1h，女性0~20mm/1h（魏氏法）。

知识点2：红细胞沉降率的意义

红细胞沉降率增快表示：①风湿性疾病活动期；②高球蛋白症，如多发性骨髓瘤；③恶性肿瘤；④结缔组织病；⑤活动性肺结核；⑥妇女绝经期、妊娠期等。

二、出凝血功能检查

知识点3：血浆凝血酶原时间

血浆凝血酶原时间（PT）和国际标准化比值（INR）：参考值：PT 11~13秒，INR 0.82~1.15。

PT 比参考值延长 3 秒钟以上有意义。凝血酶原时间延长见于：①抗凝治疗；②获得性凝血因子缺乏；③先天性凝血因子缺乏；④维生素 K 缺乏。

PT 缩短或 INR 减小见于：先天性凝血因子增多症、妇女口服避孕药、血栓栓塞性疾病及高凝状态等。

知识点 4：部分活化的凝血活酶时间

部分活化的凝血活酶时间（APTT）和比值（APTT-R）：参考值：32~43 秒，APTT-R 0.8~1.2。

APTT 延长 10 秒钟以上有意义，见于凝血因子Ⅷ、Ⅸ和Ⅺ显著减少，血友病甲、乙、丙；凝血因子Ⅱ、Ⅴ、Ⅹ和纤维蛋白原有显著减少，如先天性凝血酶原缺乏症、重症肝病等；纤溶系统活性亢进，如 DIC、抗凝治疗、SLE。

知识点 5：血浆纤维蛋白原

血浆纤维蛋白原（FIB）：参考值：2.0~4.0g/L。

升高见于肺炎、胆囊炎、风湿性关节炎、肾炎、脑血栓、心肌梗死、糖尿病、恶性肿瘤等。降低见于严重肝病、DIC、大量出血等。

三、血液生化

知识点 6：血液生化的参考值

血液生化的参考值包括：

（1）血清钾（K）参考值：3.5~5.5mmol/L。

（2）血清钠（Na）参考值：135~145mmol/L。

（3）血清氯化物（Cl）参考值：95~110mmol/L。

（4）血清钙（Ca）参考值：成人 2.12~2.69mmol/L，儿童 2.25~2.69mmol/L。意义：①增高：甲状旁腺功能亢进、骨肿瘤、维生素 D 摄取过多，肾上腺皮质功能减退、结节病；②降低：甲状旁腺功能降低、维生素 D 缺乏、骨质软化症、佝偻病、引起血清蛋白减少的疾病（如恶性肿瘤）。

（5）血清离子钙参考值：1.10~1.34mmol/L。

意义：增高见于甲状旁腺功能亢进、代谢性酸中毒、肿瘤、维生素 D 摄入过多；降低见于甲状旁腺功能降低、维生素 D 缺乏、慢性肾衰竭。

（6）血清无机磷（P）参考值：成人 0.80~1.60mmol/L，儿童 1.50~2.08mmol/L。

意义：①增高：甲状旁腺功能降低、急慢性肾功能不全、多发性骨髓瘤、维生素 D 摄入过多、骨折愈合期；②降低：甲状旁腺功能亢进、骨质软化症、佝偻病、长期腹泻以及吸收不良。

（7）血清硒（Se）参考值：1.02~2.29μmol/L。

降低：克山病、大骨节病、肝硬化、糖尿病等。

（8）尿酸（UA）参考值：男性 149~416μmol/L，女性 89~357μmol/L。

增高：痛风、慢性白血病、肾脏疾病、红细胞增多症、多发性骨髓瘤。

（9）血清碱性磷酸酶（ALP）参考值：40~160U/L。

增高：①肝内外阻塞性黄疸明显增高；②佝偻病、骨质软化症、成骨肉瘤、肿瘤的骨转移等；③肝脏疾病；④甲状旁腺功能亢进、妊娠后期；⑤骨折恢复期；⑥生长发育期的儿童。

（10）C 反应蛋白（CRP）参考值：420~5200μg/L。

阳性：急性化脓性感染、菌血症、恶性肿瘤、组织坏死、类风湿关节炎、结缔组织病、创伤及手术后。

（11）血清蛋白电泳：参考值：白蛋白：60%~70%；α_1 球蛋白 1.7%~5.0%；α_2 球蛋白 6.7%~12.5%；β 球蛋白：8.3%~16.3%；γ 球蛋白：10.7%~20.0%。

α_1 球蛋白升高：肝癌、肝硬化、肾病综合征、营养不良。

α_2 球蛋白升高：肾病综合征、胆汁性肝硬化、肝脓肿、营养不良。

β 球蛋白升高：高脂血症、阻塞性黄疸、胆汁性肝硬化。

γ 球蛋白升高：慢性感染、肝硬化、多发性骨髓瘤、肿瘤。

γ 球蛋白降低：肾病综合征、慢性肝炎。

四、血清免疫学检查

知识点 7：血清免疫学检查的参考值

血清免疫学检查的参考值包括：

（1）单克隆丙种球蛋白（M 蛋白）：参考值：阴性。

阳性见于恶性淋巴瘤、多发性骨髓瘤、巨球蛋白血症、冷球蛋白血症等。

（2）抗链球菌溶血素"O"（ASO）：参考值：250kU/L。

增高：风湿性关节炎、扁桃体炎、风湿性心肌炎、猩红热等。

（3）类风湿因子（RF）：参考值：阴性。

RF 有 IgA、IgG、IgM、IgD 和 IgE 五类。

IgM 类 RF 与类风湿关节炎（RA）活动性无关；

IgG 类 RF 与 RA 患者的滑膜炎、血管炎、关节外症状密切相关；

IgA 类 RF 见于 RA、硬皮病、Felty 综合征、系统性红斑狼疮，是 RA 的活动性指标。

（4）人类白细胞抗原 B27（HLA-B27）：参考值：阴性。

意义：通常 90%的强直性脊柱炎患者 HLA-B27 阳性，故 HLA-B27 阳性对强直性脊柱炎的诊断有参考价值，尤其对临床高度疑似病例。但仍有 10%强直性脊柱炎患者 HLA-B27 阴性，因此 HLA-B27 阴性也不能除外强直性脊柱炎。

五、脑脊液检查

> **知识点 8：脑脊液的常规检查**

脑脊液的常规检查主要包括：

（1）压力：成人在侧卧位时脑脊液正常压力为 $0.785\sim1.766$kPa（$80\sim180$mmH$_2$O），椎管梗阻时脑脊液压力增高。

（2）外观：为无色透明水样液体。蛋白含量高时则呈黄色。如为血色者，应考虑蛛网膜下腔出血或穿刺损伤。

（3）潘氏（Pandy）试验：又称之为石炭酸试验，为脑脊液中蛋白含量的定性试验，极为灵敏。根据白色混浊或者沉淀物的多少用"+"号的多少表示，正常为阴性，用"-"号；如遇有椎管梗阻就会由于蛋白含量增高而出现阳性反应，最高为"++++"，表示强度白色浑浊和沉淀。

（4）正常脑脊液：白细胞数为（$0\sim5$）×10^6/L（$0\sim5$ 个/mm^3），多为单个核的白细胞（小淋巴细胞和单核细胞）。$6\sim10$ 个为界限状态，10 个以上即为异常。白细胞的增大常见于脑脊髓膜或其实质的炎症。

> **知识点 9：脑脊液的生物化学检查**

脑脊液的生物化学检查主要包括：

（1）蛋白质定量：正常脑脊液中含有相当于 0.5% 的血浆蛋白，即 45g/L。蛋白质增高多见于脑出血、脑肿瘤、脊髓压迫症、中枢神经系统感染、吉兰-巴雷综合征等。

（2）糖：正常脑脊液含有相当于 $60\%\sim70\%$ 的血糖，即 $2.5\sim4.2$mmol/L（$45\sim75$mg/dl）。各种椎管炎症时减少，糖量增高常见于糖尿病。

（3）氯化物：正常脑脊液含有的氯化物为 $120\sim130$mmol/L，较血氯为高，细菌性和真菌性脑膜炎时含量减少，结核性脑膜炎时更加明显。

> **知识点 10：脑脊液的特殊检查**

脑脊液的特殊检查主要包括：

（1）细菌学检查：为查明致病菌的种类及其抗药性与药敏试验，必要时行涂片、细菌培养或动物接种。

（2）脑脊液蛋白电泳：主要判定 γ 蛋白是否增高，有助于对恶性肿瘤的诊断。

（3）酶：观察它的活性以判定脑组织受损程度、与预后之关系。

（4）免疫学方法测定：主要用于神经内科疾患的诊断和鉴别诊断。

六、尿液检查

（1）尿蛋白：参考值：0~0.15g/24h。溢出性蛋白尿见于多发性骨髓瘤肾病。

（2）尿钙：参考值：2.5~7.5mmol/24h。

增高：甲状旁腺功能亢进、多发性骨髓瘤、维生素 D 中毒等。

降低：甲状旁腺功能降低、维生素 D 缺乏、恶性肿瘤骨转移、肾病综合征等。

（3）尿磷：参考值：9.7~42mmol/L。

增高：肾小管佝偻病、代谢性酸中毒、甲状旁腺功能降低等；降低：维生素 D 中毒、急慢性肾功能不全等。

七、肺功能检查与血气分析

肺功能测定包括肺容量及通气功能的测定项目，包括有肺活量、每分钟通气量、功能残气量、肺总量、第一秒用力呼出量、最大通气量、用力呼气肺活量及用力呼气中期流速等。还需根据肺活量，最大通气量的预计值公式，按年龄、性别、身高、体重等，算出相应的数值，然后以实测值与预计值相比，算出所占百分比，根据比值，来评定肺功能的损害程度并且分级。肺功能评定参考标准见表 2-1-1。

表 2-1-1 肺功能评定参考标准

肺功能评价	最大通气量	残气/肺总量	第 1 秒最大呼气流量
正常 ：	>75%	<35%	>70%
轻度损伤：	60~74	36~50	55~69
中度损伤：	45~69	51~65	40~54
重度损伤：	30~44	66~80	25~39
极重度损伤	<29	>81	<24

总评定：重度：3 项中，至少有 2 项达重度以上损害。中度：①3 项中，至少有 2 项为中度损害；②3 项中，轻、中、重度损害各 1 项。轻度：不足中度者。

血气分析参考值包括：血液 pH 7.40（7.35~7.45）；SaO_2 96%±1%；PO_2 90mmHg（30~110mmHg）；PCO_2 40mmHg（35~45mmHg）。

八、关节液检查

知识点 14：关节液检查

关节液检查是关节炎鉴别诊断中最重要的方法之一。正常关节腔内滑液量较少，其功能是帮助关节润滑和营养关节软骨。正常滑液具有清亮、透明、无色、乳稠度高的特点。正常滑液细胞数低于 $200×10^6/L$（$200/mm^3$），且以单核细胞为主。滑液检查有助于鉴别诊断，尤其是对感染性或晶体性关节炎，滑液检查有助于确定诊断。

知识点 15：滑液检查包含的内容

滑液检查主要包括：

（1）滑液物理性质的分析如颜色、黏性、自发黏集试验、清亮度及黏蛋白凝集试验等。

（2）滑液内晶体的检查。

（3）滑液的细胞计数及分类。

（4）滑液病原体的培养、分离。

（5）生化项目的测定：免疫球蛋白、葡萄糖、总蛋白定量等。

（6）特殊检查：滑液类风湿因子、抗核抗体、补体等。

知识点 16：滑液的分类及特点

临床上常将滑液分为四类：Ⅰ类非炎症性；Ⅱ类炎症性；Ⅲ类感染性；Ⅳ类出血性，各类滑液的物理生化性质特点见表 2-1-2。

表 2-1-2　滑液的分类及特点

	正常	Ⅰ类非炎症性	Ⅱ类炎症性	Ⅲ类化脓性
肉眼观察	清亮透明	透明黄色	透明或浑浊黄色	浑浊黄-白色
黏性	很高	高	低	很低，凝固酶阳性
白细胞数（/L）	$<0.15×10^9$	$<3×10^9$	$<（3\sim5）×10^9$	$（50\sim300）×10^9$
中性粒细胞	<25%	<25%	>50%	>75%
黏蛋白凝集试验	很好	很好~好	好~较差	很差
葡萄糖浓度	接近血糖水平	接近血糖水平	低于血糖水平差别>1.4mmol/L	低于血糖水平差别>2.8mmol/L
细菌涂片	—	—	—	有时可找到
细菌培养	—	—	—	可为+

知识点 17：各种类别的滑液对应的常见疾病

Ⅰ类非炎症性滑液常见于骨关节炎和创伤性关节炎。

Ⅱ类炎症性滑液最常见于以下三组疾病：①类风湿关节炎或其他结缔组织病；②血清阴性脊柱关节病，比如强直性脊柱炎、赖特综合征；③晶体性关节炎，如痛风、假痛风。

Ⅲ类化脓性滑液最常见的疾病为细菌感染性关节炎及结核性关节炎。

Ⅳ类滑液为出血性，可由全身疾病或局部原因所致。

第三节　骨科相关影像学检查

一、骨科 X 线检查

知识点 1：骨科 X 线检查

骨组织是人体的硬组织，含钙量多，密度高，X 线不易穿透，与周围软组织形成良好的对比条件，使 X 线检查时能显示清晰的影像。此外，还可利用 X 线检查观察骨骼生长发育的情况，观察有无先天性畸形，以及观察某些营养和代谢性疾病对骨骼的影响。早期 X 线检查可以无明确的骨质变化。另外，当 X 线投照未对准病变部位或 X 线投照的影像质量不好，会影响对病变的判断。

知识点 2：X 线检查的位置选择

拍摄 X 线片位置的正确，能够及时获得正确的诊断，避免误诊和漏诊，临床医生在填写申请 X 线检查单时，应包括检查部位和 X 线投照体位。

（1）X 线检查常规位置：正、侧位：正位又可以分为前后正位和后前正位，X 线球管在患者前方、照相底片在体后是前后位；反之则为后前位。常规是采用前后位，特殊申请方用后前位。侧位是 X 线球管置侧方，X 线底片放置另一侧，投照后获得侧位照片，与正位结合后即可获得被检查部位的完整的影像。

（2）X 线检查特殊位置：主要包括：

①斜位：因侧位片上重叠阴影太多，某些部位需要申请斜位片，如为显示椎间孔或椎板病变，需要拍摄脊柱的斜位片。骶髂关节解剖上是偏斜的，也只有在斜位片上才能看清骶髂关节间隙。除常规斜位外，有些骨质需要特殊的斜位投照，如肩胛骨关节盂、腕大多角骨、腕舟状骨、胫腓骨上关节等。

②轴位：常规正侧位 X 线片上，不能观察到该部位的全貌，可加照轴位片，如髌骨、肩胛骨缘突、跟骨、尺骨鹰嘴等部位常需要轴位片来协助诊断。

③双侧对比 X 线片：为诊断骨损害的程度和性质，有时需要健侧对比，如儿童股骨头骨髓疾患，一定要对比才能看得出来。肩锁关节半脱位、踝关节韧带松弛，有时需要对比才能作出诊断。

④开口位：颈 1~2 被门齿和下颌重叠，无法看清，开口位 X 线片可以看到寰枢椎脱位、齿状突骨折、齿状突发育畸形等病变。

⑤脊柱动力位 X 线片检查：对于颈椎或腰椎的疾患，可令患者过度伸展和屈曲颈椎或腰椎，拍摄 X 线侧位片，了解有无脊柱不稳定，对诊断和治疗有很大帮助。

⑥负重位 X 线片：常用于膝关节，可精确地显示骨关节炎患者的软骨破坏和力线异常。

知识点 3：阅读 X 线片

（1）X 线片的质量评价：读 X 线片一开始，先要评价此 X 线片的质量如何，质量不好的 X 线片常常会使有病变显示不出来，或无病变区看似有病变，会引起误差。好的 X 线片，黑白对比较为清晰，骨小梁以及软组织的纹理清楚。

（2）骨结构：主要包括以下 5 点。

①骨膜在 X 线下不显影，只有骨过度生长时出现骨膜阴影，恶性肿瘤可先有骨膜阴影，青枝骨折或者疲劳骨折也会出现阴影。若在骨皮质外有骨膜阴影，应考虑上述病变。

②骨皮质是致密骨呈透亮白色，骨干中部厚两端较薄，表面光滑，但肌肉韧带附着处可有局限性隆起或凹陷，是解剖上的骨沟或骨嵴，不要认为是骨膜反应。

③骨松质：长管状骨的内层或两端、扁平骨如髂骨、椎体、跟骨均系骨松质。良好 X 线片上可以看到按力线排列的骨小梁；如果排列紊乱可能有炎症或新生物。若骨小梁透明皮质变薄，可能是骨质疏松。有时在骨松质内看到有局限的疏松区或致密区，可能是无临床意义的软骨岛或者骨岛，但是需要注意随访，以免遗漏了新生物。还有，在干骺端看到有一条或数条横行的白色骨致密阴影，这是发育期发生疾病或营养不良等原因产生的发育障碍线，并无临床意义。

④关节及关节周围软组织：关节面透明软骨不显影，故 X 线片上一可以看到关节间隙，此有一定厚度，过宽可能是有积液，关节间隙变窄，表示关节软骨有退变或破坏。

骨关节周围软组织如肌腱、肌肉、脂肪虽显影不明显，但它们的密度不一样，若 X 线片质量好，可以看到关节周围脂肪阴影，并可判断关节囊是否肿胀，淋巴结是否肿大，对诊断关节内疾患有帮助。

⑤儿童骨骺 X 线片：在长管状骨两端为骨髓，幼儿未骨化时为软骨，X 线不显影；出现骨化后，骨化核逐渐长大，此时 X 线片上只看到关节间隙较大，在骨化核和干骺端也有透明的骺板，但是幼儿发生软骨病或维生素 A 中毒时，骺板会出现增宽或杯状等形态异常。

知识点 4：X 线片临床应用

X 线片临床应用主要包括：

（1）创伤：通过 X 线片，可快速得出骨折和脱位的精确诊断，同时可根据骨折的部位、程度、类型或力线了解骨折的特征。

（2）感染：软组织肿胀可能是疾病早期的惟一表现，X 线片上的骨溶解表现通常在起病后7~10天才出现。

（3）肿瘤：X线片上看到的肿瘤基质对确定肿瘤性质有一定帮助。

（4）代谢性和内分泌性骨病：在X线片上表现为骨密度的减低或增加。

（5）先天性和发育性畸形：通过X线片可诊断骨形成异常如骶骨发育不良、先天性假关节、腕骨间融合等。X线片可用于各种发育不良性疾病的诊断和观察（如胫内翻、髋关节发育不良等）。

（6）关节炎：X线片可显示受累关节的形态学畸形以及受累的骨骼范围。骨关节的X线特征是关节间隙狭窄、软骨下囊性变、骨赘形成及硬化。

知识点5：其他X线检查技术

（1）体层摄影检查：是利用X线焦距的不同，使病变分层显示影像减少组织重叠，可以观察到病变中心的情况，比如肿瘤、椎体爆裂骨折有时采用。目前，常规体层摄影已基本由CT替代。临床上最常用的情况是用于检查骨科内固定患者的骨愈合情况，CT扫描时会因为金属产生伪影，而常规体层摄影不会出现伪影。

（2）关节造影：是为了进一步观察关节囊、关节软骨和关节内软组织的损伤情况和病理变化，将造影对比剂注入关节腔并摄片的一种检查，常用于肩关节、腕关节、髋关节和膝关节等。由于应用造影剂的不同，显影征象也不一样。应用气体造影称之为阴性对比造影法，碘剂造影可以称之为阳性对比造影法，如果两者同时兼用则为双重对比关节造影，多用于膝关节。随着MRI的出现，关节造影检查的数量已明显减少。关节造影只是有选择地应用，常与MRI或CT扫描同时应用。

肩、腕关节是最常使用关节造影的部位。肩关节造影常用于了解有无肩袖撕裂。盂肱关节内注入造影剂后，出现肩峰下－三角肌下滑囊的渗漏，表明有肩袖的全层撕裂，而渗漏仅见于肌腱部位则提示部分撕裂。关节造影时关节容量明显减少则支持粘连性关节囊炎的诊断。腕关节造影用于了解三角软骨和骨间韧带的撕裂。造影剂从一个关节间隔向另一个关节间隔流动表示有穿孔或撕裂。

（3）脊髓造影：是指将符合要求的阳性或阴性对比剂注入蛛网膜下腔，通过X线、CT或其他影像检查显示脊髓本身及其周围组织的状态及有无异常的临床技术。

伴随着CT和MRI逐渐减少。现在脊髓造影多与CT一起应用。CT的轴位影像可更全面地显示中央椎管、椎间孔、椎间盘、关节面和骨的形态。CT脊髓造影有时用于怀疑椎管狭窄患者的诊断，可以进一步了解骨和增生性改变的作用。通过脊髓造影显示狭窄节段的梗阻情况对了解脊髓压迫的严重性有一定帮助。对脊柱手术后因存在金属伪影或者不能行MRI检查时，可采用脊髓造影。在脊柱畸形的患者中（如严重脊柱侧凸），有时较难获得椎管很好的断面，因而难以评估椎管内情况，此时脊髓造影检查就非常有用。比如严重的脊柱侧后凸畸形伴有脊髓压迫和成人严重的退行性侧弯，通过脊髓造影和CT扫描可以清楚地显示脊髓和神经根的压迫情况。

（4）椎间盘造影：是指在透视引导下通过套管针技术将造影剂注入髓核内。穿刺注射期间密切监测患者的症状。如果患者出现类似于平时的症状，则考虑椎间盘的病理变化与患者的症状相关。椎间盘造影是一种有目的的激发检查技术，主要用于伴或不伴有根性症状的慢性椎间盘源性疼痛的评估。

对保守治疗无效及既往诊断检查正常、模糊或与症状不一致的患者，可考虑椎间盘造影检查。椎间盘造影一般仅用于模拟行手术的患者，检查有助于决定是否需要手术，并决定手术的范围。对多节段椎间盘病变患者，椎间盘造影对明确致病节段比较有价值。

二、CT 检查

知识点 6：CT 检查

高分辨力 CT 机能够从躯干横断面图像观察脊柱、骨盆及四肢关节较复杂的解剖部位和病变，还有一定的分辨软组织的能力，且不受骨骼重叠及内脏器官遮盖的影响，对骨科疾病诊断、区分性质范围、定位等方面提供了非侵入性辅助检查手段。

知识点 7：CT 扫描在脊柱疾病的应用

CT 扫描在脊柱疾病的应用如下：

（1）颈椎、胸椎后纵韧带骨化：CT 扫描能测出骨化灶的横径、矢状径和脊髓受压程度。

（2）腰椎管狭窄症：CT 扫描可区分中央型或侧隐窝狭窄，可看到硬膜囊及神经根受压的程度。

（3）腰椎间盘突出症：CT 扫描能清楚显示突出物压迫硬膜囊及神经根，并可了解是否伴有椎管狭窄。对神经孔外及侧方型椎间盘突出，CT 有独到之处。

（4）先天性脊柱畸形：CT 扫描对于复杂的先天性脊柱畸形非常有用，脊髓造影后 CT 扫描可以清楚地显示脊髓及神经根有无压迫改变，是否合并有脊髓的异常如脊髓纵裂。复杂的先天性侧凸由于椎体旋转比较明显，且可能相互重叠，X 线片上的椎体畸形常显示不清。脊柱的 CT 三维重建可以清楚地显示椎体的先天畸形，如半椎体、分节不良、脊柱裂和肋骨的畸形如并肋、肋骨缺如等，有助于正确地诊断和制订治疗计划。

知识点 8：CT 扫描在关节疾病的应用

CT 扫描在关节疾病的应用如下：

（1）髋关节：主要用于诊断先天性髋脱位，股骨头缺血性坏死、全髋关节置换术后出现的并发症，髋关节骨关节病及游离体，髋关节结核骨破坏与死骨情况。

（2）膝关节：膝关节屈曲 30°、60° 位髌骨横断扫描，以此诊断髌骨半脱位、髌骨软骨软化症。

（3）肩关节：主要用于观察关节盂唇疾病。结合肩关节双对比造影后再行 CT 扫描，能清楚显示肩关节盂唇损伤、撕脱骨折等病变，如 Bankart 病变。

知识点 9：CT 扫描在外伤骨折中的应用

在外伤骨折的诊治过程中，CT 扫描对设计减压与摘除碎骨块手术，有着一定的指导意义。此外，还可通过 CT 扫描了解脊柱骨折后稳定情况，并决定脊柱内固定方式。

知识点 10：CT 扫描在肿瘤中的应用

骨与软组织良、恶性肿瘤，都可以进行 CT 扫描，了解骨破坏程度、肿瘤周围软组织改变、判断与周围大血管及神经的关系，以考虑能否保留肢体。

三、MRI 检查

知识点 11：磁共振成像（MRI）检查

磁共振成像（MRI）是一种没有创伤性的安全检查方法。磁共振成像依赖于能影响组织化学特性的内在组织参数，尤其是人体组织内的氢原子，这是磁共振成像的基础。

知识点 12：磁共振成像的优点

磁共振成像的优点主要包括：

（1）MRI 成像能从多方位、多层面提供解剖学信息和生物化学信息，可在分子水平提供诊断信息。

（2）MRI 成像具有较 CT 更强的软组织分辨率，能反映炎症灶、肿瘤周围被侵犯情况。

（3）通过不同序列，可获得脂肪抑制技术，不需要造影就可以获得类似于脊髓造影的磁共振液体（水）成像技术。

（4）MRI 检查无放射线辐射，并具有高度对比分辨力，且能提高病理过程的敏感度。对人体没有任何放射性损害。

知识点 13：磁共振成像在骨科中的应用

磁共振成像在骨科中的应用如下：

（1）脊柱疾病：MRI 可准确评价脊柱的各种病理情况，T_1 加权成像适用于评价髓内病变、脊髓囊肿以及骨破坏病变，而 T_2 加权成像则用于评价骨唇增生、椎间盘退行性病变与脊髓损伤。

①脊髓病变：可清楚显示脊髓空洞、脊髓纵裂、硬膜内脂肪、脊髓栓系、脊髓脊膜膨出等脊髓病变。

②脊柱感染性疾患：如化脓性骨髓炎、脊柱结核与椎间盘炎。脊柱化脓性感染在 T_1 加权像上为低信号，T_2 加权像上为高信号。MRI 对于诊断脊柱结核很有用，除椎体破坏外，

还可以见脓肿形成,有助于制订手术计划。

③椎间盘病变:正常椎间盘在 T_1 加权像上呈低信号、T_2 加权像上呈高信号。随着年龄增加,椎间盘的水分逐渐减少,因此在 T_2 加权像上中央高信号区范围逐渐减小。目前认为椎间盘退行性病变首先是前方、侧方或后方的外层纤维环撕裂,但大多数患者的 MRI 上看不见上述纤维环的撕裂。少数情况下,在 T_2 加权像上,因继发水肿及肉眼可见的组织形成,纤维环撕裂呈现比较明显的高信号带。上述 T_2 高信号带可能与腰背痛有关系。

椎间盘手术后病人,用 Gd-DTPA 增强剂行 MRI 可以区别是瘢痕还是又有新的椎间盘突出。在 T_1 加权像上瘢痕为低信号,如应用钆增强剂,则瘢痕成为高信号,椎间盘组织在 T_1 加权像上增强前后均为低信号。

④椎管病变:MRI 可以清楚地显示椎管狭窄的部位、范围和程度。MRI 可以显示神经根管狭窄,硬膜外脂肪和侧隐窝脂肪减少是诊断神经根受压的重要征象。不过 CT 在判断骨组织、椎间盘组织在椎管狭窄中的作用仍然要优于 MRI,尤其是 CT 脊髓造影,具有更好的对比度。

⑤脊柱、脊髓外伤:MRI 是脊柱与脊髓损伤重要检查手段,可提供较多信息,尤其是显示有关脊髓本身的创伤、椎管以及椎旁软组织的改变,能够判断后方韧带复合结构的损伤情况,利于制订治疗方案。

MRI 对于脊椎压缩性骨折,除了可以显示骨折程度和脊柱序列情况,还可由椎体内骨髓信号的变化得知骨折的急慢性及愈合程度。如压缩性骨折非常严重而且扁平,在 T_1 加权像上呈高信号,T_2 加权像呈低信号显示,表示为慢性压缩性骨折,椎体内已被脂肪组织所替代。如果在 T_1 加权像上椎体呈低信号,在 T_2 加权像上呈高信号,就表示骨折后仍有骨髓水肿的现象,可能为亚急性骨折,其骨髓水肿可以引起患者背部疼痛。上述改变有助于临床上选择责任椎体进行椎体成形术或后凸成形术。

(2)关节疾病:主要包括 MRI 在髋关节疾病、膝关节疾病以及肩关节疾病中的应用。

①髋关节疾病:MRI 对软组织分辨率高,又有各种不同的序列技术,能早期发现股骨头缺血坏死、关节唇的撕裂、骨关节病与肿瘤。MRI 诊断股骨头坏死的敏感性要优于 CT。股骨头坏死早期一般局限于股骨头前上方,与负重部位一致。坏死组织的 MRI 特征:T_1,T_2 加权像均呈低信号,间质肉芽组织在 T_1 加权像呈低信号,T_2 加权像呈高信号显示,坏死边缘骨硬化在 T_1,T_2 加权像均呈低信号。

②膝关节疾病:MRI 现在常规用于交叉韧带损伤(特别是前交叉韧带,表现为韧带外形的变化和继发的信号变化)、半月板撕裂(半月板可见延伸到表面的线型异常信号)、侧副韧带损伤(水肿或连续性中断)的诊断。

③肩关节:多平面成像可较好地显示肩袖和盂唇。肩袖损伤(主要是冈上肌肌腱)可有肌腱的退行性病变(T_1 加权像和质子密度扫描上信号异常)、部分撕裂(T_1 加权像信号异常伴 T_2 加权像上的水肿)以及完全撕裂,可见横过肌腱的液体信号(常为肌腱前缘,T_2 加权像高信号)并与关节腔和肩峰下滑囊相通。

(3)骨与软组织肿瘤:恶性骨及软组织肿瘤,破坏骨髓腔或软组织,其 MRI 表现较 X 线平片为早。骨巨细胞瘤、骨肉瘤等破坏骨髓腔,通常有缺血坏死,在 MRI 上呈低信号。

（4）骨与关节感染：急性骨髓炎髓腔发生炎性改变及骨皮质外软组织改变，MRI 的敏感性较 X 线平片高，可以早期发现，尤其是深部组织。对急性骨髓炎，T_1 加权像见骨髓腔呈一致低信号至中等信号，骨皮质受累者呈中等信号；在 T_2 加权像上髓腔炎症区为高信号，较高于正常髓腔。

四、放射性核素检查

知识点 14：放射性核素检查

放射性核素显像通过在病人体内注入的放射性物质发射光子，通过光能转换产生图像，它既能显示骨的形态，又能反映骨的活性，可以定出病损部位。

放射性核素骨扫描在发现骨病变上具有很高的敏感性，能够在 X 线检查或酶试验出现异常前更早地显示骨病变的存在。骨显像的类型有静态显像（局部显像和全身显像）以及动态显像（三时相和四时相显像）。

知识点 15：放射性核素检查的临床应用

放射性核素检查的临床应用主要包括：

（1）搜索早期骨肿瘤：恶性肿瘤容易发生骨转移，脊柱是继发性骨肿瘤的最常见部位。放射性骨扫描可比较早地发现病灶，甚至可发现多发性病灶。对病情的发展及预后的判断有重要意义。

检查发现：①核素无浓集现象，见于软骨瘤、纤维瘤；②核素轻度浓集，多见于软骨肉瘤、内生软骨肉瘤；③核素高度浓集，常见于骨肉瘤、尤因肉瘤、转移癌、嗜酸性肉芽肿、骨囊肿。

（2）骨髓炎早期，此时 X 线检查往往呈阴性结果，而核素扫描在骨髓炎症状出现 24 小时后，就可以在病灶区内发现密集现象。

（3）核素显像能直接反映脊柱移植骨成骨活性的程度。

（4）骨梗死在核素图像中表现为"冷区"反应，且持续时间达数周以上。

第二章　骨科常用治疗技术

第一节　石膏绷带与夹板固定技术

一、石膏固定技术

知识点1：石膏固定技术

利用熟石膏遇水可重新结晶而硬化的特性将其做成石膏绷带包绕在肢体上起固定作用，这种固定方法称为石膏固定。临床分为石膏托、石膏板和管型石膏。石膏固定的优点是能够根据肢体的形状而塑形，之后十分坚固，固定作用确定可靠，便于搬动和护理，不需经常更换。其缺点是，干固定形后，如接触水分可软化变形而失去固定作用。固定后无弹性，不能随时调节松紧度，难以适应肢体在创伤后的进行性肿胀，容易发生过紧现象，而肢体一旦消肿，又易发生过松现象，且其固定范围较大，固定期内无法进行功能锻炼，易遗留关节僵硬等后遗症。

知识点2：石膏的种类

（1）常用的石膏绷带：主要包括石膏卷和石膏带。

①石膏卷：石膏卷由石膏粉涂敷在粗网眼的特制绷带上制成，一般用来制作石膏管型。

②石膏带：是由石膏卷叠成所需长度的多层带，一般是6~8层，主要用于需要加强固定的部位，如关节部位。石膏带也可制作石膏托所用。

（2）常用的石膏类别：如下：

①躯干部：石膏床、石膏背心、石膏腰围、石膏围领。

②肩部：肩人字形石膏。

③上肢：长臂管型石膏、长臂石膏托、前臂管型石膏、前臂石膏托。

④髋部：髋人字形石膏，单侧长、短腿人字形石膏，双侧长腿人字形石膏、蛙式长、短膏。

⑤下肢：长腿管型石膏、长腿石膏托、小腿管型石膏、小腿石膏托。

知识点3：石膏固定的适应证

石膏固定的适应证如下：

（1）用于骨折、脱位、韧带损伤和关节感染性疾病，可以缓解疼痛，促进愈合。

（2）用于稳定脊柱和下肢骨折，可以进行早期活动。

（3）用以稳定固定关节，改善功能。

（4）矫正畸形。

（5）预防畸形。

知识点 4：石膏固定的禁忌证

石膏固定的禁忌证包括：

（1）全身情况差，尤其心肺功能不全的老年人，不可在胸腹部包扎石膏绷带。

（2）有直接妨碍病情观察的特殊情况出现时。

（3）孕妇、进行性腹水忌作胸腹部石膏固定。

知识点 5：石膏绷带包扎技术的术前准备

石膏绷带包扎技术的术前准备包括：

（1）物品准备：通常骨科门诊、急诊、病房都设有专用石膏间，内设盛石膏的箱或柜、拆除石膏用的器械及石膏水池、石膏带操作台、X线机、读片灯。

（2）工作人员准备：工作人员须穿好围裙、胶鞋或鞋套，一般操作须两人，一人操作，一人协助，包大型石膏根据情况决定参与人数。

（3）病人准备：病人先清洁皮肤，去除污垢，并要保持皮肤干燥。若有伤口者，应更换敷料，不用胶布固定。打石膏处须暴露完整，冬天要注意病人保暖。

知识点 6：石膏绷带包扎技术的操作方法

石膏绷带包扎技术的操作方法如下：

（1）在上石膏的肢体或躯干应穿有松紧适中的棉织筒衬里，骨突处放置衬垫，以免压伤皮肤。

（2）将伤肢置于并保持在所需的位置，用器械固定或专人扶持，直到石膏包裹完毕硬化定型为止。扶托石膏时应用手掌，禁用手指。

（3）石膏每层之间必须抹平，使相互紧密贴合。

（4）在易于折断的部位，如关节处，应用石膏条带加强。

（5）注明日期和诊断，并在石膏上画出骨折的部位及形状。

（6）石膏定型后，可用电烤架，或其他方法烘干。但须注意防止漏电和烧伤皮肤。对穗形石膏需翻身烘烤背面。

（7）密切观察，遇有下列情况者应劈开石膏进行检查。

（8）石膏如有损坏，应及时修补或更换。

知识点 7：石膏绷带固定的注意事项

石膏绷带固定的注意事项包括以下几点：

（1）石膏固定完成后，要维持其体位直至完全干固，以防折裂。

（2）抬高患肢，以利消肿。

（3）患者应卧木板床，并须用软垫垫好石膏。

（4）寒冷季节应注意患肢外露部分保暖。炎热季节，对包扎大型石膏的病人，要注意通风，防止中暑。

（5）防止局部皮肤尤其是骨突部受压，并注意患肢血液循环有无障碍。

（6）石膏固定期间，应指导患者及时进行未固定关节的功能锻炼，及石膏内肌肉收缩活动，并定期进行 X 线摄片检查。

（7）必须固定于肢体关节的功能位。

知识点 8：拆除石膏的步骤

拆除石膏的步骤如下：

（1）物品准备：电动石膏锯、石膏剪、石膏刀、手锯、石膏撑开钳等。

（2）认真解释：由于器械都比较锐利，电锯噪声又大，病人往往很惧怕，要做好解释工作。

（3）清洁皮肤。

（4）失用性水肿的防止。

知识点 9：新型石膏绷带的使用

（1）黏胶石膏绷带：用胶质材料与石膏粉混匀所制成的石膏绷带，其优点在于石膏粉不宜脱落，石膏绷带薄而轻，固化时间短，约 10 分钟。

（2）高分子聚合物石膏绷带：是用高分子聚合物材料制成，其特点是材料重量轻，固化快，一般需 3 分钟，30 分钟后即可负重。

二、小夹板固定技术

知识点 10：小夹板固定技术

夹板局部固定是利用与肢体外形相适应的特制夹板来固定骨折。临床上常用的作为夹板局部外固定的材料是木质夹板、石膏夹板、塑料夹板、纸基塑料夹板。夹板固定的原理是在夹板与皮肤之间放置不同形状的纸压垫作为力点，形成三点固定的杠杆作用，以维持骨折的位置。夹板外以布带作为约束，使夹板通过纸压垫对骨折产生定向的压力。

知识点 11：小夹板固定技术的适应证

小夹板固定技术适用于绝大多数四肢闭合性骨折，开放性骨折创面已愈合，或骨折切开复位内固定术后。

知识点 12：小夹板固定技术的禁忌证

小夹板固定技术的禁忌证包括：
（1）关节内或关节附近的骨折。
（2）极不稳定的四肢骨折。
（3）严重的开放性骨折以及有严重的软组织感染的骨折。
（4）脊柱骨折。
（5）软组织过度肿胀时暂时不宜。

知识点 13：小夹板的制作材料的种类

小夹板的制作材料的种类包括：
（1）木制夹板：以柳木、杉树皮为佳，具有可塑性以利于制成适应肢体的外形，有韧性抗折，有弹性以利于肌肉的收缩。其厚度多为 2.5mm×4mm，边缘光滑圆钝，接触皮肤的一面粘一毡垫，外包棉绳套或灯芯绒，可常规成批生产或临时修剪。
（2）铁丝夹板：用直径 4mm 左右的铁丝制矩形，矩形间用较细的铁丝缠绕成网状。用时衬上厚实的棉花，用绷带缠绕。此类夹板可临时塑成各种形状，多用于临时性固定。
（3）石膏夹板。
（4）厚纸板、竹片、铝片等制成的夹板。

知识点 14：小夹板压垫

（1）作用：夹板的力点。
（2）材料：吸水、散热、无刺激的毛头纸为佳。
（3）类型：①平垫；②梯垫；③塔垫；④高低垫；⑤抱骨垫；⑥葫芦垫；⑦分骨垫；⑧合骨垫；⑨横垫等。

知识点 15：小夹板的横带

横带宽 1.5~2cm，长短以绕肢体 2 周能打结为度，亦可用 4~6 层绷带包扎，其作用是固定夹板并给夹板合适的压力。

知识点 16：小夹板固定的操作方法

小夹板固定的操作方法如下：

（1）纸压垫要准确放在适当位置上，并用胶布固定，以免滑动。

（2）捆扎布带松紧要合适，其松紧度以束带在夹板上可以不费力地上下推移 1cm 为宜。

（3）在麻醉未失效时，搬动病人应注意防止骨折再移动。

（4）抬高患肢，密切观察患肢血液循环。

（5）骨折复位后 4 天之内，可根据肢体肿胀和夹板的松紧程度，每日适当放松一些。

（6）2~3 周后，如骨折已有纤维连接，可重新固定，以后每周在门诊复查 1 次，直至骨折临床愈合。

（7）鼓励病人患肢功能锻炼。

（8）2 周内根据骨折稳定性行 X 线检查 1~2 次。如骨折变位，应及时重新复位。必要时改作石膏固定。

第二节　支具固定与外固定支架

知识点 1：支具固定的作用

支具固定的作用包括：

（1）防止畸形。

（2）制动。

（3）稳定关节。

（4）有利于进行功能锻炼。

知识点 2：上肢支具的分类及其作用

固定或矫正用上肢支具，前者适用于腕关节炎症、舟骨骨折，延迟愈合或不愈合。后者有腕、掌指或指间关节背伸及屈曲支具，缺血性挛缩支具、手偏斜支具、桡神经瘫痪支具等。上肢功能矫形支具的作用：可稳定松弛的关节，代偿瘫痪的肌肉功能，恢复部分生活或劳动能力。

知识点 3：下肢支具的种类

下肢支具的种类包括：

（1）矫正鞋：有平足鞋、内翻矫形鞋、前掌横条鞋垫等，适用于平足、足内翻、跖痛症、爪形趾及其他畸形等。

（2）矫形鞋：补偿下肢短缩或者足部残缺，矫正足部畸形，转移病区负重点，扩大负重面，稳定关节，减少痛苦，增进功能，可以治疗某些足部疾病。可分为补缺鞋和补高鞋两种。

（3）长腿支具或护膝装置：稳定膝关节，防止畸形。

（4）踝足支具：稳定踝关节，防止畸形。

知识点 4：脊柱常用支具

脊柱常用支具包括：

（1）颈椎支具：常用塑料围领或头颅环装置，用于颈椎骨折脱位、颈椎不稳或颈椎术后固定。

（2）胸腰椎支具（Boston 支具）：常用硬塑料制作，用于脊柱侧弯矫形或脊柱后维持脊柱稳定性。

（3）颈-胸-腰支具（Milwaukee 支具）。

知识点 5：外固定架

骨外固定架是将骨折两端用针或钉钻入，后在皮外将穿入骨折之针固定在外固定架上。此法不是内固定，也不是外固定，但达到了过去内固定和外固定所不能达到的效果。

知识点 6：外固定架的优点

外固定架的优点如下：

（1）在其他固定方法不适用时，外固定架可使骨折获得牢固的固定。

（2）据骨折的类型，使用外固定装置可使骨折端间获得加压、保持位置或分离固定。

（3）应用外固定架后可以直接观察肢体或创面的情况。

（4）有助于治疗。

（5）允许近侧或远侧关节立即活动，可减轻水肿，有利于保持关节表面的营养，并可防止关节囊纤维化、关节僵硬、肌肉萎缩和骨质疏松。

（6）外固定装置能够悬挂在床上，可使肢体抬高，容易减轻水肿并解除后侧组织的压力。

（7）肢体进行稳定的外固定后可以进行早期活动，也可保持所需要的某种姿势。

（8）如患者的全身情况不能进行脊麻或全麻，就可以在局麻下安放外固定架。

（9）在某些有感染的骨折中容易发生骨折不愈合，坚强固定有利于控制或消除感染因素。

（10）当牢固固定失败后、关节成形术后感染或已不可能进行重建关节，但仍须作关节固定术者，亦可使用外固定架。

知识点 7：外固定架的缺点

外固定架的缺点包括：

（1）粗暴的插针技术，皮肤和针道处理不妥当，都易导致针道感染。

（2）缺乏经验的外科医师对针和固定支架在力学上组合起来有困难。

（3）支架比较笨重，患者常可因美观、生活不便等问题而不愿使用。

（4）可能会发生针道穿过骨折部位。

（5）支架去除后可能发生再骨折，除非肢体有确实的保护，直到骨组织具有正常的应力。

（6）器材价格比较昂贵。

（7）不能按照医嘱规定的患者（即依从性差者）会扰乱支架的调整。

（8）骨折位于骨干的近端或远端时，大骨片上的支持针不适宜承担杠杆作用，而需要对邻近关节进行制动，可发生僵硬。

知识点 8：外固定架的作用

外固定架的作用主要包括：

（1）能保持骨折端的良好对位。

（2）可牵开骨折两端以延长肢体。

（3）可利用加压技术，促进骨折愈合。

（4）可以纠正早期的成角畸形与旋转畸形。

知识点 9：外固定架的种类

目前，常用的外固定架包括下列几种：

（1）单臂型外固定架：贯穿骨针 4 支，骨针外端固定在一侧，钢针穿破一侧皮肤，经皮质骨固定，针平行排列，外固定器具有方向结以调整固定（Bastiani 架）。

（2）半环型外固定架：多钢针突破一侧皮肤，任意方向穿入针，方向调节半环固定架（夏和桃型）固定。

（3）全环型外固定架：多种平面，两钢针交叉通过骨质，穿通双侧皮肤，外固定支架环形固定型。

知识点 10：外固定架的并发症

（1）针道感染：针道感染是使用外固定架过程中最常见的并发症。外固定架的并发症曾一度制约了它的发展。其发生率依不同肢体部位、不同术者和不同种类的器械各不相同。随着外固定架理论、技术及器材的发展，现在临床上针道感染的发生率已明显降低。对胫骨开放骨折使用外固定架固定，其针道感染发生率为 6.9%～14.2%。只需要做到小心预防，早期诊断，积极治疗，此并发症将不会明显影响骨折的治疗。

按照从轻到重的程度，针道感染可分为 4 期。

第一期——不规则性或浆脓性渗出期：此时应加强针孔卫生护理，抬高患肢并口服广谱抗生素，炎症通常在数日内即可消退。

第二期——表浅性蜂窝织炎：此时应该在加强针道护理的同时应用抗生素治疗。

第三期——深部感染：感染从浅到深弥漫整个针道。此时应及时拔除松动的固定针，应对针道进行清创术，并且保持引流通畅以及通过肠外途径全身使用敏感抗生素。若骨折端不稳定，就另行穿针。应绝对避免经过或邻近炎性组织重新置入固定针。

第四期——脊髓炎：固定针松动伴感染且影像学显示骨质受累，这就意味着发生了骨感染。通过去除固定针和肠外应用抗生素等措施，能够有效地治愈急性感染。如果 X 线片显示固定针周围有一个环形死骨区，针道反复渗出脓性液体，则须行清创术。术后静脉输入敏感抗生素，要注意保护患肢，以防止发生因骨质缺损而导致的骨折。

早期诊断、早期治疗可以终止针道感染恶化的进程，并且最终使感染获得治愈，这需要医生和患者的共同努力。

防止针道感染的最重要方法就是使用正确的固定针置入技术和术后护理。除正确使用外固定架之外，还要向患者讲清楚使用和术后护理外固定架的注意事项和方法，使患者在发现针道感染的早期表现后得到及时救治。

（2）固定针松动：在骨折愈合的过程中，由于固定针长期承受不同方向的应力，因此，固定针的松动是一种自然过程。医生所能做到的就是如何尽量延长其发生松动的时间，包括正确置入固定针，避免预弯负荷，解除固定针与周围软组织之间的任何张力。同内固定治疗一样，外固定架失效与骨折愈合之间也存在着一种比赛，所以促进骨折早日愈合也是防止固定针发生松动的重要手段。对骨缺损的部位早期进行植骨并适时进行动力化就可以达到这个目标。

（3）外固定失效：外固定架失效包括固定针和连杆的断裂和弯曲变形。目前，由于固定针的直径为 5mm 和 6mm，所以固定针折断的发生率明显减少。多次重复使用外固定架的各部件，便金属发生疲劳，是外固定架失效的主要原因。

（4）骨折畸形愈合，迟延愈合和不愈合：骨折畸形愈合的主要原因就在于原始复位不满意。相对于骨折端之间发生的成角畸形而言，旋转畸形发生率较高。为避免畸形的发生，在置入固定针之前应尽可能地恢复骨折端的理想对位，而不要过多地依赖外固定架自身的调整。虽然参照健侧肢体是一种有效的复位方式，但最准确的手段还是术中及术后所摄的 X 线片。使用不透 X 线的连杆，可能会影响判断骨折的复位程度，因此，除了常规摄正、侧位 X 线片外，有时还需加照斜位 X 线片。

患者术后的功能锻炼和负重使外固定架不断地承受应力，这将导致外固定架失效，最终不能维持骨折端之间的良好复位。一定要将这一可能性在术前向患者讲清楚，使之对此多加注意并定期来院复查，使得能够对外固定架及时进行调整。

（5）软组织损伤：其并发症主要包括神经血管损伤、拴桩效应。

①神经血管损伤：盲目穿针的恶果就是造成神经血管损伤。包括直接损伤和固定针炎性反应引起的慢性腐蚀性损伤。通常后者所引起的神经和血管受损的症状逐渐出现，并呈进行性加重。

为了避免这种损伤的发生，医生必须熟知手术肢体横截面的解剖。使用全针固定，特别是在危险区内应尽可能在对侧采用半针固定。在大腿危险区穿全针时应由内向外。行皮肤切口时手术刀平面须平行于神经和血管的走行。无论使用钻钻孔还是拧入固定针，均须在直视下操作。在膝部自前向后进行钻孔或置入固定针时，应适当使膝关节屈曲以避免损伤腘窝部的血管、神经结构。

②拴桩效应：一旦肌肉或肌腱被外固定架的固定针所穿入，就如同被拴在树桩上一样，产生类似肌腱固定术或肌肉固定术一样的后果，其所跨过的关节的活动范围将受影响。

（6）骨筋膜室综合征：这种并发症较少发生。究竟是因为原始损伤所致，还是由于在置入固定针的过程中出血导致了骨筋膜室内压力增高，尚无定论。总之，在使用外固定架过程中不要以为置入的固定针容积较小，不会造成骨筋膜室内容物增加，就对骨筋膜室综合征的发生掉以轻心。一旦临床上出现了此并发症的表现，就应尽早进行处理。

第三节　内固定技术

知识点 1：内固定技术

内固定是在骨折复位后，使用金属内固定物维持骨折复位的方法。临床有两种置入方法：一种是切开复位后置入内固定物，另一种是在 X 线透视下，手法复位或针拨复位后，闭合将钢针插入内固定。属于手术治疗的范畴。

知识点 2：内固定技术的发展

早在 16 世纪就有人陆续用金、铁、铜、银、铂等金属材料和硬质玻璃、象牙、牛骨等非金属材料来植入体内，用以固定或填补骨缺损。19 世纪，ThomasGluck 用象牙设计了各种骨折内固定物、关节和骨的替代物。1886 年，Hansmann 报道了应用接骨板治疗骨折的方法，以后 Lambotte、Sherman 及 Inane 陆续进行了报道，但多不成功。这些学者对内固定用具的形状、强度和组织相容性做了一些改进，可称之为第一代接骨板，现今很少使用。在此基础上，Tounsend 和 Gilfillan、Eggers 以及 Collison 设计了槽式钢板。但由于接骨板不够牢固，未能推广使用，这是第二代接骨板。第三代接骨板，也就是加压接骨板，是受到 Key和 Charnley 膝关节加压融合术的影响而设计的。Danis 是真正加压接骨板的先驱，他所设计的接骨板，是利用接骨板内的一个附件装置，形成骨折端的互相压缩。其后，Venable、Boreau 和 Bagby 对其提出了一些改进，到 1961 年 Muller 骨板的应用，使 Danis 接骨板发生显著变化。其压缩力足而可靠，至今仍在应用。

内固定的发展还包括对于髓内钉和加压螺钉的应用。

知识点 3：内固定技术的原则

AO 学派制订了四项手术原则，包括：

（1）骨折特别是关节内骨折的解剖复位。

（2）用无创性技术保留骨折块和软组织的血液循环。

（3）设计牢固的内固定，使之能满足局部生物力学的要求。

（4）骨折附近的肌肉和关节早期主动和无痛地活动，以预防"骨折病"。

知识点4：内固定技术的适应证

下列内固定的适应证可供参考：

（1）但凡是手法难以复位或复位后难以固定的骨折，最终难达到功能复位的标准而严重影响功能者。

（2）骨折端有肌肉、骨膜、肌腱或神经等软组织嵌入，手法难以复位者。

（3）有移位的关节内骨折，手法复位治疗很少能达到解剖复位，如不行内固定，日后必将严重影响关节功能。

（4）有严重移位的撕脱骨折，通常是因为有肌肉、韧带、关节囊等软组织牵拉，复位较困难。

（5）有严重移位的骨骺分离或骨折，必须正确复位、紧密接触、牢固固定，否则易发生不愈合，畸形愈合以及骨骺发育停止。

（6）骨折并发主要的血管或神经损伤（包括断肢再植），需先内固定骨折部，而后吻合血管、神经。但 Conndly 和一些学者认为，开放复位内固定不但费时，且增加了手术创伤、术后感染的概率，应该先集中精力修复血管损伤。如有可能应用牵引、外固定架、石膏托等处理，这种意见只能提供参考，再根据具体情况酌情使用。

（7）一骨多折或者多处骨折为便于护理和治疗，防止并发症，可选择适当部位切开复位内固定。

（8）无论是开放还是闭合方法治疗后发生的骨不连接或者骨延迟愈合者。

（9）病理性骨折。

（10）开放性骨折。

知识点5：内固定技术的禁忌证

内固定技术的禁忌证包括：

（1）手法复位即可达到功能复位或解剖复位而无需切开内固定者。

（2）难以应用内固定或内固定不牢固者。

（3）伴有活动性感染或骨髓炎者。

（4）局部软组织条件不佳，如严重烧伤、瘢痕和软组织感染者。

（5）全身一般情况差，不能耐受麻醉或手术者。

知识点6：骨固定的时机选择

切开复位内固定的时机视病情和局部骨折情况而定。某些骨折病人常伴有颅脑损伤或胸腹伤，合并严重休克，应该优先处理危及生命的损伤，然后再处理骨折。开放性骨折或脱位或者伴有血管损伤的骨折均应紧急手术。对一般的闭合性骨折则可择期手术。

知识点 7：内固定的材料种类

内固定的材料包括螺钉、钢板、生物材料。

知识点 8：内固定材料——螺钉

（1）螺钉的结构：如下所述。

螺钉外径：螺钉螺纹的直径。

螺钉钉芯：螺纹部分的钉杆。

螺距：螺纹之间的距离。

螺杆：螺钉无螺纹部分的螺杆。

螺钉中钉芯部分非常重要，其截面积的大小与抗弯曲强度直接有关。

螺钉的断裂有两种原因：①扭弯应力，扭弯应力使螺钉受到剪式应力；②弯曲应力，当弯曲应力作用于螺钉长轴时螺钉会发生断裂。

（2）螺钉的种类：主要包括自攻螺钉、非自攻螺钉、皮质骨螺钉、松质骨螺钉、空心螺钉、踝螺钉、锁定螺钉。

①自攻螺钉：自攻螺钉在拧入时可以在骨骼中自行开出螺纹而无须攻丝。自攻型螺钉其钉尖部分有切槽，可以切割出骨道面允许螺纹进入。但由于切槽很短，并不占有螺纹全长，所以在拧入时会有骨屑堆积。另外螺丝是以挤压的方式进入骨质中，在螺纹周围造成骨损伤。

自攻型皮质骨螺钉在操作时不需事先攻丝，故操作简便，节省手术时间。但由于骨屑的存在，螺钉所受的扭力较大，同时螺钉的切槽部分使螺纹面积减少，加之螺纹周围骨损伤，其抗拔出力比非自攻型皮质骨螺钉减少 17%~30%。自攻型皮质骨螺钉拧入时需要很大的轴向压力，可以使复位后的骨折块发生再移位。松质骨螺钉也是一种自攻型螺钉，其螺纹直径由尖端开始顺时针方向增大，在拧入时骨屑可以排出。操作时不可以用丝攻攻其全长，否则会损伤骨质而减弱抗拉出力。

②非自攻螺钉：非自攻螺钉没有切槽，尖端是钝圆的。操作时要求事先钻孔，然后攻丝。非自攻型螺钉的优点是由于事先在骨质上攻出螺纹，故拧入时扭力很小，另外扭入时无须很大轴向压力，不会造成复位后的骨折块再移位。

③皮质骨螺钉：皮质骨螺钉为浅螺纹、短螺距的全螺纹非自攻型螺钉。由于钉芯相对较短，抗弯曲能力很强。

④松质骨螺钉：松质骨螺钉螺纹很深，螺距较长，钉芯直径相对小。由于外径与钉芯比例很大，或者说螺纹面积较大，故在骨质中有良好的把持作用。松质骨螺钉用于干骺端的松质骨。分全螺纹和半螺纹两种类型。当螺钉用于拉力螺钉时应选择半螺纹螺钉。

⑤空心螺钉：外形为松质骨螺钉，其中空质结构允许异针通过。对某些骨折，在 X 线监视下钻入异针暂时固定，如果复位及异针位置满意，通过异针即可拧入空心螺钉。临床上常用于干骺端骨折闭合复位，经皮螺钉固定。

⑥踝螺钉：踝螺钉是螺钉尖端有一三角形钉刃的半螺纹皮质骨螺钉，可以自攻。主要使用于内踝骨折的固定。目前在临床上已经较少使用，多以半螺纹松质骨螺钉代替。

⑦锁定螺钉：用于锁定钢板。主要结构特点是螺钉钉帽和钢板钉孔之间有连接固定装置，螺钉拧入钢板固定后，螺钉和钢板间有特定的固定机构连接，使螺钉和钢板间不会再产生相对活动，产生角度的固定作用。如 AO 组织研发的 LCP 系列内固定器，螺钉和钢板孔间是通过锥形螺纹进行锁定固定的。

知识点 9：内固定材料——钢板

（1）钢板可根据起到的生物学作用而分为：中和钢板、加压钢板、支持钢板和桥接钢板等。

（2）钢板固定的张力带原则：钢板在长管状骨骨干骨折固定时的置放位置十分重要。由于骨骼的形态都略有弯曲，在轴向应力作用下，骨骼的一侧受到压力，而对侧受到张力。

（3）钢板的种类：主要包括动力加压钢板、点接触型钢板、环形钢板、重建钢板、角钢板、滑动螺钉钢板、LISS。

①动力加压钢板（DCP）：动力加压钢板可分别作为中和钢板、加压钢板和支持钢板来应用。

②动力加压钢板（LC-DCP）：AO 于 1982 年发明限制接触型钢板。其特点是钢板的底面有凹槽，钉孔的斜坡是双侧的。其优点是钢板与骨骼只部分接触，由于骨膜血供损伤小，凹槽部分允许骨膜存在和生长，较少干扰骨膜血供从而防止钢板下骨质疏松。

③点接触型钢板（PC-Fix）：点接触型钢板设计特点是有 1 个三爪形尖扣和 1 个垫圈：两者可将螺钉与钢板固定为一体，以防止螺钉从骨骼中拔出；三爪形尖扣将钢板垫起，使钢板与骨膜不会直接接触。与限制接触型钢板相比，更小地干扰骨膜血供。

④环形钢板：环形钢板分为 1/2 环形、1/3 环形和 1/4 环形 3 种：环形钢板可以抵抗张力和扭力，并可行动力加压，在直径较小的长管状骨骨折时有助于骨折复位。但由于其厚度只有 1mm 薄厚，总强度较差，所以只可用于应力不大部位的骨折固定。

⑤重建钢板：重建钢板的特点是在钢板的侧方均有切槽，使之可以在各平面塑形。主要应用于应力不大、形态复杂部位的骨折，比如髋臼、肱骨远端骨折。

⑥角钢板：角钢板发明于 50 年代，曾被广泛应用于股骨远近端骨折。角钢板由两部分组成，钢板和刃部，两者之间弯成 130° 或 95° 夹角。钢板较刃部稍厚，刃部剖面呈 "U" 形。操作时先将刃部打入直至股骨头颈（130° 角钢板）或股骨髁（95° 角钢板），再将钢板固定于骨干。

角钢板有如下缺点：刃部和钢板折弯初应力集中，易于断裂；刃部对于骨折端没有加压作用；刃部在打入时位置要求很高，否则钢板与骨干无法贴附，因此操作困难。

⑦滑动螺钉钢板：滑动螺钉钢板设计有侧板一端有一套筒，拉力螺钉可在套筒中滑动。它的优点包括：拉力；螺钉可以使骨折端获得压力；套筒与钢板结合部强度很大，不易断裂；拉力螺钉置入后再套入套筒，侧板位置灵活可调。

⑧LISS：LISS 是 20 世纪 90 年代 AO 组织为应用 MIPPO 技术设计开发的钢板螺丝钉固定系统。与以上钢板相比较，主要设计改进是螺钉帽和钢板孔都带有螺纹，螺钉拧入钢板孔对骨骼进行固定的同时，钢板和螺钉之间通过螺纹进行了固定，固定后，钢板可以不贴附在骨表面，螺钉和钢板之间连接锁定成整体，不会产生晃动，螺钉的方向和钢板的相对位置也是惟一的。其固定形式相当于内置的外固定架，所以，LISS 也有 LIF 之称。LISS 钢板是解剖型设计，每个固定部位有其相应使用的钢板。目前股骨远端钢板（LISS DF）和胫骨近段外侧钢板（LISS PLT）两系统应用比较成熟。

知识点 10：内固定材料中的生物材料

在骨骼内固定方面，通常使用的金属板、螺丝钉，其固定坚强，然而，其主要缺点是在骨折愈合后病人需要多次手术来除去这些金属植入物。因此，近 30 年来，许多生物材料学家及矫形骨科医生纷纷探索新的可吸收材料来取代金属植入物。

生物材料无论来源如何，大多数聚合物是由许多重复的单体组成的大分子，它们具有碳原子支架。

知识点 11：内固定的种类

内固定的种类包括螺钉、接骨板、髓内针、不锈钢丝、骨圆针。

（1）螺钉：①种类：a. 普通螺钉；b. 加压螺钉；c. 生物可吸收螺钉。②适应证：通常与接骨板联合应用，固定各种骨折、少数情况下，单独应用就能达到稳定骨折的目的，获得满意的效果，比如内踝撕脱骨折、肱骨内髁骨折等。

（2）接骨板：①种类：a. 普通接骨板，种类较多，多为钴铬合金制成；b. 加压接骨板。②适应证：根据骨折的部位、程度、形态等不同情况，选择合适的接骨板进行固定。骨折线两端应分别以 2~4 枚螺钉固定住，且应离开粉碎性的骨折线，螺钉必须穿过两侧的骨皮质。

（3）髓内针：①种类：a. "V" 形以及梅花形髓内针；b. 带锁髓内针；c. 弹性髓内针；d. 加压髓内针。②适应证：应用于治疗各种长管状骨的新鲜骨折、骨折延迟愈合、不愈合、畸形愈合，以及病理性骨折，另外也适用于良性骨肿瘤切除术后需要行大块植骨的患者。

（4）不锈钢丝：主要应用于治疗髌骨、尺骨鹰嘴、股骨大转子等骨折，行钢丝张力带内固定，还可用于捆绑粉碎性骨折。

（5）骨圆针：选择各种粗细不同的骨圆针，用于治疗各种掌骨和指骨骨折以及不适宜用螺钉固定的骨碎片，粗的骨圆针可用于骨牵引。

知识点 12：脊柱内固定器械的种类

前路内固定物包括各种前路钢板、椎体螺钉、椎间融合器、人工椎体等。

知识点 13：脊柱内固定的适应证

脊柱内固定适用于治疗脊柱骨折前方减压术后、椎体肿瘤切除术后、前路椎间盘切除术后、前方植骨不稳定以及脊柱畸形矫形等的内固定。

知识点 14：常用的脊柱内固定器械

目前，常用的脊柱内固定器械包括：TSRH 器械、CDH 器械、IsoIa 系统、USS 器械、ISOCON 器械、RF 器械、MossMiami 器械等。

第四节 牵 引 技 术

知识点 1：牵引技术

牵引疗法是通过牵引装置，利用悬垂重量为牵引力，身体重量为反牵引力，以克服肌肉的收缩力，整复骨折、脱位，预防和矫正软组织挛缩，以及某些疾病术前组织松解或术后制动的一种治疗方法。牵引疗法有皮肤牵引、骨牵引及布托牵引等。牵引重量以短缩移位的程度和病人体重而定，应随时调整。

知识点 2：牵引技术的牵引装置

（1）骨科病床：应铺有木板，使牵引装置能稳定地放在病床上；可安装牵引床架，以悬吊牵引支架及便于功能锻炼；对截瘫和不便抬动躯干，大、小便护理困难的患者，可以在木板床的中部相当于臀部处开一圆洞，洞下放置便盆，以方便大、小便护理。

（2）牵引床架：有木制和铁制两种，现多用金属管制成，基本结构是在病床的两头各固定有 1~2 根支柱，支柱之间连接同样数目的横架，横架上装有滑轮和拉手，以便作悬吊牵引用和进行功能活动。

（3）牵引支架：勃朗－毕洛支架：该支架可根据患肢的长度和牵引的角度进行适当的调整，使用比较方便。多用于下肢骨折牵引。托马斯架：可联合 Pearson 小腿附架使用，其特点是结构简单、轻便，故可将支架悬吊起来，而便于患者在床上活动。挂钩牵引架：结构简单，使用时将两钩挂于床头即可，多用于下肢水平位皮牵引、颅骨牵引、枕颌布托牵引等。

（4）附属设备：床脚垫：主要作用是抬高床尾，以利用患者自身重量来达到加强对抗牵引力量的目的。通常使用的有三级梯和三高度床脚垫。靠背架：呈合页状，两侧有撑脚，可选择不同的高度或完全合拢。其作用是方便牵引患者在床上坐起。足蹬箱：使用时置于健侧足下，以便患者练功踩蹬着力，并阻止身体下滑。

牵引用具主要有颅骨牵引钳（颅骨牵引时用）；各种牵引弓（四肢骨牵引用）；扩张板及胶布（皮牵引用）；牵引重锤（有 500g、1000g、2000g 等数种）；牵引绳（现多用尼龙绳）；骨圆针（规格有直径 1~4mm 多种，以适应不同部位的骨牵引）；专用牵引带（有颈托牵引带、骨盆悬吊带、腰椎牵引带及踝托牵引带等几种）。

知识点 3：牵引的目的和作用

牵引可达到复位和固定的双重目的。其主要作用如下：
（1）骨折、脱位的整复和维持复位。
（2）炎症肢体的制动和抬高。
（3）挛缩畸形肢体的矫正治疗。
（4）解除肌肉痉挛，改善静脉回流，消除肢体肿胀，为骨与关节的手法或手术治疗创造条件。
（5）便于患肢伤口的观察、冲洗和换药。

知识点 4：牵引的类别

牵引的类别包括皮肤牵引以及骨牵引。

知识点 5：皮肤牵引

利用粘贴于肢体皮肤的粘胶条（或乳胶海绵条）使牵引力直接作用于皮肤，间接牵拉肌肉和骨骼，而达到患肢复位、固定与休息的目的。

皮肤牵引对患肢基本无损伤，痛苦少，且无穿针感染的危险。但皮肤本身所能承受的力量有限，加之皮牵引对患肢皮肤条件要求较高，因此，其适应范围较局限。

知识点 6：皮肤牵引的适应证

皮肤牵引适用于骨折，需要采用持续牵引治疗，但又不需要强力牵引或不适于骨牵引的病例。

知识点 7：皮肤牵引的禁忌证

皮肤牵引的禁忌证包括：皮肤有损伤或炎症者；肢体有血循环障碍者。此外，对胶布有过敏史者，忌用胶布牵引，可采用乳胶海绵条皮肤牵引。

知识点8：皮肤牵引的术前准备

准备器材，比如牵引架、滑轮、牵引绳、重锤、胶布、扩张板、纱布、绷带及安息香酸酊等。肢体要备皮，必要时剃毛。局部皮肤有炎症、溃破、水泡及肢体血运不良者不宜上皮牵引。

知识点9：皮肤牵引的方法

牵引部位皮肤剃毛后，取宽度合适的扩张板黏在长宽适合的橡皮膏中央，将橡皮膏平贴于患肢两侧，骨突部垫纱布保护，橡皮膏外缠绕绷带，放在一定装置上牵引。

知识点10：皮肤牵引的注意事项

术后应注意观察肢体远端的血运、感觉以及活动。是否有绷带松解、胶布滑脱及扩张板位置改变情况。如果有异常，及时处理。牵引过程中要经常检查和调整肢体的位置和牵引重量。牵引期间鼓励病人适当功能锻炼。

知识点11：骨牵引的适应证

成人肌力较强部位的骨折尤其是不稳定骨折；开放性骨折；骨盆骨折、髋臼骨折及髋关节中心脱位；学龄儿童股骨干不稳定骨折；颈椎骨折脱位；无法实施皮牵引的手足短小管状骨骨折；某些手术前准备，如陈旧性股骨颈骨折行人工股骨头置换术前，关节挛缩畸形患者术前等；某些需要牵引治疗但又不宜行皮牵引者；多根肋骨多段骨折造成浮动胸壁，出现反常呼吸者。

知识点12：骨牵引的禁忌证

骨牵引的禁忌证包括：穿针处有炎症或开放性创伤感染严重者；牵引局部骨骼有病变或严重骨质疏松者。

知识点13：骨牵引的用具

骨牵引包（内含手术巾、布巾钳、消毒钳、血管钳、手术刀、各种规格的骨圆针、骨锤、手摇骨钻及钻头等），高压消毒后备用。局部麻醉及消毒药品及用具。牵引弓：主要包括马蹄形牵引弓、张力牵引弓以及颅骨牵引钳。马蹄形牵引弓适用于克氏针牵引；张力牵引弓适用于斯氏针牵引；颅骨牵引钳为特制的专用牵引器，其弓的两端带有短针可以勾住颅骨外板，尾部带有螺杆及调节钮，以便控制短针在颅骨外板卡紧的程度。

知识点 14：骨牵引的术前准备

准备器材，如骨科床、牵引架、支持带、夹子、牵引绳、滑轮及重锤。无菌手术器材，如一般器材、牵引弓、骨圆针及手摇钻等。备皮、剃毛。穿刺部位及周围有炎症等，不宜行骨牵引，以免引起骨髓炎。

知识点 15：骨牵引的方法

（1）颅骨牵引操作步骤：患者仰卧，头下置一适当高度的枕头。助手固定患者头部；剃光头发，清洁皮肤，用甲紫标记钻孔位置，两乳突处（或两外耳孔）连线与人体正中线相交点为中点，中点向两侧各旁开3~5cm处为进针点；在预定两钻孔处，用尖刀分别切开一长约1cm的小口，深达骨膜，止血；用带安全隔板的钻头在颅骨表面，以向内倾45°角的方向，钻穿颅骨外板（成人为4mm，儿童为3mm）。注意防止穿过颅骨内板伤及脑组织。然后张开颅骨牵引器的两脚，将钉齿插入骨孔内，拧紧牵引器螺旋，使钉齿与颅骨外板卡紧；缝合伤口，并用酒精纱块覆盖之。系上牵引绳并通过床头挂钩牵引架的滑轮，抬高床头进行牵引；复位重量：颈椎$_{1-2}$为4kg，之后每下一阶梯增加1kg；维持重量3~4kg，时间2~3周。

（2）尺骨鹰嘴牵引：距鹰嘴顶端3cm尺骨后侧骨皮质1cm处，由尺侧向桡侧穿入。

（3）骨盆悬吊牵引：适用于骨盆骨折有分离移位者，如耻骨联合分离、骨盆环断裂分离移位、髂骨翼骨折外旋移位、骶髂关节分离等。牵引用的骨盆悬吊布兜可用长方形厚布制成，其两端各包缝一相应大小的三角形铁环（由直径为6mm左右的钢筋弯成）。牵引时患者需要仰卧，用布兜托住骨盆，用两根牵引绳系住两侧三角形铁环的上端角，然后通过滑轮进行牵引。亦可在两环之间加一横杆，用牵引绳系住横杆中央进行牵引。牵引重量以能使臀部稍离开床面即可，牵引时间为6~10周。

（4）股骨髁上牵引：从股骨的内收肌结节的上方2cm，前方1cm处，由内向外侧穿入。

（5）胫骨结节牵引：穿刺部位为胫骨结节下后一横指处，由外向内侧穿入。

（6）跟骨牵引：从内踝尖与足跟后下缘连线的中点，由内向外穿入。

知识点 16：骨牵引的注意事项

骨牵引的注意事项主要包括：

（1）牵引2~3天内经使骨折复位，以后维持整复位置。

（2）每日应检查牵引绳的方向，牵引弓是否滑脱。牵引重量应据病情和部位确定，下肢一般是体重的1/10~1/7。

（3）摄床边X线片显示骨折端对位对线情况，防止过牵。

（4）预防穿针部位感染，术后应置无菌棉球或纱布，可经常滴入75%酒精。

（5）鼓励病人行肢体功能锻炼，防止肌肉萎缩及关节僵硬。

第三篇
骨外科专业疾病

第一章 骨关节创伤

第一节 上肢骨折

一、锁骨骨折

知识点1：锁骨骨折的病因和病理

锁骨骨折通常为间接暴力所致，肩部外侧或手掌跌倒时先着地，外力经肩锁关节传导至锁骨而发生骨折，以短斜或横断骨折情况为多。直接暴力打击锁骨可造成骨折，通常为横断或粉碎骨折，常发生于外1/3处，临床较为少见，除非喙锁韧带断裂，骨折端多无明显移位。严重移位骨折，当骨折片向下或向后移位时，可压迫或刺伤锁骨下动、静脉或心脏臂丛神经，严重时甚至刺破胸膜或肺尖，造成血管、神经损伤或血胸、气胸，但临床较为罕见。

知识点2：锁骨骨折的临床表现和诊断

（1）伤后局部疼痛、肿胀，不敢活动。

（2）患者头部偏向患侧，用健侧的手托住患侧的前臂以及肘部，用来缓解患侧胸锁乳突肌和上肢重量的牵拉所引起的疼痛。

（3）锁骨表浅，骨折后局部有明显肿胀、压痛，可见淤斑。移位明显者局部畸形明显，甚至可见折端部位隆起于皮下。可扪及骨折端及骨擦感。

（4）儿童青枝骨折可仅有局部疼痛及不愿穿衣表现，无明显肿胀仅有压痛感。对拒绝检查的儿童可托住其两侧腋窝上举，有疼痛者摄X线片详查。

（5）直接暴力引起的锁骨骨折容易引起锁骨下血管神经损伤，间接暴力引起的骨折严重移位及大血肿压迫亦可引起锁骨下血管神经损伤。尽管发生率极低，但若不及时发现则后果严重，不容小视。

（6）绝大部分病例根据病史及体征即可作出诊断，但仍应常规摄 X 线片了解骨折移位情况。疑诊病例更要摄片详查，以免漏诊、误诊。

知识点 3：锁骨骨折的非手术治疗

儿童青枝骨折或不全骨折以及成人无移位骨折，可用三角巾悬吊伤肢或采用两肩过伸以"8"字形绷带固定 2~3 周即可。移位性锁骨骨折的非手术治疗方法具体见知识点 4。

知识点 4：移位性锁骨骨折的非手术治疗

（1）手法复位：局麻后，伤员坐于凳上，双手撑腰，尽量挺胸；术者站立于伤员背后，一足踏于凳上，用膝顶住伤员肩胛之间，两手握伤员双肩，慢慢向后扳拉，使伤员两肩向后上方，即可复位。必要时由另一人通过手法扳正。并且维持上述姿势。

（2）固定方法：可采用双肩横"8"字绷带固定法、双侧棉花绷带圈固定法、单肩斜"8"字绷带固定法等（图 3-1-1）。锁骨骨折整复固定后，晚间平躺硬板床、肩胛部垫高，使肩部后伸。一般儿童固定 3 周，成人固定 4 周，粉碎性骨折延长固定时间至 6 周左右。

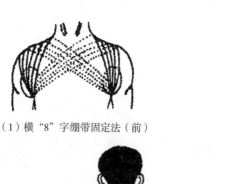

（1）横"8"字绷带固定法（前）

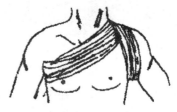

（2）斜"8"字绷带固定法

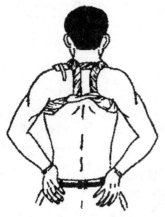

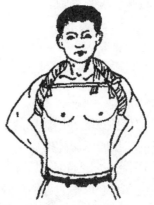

（3）双圈固定法

图 3-1-1　锁骨骨折固定法

（3）功能锻炼：固定后经常保持提肩、挺胸姿势，并作握拳、伸指及伸屈肘关节动作。解除固定后逐渐进行肩部抬举、收展、环转等各方向的练习活动。

知识点 5：锁骨骨折的手术治疗

锁骨骨折不愈合者极少，愈合后即使稍有畸形，亦无碍于上肢功能。因此，除有血管或神经压迫等症状外，无需采用手术切开复位。

有以下情况时可考虑行切开复位内固定术：①病人不能忍受"8"字绷带固定的痛苦；②复位后再移位，影响外观；③合并神经、血管损伤；④开放性骨折；⑤陈旧骨折不愈合；⑥锁骨外端处骨折，合并喙锁韧带断裂。

知识点 6：锁骨骨折的术后康复训练

正确及时的术后康复训练与手术本身有同样重要性。锁骨骨折患者术后早期需要颈腕吊带保护患肢，术后立即在不引起疼痛的限度内开始被动功能活动，鼓励患者做洗脸、进餐、写字等日常生活。在早期的疼痛消失后可以开始做钟摆运动，并进行肩袖、二头肌、三头肌的等长收缩。如在手术过程中切开了三角肌-斜方肌筋膜，要等到其愈合后（3~4周）再开始这两块肌肉的力量训练。如手术中使用了内固定物，大多数学者建议在 4~6 周内肩关节的前屈上举和外展运动不要超过 90°，以避免引发应力集中。6 周后开始肩关节无限制地进行各项活动，待骨折初步愈合后开始抗阻力的练习，术后 3 个月后逐渐恢复体育运动。

二、肱骨近端骨折

知识点 7：肱骨近端骨折的分类

肱骨近端骨折是较常见的骨折之一，占全身骨折病例的 4%~5%。AO 组织根据骨折线的部位用 A、B、C 来表示骨折的分类（关节外或关节内），并且使用 1、2、3、4 来表示骨折的严重程度（图 3-1-2）。

知识点 8：1 部分骨折

80% 的肱骨近端骨折属于 1 部分骨折，骨折块有较好的软组织包裹，能允许早期的锻炼。1 部分骨折中，肱骨头缺血坏死的发生率非常罕见。有学者认为缺血坏死就是由于结节间沟处的骨折造成了旋肱前动脉分支（图 3-1-3）的损伤。

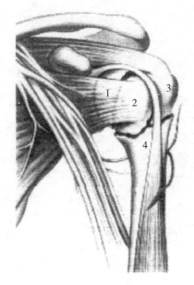

图 3-1-2　肱骨近端骨折的 4 部分

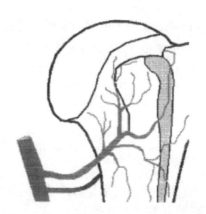

图 3-1-3　旋肱前动脉与结节间沟的解剖位置

知识点 9：2 部分骨折的分类

　　2 部分骨折的分类包括肱骨外科颈骨折、肱骨大结节骨折、小结节骨折以及解剖颈骨折。

知识点 10：肱骨外科颈骨折

　　2 部分外科颈骨折可以发生在任何年龄段。胸大肌是引起畸形的主要肌肉组织，由于肩袖组织的作用，关节面的骨块处于中立位置。对于外科颈骨折，还有 3 种临床亚型：压缩、无压缩以及粉碎。有压缩类型的骨折：其成角的尖端通常朝前方，而对侧的骨膜常常是完整的。对这种类型的治疗可以视患者需要进行复位。无压缩类型的骨折：胸大肌牵拉肱骨干向前内侧移位，而肱骨头还是处于中立位置的。这种类型的骨折常常会引起腋动脉和臂丛神经的损伤。因此，闭合复位后还需要对一下情况进行评定。①骨折复位而且稳定；②骨折复位，但是不稳定；③骨折复位不成功。对于粉碎的类型，骨干部的碎片部分可能会被胸大肌牵向内侧，肱骨头和结节部分的骨块是处于中立位置的。一般这种类型的骨折对线尚可，但由于外科颈处粉碎的稳定性较差，多需要手术治疗。有些作者认为，移位不超过肱骨干直径的50%，成角小于45°的骨折，都可以采取非手术治疗。保守治疗是采用复位后颈腕悬吊的方法，固定肩关节7~10天。在固定期内，要求其恢复手、腕、肘部的功能。在10天后的随访中，重点是判断骨折端是否有连接的迹象。若疼痛缓解，让患者在悬吊保护下进行钟摆样活动。在3周或4周后，复查X线如果没有进一步移位迹象，可以开始进行辅助的训练，6周后开始主动的锻炼。

若骨折成角>45°、移位>1cm或超过肱骨干直径50%的患者、或有神经血管损伤的患者、复位后不稳定或复位失败的患者、开放性骨折的患者以及多发性创伤的患者都需要采取手术治疗。

知识点11：肱骨外科颈骨折的手术治疗

肱骨外科颈骨折手术的方法大体包括闭合复位经皮固定和切开复位内固定两种。对于骨折可以通过手法复位，但是不稳定的患者，可以考虑复位后，在C臂机的监控下，用克氏针进行固定。如图3-1-4所示为采用克氏针固定技术治疗两部分外科颈骨折的示意图。其适应证是：可以进行闭合复位的不稳定的两部分骨折，并且患者的骨质要良好。克氏针固定的优点是：创伤小，减少由于组织剥离而带来的坏死。其缺点为：会增加周围血管神经

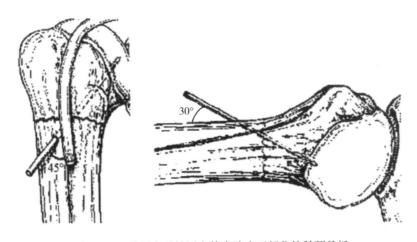

图3-1-4　采用克氏针固定技术治疗两部分外科颈骨折

结构的潜在危险，以及后期克氏针的游走。在技术方面，要求外侧克氏针的进针点要远离腋神经的前支，且要在三角肌的止点之上，避免损伤桡神经。前方的克氏针要避免损伤肌皮神经、头静脉以及二头肌长头腱。同时要求患者的依从性非常好，以便于手术之后的随访。如果在术中，复位不理想，可以用2.5mm或2.0mm的克氏针，从大结节处钻入直至肱骨头，把它作为把持物来帮助复位。然后，从肱骨干向肱骨头方向置入克氏针进行固定。

知识点12：肱骨大结节骨折

大结节的骨片可以因为冈上肌的牵引而向上移位，也可以因为冈下肌和小圆肌的牵引向后内侧移位。向上的移位，在正位片上很容易发现。向后、向内的移位在腋路位上较容易发现，有必要时，还可以做CT进一步检查。

大结节骨折移位超过1cm的患者，都会留下永久性残疾，而移位在0.5cm或更少的患者，预后则较好。但现在观念认为对于年轻患者若移位>0.5cm，需进行手术复位。目前认为大结节复位位置的好坏对后期的外展肌力和肩峰下撞击症的发生概率有直接影响。早期积极修复远比不愈合后再进行手术治疗的效果要好得多。

对于大结节骨折伴随有脱位的患者，我们通常把着重点放在盂肱关节的脱位上，有时会忽略大结节的骨折。有作者进行过统计，在盂肱关节脱位的患者中，有7%~15%伴有大结节的骨折。

知识点13：肱骨大结节骨折的手术治疗

肱骨大结节骨折的手术方法有多种多样，可以使用克氏针、钢丝、螺钉、钢缆等（图3-1-5）。目前，有报道采用关节镜引导的经皮复位技术取得了早期良好的随访效果。也有作者报道采用关节镜技术治疗急性创伤性盂肱关节脱位合并大结节骨折的病例。虽然，关节

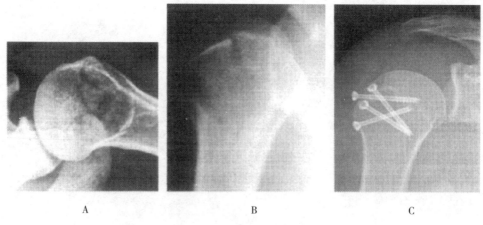

A　　　　　　　　　　B　　　　　　　　　　C

图3-1-5　两部分大结节骨折

注：A. 骨折；B. 采用8字缝合技术治疗后；C. 采用螺钉治疗的骨折

镜技术已经今非昔比。然而，许多作者认为对于骨折块较小，有明显的移位，以及骨块有回缩的病例，仍然需要进行切开复位手术。当结节较粉碎或存在较小的撕脱骨折，螺钉固定相对困难时，可以使用"8"字缝合技术。Levy 的报道认为，大结节的骨块越小，所取得的治疗结果就越差。大结节骨折可以被看作是骨性肩袖的撕脱，采用一般的肩袖修补入口就可以。当骨折带有骨干部分时，就需要采用三角肌、胸大肌间隙的入口。

知识点 14：小结节骨折的诊断及鉴别诊断

2 部分的小结节骨折较少见，它通常伴有 2 或 3 部分的肱骨近端骨折或者作为骨折脱位后的一部分。

X 线和 CT 扫描可以帮助诊断小结节骨折的大小以及移位方式。在分析 X 线结果时要和钙化性肌腱炎、骨性的 Bankart 进行鉴别诊断。

知识点 15：小结节骨折的治疗

小结节骨折的治疗方法包括手术和非手术治疗。Ogawa K 等报道了 35 例通过切开复位内固定方法治疗的急性小结节骨折，都取得了良好的长期效果。对于影响结节间沟以及有二头肌脱位趋势的小结节骨折都可以进行切开复位的手术治疗。可将 5~10mm 的移位作为标准，对>1cm 以上的移位均应该采用手术固定。采用的切口为三角肌胸大肌切口，在处理肩胛下肌和小结节时要防止内侧的腋神经损伤或者因手术引起的粘连。在骨块复位后，可以采用张力带、螺钉等固定方法。如果小结节骨片过小，导致无法确切固定的，可以将其切除。但是，肩胛下肌需要与肱骨近端进行修复，保持肩袖组织的功能完整。

知识点 16：解剖颈骨折

不伴有结节移位的孤立的解剖颈移位骨折非常罕见，但是这种骨折类型所引发的不连接和缺血性坏死的风险又非常高。临床上如果发现此种类型骨折，就需要进行手术。对于年轻患者，在术中能够达到解剖复位的，可以采用钉板系统进行固定，螺钉固定在中央部位及软骨下骨是最牢固的；对于年龄较大的患者或术中不能达到解剖复位的年轻患者，则需要进行半肩关节置换术。

知识点 17：3 部分骨折

3 部分的骨折在肱骨近端骨折中占 10%，其中老年人、骨质疏松患者的发病率较高。男女比例为 1∶2。3 部分骨折的缺血坏死率为 12%~25%。在 3 部分大结节骨折中，肩胛下肌使肱骨头出现内旋症状；在 3 部分小结节骨折中，冈下肌使肱骨头外旋，胸大肌会使肱骨干内旋内收。有时，二头肌长头腱会嵌顿在骨折碎片之间。

知识点 18：3 部分骨折的治疗

对于 3 部分骨折无软组织嵌顿的可以进行闭合复位，采取保守治疗。特别在老年病人中，不主张进行反复的闭合复位治疗。因为其骨量较差容易造成骨片更加粉碎。而且，反复的手法复位会增加神经损伤和骨化性肌炎的发病率。如果患者无法忍受麻醉或者对肩关节功能预期值要求不高的高龄患者，则可以进行保守治疗。Zyto 等人对 9 例 3 部分骨折的患者进行 10 年的随访，平均年龄 66 岁，平均的 constant 评分为 59 分，其中，4 例没有遗留残疾，3 例留有轻度残疾，2 例留有中度残疾。所有的病人都能接受最终的治疗结果。

3 部分不稳定的肱骨近端骨折，可选择手术治疗。切开复位内固定的优点在于相对保留了原有关节的结构。其与半肩置换相比，不存在后者的某些缺点，如：大结节分离、神经损伤、假体松动、异位骨化、肩胛盂的磨损以及深部感染等。而其缺点在于软组织的剥离增加了缺血坏死和骨不连的概率以及内固定术后的并发症。对于老年粉碎性的或骨质疏松严重的 3 部分骨折患者，可采用半肩关节置换术。

知识点 19：4 部分骨折的病理

在 Neer 的 4 部分骨折分型中，分为外展嵌插型、4 部分骨折脱位和真正的 4 部分骨折。外展嵌插型骨折的特点是：骨折断端由于压缩，肱骨头嵌在大小结节骨折块内，由于胸大肌的牵引，骨干向内侧移位，使得肱骨头与骨干形成外展的状态。对于这种嵌插骨折特别要引起注意，因为，它通常会演变成真正的 4 部分骨折。因此，在对移位较小的外展嵌插型 4 部分骨折的保守治疗期间，早期的随访相当重要。

知识点 20：4 部分骨折的治疗

对外展嵌插型骨折的治疗，如果关节的骨折块没有向外侧移位，说明内侧的骨膜组织仍然是完整的，内侧的血供没有受到太大的影响。对这种移位较小的骨折，可以采用保守治疗或切开复位内固定治疗。

对肱骨近端真正 4 部分骨折的治疗则首选假体置换手术。而寄希望于闭合复位的保守治疗是不明智的，除非患者不能耐受手术或不同意手术。

知识点 21：各部分骨折-脱位的处理

骨折脱位可以是 2 部分、3 部分以及 4 部分的。在临床处理上，一般先处理脱位，再进行骨折的固定。对于 2 部分的骨折脱位，可以采用闭合或切开复位的方法。3 部分的骨折脱位大多数情况下采用切开复位内固定，除非肱骨头周围没有或很少有软组织附着或老年骨质疏松患者，可以采用关节置换手术。4 部分的骨折脱位首选关节置换手术。

知识点 22：特殊类型的关节面骨折

特殊类型的骨折包括关节面压缩和劈裂骨折。关节面压缩的骨折常常伴随有肩关节的后脱位，治疗主要依据肱骨头缺损的范围。对于年轻人，缺损范围<40%的骨折尽量采用内固定的方法。关节面劈裂或压缩超过 40%的骨折通常要采用关节置换手术来治疗。

三、肱骨干骨折

知识点 23：肱骨干

肱骨干是指从近端胸大肌的止点处至远端髁上。近端肱骨干横断面呈圆形，远端在前后径上呈扁状。肱骨前方界线近端为大结节前方，远端为冠状突窝部位。内侧界线从近端的小结节到远端内上髁。外侧界限近端大结节后方到外上髁。三角肌止于肱骨干近端前外侧的三角肌结节。桡神经切迹内走行桡神经和肱深动脉。肱骨干后方是三头肌的起点，有螺旋状骨凹。内外侧肌间隔将上臂分成前间隔和后间隔。前间隔包括肱二头肌、喙肱肌和肱肌。肱动、静脉及正中神经、肌皮神经及尺神经沿肱二头肌内侧走行。后间隔包含肱三头肌和桡神经。

知识点 24：肱骨干的血液供应

肱骨干部位的血供由肱动脉分支提供。肱骨干的滋养动脉从内侧中段远端进入肱骨。有些病人还有第 2 条滋养动脉，从桡神经切迹进入。桡神经和肱深动脉穿过外侧肌间隔，内侧肌间隔被尺神经、上尺侧副动脉及下尺侧副动脉的后分支穿过。当骨折线在胸大肌止点近端时，由于肩袖的作用，近端骨块呈外展与内旋畸形，远骨折端由于胸大肌作用向内侧移位。当骨折线位于胸大肌以远三角肌止点以近时，远骨折端在三角肌的作用下向外侧移位，近骨折端则由于胸大肌、背阔肌以及大圆肌的作用向内侧移位。当骨折线位于三角肌止点以远时，近端骨折块外展屈曲，而远折端向近端移位。

知识点 25：肱骨干骨折的病因

肱骨干骨折可由直接暴力或间接暴力引起。直接暴力常由外侧打击肱骨干中段，导致横形或粉碎性骨折，多为开放性骨折。间接暴力常由于手部着地或肘部着地，力向上传导，加上身体倾倒而产生的剪式应力，导致中下 1/3 骨折。有时因投掷运动或"掰腕"动作，也可导致中下 1/3 骨折，多为斜形或螺旋形骨折。

知识点 26：肱骨干骨折的分类

根据 AO 组织推荐的分类方法，肱骨干骨折可分为三种类型。A 型：简单骨折，包括发生在近、中、远侧 1/3 部位的螺旋形、斜形、横形骨折；B 型：楔形骨折，为 A 型基础上有楔形骨折块；C 型：复杂骨折，有 2 个以上粉碎骨折块或多段骨折。每一类骨折又可分为 1、2、3 亚型，每一亚型又分为近、中、远三组，因此肱骨干骨折可分为 3 型、9 个亚型和 27 个组。A1 表示骨折预后较好，C3 预后则最差。

知识点 27：肱骨干骨折端的移位

骨折端的移位取决于外力作用的大小、方向、骨折的部位和肌牵拉方向等。在三角肌止点以上的骨折，近折端受胸大肌、背阔肌、大圆肌的牵拉而向内、向前移位，远折端因三角肌、喙肱肌、肱二头肌、肱三头肌的牵拉而向外向近端移位。当骨折线位于三角肌止点以下时. 近折端由于三角肌的牵拉而向前、外移位；远折端因肱二头肌、肱三头肌的牵拉而向近端移位。无论骨折发生在哪一段，体弱患者，由于肢体的重力作用或不恰当外固定物的重量，可引起骨折端分离移位或旋转畸形。肱骨干下 1/3 骨折的移位方向与暴力作用的方向、前臂和肘关节所处的位置有关，通常有成角、短缩及旋转畸形。

知识点 28：肱骨干骨折的临床表现及诊断

此种骨折有明显的外伤史。可有局部肿胀、畸形、压痛、骨擦音及反常活动等症状。合并桡神经损伤时，有垂腕、各指掌关节不能伸直的症状，拇指不能外展及手背桡侧皮肤有大小不等的感觉麻木区域。摄 X 线片可示骨折及移位部位。

知识点 29：肱骨干上端骨折的手法整复治疗

对肱骨干上端骨折进行手法整复治疗，可采用牵拉推挤提压复位法。若发生骨折的部位不同，其操作步骤及要点也有所差异。

（1）胸大肌止点以上的骨折：患者仰卧，一助手用宽布带穿过患侧腋下向上作反牵拉动作，一助手持患肢腕关节上方顺势向远端牵拉，且逐渐外展 30°～40°。术者站于患侧，两手拇指推近折端向内，其他四指扳拉远折端向外，先矫正侧方移位，在维持侧方对位的情况下，以提按法矫正前后移位使复位。

（2）胸大肌止点以下三角肌止点以上的骨折：患者仰卧，一助手固定肩部，一助手持患肢腕关节上方，向远端牵拉，术者站于患侧，背向患者头部，以两手拇指推远折端向内，其他四指拉近折端向外。先矫正侧方移位，再以提按法矫正前后移位使之复位。

（3）三角肌止点以下骨折：患者仰卧，一助手固定肩部，一助手持患肢腕关节上方，向远端牵拉，术者站于患侧，面向患者头部，以两手拇指推挤近端向内，其他四指拉远折端向外，再以提按法矫复前后的移位。若为螺旋骨折，在复位同时应加以旋转力量使其复位。

知识点 30：肱骨干中段骨折的手法整复治疗

若为横断形或短斜形骨折，复位较容易，仅用牵拉推挤提压法即可做到复位。但较常出现折端分离，导致延迟愈合。此种患者体形多消瘦，再加上近折端有三角肌的牵拉和不自觉的前屈和外展动作，易形成向外成角，故一开始即应引起注意。

知识点 31：肱骨干下段骨折的手法整复治疗

可采用屈肘牵拉旋臂抱挤复位法，患者坐位，一助手固定上臂上段，另一助手持肱骨髁部，一手托前臂使肘关节屈曲呈 90°。术者站在患侧，一手固定骨折近段，一手握住骨折的远段，在助手牵拉作用力下先矫正旋转移位（把骨折的远段向后旋，近段向前旋），然后用两手掌在骨折部的前后用抱挤合拢的手法，使骨折面紧密接合。肱骨髁上 3~4cm 处的骨折，多为横断形骨折，两骨折端有软组织嵌夹，远折端向前旋转。此型骨折不容易复位，每当伸肘时，远折端向前旋转更甚，可达 90°。屈肘 90°时，远折端仍向前旋转达 30°左右。高度屈肘时，才能对线好，但仍可有前后错位。采用嵌入缓解法配合折顶复位法。方法是患者仰卧，首先用嵌入缓解法以缓解肌肉的嵌夹。一助手固定上臂上段，一助手扶持肘部，术者站于患侧，在肌肉松弛的情况下，推近折端向前，同时持肘的助手拉肘，使肱骨远段背伸，以扩大畸形，才能将嵌入缓解，同时使远近折端在成角的情况下接合，然后进行反折，术者压远近端向后，同时高度屈肘复位，切忌伸肘和前臂旋后，否则即再移位。

知识点 32：肱骨干骨折的非手术治疗——固定

骨折整复满意后，放置夹板同时以四条布带固定。上 1/3 骨折及下 1/3 骨折，分别用超过肩夹板或超肘夹板加以固定，中段骨折用局部夹板固定，酌情超上、下关节固定。夹板固定后，前臂可用木板托起，然后用吊带悬于胸前，或以三角巾将前臂吊于胸前，前臂处于中立位置，肘关节屈曲呈 90%。

知识点 33：肱骨干骨折的非手术治疗——功能锻炼

针对肱骨干骨折的不同时期，所采用的功能锻炼方法也有所不同。

（1）早期（纤维骨痂连接期）：患肢上臂肌肉用力做主动收缩运动，称之为易筋功（即伸屈两组肌肉同时收缩和放松，肩肘关节不动），用来加强两骨折端在纵轴上的挤压力。此外还应该作抓空增力、上翘下钩、旋肘扭腕、五指起落、拧拳反掌等术式。上臂忌作任何旋转活动，以免骨折发生移位。

（2）中期（纤维骨痂连接至临床愈合）：除继续进行早期的功能锻炼外逐渐作肩肘关节活动，名为活节功，如提肩屈肘、双手托天、屈肘旋肩、屈肘挎篮等。以不使骨折处感到疼痛为限度，以免"惊动损处"。

（3）后期（临床愈合后）：继续早、中期的功能锻炼，加作举臂摆肩、大云手、壮士背剑，此法可使肩、肘、腰、腿、颈部均得到锻炼。另外可作壮骨功：即患者站于桌旁，做屈肘动作，将患肢肘部（或前臂近段）顶于桌上，沿上臂纵轴轻轻顶住，用力程度以不使骨折处产生疼痛为限度，产生两骨折端纵轴加压，有促进骨痂生长的作用。

知识点 34：肱骨干骨折的手术适应证

肱骨干骨折的手术适应证包括：开放骨折、合并血管损伤、多段骨折、漂浮肘、双侧肱骨干骨折、病理骨折及多发骨折等。开放骨折需要急诊进行清创，骨折固定能减少感染的发生。合并血管损伤的骨折应使用内固定或外固定以稳定骨折，非手术治疗此时不能稳定骨折，反常活动将破坏修复的血管。"飘浮肘"损伤（同侧肱骨干和前臂骨折），需手术治疗。这样可以尽早进行肩、肘关节活动，非手术治疗难以使肱骨干多段骨折获得愈合。手术稳定病理骨折使病人感到更加舒适，并获得更多功能。手术治疗双侧肱骨干骨折可使病人尽早达到生活自理。多发创伤的病人常需半卧位，非手术治疗难以保持骨折位置，手术固定能尽早恢复病人功能。骨折合并桡神经损伤常需手术探查和骨折固定。非手术治疗难以使骨折复位和保持复位时需要手术来稳定骨折。对于肱骨干骨折，3cm 短缩、20°前后成角以及 30°内、外翻成角都可以接受。肥胖病人多易形成内翻畸形。由于肩关节代偿，旋转畸形常可接受。涉及肩、肘关节面的骨折需要手术固定治疗。

知识点 35：肱骨干骨折的手术方法

肱骨干骨折的手术方法主要包括：

（1）钢板螺丝钉内固定：上臂前外侧切口，显露骨折端，使用 6 孔或 8 孔钢板将骨折部位固定，如有神经或血管损伤再将其修补处理。术后使用三角巾将患肢固定 4 周。

（2）髓内针内固定：适合肱骨中上段骨折或多段骨折。

（3）螺丝钉固定：对于长斜或螺旋形骨折也可用 1~2 枚螺丝钉内固定，术后再辅助以外固定。

（4）加压钢板：适用于肱骨中段和下段的骨折。因对骨端有加压作用，使骨折端接合更为紧密，故可促进骨折愈合。

四、肱骨远端骨折

知识点 36：肱骨远端骨折的病因

肱骨远端骨折的病因主要有如下两点：

（1）直接暴力作用于肘后侧，即鹰嘴后方。

（2）跌落致上肢受伤，间接作用于肘部。

若肘部受到了较大暴力或属高能量损伤，强大外力直接作用于前臂近端后侧，使尺桡骨同时向前移位，由于滑车对鹰嘴的阻挡，使其在冠状突水平发生骨折，骨折端和肱桡关节水平产生明显不稳定状态，表现为鹰嘴的近骨折端向后方明显移位，而尺骨远折端则和桡骨头一起向前方移位，称之为"鹰嘴骨折合并肘关节前脱位"或"经鹰嘴的肘关节前脱位"。大多为直接暴力所致，鹰嘴或尺骨近端骨折大多粉碎，且多合并冠状突骨折。此种损伤比单纯鹰嘴骨折要严重，如果鹰嘴或尺骨近端不能获得良好的解剖复位和稳定的内固定，则易出现复发性或持续性畸形。

知识点 37：肱骨远端骨折的临床表现

局部肿胀、疼痛、压痛，肘关节功能障碍，有皮下淤血，骨折处可触到裂缝。X 线摄片可确定骨折情况。

知识点 38：肱骨远端骨折的诊断

（1）儿童可有骨骺板，鹰嘴骨化中心有不规则或多个小骨化中心，不应误诊为骨折。

（2）成人裂纹骨折和移位骨折不难诊断。有时可伴有冠状突骨折，应仔细阅片。

知识点 39：肱骨远端骨折的非手术治疗

肱骨远端骨折的非手术治疗方法如下：

（1）对无移位骨折可用石膏托或肘关节半伸直夹板外固定 3~4 周，逐步练习功能运动。

（2）有移位的骨折，可在臂丛神经阻滞麻醉下行手法复位治疗。

①手法整复：先将鹰嘴处血肿抽吸干净，术者一手扶持前臂，一手拇、示指捏住鹰嘴突向远侧推按，同时伸肘、闻及骨擦音，则骨折端已对合。

②固定方法：可用弧形夹板，硬纸壳或石膏托固定肘关节半屈伸位（135°左右）2~3 周。有明显移位者，固定于肘伸直位 2 周，随后逐渐屈肘 90°位 1~2 周。

③功能锻炼：外固定 2~3 天后开始前臂旋前、旋后练习，2 周时开始肘关节屈、伸运动练习。

知识点 40：肱骨远端骨折的手术治疗

对移位的尺骨鹰嘴骨折，手法复位治疗失败，可切开复位内固定。肘关节伸直位固定，3 周后去除固定，进行功能锻炼。

五、尺骨鹰嘴骨折

知识点 41：尺骨鹰嘴骨折的病因

直接暴力是尺骨鹰嘴骨折最常见的原因。肘关节屈曲、前臂伸展位撑地以及高能量损伤都会造成鹰嘴骨折，有时可合并挠骨头骨折以及肘关节脱位。

知识点 42：尺骨鹰嘴骨折的临床表现及诊断

鹰嘴全长均位于皮下，骨折后往往疼痛、肿胀、畸形明显，同时可以扪及骨折线。正、侧位 X 线通常可以清楚显示骨折的类型和关节面的情况，标准的侧位片非常重要，有助于判断有无肘关节脱位的症状存在。

知识点 43：尺骨鹰嘴骨折的治疗

Ⅰ型：无移位骨折，于肘关节功能位或半伸直位（120°~135°）固定，2~3 周后积极进行功能锻炼运动。

Ⅱ型：骨折采用切开复位，以张力带钢丝固定。

Ⅲ型：骨折行切开复位后以张力带内固定。

发生于老年人的严重粉碎性骨折，粉碎部位不超过半月切迹 1/3 者（小于 80% 鹰嘴），可切除粉碎骨片后重建伸肘装置。术后可能出现骨折不愈合、创伤性关节炎、肘关节活动障碍、尺神经损伤等并发症。

六、桡骨头骨折

知识点 44：桡骨头骨折

桡骨头骨折包括桡骨头部、颈部骨折和桡骨头骨骺分离，桡骨小头骨化中心出现于 5~6 岁，直至 15 岁骨骺线闭合。桡骨头和颈的一部分位于关节囊内，环状韧带围绕桡骨头的 4/5，故桡骨头骨折属于关节内骨折，桡骨头骨折临床上易漏诊和误诊。若未能及时治疗，将造成前臂旋转功能障碍或创伤性关节炎。跌倒时肘伸直，前臂旋前位手先触地，暴力由桡骨下端向上传达，使肘关节过度外展，桡骨头冲击肱骨头被挤压而产生骨折。

知识点 45：桡骨头骨折临床上的分类

桡骨头骨折临床上分为六种类型。

（1）青枝骨折：桡骨颈外侧骨皮质压缩或皱折，内侧骨皮质被拉长，骨膜未完全破裂，桡骨头颈向外弯曲，仅见于儿童。

（2）裂缝骨折：桡骨头部或颈部呈裂缝状的无移位骨折。

（3）劈裂骨折：桡骨头外侧劈裂，骨折块约占关节面部位的 1/3~1/2，且常有向外下方移位的现象。

（4）粉碎骨折：桡骨头呈粉碎状，骨碎片有分离，或部分被压缩而使桡骨头关节面中部产生塌陷缺损。

（5）嵌插骨折：桡骨颈骨质嵌插，在颈部有横形骨折线，无明显移位。

（6）嵌插合并移位骨折：桡骨颈骨折或桡骨小头骨骺分离，骨折近端向外移位，桡骨关节面向外倾斜，呈"歪戴帽"式移位。

知识点46：桡骨头骨折的症状和体征

无移位或轻度移位骨折，其局部症状较轻，临床上容易漏诊，因此需引起注意。移位骨折常引起肘外侧疼痛，肘屈伸和前臂旋转时疼痛加重，活动受到限制。合并 MCL 损伤多见，肘内侧出现明显触痛、肿胀和淤斑，伸肘位外翻应力实验阳性。应检查前臂和腕关节是否出现疼痛、肿胀，若腕关节出现疼痛症状，有可能合并急性下尺桡分离、三角纤维复合体及前臂骨间韧带损伤。

知识点47：桡骨头骨折的放射学检查

桡骨头骨折的放射学检查主要包括以下两种：

（1）普通 X 线平片：正、侧位 X 线片常可明确诊断。若只出现"脂肪垫征"，而无明显可见的骨折，行桡骨头位 X 线检查对诊断有帮助。腕部和前臂出现疼痛，还需拍摄旋转中立位腕关节和前臂 X 线片。

（2）CT 扫描：在轴位、矢状面及冠状面对桡骨头骨折进行扫描，有助于评估骨折范围、移位、骨块大小和粉碎程度等。考虑行 ORIF 时，应常规行 CT 扫描，三维重建图像也有助于制定术前计划。

知识点48：Ⅰ型桡骨头骨折的治疗

Ⅰ型桡骨头骨折的治疗可以使用石膏托或石膏管形外固定 2~3 周。

知识点49：Ⅱ型桡骨头骨折的治疗

Ⅱ型桡骨头骨折的治疗可选用闭合复位外固定 3 周治疗，然后进行功能锻炼。如闭合复位失败，在老年病人的病例中，行桡骨小头切除，早期进行功能锻炼。青年病人应行开放复位内固定治疗。伴下尺桡关节分离的病人，尽量保存桡骨小头部位，首先复位下尺桡关节及分离的尺桡骨，然后根据情况处理桡骨小头骨折。一般应行硅胶桡骨小头重建术，以保持肘关节的稳定性。

知识点50：Ⅲ型桡骨头骨折的治疗

以石膏固定 3 周，然后开始活动。如前臂旋前明显受限制，老年人可行桡骨小头切除。如伴下尺桡关节脱位，可行桡骨小头切除，行硅胶桡骨小头置换术，或先复位下尺桡关节脱位，固定 3 周以上后行桡骨小头切除术。

知识点51：Ⅳ型桡骨头骨折的治疗

Ⅳ型桡骨头骨折早期治疗行桡骨小头切除术。

知识点 52：Ⅴ型桡骨头骨折的治疗

单纯桡骨头颈部骨折、断端嵌插者，无须进行特殊处理，仅短期制动即可。骨折近端桡骨头关节面倾斜大于30°者，可试行闭合复位，或在透视下用克氏针经皮撬拔复位。闭合复位不成功者行切开复位术，复位后骨折多较稳定，一般不需内固定，术后用石膏托保护3周。

知识点 53：对于儿童桡骨头骨折的治疗

对于儿童病人，一般不做桡骨小头切除。儿童有桡骨头生长过快、骺早闭合、桡颈短缩及缺血性坏死、继发性下尺桡关节脱位等并发症。

七、孟氏骨折

知识点 54：孟氏骨折（Monteggin 骨折）的分类

1967 年，Bado 将此类型骨折脱位归纳为 4 型，如图 3-1-6 所示。

Ⅰ型：尺骨中或近1/3骨折伴桡骨头前脱位，其特点是尺骨向前成角，约占60%。

Ⅱ型：尺骨中或近1/3骨折伴桡骨头后脱位，其特点是尺骨向后成角，并常伴有桡骨

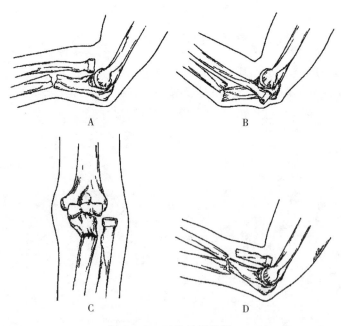

图 3-1-6 孟氏骨折分类

头骨折，约占 15%。

Ⅲ型：尺骨骨折为尺骨近侧干骺端骨折，在冠状突远侧，伴桡骨头侧方或前侧脱位。此类型仅见于儿童，约占 20%。

Ⅳ型：尺骨中或近 1/3 骨折，桡骨头前脱位，桡骨近 1/3 骨折在肱二头肌结节下方，约占 5%。

知识点 55：孟氏骨折的损伤机制

在所有类型中，Ⅰ型居绝对多数。目前大多数学者认为Ⅰ型骨折主要有两种损伤机制：

（1）极度旋前位或过伸时跌倒，由跌倒产生的压力造成尺骨骨折，同时肱二头肌的强大旋后力向前牵拉桡骨头。1949 年 Evan 进行尸体生物力学研究，将肱骨固定后强力使前臂旋前，结果造成了桡骨头前脱位和尺骨骨折。同时指出，跌倒时手和前臂通常是完全旋前的，当手固定于地面时，体重迫使上肢外旋，即造成了前臂的极度旋前而产生 Monteggia 骨折。Bado 同意 Evans 的观点，指出Ⅰ型骨折的肘关节侧位 X 线片上，桡骨结节位于后侧，表明桡骨处于完全旋前位。

（2）Monteggia 骨折脱位的另一损伤机制就是前臂遭受到尺骨背侧的直接打击。因为在该类型损伤中并无跌伤史。

知识点 56：孟氏骨折的诊断

除依据症状和体征外，对此型骨折脱位损伤的确诊更多依赖于 X 线检查。虽然尺骨骨折和桡骨头脱位在 X 线片上极易判断，但 Monteggia 骨折的漏诊率却仍然很高。有 20%~50% 的病例在初次就诊时会出现漏诊。主要原因首先是 X 线片未包括肘关节；其次是摄片过程中 X 线球管未以肘关节为中心，以致桡骨头脱位变得不很明显；第三是体检不认真忽略了桡骨头脱位的存在，以致阅片漏诊；第四患者在伤后就诊前自行牵拉或制动，使脱位的桡骨头自动复位，以致就诊时忽略了脱位的可能，但在固定中可复发脱位。

知识点 57：孟氏骨折的治疗

目前常用的治疗方案如下：

（1）急性损伤：桡骨头脱位可用闭合方法复位者，就不应采用切开复位，但尺骨骨折需要坚强内固定。由于尺骨近端 1/3 的髓腔较大，需要使用加压钢板；尺骨中 1/3 处髓腔较小，可用加压钢板或髓内钉固定。术中固定尺骨骨干骨折后，应仔细分析肱桡关节 X 线片。桡骨头半脱位需要采用切开复位。

（2）急性损伤：环状韧带或关节囊嵌入阻碍了桡骨头复位者，需要切开复位桡骨头脱位，修复或重建环状韧带，坚强固定尺骨骨折，手术采用 Boyd 入路。

八、盖氏骨折

知识点 58：盖氏骨折的临床表现及诊断

伤后腕部及前臂下段产生肿胀、疼痛、畸形、关节活动障碍，检查见桡骨下段及尺骨头有压痛，桡骨下段假关节活动。X 线检查即可明确诊断。

知识点 59：盖氏骨折的治疗

（1）闭合复位外固定：在牵引及分骨手法下使桡骨复位，使下尺桡关节复位。复位后应用石膏或夹板固定伤肢于尺偏位置。

（2）不稳定型：桡骨骨折应切开进行复位内固定。

（3）陈旧性 Galeazzi 骨折：如果桡骨骨折已经愈合并且畸形愈合后畸形症状明显，需同时行截骨矫形及尺骨小头部位切除。

九、桡、尺骨干骨折

知识点 60：尺桡骨干双骨折

尺桡骨干骨折是非常常见的创伤，直接暴力造成的骨折多在同一平面，可为横行的、粉碎的或多段骨折。间接暴力所致骨折通常不在同一平面，常呈斜行。

知识点 61：尺桡骨干双骨折的临床表现及诊断

前臂外伤后肿胀、疼痛、畸形，伤肢部位活动障碍，检查时见前臂压痛有假关节活动以及骨擦音、骨擦感。X 线片能确定诊断以及骨折类型，投照范围应该包括上、下尺桡关节，以此判断骨折移位的程度及是否存在上、下尺桡关节损伤。

知识点 62：尺桡骨干双骨折的治疗

尺桡骨干双骨折的治疗方法主要有闭合复位外固定与开放复位内固定两种。

（1）闭合复位外固定：大多数闭合性尺桡骨骨折都可以采用闭合复位外固定治疗。在充分麻醉状态下，根据桡骨近端的旋转位置，将前臂远端置于相应的旋转位置，然后采用牵引、回旋及分骨等手法纠正重叠、侧方移位及旋转移位，使骨折端变为单一的掌、背方向的移位。如果是横断型骨折，可用折顶及提按等手法加以纠正。

（2）开放复位内固定：出现以下情况时即可考虑行开放复位内固定术：①开放性骨折；②多段骨折或不稳定性骨折，不能满意复位手术或不能维持复位效果时；③多发性骨折，尤其是同一肢体多发性骨折，手术复位加简化外固定并且可以在早期开始功能锻炼；④对位不良的陈旧性骨折或影响功能的畸形愈合者；⑤骨折断端间软组织嵌入，影响复位。

知识点 63：单纯尺骨骨折的病因及诊断

单纯的尺骨骨折多由直接暴力所致，因桡骨及骨间膜完整，骨折移位不大，诊断时应注意有无上尺桡或下尺桡关节脱位。

知识点 64：单纯尺骨骨折的治疗

尺骨骨折的处理一般采用闭合复位外固定，如果复位困难或复位后不稳定，也可手术开放复位、钢板或髓内针内固定。

知识点 65：单纯桡骨骨折的病因及诊断

单纯的桡骨骨折可由直接或者间接暴力导致。根据骨折端与旋前圆肌的位置不同，可以产生不同方向的移位。旋前圆肌止点以上的骨折，桡骨近端受肱二头肌和旋后肌牵拉，骨折近端位于旋后位并向桡侧倾斜。

知识点 66：单纯桡骨骨折的治疗

在复位时，应将骨折远端置于相应旋后位。若复位困难，通常需要进行手术治疗。旋前圆肌止点以下的桡骨骨折，桡骨近侧骨折段位于中立位或轻度旋后位，复位比较容易。

十、桡骨远端骨折

知识点 67：桡骨远端骨折的病因

桡骨远端骨折通常为间接暴力引起。跌倒时，手部着地，暴力向上传导，发生桡骨下端骨折。多发生于中老年，与骨质量下降的因素有关。直接暴力导致骨折的机会较少。

知识点 68：桡骨远端骨折的分类

桡骨远端骨折有多种分类方法，AO 的分类法是将尺桡骨下端都包含在内：A 型为关节外骨折，A1 型为尺骨骨折，桡骨完整；A2 型为桡骨简单骨折或者嵌插骨折。如果伴有背侧旋转，即为 Colles 骨折，伴有掌侧旋转即 Smith 骨折；A3 型为桡骨粉碎骨折，可以是楔形、嵌插或者复杂粉碎性骨折。B 型为部分关节内骨折，B1 型为桡骨矢状面部分关节内骨折；B2 型为桡骨背侧缘部分关节内骨折，即 Barton 骨折，伴随腕关节向背侧脱位；B3 型为桡骨掌侧缘部分关节内骨折，即反 Barton 骨折，伴随腕关节向掌侧脱位。C 型是完全关节内骨折，C1 型为桡骨干骺端及关节内简单骨折；C2 型为桡骨干骺端粉碎骨折，关节内简单骨折；C3 型为桡骨关节面粉碎骨折，伴随有干骺端简单骨折或者粉碎骨折。临床上通常依据受伤机制的不同，将桡骨下端骨折分类为伸直型、粉碎型及屈曲型骨折。

知识点69：桡骨远端骨折的病理分型

桡骨远端骨折的病理分型如下：

（1）无移位型：裂纹、嵌插、线形骨折。

（2）伸直型：远端向背桡侧移位，近端向掌侧移位。可伴随掌成角或嵌插移位。

（3）屈曲型：远折端向掌桡侧移位，近端则向背侧移位。

知识点70：桡骨远端骨折的临床表现和诊断

（1）腕关节明显产生肿胀，压痛和功能障碍症状。

（2）畸形，因为远折端向背侧移位，所以侧面可见典型的"银叉"畸形。又因远折端向桡侧移位，在移位显著时，尺骨下端可特别突出，手掌正面观察，呈"枪刺刀"状畸形。

（3）X线片有以下表现：桡骨远端骨折块向背侧移位；桡骨远端骨折块向桡侧移位；桡骨远端骨折块向掌侧成角；桡骨远端短缩，骨折远端背侧骨皮质与近端嵌插；桡骨远端骨折块旋后。上述表现组合成为典型的餐叉样畸形，使正常掌倾角及尺偏角减少，或呈负角度。

X线片上还常见有尺骨茎突骨折，严重者尺骨茎突分离并且向桡侧移位。如果无尺骨茎突骨折而桡骨远端向桡侧移位或者桡骨茎突与尺骨茎突处在同一水平位置，甚至尺骨茎突较桡骨茎突更向远端突出者，说明有下尺桡关节分离情况，如三角纤维软骨盘破裂。

知识点71：桡骨远端骨折的非手术治疗——Colles骨折手法复位

新鲜骨折应急行手法复位治疗。等待肿胀消退后再复位的方法是错误的。Colles骨折手法复位分3个步骤进行：

（1）利用牵引以及反牵引力量克服骨折段重叠。持续牵引后，餐叉畸形程度减少，表示骨折重叠部分已经到骨折平面，牵引要缓而有力，一般5～10分钟即可达到要求。如若骨折端有嵌插，符合功能要求时，可用加重畸形手法，分开嵌入部位，再持续牵引。

（2）骨折端牵引到骨折线平面时，仍需持续牵引，同时用力将前臂旋前，使旋前方肌松弛，屈腕使屈肌松弛才方便压背侧移位的远折段向掌侧移位。

（3）在持续牵引下，术者一手固定骨折近端，另一手拇指压在远骨折段，将手掌向下旋转，屈腕并在牵引作用同时下压远折段，即可达到复位目的。

知识点72：桡骨远端骨折复位的标志

骨折复位的标志是餐叉畸形症状消失，桡骨表面平正，X线透视骨折对位良好。由于Colles骨折多为稳定骨折，复位后保持屈腕姿势，即使旋后前臂，也不容易再错位。

知识点 73：桡骨远端骨折的固定方法

桡骨远端骨折的固定方法主要包括：

（1）石膏固定法：复位治疗后石膏托固定腕于功能位。待肿胀消退后再换短臂石膏管形（也可用到石膏托固定至愈合为止）。

（2）夹板固定法：取夹板 4 块（掌背侧板与前臂同等宽度，背侧板较掌侧板长、桡侧板较尺侧板长），纸垫两个横挡放置于骨折远端，以能包绕远段的背、桡两侧面为妥。在维持牵引作用下，先将横挡置于桡骨远段的背侧桡侧，以尺骨头为准，但不能超过尺骨茎突，掌侧垫侧置于骨折近端的掌侧，然后放夹板固定，桡、背侧板应超过桡腕关节，限制手腕的桡偏或背伸活动，保持骨折对位。将前臂放置于中立位置，悬挂在胸前。

（3）功能锻炼：功能锻炼固定期间可做握拳及肩、肘关节活动；解除固定后，做腕关节屈伸锻炼的运动。

知识点 74：桡骨远端骨折的手术治疗

青壮年陈旧性骨折畸形愈合者或者同时有神经刺激或压迫症状、肌腱功能受限、或者前臂旋转功能障碍者，应在早期采用矫形手术。

手术方法包括：

（1）切开复位内固定术：复位后，用粗的斯氏针内固定。

（2）陈旧性骨折影响前臂功能者，切除尺骨小头。

（3）Compbell 手术：畸形明显的患者，手术中切除尺骨头的尺侧一半部分，桡骨畸形处做横行截骨，截骨后桡背侧空隙用尺骨头部分填充，矫正畸形，术后前臂石膏托固定 8~10 周时间。

十一、腕骨骨折

知识点 75：腕舟骨骨折的临床表现及诊断

跌倒时手呈支撑位，受伤后腕桡侧疼痛和不同程度的腕关节活动障碍。解剖"鼻烟窝"处肿胀及压痛，沿着第 1、2 掌骨纵向叩击有痛感，腕关节 45° 斜位，X 线片可清楚显示骨折以及移位情况。有时伤后 X 线片检查未发现明显的骨折，但是如果临床表现高度怀疑舟骨骨折时，应在伤后 2 周左右再次拍片检查，多可发现呈阳性结果。

知识点 76：腕舟骨骨折的治疗

腕舟骨骨折的治疗要点如下所述。

（1）无移位的骨折或有移位、手法复位后位置满意的骨折可行短臂石膏管型外固定治疗，直至骨折愈合。一般舟骨结节固定 6 周左右，腰部及近端骨折则需要固定 10 周左右。

如果到达固定期限后骨折仍未愈合，出现骨折线增宽、断端吸收及囊性变化但无硬化及骨折块坏死征象时，可延长固定时间。有些病例需要延长固定半年甚至 1 年以上时间，骨折始愈合。

（2）若骨折明显移位，手法难以复位时，可考虑早期切除近端骨折块部位。

（3）经长时间固定骨折仍无愈合征象，并且骨折断端出现硬化，可去除外固定后积极功能锻炼。若无症状，则无须行其他处理。年轻患者，无明显创伤性关节炎，可行切开复位方法，钻孔植骨术。

（4）舟骨骨折不愈合，其近侧骨折块仅占舟骨的 1/4 或更小，舟骨近侧 1/4 处骨折或更小的骨片经植骨术后失败的病例以及舟状骨近侧 1/4 处已硬化或粉碎性骨折或有明显移位的患者，可以采用舟骨部分切除术，但是需要注意切除仅为近端舟骨部位。舟骨全切后虽然近期满意，但远期可发生腕关节紊乱。

（5）舟骨骨折不愈合、明显创伤性关节炎、舟骨缺血性坏死及腕关节紊乱时，可以在舟骨切除后，用硅橡胶或其他材料制成的人工舟骨假体置换。

（6）晚期舟骨骨折不愈合、发生严重的创伤性关节炎、影响患者日常生活及工作、症状严重时，可以考虑行近侧腕骨切除及桡腕关节融合术。

知识点 77：月骨骨折

月骨骨折多由高能量过伸或轴向损伤造成，通常伴桡骨远端、头状骨或腕掌关节的骨折。急性月骨骨折中掌侧端最为常见，如果有移位或伴腕关节半脱位有手术指征。

知识点 78：大多角骨骨折

通常情况下，大多角骨骨折同时伴随第一掌骨及桡骨远端骨折。移位的大多角骨体部骨折需要手术治疗。

知识点 79：钩骨骨折

钩骨骨折通常伴随第 4、5 腕掌关节骨折脱位。多需行切开复位内固定治疗。

知识点 80：其他腕骨骨折

腕骨中，除了舟骨骨折，其他腕骨单纯骨折十分罕见，常常与其他腕部损伤一起发生。CT、MRI 检查对明确诊断有所帮助。

其他腕骨骨折多为撕脱性骨折，临床一般没有重要意义，对腕关节功能影响不大，仅需要前臂管形石膏外固定 4~6 周时间。对某些腕骨骨折，如头状骨颈部骨折，应该严格固定。少数骨折复位困难者，可考虑切开复位内固定。晚期并发骨关节炎，影响关节功能者，考虑采用腕骨间融合术。

第二节　下　肢　骨　折

一、股骨颈骨折

知识点 1：股骨颈骨折

股骨颈骨折一直是创伤骨科领域中重点研究对象之一。股骨颈骨折通常发生于老年人，随着社会人口年龄的增长，股骨颈骨折的发生率不断上升。年轻人中股骨颈骨折的发生主要由于高能量创伤所导致，常合并有其他骨折。股骨颈骨折存在两个主要问题，分别为：①骨折不愈合；②晚期股骨头缺血性坏死。

知识点 2：股骨颈骨折的解剖

股骨颈的前方和后方的上半部分都在髋关节的关节囊内，只有后下半远端在关节囊外。股骨颈基底部骨折为关节囊外骨折，其他部位骨折都属于囊内骨折。股骨头颈血运的主要来自于：由股深动脉发出的旋股内、外动脉分支，在股骨颈基底滑膜反折处，分 3 束即骺外侧动脉、干骺端下动脉、干骺端上动脉进入股骨头，是股骨头血液供给的主要来源；通过因韧带的小凹动脉尚存少量血液；臀下动脉和闭孔动脉吻合到关节囊附着部，分别为上、下股骨干的滋养动脉。

知识点 3：股骨颈骨折的病因

股骨颈骨折的原因主要是跌倒时下肢突然扭转，外旋暴力传导至股骨颈，导致骨折。老年人骨质疏松，只需要很小的扭转暴力，即可引起骨折。而中青年则需要较大的暴力才能导致骨折。

知识点 4：股骨颈骨折的分类

对于股骨颈骨折的分类，主要有三种方法，分别是：根据骨折线的部位分类、根据 X 线的表现分类以及根据移位程度进行分类。

（1）按骨折线的部位可分为：①股骨头下骨折；②基底骨折；③经股骨颈骨折；④经转子骨折。

（2）按 X 线表现可以分为：①内收骨折，是指远端骨折线与两髂嵴连线所成的角度（称 Pauwels 角）大于 50° 的骨折，属于不稳定骨折，通常容易变位；②外展骨折，外展骨折是指 Pauwels 角小于 30° 的骨折，属于稳定骨折，但如果处理不当，或者继续扭转，也会变位，变为不稳定骨折。

（3）按移位程度，根据 Garden 分类可分：①不完全骨折；②部分移位的完全骨折；③

无移位的完全骨折；④完全移位的完全骨折。

知识点5：股骨颈骨折的临床表现和诊断

有外伤史，多见于老年人，年龄在55～96岁之间，女性较男性多见。病理性骨折可能有患髋疼痛史。

（1）伤后髋部有疼痛感，活动时以及按压股三角区或叩击大粗隆及足跟时，疼痛感加重。

（2）股骨颈骨折通常为关节囊内骨折，骨折后出血不多，加上关节囊和肌群的包围，因此外表肿胀不明显。囊外骨折时，肿胀较明显。

（3）骨折移位明显时，伤肢多有屈髋屈膝外旋及短缩畸形，大粗隆上移，伤后即不能站立及行走。但是部分无移位或嵌插骨折患者，仍可短时行走或骑车。

（4）X线显示骨折的部位、移位程度及类型。

知识点6：股骨颈骨折的并发症

股骨颈骨折的并发症主要包括：

（1）骨折不愈合：股骨颈骨折的常见并发症之一，其主要原因有：①年龄过大，骨质疏松程度显著，有其他内脏疾病如高血压、糖尿病等病情并存；②手术或复位不及时；③复位手法过重；④移位程度太大，周围软组织损伤严重；⑤固定的稳定性不足；⑥负重活动过早。

（2）畸形愈合：主要是因为复位情况欠佳使骨折在畸形位愈合。

（3）股骨头缺血坏死：股骨颈骨折最常见并且最严重的并发症。由于股骨头血液供应的特殊性，骨折发生时易使供血来源阻断而发生股骨头缺血坏死。

（4）创伤性关节炎：创伤性关节炎通常继发于上述三种并发症。

知识点7：股骨颈骨折的治疗

应该按照骨折时间、类型、年龄及全身情况制订治疗方案。早期治疗有利于尽快纠正血管扭曲、受压或痉挛的状况。良好的复位及稳妥的内固定是骨折愈合的重要条件。新鲜无移位或外展嵌顿型骨折不需要复位治疗，但患肢应制动；移位骨折应该尽早给予复位和固定；陈旧性骨折可采用加压螺纹钉内固定，结合带血管骨瓣移植或改变负重力线的截骨术，用来促进骨折愈合或改善功能；儿童或青壮年骨折采用多根钢针或螺纹钉进行内固定。

知识点8：股骨颈骨折的非手术治疗

（1）骨折复位：骨折的解剖复位是股骨颈骨折治疗至关重要的因素。直接影响骨折愈合以及股骨头缺血坏死的发生。Moore指出，X线显示复位不满意者，实际上股骨颈骨折端接触面积仅有 1/2。由于骨折端接触面积减少，自股骨颈基底向近端生升的骨内血管减少或者生长受阻碍，从而降低了股骨头颈血液灌注量。复位的方法有两种，即闭合复位法和切开复位法。应尽可能采取闭合复位法，只有在闭合复位失败，无法达到解剖复位效果时才考虑切开复位。

①闭合复位：临床上经常使用的股骨颈骨折闭合复位方法有两种。McElvenny 法：将患者放置于牵引床上，对双下肢一同施行牵引；患肢外旋并加大牵引；助手将足把持住后与术者把持住膝部同时内旋；肢体内旋后将髋关节内收。Leadbetter 法：Leadbetter 采用髋关节屈曲位复位法，首先，屈髋 90°后行轴向牵引，髋关节内旋并内收。然后轻轻将肢体放置于床上，髋关节逐渐伸直。放松牵引，如果肢体无外旋畸形即达到复位。

②切开复位：如果闭合复位失败，应该考虑切开复位，即直视下解剖复位。以往一般认为切开复位会进一步损害股骨头颈血供。但近年来，许多作者都证实切开复位对血供影响并不大。Banks 的结论甚至认为切开复位后不愈合率及股骨头缺血坏死率均有下降。其理由是，首先切开复位时关节囊切口很小，并且解剖复位对血供恢复起到了良好的作用。切开复位法可采用前侧切口或前外侧切口（Watson-Jones 切口）。有人提出，如果存在股骨颈后外侧粉碎，则应选择后方切口以便同时植骨。但是大多数作者认为后方切口有可能损害股骨颈后外侧残留的血供，故应尽量避免。

（2）固定：①无移位者或嵌插骨折患者可穿丁字鞋或轻重量皮肤外展位（10°~15°）牵引 6~8 周时间；②有移位骨折可选用持续牵引维持固定或闭合三颗针内固定，并且保持患肢外展中立或稍内旋位位置。

（3）功能锻炼：骨折经过复位外固定或内固定后，即可让患者多做深呼吸运动，可同时改善肺及胃肠功能。固定早期可做踝、足关节轻度活动，逐步做股四头肌的舒缩活动，但是应该嘱病人做到"三不"，即不盘腿、不侧卧、不下地。保守疗法一般在 3~6 个月后逐渐增加髋膝关节活动范围。在内固定牢固的情况下，通常让患者在术后 3~4 周扶双拐下地活动，患肢避免负重。术后 3~6 个月经 X 线拍片证实骨折已经愈合，方可弃拐行走。但在伤后 2~3 年内，应避免患肢过度负重。定期拍 X 线片复查，以此排除后期可能出现的股骨头缺血性坏死。

知识点 9：股骨颈骨折的手术治疗的指征

股骨颈骨折的手术治疗的指征有：
（1）内收型骨折和有移位骨折。
（2）头下型骨折，股骨头缺血坏死率高，高龄病人不适合长期卧床者。
（3）青壮年及儿童的股骨颈骨折要求达到解剖复位要求。
（4）陈旧性股骨颈骨折及骨折不愈合，股骨头缺血坏死或并发髋关节骨关节炎。

知识点 10：新鲜股骨颈骨折的手术治疗

对于此类骨折，主要有以下五种方法。

（1）三翼钉内固定：方法简便并且实用，但近年来疗效不佳及头坏死率高，主要原因是适应证选择不当，技术欠佳，后者是主要原因。如复位不理想，三翼钉过长或过短，股骨头有旋转，打钉位置不合适，导针变弯或折断，进钉处骨皮质劈裂，骨折端有分离等。

（2）多针内固定：主要优点是操作方法简便，能消除两骨折端剪力，并有明显的防止头旋转功效，因此固定牢固可靠，如可折断螺纹针内固定等。

（3）滑动式鹅头钉内固定：此类装置由固定钉以及一带柄套筒两部分构成，固定钉可借助周围肌肉的收缩在套筒内滑动，以形成加压，当骨折面有吸收时，固定钉则向套筒内滑动缩短，以保持骨折端的密切接触，术后早期负重可使骨折端更加紧密嵌插，有利于骨折愈合。此类钉更适合于低位的股骨颈骨折，乃至转子间骨折。

（4）加压螺纹钉内固定：此固定法优点是可使骨折两端紧密接触，并且固定牢固，有利于骨折愈合，钉子不易滑出。

（5）Ender 钉内固定：应用 3~4 枚 Ender 钉在 X 线监控下经股骨内上髁上方切口开窗，打入固定，该方法多用于固定转子间部骨折。但固定得当，也可用于股骨颈骨折的治疗。

知识点 11：陈旧性股骨颈骨折的手术治疗

陈旧性股骨颈骨折主要是骨折不愈合以及股骨头无菌性坏死。根据患者年龄、股骨颈局部病理变化和健康状况，选择合适的治疗方法。

（1）转子间截骨术：此法适合于健康状况良好。股骨头无坏死，股骨头颈没有吸收，硬化不明显，髋臼正常，骨折远端向上移位不多，小转子还在股骨头下方的陈旧性骨折病人。操作流程：由大转子下斜向小转子上截断股骨，将截骨远端推向内侧，托住股骨头部位。术后用髋人字石膏固定 6~8 周，或使用转子截骨板内固定并辅以牵引 6~8 周时间。此种方法，术后患髋关节稳定有力，能伸 170°~180°，屈曲到 90°，但是内收、外展和旋转活动受限。

（2）股骨头切除转子下外展截骨术：此法适用于健康状况良好，股骨头已坏死、碎裂或骨折移位等情况。许多患者，术后关节活动功能良好，但是患者短缩跛行。

（3）带缝匠肌蒂髂前上棘骨瓣移植术：腰部麻醉或硬膜外麻醉。平卧，患臀下垫薄枕。髋关节前切口即 Smith-Petersen 切口。切断臀中肌、阔筋膜张肌在髂嵴上的附着，骨膜下剥离至髋臼上部，距股直肌附着点 1.5cm 处切断股直肌，并向下翻转。保留缝匠肌在髂前上棘的附着部位。将股外侧皮神经牵向内侧避免损伤。切断腹外斜肌、髂肌在髂前上棘和髂嵴前部的附着部位，暴露部分髂骨内板和髂前上棘。倒 "T" 形切开关节囊，牵引下采取股骨颈骨折复位。转子下 2~3cm 处拧入加压螺丝钉，跨骨折线在股骨颈头部凿 2.5cm×2cm×1.5cm 骨槽内大外小，并向头部刮除 1cm 深洞，清除骨折线部瘢痕组织。用薄骨刀切 3cm×2cm 大小缝匠肌髂骨瓣，提起肌骨瓣由两侧向远端游离、松解缝匠肌 6~8cm。游离时，注意保护缝匠肌表面阔筋膜上的血管网，并不要使阔筋膜与缝匠肌分离。将缝匠肌髂骨瓣牢固而紧密地镶嵌在股骨颈骨槽内，无需作内固定，肌骨瓣蒂部可与关节囊缝合 1~2 针。术后穿带木板中立位鞋或皮牵引 3~4 周时间。4 周后可扶拐下床不可负重活动。2~3 个月拍片 1 次，直至骨折愈合后方可弃拐行走。

（4）骨外侧肌骨瓣移植与加压螺纹钉内固定术：患者仰卧位置，患侧臀部适当垫高。做髋关节外侧切口，也称为 Watson-Jones 切口。倒"T"形切开关节囊，显露骨折断端，清除骨折断端向瘢痕组织及硬化骨质，修整骨折面部位。直视下对位满意后，由大转子下2~3cm 拧入适当长度加压螺丝钉。而后在大转子前部股外侧肌前束起点处凿下一长 2.5cm、宽 1.5cm、厚 1.2cm 带肌蒂骨块，并在股外侧肌起点的前束和外侧束之间稍作游离备用。于股骨颈中部跨骨折线，凿一长 1.5cm、宽 1.5cm、深 1.5cm 骨槽。再在骨骼的近端，即股骨头部位潜行刮一 1cm 深的洞，嵌入骨块，无需固定，将骨块肌蒂与关节囊缝合 1~2 针即可。注意缝合关节囊时不使肌蒂受压，以保留其血运。术后穿带木板中立位鞋或皮牵引 3~4 周，即可持拐下床不负重行走。

（5）带股方肌蒂骨瓣移植术：手术前行股骨髁上大重量牵引，骨折复位后，X 线控制下螺纹钉内固定。待 2 周皮肤伤口愈合后，采用髋关节后外侧入路，切开臀大肌，保护坐骨神经，于转子窝处切断闭孔内肌等诸肌群，于转子间略上切取 5cm×2cm×1.5cm 带股方肌蒂骨瓣，保护备用。"T"形切开关节囊，自大转子经残留股骨颈或直接至股骨头（颈吸收）凿一片骨瓣略小于骨槽，骨折端间隙暴露，骨槽内可见到螺纹钉，用小圆凿消除骨折端间隙的瘢痕组织和硬化面。从髂后上棘切除松质骨植入（不植入骨槽），之后将带股方肌蒂骨瓣紧紧嵌入骨槽，不作固定，逐层关闭创口。术后外展 20°中立位皮牵引 3~4 周时间，4 周后即可扶拐下床不做负重活动。

（6）人工关节置换术：应用人工关节置换术治疗老年人股骨颈骨折主要基于两点考虑：术后患者可以尽快肢体活动及部分负重，以利于迅速恢复功能，防止骨折合并症，特别是全身合并症的发生，降低老年人股骨颈骨折的死亡率。这一点曾经被认为是应用人工关节置换术的主要理由。近年来，内固定材料及技术不断发展提高。当代的内固定材料完全可以满足上述要求。因此，人工关节置换术的这一优点便不再突出。人工关节置换术对于股骨颈骨折后骨折不愈合及晚期股骨头缺血坏死是一次性治疗。关于这一点有许多不同意见。首先，目前无论采用何种技术方法，对于新鲜骨折不愈合及晚期股骨头缺血性坏死都无法预测。其次应用当代内固定材料后，多数作者报道股骨颈骨折不愈合率低于 5%。

知识点 12：年轻人股骨颈骨折的手术治疗

年轻人中股骨颈骨折发生率较低。由于年轻人（20~40 岁）骨骼最为致密，导致骨折的暴力必然很大，因此损伤更为严重。有人认为，年轻人股骨颈骨折与老年人股骨颈骨折应区分开来，作为一个专门的问题来研究。Bray、Templeman 和 Swiontkowski 等人甚至认为年轻人股骨颈骨折不适用于 Garden 分型或 Pauwels 分型。

年轻人股骨颈骨折有以下几个特点：①骨密度正常；②创伤机制多为高能量暴力；③骨折不愈合率及股骨头缺血性坏死率均高于老年人股骨颈骨折；④股骨头缺血坏死改变后多伴随有明显症状；⑤人工关节置换术效果不佳。

年轻人股骨颈骨折后骨折不愈合率及股骨颈缺血坏死率各作者报道记录不同，分别为25%至62%及45%至90%，多数人认为愈合后较差的主要原因在于创伤暴力较大、难以解剖复位、损伤严重以及坚强固定。

Cave 指出，对于所有股骨颈骨折都应该解剖复位，在年轻人股骨颈骨折中解剖复位尤为重要，如果闭合复位难以奏效，应积极采取切开复位。

由于较高的股骨头缺血坏死发生，许多人认为应尽早（6~12 小时之内）实施手术。常规在术中切开前关节囊进行关节内减压。Swiontkowski 等人治疗了 27 例 12~49 岁的股骨颈骨折患者，均可以通过手术达到解剖复位。以 AO 6.5mm 螺钉坚强固定，均行前关节囊切开，所有患者手术时间均在伤后 8 小时之内。结果显示，无骨折不愈合病例，缺血坏死率只有 20%，因而建议 12~24 个月后去除内固定物。

二、股骨粗隆间骨折

知识点 13：股骨粗隆间骨折

股骨粗隆间骨折又称股骨转子间骨折，是老年人常见的损伤，通常为间接暴力引起。他的分类方法很多，从治疗和判断预后的角度，将其分为稳定型和不稳定型骨折。①稳定型骨折：骨折端内侧皮质无粉碎症状，股骨距与远端内侧皮质可较好位置对位，即使有小粗隆撕脱骨折，仍为稳定性骨折；②不稳定型骨折：骨折端内侧骨皮质粉碎性骨折，其中也包括小粗隆周围股骨后内侧大的骨折片，以及大的斜行骨折。

知识点 14：股骨粗隆间骨折的病因和病理

股骨粗隆间骨折具有与股骨颈骨折类似的发病原因，可为跌倒或直接暴力撞击所导致，根据骨折线的形态、位置或走行分为顺转子间型，反转子间型和转子下型骨折。

（1）顺转子间型骨折：骨折线从大转子顶点开始，斜向内下方走行，到达小转子。根据暴力的方向及程度不同，小转子或保持完整，或成为游离骨片。但是股骨上端内侧的骨支柱保持完整，骨的支撑作用还较好，髋内翻并不严重，移位较少。由于骨折线在关节囊和髂股韧带附着点的远侧，因而骨折远端处于外旋位置。粉碎型则小转子变为游离骨块，大粗隆及其内侧骨支柱亦破碎，髋内翻症状严重，远端明显上移、外旋。

（2）反转子间型骨折：骨折线自大转子下方斜向内上行走，达小转子的上方。骨折线的走向与转子间线或转子间嵴大致呈垂直角度。骨折近端因外展肌与外旋肌的收缩而外展、外旋，远端因内收肌与髂腰肌的牵拉作用而向内、向上移位。

（3）转子下型骨折：骨折线经过大小转子的下方。顺转子间型骨折最为常见，约占本病的 85%。顺转子间粉碎性骨折、反转子间骨折和转子下骨折都属于不稳定型骨折，髋内翻的发生率最高。

知识点 15：股骨粗隆间骨折的临床表现和诊断

转子间是骨质疏松的常发部位，骨质疏松的发生速度在骨小梁较快，在股骨矩则比较慢。在发展速度快的骨小梁与发展速度慢的股骨矩的接合部是骨质最薄弱处，因此容易发生转子间骨折。受伤后，转子区出现疼痛，肿胀，淤斑，下肢不能活动。检查后发现转子间压痛，下肢外旋畸形明显，可达 90°，有轴向叩击痛。测量可发现下肢短缩症状。X 线拍片可明确骨折的类型及移位情况。

知识点 16：股骨粗隆间骨折的治疗

粗隆间骨折因局部血运良好，极少发生不愈合。治疗中主要矫正和防止髋内翻以及肢体缩短畸形。

（1）持续牵引治疗：此法是常用的治疗方法。骨折移位较大及不稳定性骨折，宜用股骨髁上或胫骨结节骨牵引；骨折移位比较小，或轻度髋内翻以及病人年龄较大不适应骨牵引者，宜用皮肤牵引。牵引同时，外旋及内翻型骨折患肢应置于 40°~60° 外展位，内旋型骨折应该保持在轻度外展或中立位。牵引重量根据病人体重及肌肉强弱而定，一般为 4~6kg。牵引后 24 小时进行 X 线摄片检查，根据骨折整复情况调整外展角度及重量，直到复位状况满意为止。牵引时间一般为 8~12 周，待骨折愈合后去除牵引，适当活动。

（2）手术复位内固定治疗：手术的主要目的在于尽可能达到解剖复位，采用坚强内固定，早日活动以避免并发症的发生。在牵引复位治疗后，选择内固定器械固定。内固定方法很多，如鹅头钉、钢板或角状钢板，目前动力髋钢板内固定已经将上述方法淘汰。

三、股骨大粗隆骨折、小粗隆骨折

知识点 17：股骨大粗隆骨折的临床表现及诊断

股骨大粗隆骨折后病人的表现为局部疼痛等，X 线即可确诊。

知识点 18：股骨大粗隆骨折的治疗

股骨大粗隆骨折有 3 种治疗方法：
（1）患髋外展牵引 6 周时间。
（2）无牵引，卧床休息至局部症状消失 4~6 周后开始练习负重动作。
（3）Armstrong 及 Watson-Jones 主张采用切开复位内固定，主要是针对明显移位的骨折。

知识点 19：股骨小粗隆骨折

单纯股骨小粗隆撕脱骨折主要发生于儿童及少年。85% 的病人年龄<20 岁，12~16 岁为发生率高发年龄。老年人中的单纯股骨小粗隆骨折通常继发于骨质疏松。由于小粗隆骨矩部疏松，无法抵抗髂腰肌牵拉力而导致撕脱骨折。病人常表现为股三角部疼痛以及屈髋畸形。Ludloffs 征阳性，即患者坐位时不能主动屈髋。大多数情况下应卧床休息，对症处理。

数周后症状消失即可负重。只有在骨折块分离十分明显时可酌情考虑切开复位治疗。

四、股骨粗隆下骨折

知识点 20：股骨粗隆下骨折的治疗

股骨粗隆下骨折的治疗可以分为保守治疗和手术治疗。常用的保守治疗方法是对患肢施行股骨髁上牵引。股骨近端通常为强大的肌群包绕，骨折发生后骨折端受肌肉牵引而明显畸形。骨折近端在内收肌、外旋肌及髂腰肌的作用下呈屈曲、内收、外旋。骨折远端在外展肌作用下呈外展、在重力作用下呈轻度外旋。在所有肌肉收缩作用下骨折端明显有短缩畸形症状。牵引治疗可以控制短缩，但对于其他畸形则难以纠正。另外，牵引时患肢需放置于 90°/90°体位（屈髋 90°屈膝 90°）。这在成人不容易维持。牵引治疗对于明显移位的骨折无法减小骨折间隙，因而延长愈合时间。由于留有畸形，骨折愈合后病人通常存在一定症状。主要是臀肌步态和大腿前侧有疼痛感。骨折近端外展畸形使得大粗隆顶点上移，髋关节外展肌松弛，即可造成臀肌步态。骨折近端的屈曲是大腿前侧疼痛的主要原因。Waddell 报道非手术治疗股骨粗隆下骨折满意率仅有 36%。因此，目前认为手术治疗股骨粗隆下骨折已经成为主要方法。

五、股骨干骨折

知识点 21：股骨干骨折

股骨干骨折是下肢常见的骨折，近 20 多年由于治疗方法的进步，并发症明显减少，但是股骨干骨折仍是下肢损伤患者致残和致死的重要原因之一。

知识点 22：股骨干骨折的病因

正常股骨干在遭受强大外力时才会发生骨折。多数原因是车祸、行人被撞坠落伤、摩托车车祸和枪弹伤等高能量损伤。行人被撞多数合并头部、胸部、骨盆和四肢损伤；摩托车车祸主要合并骨盆和同侧小腿损伤；摔伤很少合并主要器官的损伤；很小的力量即可引起股骨干骨折通常是病理性骨折。

知识点 23：股骨干骨折的移位分类

根据骨折后的移位，受暴力方向、肌肉牵拉和肢体重力影响，可分为以下 3 种类型：

（1）股骨上 1/3 骨折时，骨折近折端受髂腰肌、臀中、小肌及外旋肌的作用力，产生屈曲、外展及外旋移位，而远折段则向上、向后、向内移位。

（2）股骨中 1/3 骨折时，通常为重叠移位. 或因断端因外力的直接作用造成向内或向外成角。

（3）股骨下 1/3 骨折时，由于附着在大腿后侧内、外髁的腓肠肌牵拉，导致骨折远断端向后倾斜移位，可能压迫到或损伤行经其后的血管、神经。

知识点 24：股骨干骨折的临床表现和诊断

患者有明显外伤史，直接暴力如碰撞、打击、挤压等多为横形、粉碎性骨折；间接暴力如跌倒、扭转、坠落等，多为斜形、螺旋形骨折。

患肢疼痛、有异常活动、畸形，局部肿胀，患肢活动障碍。股骨干上 1/3 骨折时，他的近端受髂腰肌，臀中小肌及外旋肌的作用，造成骨折近端屈曲、外展、外旋畸形，远端向后上移位。股骨干中 1/3 骨折时，由于内收肌的作用力，骨折端向外成角，移位无明显规律可循。股骨干下 1/3 骨折时，由于腓肠肌及关节囊的牵拉，骨折远端向后下移位，容易损伤腘血管、胫神经及腓总神经，近端向前内移位。股骨干骨折可以合并膝部及粗隆部的损伤，应仔细检查，避免漏诊。

X 线摄片可以明确骨折类型和移位方向。

知识点 25：股骨干骨折的治疗

（1）急救处理：如果出现股骨干骨折，先就地行外固定处理，固定时略加牵引，即可减轻疼痛，又可部分复位。如果无合适的材料，可与健侧下肢捆在一起，对出现休克的病人应先抗休克治疗，及时抢救生命。

（2）儿童股骨干骨折：当儿童发生股骨干骨折时，通常选用以下两种方法。

①外展板固定法：适用于 1 周岁以内儿童或无移位的股骨骨折。方法：患肢用小夹板固定后，外侧用一外展板固定 2~3 周。因为幼儿骨折愈合快，自行矫正能力强，有移位成角都能自行矫正。

②骨牵引法：适用于 8~12 岁的病人，因胫骨结节骨骺，没有闭合，为了避免损伤，可以在胫骨结节下 2~3 横指处的骨皮质上穿牵引针，牵引重量为 3~4kg，牵引时间为 6~8 周。

（3）成人股骨干骨折：当成人发生股骨干骨折时，通常选用下列方法。

①骨牵引法：对远端向前移位的下 1/3 骨折，宜行胫骨结节牵引，其余都可用股骨髁上牵引，患肢放置于 Thomas 架、Braun 架或板式架上牵引，牵引重量开始稍大些，成人可达 12kg，牵引 1~2 天后，应及时拍摄 X 线片，若已无重叠，可配合手法整复，复位后用夹板固定，牵引重量减至 5~6kg 维持，并且开始股四头肌及踝足部功能锻炼，6~8 周后去牵引，扶双拐下地患肢逐渐恢复负重锻炼。

②切开进行复位内固定。

六、股骨远端及髁部骨折

知识点 26：损伤机制——直接暴力

作用于股骨远端的暴力，经髌骨传导并且转变为楔形力，造成股骨单髁或双髁骨折。

水平方向的暴力作用于股骨髁上时，通常造成股骨髁上骨折。直接内外翻暴力造成股骨髁骨折则较少见。在 MRI 检查中可见有髁软骨及骨挫伤的影像改变。

知识点 27：损伤机制——间接暴力

导致股骨远端以及髁部骨折的间接暴力通常是坠落。伸膝位时暴力自胫骨与股骨之间传达，可产生股骨或胫骨单髁或双髁骨折，同时伴随有足髁部及胫腓干骨折。屈膝时膝关节前方受到冲击暴力，向上传导，在髁上部位骨皮质与骨松质交界处发生骨折。外翻应力可产生股骨外髁的斜形骨折，有时可以产生股骨内上髁撕脱骨折、内侧副韧带撕裂或胫骨外侧平台骨折。内翻应力可以造成股骨内髁斜形骨折，如果发生胫骨平台骨折，则是因为胫骨平台内髁的抵抗力较强，骨折线首先出现在胫骨棘外侧，经过骨干与干骺端的薄弱区域再转至内侧。

知识点 28：股骨远端及髁部骨折的临床表现

患者有明确的外伤史，伤后膝部肿胀、畸形以及疼痛，关节活动受限，可触及反常活动。X 线片可以明确骨折类型。查体时应注意肢体血供，是否存在血管神经损伤。CT 对于累及股骨髁部关节面的骨折显得异常重要，CT 扫描能进一步明确损伤程度，方便医生术前进行制定手术方案，选择更适宜的内固定方式。MRI 可以协助诊断关节韧带及半月板损伤、关节软骨骨折、挫伤，便于术前明确诊断。

知识点 29：非手术治疗

非手术治疗主要考虑应用于嵌插型，无移位或无明显移位的稳定型股骨远端骨折；存在明显手术禁忌的老年股骨远端骨折等，然而对于儿童股骨远端骨折的治疗价值则明显优于成人。此外，还可利用电刺激，电磁效应，体外冲击波，超声波，利用功能支具部分负重等手段刺激骨折处来促进骨折愈合。

知识点 30：手术治疗

随着内固定材料的不断改进和发展以及内固定技术普及，目前，股骨远端及涉及关节面骨折的内固定术已被广泛采用。虽内固定物品种繁多，固定方式各异，但总体可分为偏心负荷型的钢（钛）板系统和均分负荷型的髓内钉系统。

七、髌骨骨折

知识点 31：髌骨骨折

髌骨是人体最大的籽骨。前方有股四头肌腱膜覆盖，并且向下延伸形成髌韧带，止于胫骨结节。两侧为髌旁腱膜。后面是关节软骨面，与股骨髌面形成髌股关节。髌骨与其周围的韧带、腱膜共同形成伸膝装置，是下肢活动中非常重要的结构。髌骨在膝关节活动中有重要的生物力学功能。如果髌骨被切除，髌韧带更贴近膝的活动中心，使得伸膝的杠杆臂缩短，这样，股四头肌需要比正常多 30% 的肌力才能伸膝，在多数病人，尤其是老年人中不能承受这种力，因此，髌骨骨折后，应该尽可能恢复其完整性。

知识点 32：髌骨骨折的病因

髌骨骨折，通常为间接暴力所致，如行走失足滑倒时，膝关节突然屈曲，股四头肌强烈收缩引起髌骨骨折，这类骨折多为横断型骨折，移位较大，直接暴力如撞击、踢伤等引起的髌骨骨折，通常为粉碎性骨折。

根据受伤暴力性质和骨折后移位情况，可以分为无移位骨折和有移位骨折两型。

知识点 33：无移位骨折

无移位骨折约占髌骨骨折的 20%，通常是直接暴力打击或屈膝跪倒于地而引起。骨折可呈粉碎或星状，偶尔有纵裂或边缘骨折。髌骨周围筋膜和关节囊保持完整，少数因为伤及股骨髁关节面而影响膝关节功能。

知识点 34：移位骨折

移位骨折约占髌骨骨折 80%，大多由间接暴力所致。骨折线多呈横断，且常发生在中、下 1/3 交界部。也可因为直接暴力剧烈造成髌骨粉碎骨折，偶有髌骨上段（或上极）粉碎骨折、髌骨下段（或下极）粉碎骨折。

有移位骨折，通常髌骨周围筋膜和关节囊破裂或断裂，断端之间相互分离达数厘米。常见于近端或远端骨折块较大，另一端呈粉碎。此类骨折软组织损伤严重而且出血较多，关节腔内有大量积血。

知识点 35：髌骨骨折的临床表现和诊断

髌骨骨折多发生于青壮年。受伤后，膝前方肿胀，有淤斑，膝关节不能活动。检查可发现髌骨前方有压痛感，受伤早期可扪到骨折分离出现的凹陷，挤压髌骨使疼痛加重。由于关节内积血，可以出现浮髌试验阳性。膝关节的正、侧位 X 线拍片可明确骨折的部位、移位程度及类型，是选择治疗方法的重要依据。

知识点 36：髌骨骨折的非手术治疗

对于新鲜髌骨骨折的治疗，除了要求恢复伸膝装置的完整性外，还应当保持关节软骨面的平整、光滑，以防止日后形成创伤性关节炎。

（1）无移位骨折：可用注射器抽干净关节内积血，下肢后侧用长木板或石膏托固定膝关节于伸直位，2周后开始练习股四头肌的收缩活动，4~5周后去除外固定，逐渐练习行走以及膝关节屈伸活动。

（2）移位横形骨折：若移位很少或者是老年患者，可先抽出关节内积血，手法复位后，以抱膝圈固定于伸膝位3~4周，拆除固定后才能锻炼股四头肌以及进行屈伸活动。

知识点37：髌骨骨折的手术治疗

髌骨骨折的手术治疗如下：

（1）切开复位内固定：横断骨折复位困难或粉碎骨折，应该尽早切开复位内固定。通常用膝前横弧形切口，凸面向下。对横断骨折可用螺丝钉固定，或用细钢丝纵向或横向穿孔固定，粉碎性骨折用丝线或钢丝环绕髌骨缝合固定，注意修补髌前及髌两侧腹膜和关节囊部位。术后用长腿石膏托固定膝关节于伸直位，4~6周时间后去除外固定，进行功能锻炼。

（2）髌骨部分切除术：髌骨部分切除术的适应证：①髌骨上半或下半粉碎性骨折，完整部分大于髌骨一半；②髌骨中部粉碎性骨折，然而上、下部分大于髌骨一半。

手术方法包括：手术中切除粉碎性髌骨的上半或下半部分，将髌韧带或股四头肌腱与剩余髌骨缝合固定。同时修补股四头肌扩张部筋膜。术后以长腿石膏托固定6周。对于中部粉碎性骨折，切除粉碎性部分，上、下两骨折块以张力带钢丝进行内固定。

（3）髌骨全切术：其适用于不能整复又不能部分切除的严重粉碎性骨折。尤其是50岁以后老年人，可选择将髌骨全部摘除，缝合修复股四头肌腱和关节囊。术后2~3周进行股四头肌收缩以及伸屈膝关节功能锻炼。

八、胫骨平台骨折

知识点38：胫骨平台骨折

胫骨平台骨折占所有骨折的1%，老年人骨折的8%，多为关节内骨折，可以导致不同程度的关节面压缩和移位。治疗时必须针对不同的损伤类型，采用不同的治疗方法，以获得良好的效果。

知识点39：胫骨平台骨折的应用解剖

胫骨上端宽厚，其扩大部分为内髁和外髁，其平坦的关节面称胫骨平台。其边缘上覆有半月板软骨，中间为髁间嵴，附着前后交叉韧带，两侧面抵有内外侧副韧带。胫骨内、外髁成浅凹，与股骨下端内、外髁相接。由于成人胫骨扩大的近侧端松质骨罩于骨干上，支持它的骨皮质不够充分。与股骨髁比较，股骨髁支持的骨皮质较厚，结构较坚强，胫骨髁显得相对软弱。因此，两者损伤的机制虽然相同，但是胫骨髁骨折则较多见，故胫骨髁是膝关节骨折常发处。另外，胫骨上端骨质疏松，如果发生挤压塌陷，则骨折不易整复，因而影响关节面的完整，成为关节功能失调和创伤性关节炎的诱导原因。

知识点 40：胫骨平台骨折的病因和病理

胫骨平台骨折是强大外翻应力合并轴向载荷的结果。有文献统计显示，55%～70%的胫骨平台骨折是胫骨外髁骨折。同时，股骨髁对下面的胫骨平台施加了剪切和压缩应力，可以导致劈裂骨折，塌陷骨折，或者两者并存。而内翻应力是否造成胫骨内髁骨折在文献中有不同的意见，一种意见认为仍是外翻应力时股骨外髁对胫骨内髁产生剪切应力而产生胫骨内髁骨折，另一种意见则认为存在内翻应力所导致之胫骨内髁骨折。

知识点 41：胫骨平台骨折的临床表现和诊断

伤后膝部明显肿胀、疼痛、功能障碍，局部淤斑明显，可以有膝内、外翻畸形。膝部有明显的压痛感、骨擦音及异常活动。有侧副韧带断裂时，侧向试验阳性；如果交叉韧带断裂时，则抽屉试验阳性。如有腓骨小头骨折，腓骨小头处出现相应骨折表现；如果腓总神经损伤，可出现小腿前外侧及足背皮肤感觉减弱或消失，小腿前侧以及前外侧肌群肌力减弱或消失。

膝关节 X 线正、侧位片可以显示骨折类型和移位情况。怀疑有侧副韧带断裂者，可以在被动内翻或外翻位拍摄双膝关节正位应力 X 线片，与健侧对比关节间隙的距离。

对怀疑有十字韧带或半月板损伤者，可拍摄断层 CT 片。

膝关节镜检查：除去观察关节腔内各种情况外，还可进行电灼、切断粘连、松解滑膜皱裂，摘除关节内游离体，切除损伤的半月板，搔刮关节软骨面以及修复前十字韧带等治疗。

知识点 42：胫骨平台骨折的治疗

胫骨平台骨折的骨折块既不容易整复又不容易被固定。而胫骨平台骨折又是关节内骨折，治疗应该尽可能恢复平整光滑的平台关节面，保证膝关节的稳定性和活动功能。因此胫骨平台骨折的治疗比较困难。因此，胫骨平台骨折的治疗应根据患者年龄、全身情况、皮肤条件、骨折类型、合并损伤及其严重程度来选择治疗方法。

（1）超膝关节小夹板固定或长腿石膏固定：适合于无移位的骨折病例。在无菌操作下抽出关节腔内积血，超膝关节小夹板或长腿石膏固定。固定后即可进行有计划的股四头肌锻炼，患肢不负重的情况下持拐下地，4～6 周时间后去除固定做膝关节伸屈锻炼，10～12 周时间后如股四头肌加强有力，患肢逐渐锻炼负重活动。

（2）手法整复及局部外固定：运用于单髁压缩骨折或压缩粉碎骨折。以胫骨外髁骨折为例：在麻醉情况下病人仰卧，抽净关节腔内积血。助手一手推住膝关节内侧，一手握住踝关节向内作牵拉，使膝关节内翻，膝关节的外侧间隙变宽，术者将骨折块向上、向关节中线推挤，并且借侧副韧带张力增加使骨折块复位。复位满意后，超膝关节小夹板或长腿石膏固定，其他处理同前述。

（3）撬拨复位法：常规无菌操作下，用合适的细钢针（一般选用直径 2～3mm 为宜）撬拨，以外髁为例：保持膝关节内翻位置，在外侧平台前外侧的下方，离关节面 3cm 处，将钢针穿过皮肤，向后上方进针。在 X 线透视下，用针前端抵住平台塌陷骨折块，做撬拨复位动作，并在撬拨同时，在胫骨上端内、外两侧，配合手法，向中部推挤，整复平台周围劈裂骨折。复位经 X 线透视满意后，使用另一钢针穿过皮肤，沿塌陷骨折片下面击入，直至胫骨平台内侧骨皮质下做固定用，然后包以长腿管型石膏。

（4）持续和牵引复位：此法适合于移位严重的粉碎骨折，尤其是关节面破碎严重无法复位者。先在局麻下行跟骨或胫骨下端骨牵引，在牵引下可运用双手掌在膝内、外侧向中心挤压，促进骨折复位。经照片显示临床愈合，解除牵引作用，改用超膝关节小夹板或长腿石膏固定，处理同前述。

（5）切开复位及内固定术：此法适合于单髁或双髁骨折移位严重并合并压缩畸形或手法不能整复的病例。用长螺丝钉、骨栓钉和接骨板内固定，复位治疗后骨折远端有空隙时，应自胫骨前嵴取合适的移植骨块进行充填。手术时发现骨折严重粉碎内固定困难者，日后可考虑采用人工关节置换或膝关节融合术。

九、胫腓骨骨折

知识点 43：胫腓骨骨折的损伤机制

导致胫腓骨骨折的损伤形式有 3 种：超越骨自身能力的损伤也就是疲劳骨折（应力骨折）；低能量暴力导致的较稳定的轻度移位骨折；高能量暴力造成的严重软组织合页损坏、神经血管损伤、粉碎骨折、骨缺损，这种高能量暴力通常导致肢体多种组织严重创伤，肢体存活困难。

知识点 44：胫腓骨骨折的非手术治疗

对于不稳定型和开放的胫骨骨折，由于内固定的发展，手术治疗已经取得了较好的结果。但对于低能量造成的移位小的简单胫腓骨骨折，非手术闭合复位使用石膏外固定能有效地治愈骨折。

知识点 45：胫腓骨骨折的外固定架治疗

（1）适应证：①Ⅱ或Ⅲ度（Gustilo 分类）开放性骨折损伤；②骨折后需进一步行交腿皮瓣、游离皮瓣和其他重建过程；③骨折伴肢体严重烧伤；④骨折后有严重骨缺损或需维持肢体长度；⑤关节融合；⑥肢体延长；⑦骨折后有或怀疑有或骨折不愈合。

（2）优越性：①可以在远离损伤、骨病或畸形的局部固定骨折；②Ⅰ期或Ⅱ期都可较易接近伤口；③对各种骨或软组织损伤，包括多个邻近肢体的固定能显示较大灵活性；④安装外固定架后可进行对骨折固定对位对线、长度以及力学特性的调节；⑤可同时和（或）随后进行内固定治疗；⑥对邻近关节影响小；⑦可早期使肢体或病人活动，包括完全负重运动。

知识点46：胫腓骨骨折的带锁髓内针治疗

胫腓骨骨折的带锁髓内针治疗分为扩髓和不扩髓两种方式。

（1）扩髓式带锁髓内针治疗：扩髓腔有着重要意义：①扩髓腔后，可以使用足够粗度的髓内针来替代骨折部位的功能；②扩髓腔可以增加针与髓腔内壁的接触面积和接触精确度，使得力学稳定性提高，同时也可避免插针困难和骨劈裂；③扩髓后的骨屑在骨折处有植骨作用。

（2）不扩髓式带锁髓内针治疗：采用不扩髓技术不仅简化了扩髓的复杂步骤，更重要的是，它避免了扩髓造成的对营养血管的破坏、使髓腔内压力增高、扩髓产生的热量造成的骨坏死、脂肪或者骨屑造成的血管栓塞等不良影响。

知识点47：胫腓骨骨折的钢板螺丝钉治疗

随着对骨折周围软组织更加重视以及对内置物特性的深入研究，钢板螺钉固定骨折趋向于有限地显露骨折而间接复位，尽量减少紧密接触骨部位而造成的坏死以及促进骨痂形成。

胫骨远近干骺端部以及涉及膝、踝关节内有移位的骨折，大多数学者则主张使用加压钢板和螺钉做内固定。除此之外纠正畸形愈合及治疗不愈合也是使用钢板螺钉的适应证。对于胫骨骨折行钢板螺钉内固定可选用前外侧切口。

知识点48：胫腓骨开放骨折的治疗

胫腓骨开放骨折治疗应遵循下列5项原则：

（1）多次彻底清理创部和充分灌洗以稀释细菌浓度，切除可作为细菌繁殖培养基的坏死组织。

（2）尽量减少进一步地破坏软组织而对骨折进行固定，为软组织修复提供稳定的力学环境。

（3）合理使用抗生素。

（4）尽可能地在4~7天以各种方法关闭伤口，皮肤覆盖的完整度对防止细菌污染有重要作用。

（5）早期功能恢复以及早期植骨以延长内、外固定物的疲劳寿命。

十、踝部骨折

知识点49：踝部骨折

踝部骨折是最为常见的关节内骨折，青壮年易发生。

踝关节由胫、腓骨下端的内、外踝和距骨组成。胫骨下端后缘稍向后突出，称为后踝。由内、外、后三踝部分构成踝穴，距骨位于踝穴内，踝关节跖屈时，距骨体和踝穴的间隙大，活动度也大，易发生骨折。

知识点 50：踝部骨折的病因和病理

踝部骨折通常由间接外力所造成，如由高处坠下时，足踝处于内翻位，足外缘先着地，或者在不平的道路上行走时，或小腿内下方被砸压等，外力使足踝突然强力内翻，则可以造成内翻损伤（此种损伤，踝部多呈内翻畸形，内踝多呈斜形骨折，外踝多呈横形骨折，严重者可以合并后踝骨折、距骨脱位、韧带损伤等）。反之，外力使足踝突然强力外翻，则可以造成外翻损伤（踝部多呈外翻畸形，内踝多呈横形骨折，外踝多呈斜形骨折，严重者也可以合并后踝骨折、距骨脱位、韧带损伤等）。临床以内翻损伤最为多见，其次为外翻损伤。直接外力如踝部被踢伤、踩伤、重物砸伤等均可造成，枪弹伤则可以造成开放性骨折。

知识点 51：踝部骨折的临床表现和诊断

（1）明确的外伤史。
（2）局部肿胀、有压痛感，骨擦感阳性。
（3）踝部活动障碍，内翻或外翻畸形，合并距骨脱位时更为明显。
（4）X 线片：踝关节正、侧位片，必要时加拍腓骨全长片和踝关节应力位片。
（5）CT 可显示关节面损伤的情况。

知识点 52：踝部骨折的非手术治疗

（1）无移位骨折："U"形石膏托外固定 3~4 周时间，去除石膏后开始踝关节活动，伤后 2~3 个月时间后开始负重。

（2）有移位的骨折：手法整复后按受伤机制相反方向用"U"形石膏夹板固定，如判断不明确，宁可置于中立位。

（3）骨牵引治疗：适合于垂直压缩型骨折，当胫骨前唇或后唇关节面骨折时，可行跟骨牵引，3~4 周时间后去除牵引，开始踝关节运动练习。

知识点 53：踝部骨折的手术治疗

对于闭合复位失败，关节内游离骨片、不稳定骨折、开放性骨折或已失去闭合复位时机的陈旧性损伤，可以采用手术切开复位，用螺丝钉或钢针内固定。

踝关节为全身负重最大的关节，踝部骨折属关节内骨折，应该给予良好复位和早期活动锻炼。踝部损伤后，肿胀出现早并且较广泛，重者可有水肿，故伤后应尽早行闭合复位。如果估计闭合复位难以成功，可一期手术切开复位内固定，以免延误时机，增加手术难度以及感染机会。踝部软组织较少，复位后用夹板或石膏外固定时，注意不要压伤皮肤。

十一、跟骨骨折

知识点 54：跟骨骨折

跟骨骨折是跗骨中最为常见的骨折，约占 60%。

跟骨长而略有弓形，与距骨形成距跟关节，跟骨与骰骨形成跟骰关节。跟骨结节关节角（Bohler 角）正常呈 40°，系跟骨结节与跟骨后关节突的连线与跟骨前后关节连线的夹角。足部的负重点为跟骨、第一跖骨头和第五跖骨头。

知识点 55：跟骨骨折的临床表现

局部疼痛、淤血、肿胀，有压痛，步行困难，足内外翻运动受限。X 线拍片可确定骨折类型，需要拍跟骨侧位、轴位和特殊斜位片。正常跟骨后上部与距骨关节面构成 30°~45°角（跟骨结节关节角，又称为 Bohler 角）。

知识点 56：跟骨骨折的诊断

根据从高处坠落的外伤史、临床表现以及 X 线片显示跟骨结节角的变化不难诊断。

知识点 57：跟骨骨折的治疗

跟骨骨折的治疗原则是恢复距下关节的对位关系和跟骨结节关节角，维持正常的足弓高度和负重关系。在不波及距下关节的骨折中，由于跟骨前端骨折、结节骨折和载距突骨折通常移位不大，仅用绷带包扎固定，或管型石膏固定 4~6 周，即可以开始功能训练。

对于跟骨结节鸟嘴状骨折，由于减少了关节角，导致足弓塌陷，可以采用切开复位，松质骨螺钉固定，并开始早期活动踝关节。

波及距下关节的跟骨粉碎骨折，治疗困难，效果不良。伤员年龄在 50 岁以下者，应采用钢针牵引矫正结节上升移位，同时用跟骨夹矫正两侧膨大畸形，尽可能恢复跟骨的解剖位置。日后距下关节僵硬疼痛者，可行关节融合术。年老者及骨折移位不多者，可局部加压包扎抬高患肢，并且进行早期功能活动 2~4 周，肿胀消退，采用弹力绷带包扎，足底加厚棉垫逐渐负重活动，可减轻跟骨周围粘连引起的疼痛。

第三节 脊柱骨折与脊髓损伤

一、颈椎骨折脱位

知识点 1：颈椎骨折脱位的受伤机制与病理

（1）颈椎屈曲型损伤：由于颈椎受到轻重不等的屈曲暴力所致，重者常表现有泪滴型骨折。

（2）屈曲旋转型损伤：旋转以健侧为轴心，导致关节囊破裂，韧带、椎间盘损伤，关节突交锁。此类损伤应该照斜位像观察以决定有无关节突骨折。

（3）伸展性损伤：包含有伸展泪滴性骨折、寰椎后弓骨折、伸展性骨折脱位（颈$_{3 \sim 7}$）以及枢椎椎弓根部骨折。

（4）伸展旋转损伤：颈椎的伸展旋转型损伤又称为单侧伸展损伤。损伤暴力集中在颈椎中部和下部的骨突关节上，使侧块产生垂直骨折即关节柱骨折。

（5）垂直压缩骨折：包含寰椎挤压分离骨折和爆裂性骨折。

（6）火器伤：脊柱火器伤的后果以及类型因高速与低速暴力而异，无一定规律。

知识点 2：颈椎骨折脱位的临床表现

颈椎骨折脱位的临床表现包含上颈椎骨折脱位和下颈椎骨折脱位。

知识点 3：上颈椎骨折脱位的临床表现

寰椎骨折以后颈部僵硬和枕下区域疼痛是寰椎椎弓骨折的主要临床表现。寰枢椎半脱位的典型的临床表现为头颈部倾斜，并且有颈部疼痛和僵直、枕大神经痛等，但是脊髓压迫症状和体征极少发生。

知识点 4：下颈椎骨折脱位的临床表现

下颈椎骨折脱位主要表现是外伤后的颈部疼痛，活动障碍及畸形，颈部肌肉痉挛，可伴随有神经根痛。在有旋转和单侧关节突关节脱位时可有头颈倾斜及旋转弹性固定。合并脊髓损伤时可伴随有四肢瘫、下肢瘫及二便的功能障碍，合并神经根损伤时神经根支配的感觉运动以及反射减弱，多合并头颅外伤等。

知识点 5：颈椎骨折脱位的诊断评估

完整的诊断应当包括以下几点：

（1）解剖部位：根据临床检查所怀疑的损伤部位，进行必要的 X 线摄影。

（2）损伤机制：根据病史及 X 线片显示的骨折情况，可以推测其为直接暴力或间接暴力而导致前屈、侧屈、后伸或垂直压缩、牵开、剪力及旋转移位等，根据暴力方向及骨折的形态可再推断其有哪些稳定结构遭受损伤以及骨质韧带等的创伤病理变化。

（3）骨折类型：从 X 线片上所见骨质破坏的程度，可以推断其为单纯椎体楔形压缩、撕脱、垂直压缩或为泪滴型骨折、爆裂型骨折、椎弓、旋转脱位及关节突骨折、齿状突骨折等。

（4）脊髓损伤：有无脊髓损伤、完全或不完全型，可以根据神经检查来判定。有脊髓神经损伤时，脊柱也可无影像学的异常。

对于颈椎骨折脱位的诊断评估包括对上颈椎骨折脱位的诊断评估以及对下颈椎骨折脱位的评估。

知识点 6：颈椎骨折脱位的鉴别诊断

（1）颈$_7$至胸$_1$节段骨折脱位：在此部位的骨折脱位通常因 X 线片投照不良或因伸展损伤的暂时性脱位已自行复位，所以容易被误诊。在这部位的损伤应当摄穿胸斜位片、游泳者位片。部分短颈的颈$_{6\sim7}$节段亦曾经发生过漏诊的情况，颈椎 CT 以及三维重建可以做到对类患者的诊断。

（2）寰枕及颈椎部位的先天性畸形：如寰椎发育不良等造成的两侧寰齿间距不等宽、齿状突先天性缺如、寰枕融合、先天性不连接、Klipple-Feil 综合征等，此类先天畸形较多，因此在诊断颈部损伤时应仔细鉴别。

知识点 7：上颈椎骨折脱位的治疗

上颈椎骨折脱位的治疗主要包括寰椎骨折的治疗、寰椎横韧带损伤的治疗、寰枢椎半脱位的治疗以及枢椎骨折的治疗。

知识点 8：寰椎骨折的治疗

寰椎骨折的治疗目的在于恢复枕寰部的稳定性以及其生理功能，解除神经压迫和防止迟发性损伤。多数作者主张非手术治疗，认为不管骨折是否稳定，都能获得满意的疗效。单纯的寰椎后弓骨折仅需要颈托固定便可愈合。

知识点 9：寰椎横韧带损伤的治疗

对于寰椎横韧带断裂的治疗，多数作者认为应采取手术治疗，早期的手术治疗可以稳定寰枢椎，以此避免迟发性神经损伤。

知识点 10：寰枢椎半脱位的治疗

对于寰枢椎半脱位的治疗，在急性期如病人清醒时可采取单纯颅骨牵引，也可以手法整复以达到复位。

知识点 11：枢椎骨折的治疗

　　一般认为对齿状突的Ⅰ型和没有移位的Ⅲ型骨折可以采用非手术治疗，包括 Halo-vest 支架、Minerva 石膏等，而Ⅱ型及不稳定的Ⅲ型骨折采取保守治疗则有较高的不愈合率，因此许多作者认为应采取手术治疗。

知识点12：下颈椎骨折脱位的治疗

　　（1）手术适应证：颈椎结构的破坏造成机械稳定性受到严重的影响。骨折及骨折脱位后，椎管形态的改变以及骨折片进入椎管内使得大多数病例伴有颈脊髓损伤，也就是所谓的神经不稳定。治疗的目的在于彻底减压、纠正畸形、恢复椎管的解剖形态及重建颈椎的稳定性。下颈椎骨折脱位是否采取手术治疗，可依据 SLIC 评分系统来决定。

　　（2）手术入路和方式选择：手术入路的选择应该根据脊髓神经受压的方向及结构稳定重建的因素来考虑。脊髓受压可以分为前方受压、后方受压及前后受压等类型。因为椎体高度丢失，间隙变窄，钩椎关节（Luschka 关节）骨折或小关节突骨折脱位可造成神经根出口的狭窄及神经根的受压，针对以上情况，目前手术的入路主要有前路、后路及前后联合三种方式。

二、胸腰椎骨折脱位

知识点13：胸腰椎骨折脱位的诊断

　　根据严重的外伤史、不能起立、局部疼痛、翻身困难、胸腰椎常有后突畸形，应考虑胸腰椎骨折，同时检查有无脊髓损伤。

　　X 线摄片、CT 及 MRI 检查可明确诊断，并确定损伤的部位、移位以及类型情况。

知识点14：胸腰椎骨折脱位的治疗

　　胸腰椎骨折脱位的治疗包括对屈曲型损伤以及过伸型损伤的处理。

知识点15：屈曲型损伤的处理

　　屈曲型损伤的处理如下：

　　（1）稳定型脊柱骨折：①椎体单纯压缩骨折不到 1/3 者，可以仰卧于硬板床上，于脊柱过伸位，1~2 天时间后即逐渐进行背伸锻炼，6~8 周时间配戴围腰下地活动，一般不需要用支具；②横突骨折：常有腹膜后血肿，早期应卧床休息，对症治疗；③腰椎关节突骨折：可以使用腰椎支具固定，但易发生骨折不愈合，最好早期采用脊柱融合术；④椎弓骨折：L_3 以上椎弓根骨折，因为多数较稳定，可行功能治疗。如骨折不愈合引起腰痛时，可考虑行脊柱融合术。对 L_3 以下的椎弓根骨折，可以行支具固定或后路脊柱融合内固定术。采用横突间融合术疗效更佳。

　　（2）脊柱不稳定型损伤：①采用逐步后伸治疗：患者平卧硬板床上，逐步后伸复位，通过 1~2 周时间，骨折可达到一定复位效果；②对骨折合并关节脱位或关节绞锁时，可以在全麻下行切开复位植骨融合内固定术。

知识点 16：过伸型损伤的处理

在对过伸型损伤进行处理时，应避免脊柱后凸，可卧床治疗或以支具固定。

三、脊髓损伤

知识点 17：脊髓损伤的诊断

脊髓损伤的诊断应该从以下几方面着手：与受伤机制相关的详细病史采集、全面的体格检查、神经功能的评估（确定截瘫的平面以及深浅感觉丧失的程度等）以及影像学资料（X 线、CT、MRI 检查，明确损伤的位置及类型）。

知识点 18：脊髓损伤的治疗

脊髓损伤的治疗主要包括：

（1）早期治疗：合适的固定治疗，在搬运过程中避免加重脊髓损伤。

（2）药物治疗。

（3）手术治疗：整复脊柱骨折、脱位，使得脊髓减压，对不稳定脊柱损伤立即行内固定，以此防其移位导致压迫脊髓。

（4）康复治疗和功能锻炼：行电针、按摩、推拿、高压氧舱等促进神经功能恢复。

（5）积极预防以及治疗并发症。

第四节 骨盆骨折

知识点 1：骨盆骨折的诊断

患者有明确的外伤史，局部肿胀、疼痛，可有皮下淤斑，骨盆挤压分离试验阳性。骶髂关节脱位时，双侧髂后上棘发生不对称。

骨盆正位 X 线检查是首要选择，可对 90% 的病例做出准确诊断。必要时可行骨盆斜位拍片。CT 检查是金标准，但是不是急诊评估的方法，可在患者情况稳定后进行。

此外，还需要对骨折并发症，如休克、直肠肛管损伤等作出诊断。

知识点 2：骨盆骨折的治疗

骨盆骨折治疗原则是首先救治危及生命的内脏损伤以及出血性休克等并发症，其次才是治疗骨盆骨折本身。

知识点3：骨盆骨折并发症的治疗

对于不同种类的骨盆骨折并发症，应及时采取不同的方法进行治疗。

（1）出血性休克：一般应该输血治疗，快速输血一定数量后血压仍不能维持者可先结扎髂内动脉，同时采取继续输血治疗。此时，仍不能稳定血压者，再找出血处止血，也可行血管造影和血管栓塞。

（2）膀胱破裂及尿道损伤：膀胱破裂应采取手术治疗。尿道部分撕裂可保留导尿管，然后定期扩张尿道，可以防止尿道狭窄。

（3）神经损伤：先保守治疗，无效者可以手术探查。

（4）直肠肛管损伤：可给予彻底清创，缝合修补，局部引流，合理应用抗生素。

（5）女性骨盆骨折合并生殖道损伤：应该及时修补破裂阴道。

知识点4：骨盆骨折的治疗

在对骨盆骨折进行治疗时，主要应分为以下两种情况。

（1）稳定型骨折：一般不需要整复，可卧床休息、止痛治疗。

（2）不稳定型骨折：可以行手法复位或牵引复位，持续牵引外固定法。牵引重量要大，以占体重 1/7~1/5 为宜，6 周之内不应该减重，牵引作用应不少于 8 周。对于耻骨联合不稳定、骶髂关节不稳定、髂骨翼、胫骶骨的不稳定也可以考虑行内固定治疗。

第五节 关节脱位

一、上肢关节脱位

知识点1：上肢关节脱位的类别

上肢关节脱位的类别包括：肩锁关节脱位、肩关节脱位、肘关节脱位以及桡骨头脱位。

知识点2：肩锁关节脱位的病因与病理

（1）肩锁关节构成：肩锁关节位于皮下，由肩胛骨的肩峰关节面和锁骨外侧端的锁骨关节面构成。肩锁关节由肩峰端和锁骨端关节面、关节滑膜及纤维关节囊构成。在两个相邻的略呈扁平的关节面之间有关节软骨盘结构，软骨盘增加了两个关节面相互的适应性。

（2）肩锁关节的活动范围：包括：①轴向的旋前与旋后活动；②肩锁关节的外展和内收活动；③钟摆样运动。

知识点3：肩锁关节脱位的临床表现

依据损伤和脱位程度的不同，可表现为肩部疼痛，患侧上肢上举或外展时疼痛加重。肩锁关节局部压痛或出现畸形，肩峰外侧端隆起，往下推压出现反弹性的"琴键征"。

知识点 4：肩锁关节脱位的诊断与鉴别诊断

（1）Allman 分类法：肩锁关节脱位占肩部损伤的 12%左右，Allman 把肩锁关节损伤分为 3 度：Ⅰ度，指肩锁关节的挫伤，并无韧带断裂或关节脱位。Ⅱ度，是肩锁关节半脱位，肩锁关节囊和肩锁韧带已破裂，喙锁韧带中的斜方韧带部分也有断裂，肩锁关节分离或部分性脱位。Ⅲ度，是肩锁关节完全脱位，喙锁韧带两个组成部分即斜方韧带和锥状韧带均断裂，肩锁关节完全分离，锁骨外侧端向上后方隆起，有浮动感，所谓琴键征阳性。

（2）Rockwood 分类法：Rockwood 把肩锁关节的损伤分为 6 类。如图 3-1-7 所示为 Rockwood 分类法。

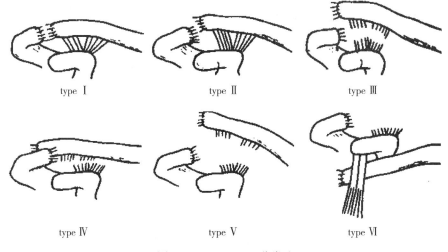

图 3-1-7　Rockwood 分类法

第Ⅰ型、Ⅱ型与Ⅲ型分别与 Allman 分类中的三型一致。Ⅳ型是较少见的一种完全性脱位，锁骨端向肩峰的后方移位，在前后位上肩峰与锁骨外侧端形成重叠移位，此型脱位原则上需要手术复位与固定，手法复位难以成功也难以维持位置。Ⅴ型的肩锁关节脱位锁骨外侧端向头端翘起，难以使肩峰与锁骨外端对合，原因是锁骨外侧端往往插入斜方肌前缘，导致二分离骨端间的肌肉阻隔。手术治疗是其适应证，而且往往要修复斜方肌的前缘。Ⅵ型的肩锁脱位是最为少见的一种类型，完全脱位的锁骨外侧端移位至喙尖下方，喙肱肌和肱二头肌短头联合肌腱的后方。此型脱位有可能伴有臂丛或腋血管的伴发损伤，应引起重视。也是手术治疗的指征。

知识点 5：肩锁关节脱位的非手术疗法

　　肩锁关节脱位的非手术疗法即为 Zero 位固定，其原理是利用 Zero 位时上臂外展与上举达到 155°，使肩胛骨的肩峰端与锁骨外侧端靠拢，达到肩锁关节的复位与固定，使受伤的韧带、关节囊得到修复（图 3-1-8）。

　　此方法的适应证：3 周以内的肩锁关节部分脱位或部分不能接受手术的完全性脱位患者；患臂上举或外展范围能达到 130° 以上；能耐受较长时间（3 周以上）的卧床牵引者。适应证选择恰当，治疗方法正确，可以获得预期的治疗效果。

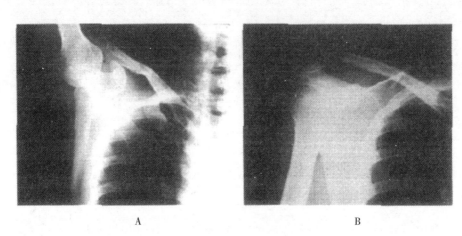

A　　　　　　　　　　　　　　B

图 3-1-8　Zero 位固定法

注：A. 上举位肩锁靠近；B. 放回后肩锁分离

知识点 6：肩锁关节脱位的手术疗法

　　肩锁关节脱位手术修复的方法很多，包括肩锁间或喙锁间内固定及喙锁韧带缝合术，韧带移植修复法，锁骨外侧端切除以及比较符合力学要求的动力性肩锁稳定结构重建的方法。如图 3-1-9 所示为锁关节脱位手术修复法示意图。

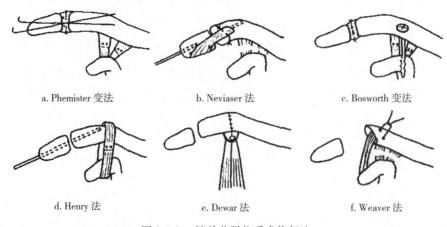

a. Phemister 变法　　　　　b. Neviaser 法　　　　　c. Bosworth 变法

d. Henry 法　　　　　e. Dewar 法　　　　　f. Weaver 法

图 3-1-9　锁关节脱位手术修复法

知识点 7：肩关节脱位的病因与病理

（1）解剖及盂肱关节的稳定机制：肩关节是全身活动范围最大的关节，而且在正常的活动中又能保持其相对的稳定性。这与盂肱关节的结构特点以及与肩锁、胸锁关节和肩胛胸壁间的活动密切相关。

盂肱关节的骨性结构是由肱骨头与肩盂组成，是盂肱关节稳定的因素之一。

当创伤性肩关节前脱位时，如发生盂前缘的压缩骨折，或肱骨头后侧的压缩骨折时，均可影响盂肱关节的稳定，成为复发脱位的病理基础。

（2）盂肱关节不稳定的分类及外伤机制：盂肱关节不稳定可有很多不同的分类方法。根据造成脱位的原因可分为创伤性盂肱关节不稳定和非创伤关节不稳定两类。创伤性关节不稳定是正常的肩关节遭受外力损伤后使其变得不稳定。占关节不稳定发生率的 95%~96%。非创伤性肩关节不稳定约占 4%，一般没有外伤诱因，或由极轻微的外力引起。

外伤机制是肩在内收位遭受向上方的外力引起。肱骨头向上移位，可造成肩峰、锁骨、喙突或肱骨结节的骨折，以及肩锁关节、肩袖和其他软组织损伤。

知识点 8：肩关节脱位的临床表现

急性前脱位的临床表现为肩部疼痛、畸形、活动受限、患者常以健手扶持患肢前臂、头倾向患侧以缓解疼痛症状。上臂处于轻度外展、外旋、前屈位。肩部失去圆钝平滑的曲线轮廓，形成典型的方肩畸形。患肩呈弹性固定状态位于外展约 30°位。试图任何方向的活动都可引起疼痛加重。

陈旧性肩脱位的体征基本同新鲜脱位，但肿胀、疼痛较轻，依脱位时间长短和肢体使用情况不同，肩关节可有不同程度的活动范围。肩部肌肉萎缩明显，尤以冈上肌及三角肌为著。

急性后脱位的体征一般不如前脱位那样明显、典型。很容易造成误诊。有的报告误诊率可高达 60%。因此肩关节后脱位有"诊断的陷阱"之称。

下方脱位的临床体征非常明显、典型。上臂上举过头，可达 110°~160°外展位。因此也称为竖直性脱位。肘关节保持在屈曲位，前臂靠于头上或头后。疼痛症状明显。腋窝下可触及脱位的肱骨头。常合并神经、血管损伤。在老年人中多见。

上方脱位时上臂在内收位靠于胸侧。上臂外形变短、肱骨头上移，肩关节活动明显受限。活动时疼痛加重。易合并神经、血管损伤。

知识点 9：肩关节脱位的诊断

外伤后怀疑有肩关节脱位时，需拍 X 线片确定诊断。以明确脱位的方向、移位的程度、有无合并骨折。更为重要的是明确有无合并肱骨颈的骨折。不能只根据临床典型的体征做出脱位的诊断，更不能不经 X 线检查就采取手法复位治疗。否则不仅复位会遇到困难，也有可能造成医源性骨折，使治疗更为复杂、困难，形成医疗上的纠纷。

腋位 X 线片也是盂肱关节的侧位投影，对于盂肱关节的骨折或脱位可以提供更为清晰、明确的影像。可清楚显示头与盂的前后关系以及肱骨头、结节的骨折。有时也可采用穿胸位 X 线片用为诊断盂肱关节的损伤。

CT 断层扫描对肱盂关节横断面的解剖关系能清晰显示，对于脱位方向、脱位程度及是否合并骨折等骨结构状态起提供重要信息的作用（图 3-1-10）。在断层扫描基础上的三维图像重组更能立体地显示脱位与骨折状态，对于脱位合并骨折病例更有价值。

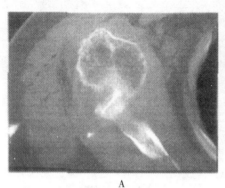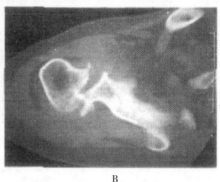

A　　　　　　　　　　　　　　　　　B

图 3-1-10　肩关节脱位之 CT 扫描

注：A. 前脱位，显示前脱位及后方 Hill-Sacks 畸形；B. 后脱位

知识点 10：肩关节脱位的治疗

（1）肩关节脱位治疗方法的选择：不同类型的肩关节脱位，应选择不同的治疗方法。

①新鲜肩脱位：新鲜肩脱位的治疗原则应当是尽早行闭合复位。不仅可及时缓解患者痛苦，而且易于复位。一般复位前应给予适当的麻醉。复位手法分为以牵引手法为主或以杠杆方法为主两种。一般以牵引手法较为安全。利用杠杆手法较易发生软组织损伤及骨折。

②陈旧性肩关节脱位：陈旧性肩关节脱位的治疗方法是难以确定的。一般应根据患者的年龄、全身状况、脱位的时间、损伤的病理、症状的程度以及肩活动范围等因素综合分析决定。首先确定脱位是否需要复位。如需复位，能否行闭合复位。如需手术治疗采用何种手术方式。

（2）盂肱关节脱位的并发症：主要包括以下几种：

①肩袖损伤前脱位时合并肩袖损伤较为多见。

②血管损伤肩脱位可合并腋动脉、静脉或腋动脉分支的损伤。

③神经损伤肩关节前脱位合并神经损伤比较常见。

④肩关节复发脱位是急性创伤性肩脱位的常见并发症。

⑤肱二头肌腱滑脱肱骨头向前脱位时可使连接大、小结节的肩横韧带损伤，造成二头肌腱滑向头的后外侧。

⑥合并肩部骨折。

首次盂肱关节脱位常常导致关节囊松弛或破裂，盂唇撕脱，若是前方脱位则合并盂肱中韧带的损伤。这种关节稳定性复合结构的损伤导致了关节稳定装置的破坏，容易使得脱位再次发生。另外，骨性结构的损坏，包括肱骨头后上方压缩骨折形成的骨缺损（Hill-Sachs畸形）及肩盂骨折缺损，也导致了盂肱关节不稳定和复发性脱位倾向。

（1）临床表现：好发于青壮年，25岁以下占80%，40岁以上较少见。男女之比为（4~5）：1，右侧明显多于左侧。绝大部分患者有明确外伤史和首次脱位史。

（2）脱位机制：在上臂外展、外旋及过度后伸位，当肘部受到自后向前撞击性暴力时导致肱骨头向前方脱位，首次外伤的巨大暴力可以使肱骨头后上方与肩盂的撞击过程中发生压缩骨折，甚至使肩盂前缘或前下缘发生骨折。前方关节囊松弛，盂唇撕裂，盂肱中韧带松弛，肱骨头自盂肱中、下韧带间向前方脱出。盂唇和关节囊的剥离，及盂肱中韧带的松弛是难以重新附着和愈合的。前方关节囊稳定结构的破坏，与肱骨头的缺损，使病人在患臂重复上述位置时极易再次向前脱出。

（3）诊断：在对此病进行诊断时，应注意以下几点。

①首次外伤性肩关节脱位史或反复脱位史。

②肱骨头推挤试验：存在前方不稳定征象。被动活动关节各方向活动度一般不受限。

③向下牵拉，存在下方不稳定表现。

④肩盂前方存在局限性压痛。

⑤恐惧试验阳性：当被动外展，外旋及后伸患臂时患者出现恐惧反应。

⑥X线诊断。

⑦CT及CT-A检查。

⑧关节镜诊断。

（4）治疗：复发性肩前方脱位诊断一旦确立，非手术治疗一般难以获得长期疗效。应当针对病因和主要病理改变进行手术修复或盂肱关节稳定结构的重建。

手术治疗的方法：①前关节囊紧缩或成形术；②前关节囊及肩胛下肌重叠缝合，加固前关节囊的Putti-Platt方法；③利用骨挡阻止肱骨头向前方脱位；④利用肌腱移植构筑防止肱骨头脱位的动力性结构；⑤肩盂或肱骨头下截骨术用于治疗存在肩盂发育不良，或肱骨头前倾角过大的发育畸形的矫正术。

（1）病因与病理：一般由于上臂内收位，肘部直接撞击暴力传达到肱骨头使肩关节后关节囊及后方盂唇从肩盂及肩胛颈部撕脱，肩盂后缘与肱骨头前内侧冲撞。

（2）临床表现：复发性后脱位病例，三角肌及冈下肌变薄，挛缩，患臂前举及内旋位易复发脱位，并伴有疼痛，脱位后不能自行复位。患臂前举 90°时肩后方可扪及脱出肱骨头。被动前举 90°。并内旋肱骨头时出现恐惧感。

（3）诊断：诊断此病时，要注意以下几点。

①损伤性后脱位病史。

②复发性脱位伴疼痛，不能自行复位。

③肩盂前方空虚感，后方可扪及突出的肱骨头。

④肩部轴位 X 线片可显示肱骨头后脱位及肱骨头凹陷性缺损。

⑤CT 断层扫描更能清晰显示并确定肱骨头后脱位的诊断。

（4）治疗：针对此病的治疗方法如下：

①后方软组织修复及关节囊紧缩成形术（类似前关节囊紧缩成形术）。

②后方肩盂骨挡手术，取髂嵴或肩胛冈骨块植于肩盂后方形成骨挡，防止肱骨头向后脱出。

③肩盂切骨成形术，切骨后植骨可增大肩盂下方及后方面积，使肩盂向外、向前上的倾斜角加大，增加了盂肱关节稳定性。

④Neer 的改良 Melaughlin 手术将肩胛下肌腱连同小节结移植到肱骨头前内侧骨缺损处用螺丝固定。

（5）鉴别诊断：诊断此病时，应注意与其他类型进行区分。

①先天性或发育性：骨骼因素，包括肩盂发育不良及肱骨头发育异常；软组织因素，中胚叶发育缺陷全身性关节囊及韧带松弛症。

②麻痹性盂肱关节不稳定及脱位。

③特发性肩松弛症。

④随意性肩关节脱位：是随患者自身意志控制在特定体位和姿势使盂肱关节脱位并能自动进行复位的一种病理现象。随意性肩脱位是一种完全性脱位，与创伤性复发性肩脱位应当认真做出鉴别。

知识点 14：肘关节脱位的种类

肘关节脱位主要包括肘关节后脱位、肘关节前脱位、肘关节内侧和外侧脱位、肘关节爆裂脱位以及单纯尺骨脱位。

知识点 15：肘关节后脱位的病因与病理

因肘关节后部关节囊及韧带较薄弱，易向后发生脱位，故肘关节后脱位最为常见。多由传达暴力和杠杆作用所造成。跌倒时用手撑地，关节在半伸直位，作用力沿尺、桡骨长轴向上传导，使尺、桡骨上端向近侧冲击，并向上后方移位。当传达暴力使肘关节过度后伸时，尺骨鹰嘴冲击肱骨下端的鹰嘴窝，产生一种有力的杠杆作用，使肘关节囊前壁撕裂。肱骨下端继续前移，尺骨鹰嘴向后移，形成肘关节后脱位。由于暴力方向不同，尺骨鹰嘴除向后移位外，有时还可向内侧或外侧移位，有些病例可合并冠突骨折。

知识点 16：肘关节后脱位的临床表现及诊断

肘部明显畸形，肘窝部饱满，前臂外观变短，尺骨鹰嘴后突，肘后部空虚和凹陷。关节弹性固定于 120°~140°，只有微小的被动活动度，肘后骨性标志关系改变。X 线检查：肘关节正侧位片可显示脱位类型、合并骨折情况。

知识点 17：肘关节后脱位的治疗

在确诊为肘关节后脱位之后，主要选择以下两种方法进行治疗。

（1）闭合复位：诊断明确并对神经血管系统进行仔细评价之后，应及时行闭合复位。在局麻或臂丛麻醉下，2 名助手分别托住前臂和上臂进行对抗牵引，有侧移位者应先矫正侧移位，而后术者一手握上臂的下端，另一手握前臂，双手用力，在牵引下屈曲肘关节，一般屈曲达 60°~70°时，关节即能自动复位。复位后用长臂石膏托固定肘关节在屈肘 90°的位置，3~4 周去除外固定，逐渐练习关节自动活动。

（2）切开复位：很少需要切开复位。但对于超过 3 周的陈旧性脱位及合并有鹰嘴骨折、或内上髁骨块嵌入关节腔、或并有血管、神经损伤的新鲜脱位需行切开复位术。陈旧性脱位切开复位的疗效取决于手术时间的早或迟，手术愈早，疗效愈好。

知识点 18：肘关节前脱位的病因与病理

单纯肘关节前脱位在临床上非常少见。常因跌伤后处于屈肘位，暴力直接作用于前臂后方所致；或跌倒后手掌撑地，前臂固定，身体沿上肢纵轴旋转，首先产生肘侧方脱位，外力继续作用则可导致尺桡骨完全移位至肘前方。由于引起脱位的外力较剧烈，故软组织损伤较重，关节囊及侧副韧带多完全损伤，合并神经血管损伤的机会也增多；肘部后方受到打击，常合并鹰嘴骨折。

知识点 19：肘关节前脱位的临床表现

肘关节前脱位可合并肱动脉损伤。复位前，肢体短缩，前臂固定在旋后位，肱二头肌腱将皮肤向前顶起绷紧。

知识点 20：肘关节前脱位的治疗方法

基本的复位手法是反受伤机制，对前臂轻柔牵引以放松肌肉挛缩，然后对前臂施加向后、向下的压力，并同时轻柔地向前挤压肱骨远端，即可完成复位。复位后亦应仔细检查神经血管功能。肱三头肌止点可发生撕脱或剥离，应注意检查主动伸肘功能。复位后应屈肘稍小于90°。固定，根据局部肿胀和三头肌是否受损决定。若合并鹰嘴骨折，则需要切开复位内固定。

知识点 21：肘关节内侧和外侧脱位的病因与病理

侧方脱位分为内侧和外侧脱位两种。外侧脱位是肘外翻应力所致，内侧脱位则为肘内翻应力致伤。此时，与脱位方向相对的侧副韧带及关节囊损伤严重，而脱位侧的损伤反而较轻。

知识点 22：肘关节内侧和外侧脱位的临床表现

肘关节增宽，上臂和前臂的长度相对正常。在正位 X 线片上，单纯肘外侧脱位可表现为尺骨的半月切迹与小头-滑车沟相"关节"，允许有一定范围的肘屈伸活动，非常容易造成误诊，特别是在肘部肿胀明显时。

知识点 23：肘关节内侧和外侧脱位的治疗方法

在对肘关节内侧和外侧脱位进行治疗时，可采用复位方法。在上臂采取对抗牵引，轻度伸肘位牵引前臂远端，然后对肘内侧或外侧直接施压，注意不要使侧方脱位转化为后脱位，否则会进一步加重软组织损伤。肘内侧脱位常常是一个半脱位，而不是一个完全的脱位，合并的软组织损伤不如肘外侧脱位那样广泛、严重。Exar-chou 认为在肘外侧脱位中，肘肌可嵌入脱位的关节间隙，并阻挡关节复位，故外侧脱位有时需要手术切开复位。

知识点 24：肘关节爆裂脱位

肘关节爆裂脱位在临床上非常罕见。其特点是尺桡骨呈直向分开，肱骨下端位于尺桡骨之间，并有广泛的软组织损伤。除有关节囊及侧副韧带撕裂外，前臂骨间膜及环状韧带也完全撕裂。分为两种类型：前后型和内外型。

知识点 25：单纯尺骨脱位

在前、后方向上均可发生单纯尺骨脱位。首先，桡骨头作为枢轴，MCL 发生断裂，而 AL 及 LCL 保持完整。损伤机制中还需有肱骨及前臂的成角和轴向分离。正常情况下，尺骨近端在前臂旋后位稳定，只有前臂远端与桡骨之间发生旋转，而在此种损伤中，尺骨近端的固定作用丧失，允许整个前臂、包括尺骨近端与桡骨一起发生旋转。在前臂内收和旋后时，冠状突可发生移位至滑车后方。此时患肘保持在被动伸直位，前臂正常提携角消失，甚至可变为肘内翻。在伸肘和前臂旋后位进行牵引可获得复位，对前臂施加外翻应力有助于完成复位。单纯尺骨前脱位更为少见，此种损伤中，尺骨向前旋转，前臂外展，桡骨仍作为一个固定的枢轴，鹰嘴被带向前方，并且与冠状突窝发生锁定。此时患肘保持在屈曲位，提携角增加。在前臂内收和旋前位，直接向后挤压尺骨近端可获得复位。

知识点 26：桡骨头脱位的类别

桡骨头脱位包括单纯桡骨头脱位以及桡骨小头半脱位。

知识点 27：单纯桡骨头脱位

单纯桡骨头脱位在临床上是十分少见。若桡骨头向前脱位，应首先怀疑是否是 Monteggia 骨折脱位损伤的一部分；若向后脱位，则更像是肘关节后外侧旋转不稳定。推测前臂强力旋前和撞击极可能是创伤性单纯桡骨头后脱位的受伤机制。

伤后，前臂旋前和旋后受限；侧位 X 线片上，桡骨头轴线在肱骨小头下方通过即可作出诊断。应与先天性桡骨头脱位鉴别，与后者相比，前者更少见。成人先天性桡骨头脱位在跌伤后可感到肘部疼痛，但前臂旋转仍勉强与伤前一样；由于桡骨的生长板发育延迟，腕部 X 线片上可发现下尺桡不平衡，类似于急性下尺桡关节分离，并且桡骨头呈"穹隆"状，肱骨小头发育平坦，无腕部不稳定，也没有前臂肿胀和疼痛。

知识点 28：桡骨小头半脱位

此病多见于 1~4 岁小儿，因为儿童肘关节的韧带、肌肉、骨骼发育不完全，关节囊较松弛，若肘部处于过伸位牵拉，肘关节内负压增加，将松弛的前关节囊及环状韧带吸入关节腔内，嵌于桡骨头与肱骨小头之间，桡骨头向桡侧移位，即形成半脱位。

临床表现及诊断，应注意：有被他人牵拉史，肘部疼痛，并保持于半屈曲位，前臂呈旋前位，肘部无明显肿胀，患儿拒绝用患肢取物。X 线检查多无明显改变。

治疗方法：一般不需麻醉，手法复位即可。术者一手用拇指向后内方压迫桡骨小头，另一手持患手，屈曲肘关节，将前臂稍加牵引，并前后旋转，可感到或听到复位时的轻微弹响声，疼痛立即消失，患肘功能恢复。

二、下肢关节脱位

知识点 29：下肢关节脱位的类别

下肢关节脱位包括：髋关节脱位、膝关节脱位以及踝关节脱位。

知识点 30：髋关节脱位的种类

髋关节脱位包括：髋关节后脱位、髋关节前脱位、髋关节脱位合并骨折、陈旧性髋关节脱位、小儿髋关节脱位以及髋关节中心性脱位。

知识点 31：髋关节后脱位

（1）病因与病理：多由间接暴力引起。特别是当髋关节屈曲并内收时股骨头已超越髋臼边缘而抵于关节囊上，此时经膝部沿下肢纵轴的暴力可使股骨头穿破关节囊。髋关节后脱位的主要病理变化是关节囊后下部的撕裂和股骨头向髂骨翼后上部的移位。

（2）临床表现：患者伤后患侧髋部出现剧烈疼痛、活动障碍、无法站立和行走。患侧下肢表现为屈曲、内收、内旋、短缩畸形。患者髋部疼痛，关节功能障碍，并有弹性固定。在臀部可触及上移的股骨头。

（3）治疗：新鲜髋关节后脱位，应在全麻或腰麻下手法整复。复位要求迅速、及时、有效。闭合复位前后均应检查并记录有无坐骨神经损伤症状。复位成功后应拍 X 线片。

①闭合复位的方法有 Allis 手法复位、Bigelow 手法复位（问号法）、Stimson 重力复位法以及 Bohler 复位法。

②切开复位术：急性单纯性后脱位需切开复位者很罕见，一般用于脱位合并坐骨神经损伤或为陈旧性脱位使用手法闭合复位失败的病例。

知识点 32：髋关节前脱位

（1）病因与病理：多由间接暴力引起。当髋关节处于外展、外旋及屈曲位，股骨颈抵于髋臼而大粗隆与髂骨相抵，此时来自大腿后方的暴力可使股骨颈撞击髋臼而大粗隆与髋臼上缘相碰撞形成杠杆作用，使股骨头穿破关节囊，由髂股韧带与耻股韧带之间的薄弱区脱出。而经膝关节的暴力沿股骨纵轴自下而上亦可造成髋关节前脱位。

髋关节前脱位时关节囊前下方撕裂，而髂股韧带多保持完整。髋关节前脱位根据股骨头脱位时所处的位置分为耻骨位、闭孔位和会阴位。随着股骨头所处的不同部位而可能引起相应的血管、神经损伤。

（2）临床表现：患肢疼痛，活动障碍。患肢呈外展、外旋和屈曲畸形，弹性固定但肢体短缩不明显甚至可变长，腹股沟区肿胀并可扪及股骨头。耻骨型脱位外展畸形多不明显，但外旋可超过 90°，还应注意有无闭孔神经及股神经损伤的体征，有无下肢血液循环障碍。X 线片显示股骨头位于闭孔内或耻骨上支附近。

（3）治疗：髋关节前脱位的治疗方法包括：

①非手术治疗：闭合复位应在全麻或腰麻下进行。手法复位后应以下肢皮牵引或石膏固定下肢于伸直及轻度内收内旋位，3 周后可拄拐下地活动，并逐渐开始负重。

②手术治疗：髋关节前脱位的手法复位通常比后脱位容易成功。当闭合复位失败或关节腔内有骨折片或软组织嵌入时，应行手术治疗。

知识点 33：髋关节脱位合并骨折

（1）病因与病理：髋关节脱位典型的损伤机制为纵向暴力沿股骨头传导并作用于屈曲

的髋关节。损伤发生时，若髋关节处于内收位，多发生单纯性髋关节脱位，而当髋关节处于中立位或外展位时，则多发生伴有髋臼骨折或股骨头骨折的脱位。

（2）临床表现：临床上对于此类损伤应保持高度警惕，遇有髋关节脱位病例时应进行细致全面的X线检查，最好应对比两侧髋关节X线正位片，如怀疑并发骨折时应加摄斜位X线片，并尽可能行CT检查。

（3）治疗：不同类型的髋关节脱位合并骨折，其诊断方法也不尽相同。

①Ⅰ型后脱位：基本上等同于单纯性髋关节后脱位的治疗方法，早期闭合复位，若伴有微小骨折而致髋关节非同心圆复位，应考虑切开复位，取出嵌于髋关节内的微小骨折块。

②Ⅱ、Ⅲ、Ⅳ型后脱位：其治疗应早期尽快复位。脱位超过12小时，股骨头发生缺血性坏死的可能性明显增高。合并的髋臼骨折手术治疗目的在于解剖修复髋臼穹隆及其下方股骨头的同心圆复位。

③Ⅴ型后脱位伴股骨头骨折：此类型又可分为以下两种类型，进行不同方式的处理。

PipkinⅠ型、Ⅱ型骨折脱位：首选闭合复位，复位后复查X线片及CT检查股骨头复位后在髋臼内的同心性，股骨头骨折块复位的情况及髋臼复位后的稳定情况。

PipkinⅢ型、Ⅳ型骨折脱位：较少见，处理上暂无统一标准。根据患者具体情况及影像学资料具体分析。

知识点34：陈旧性髋关节脱位

（1）病因与病理：由于伤后意识障碍以及存在其他部位的严重创伤，可能使髋关节脱位被掩盖而漏诊。

（2）临床表现：髋关节脱位超过3周或更长时间，血肿在髋臼内及关节囊裂隙中已由肉芽逐渐变为结实的纤维瘢痕组织，关节周围的肌肉发生挛缩，加之患肢长期不负重出现骨质疏松。

（3）治疗：一般认为脱位未超过2个月者仍存在闭合复位的可能，可先行大重量牵引1~2周，然后再行手法复位。对于脱位时间在3个月之内的年轻患者一般应行手术切开复位，术前需行下肢骨牵引，术中将股骨头周围及髋臼内的瘢痕组织彻底切除。当脱位时间较长而失去闭合或手术复位机会时，可行关节成形手术以改善或重建髋关节功能。

知识点35：小儿髋关节脱位

（1）病因与病理：6岁以下儿童由于髋臼发育较浅，仅较小外力即可引起髋关节脱位。6~10岁年龄组中导致脱位的暴力多较强大，关节腔内常有软组织嵌入或股骨头穿破关节囊。

（2）临床表现：6岁以下儿童髋关节脱位手法复位相对容易成功，亦很少有并发症发生。6~10岁年龄组髋关节脱位手法复位不易成功，而手法复位又容易使股骨头骨骺血供受到破坏，从而导致股骨头缺血性坏死，故宜行开放复位。11~14岁小儿髋关节脱位在全麻下手法复位多较容易。

（3）治疗：小儿创伤性髋关节脱位患者应强调尽早复位。

（1）病因与病理：髋关节中心性脱位是一种传统描述股骨头因外力撞击髋臼内侧壁并致髋臼内侧壁骨折，股骨头有一种向骨盆内移的趋势或影像学上存在这种移位。

（2）临床表现：髋关节中心性脱位其创伤改变主要为髋臼骨折，常常涉及髂骨、耻骨损伤，其治疗主要针对髋臼骨折。其脱位多在处理骨折后而获得纠正。

（3）治疗：可采用牵引治疗。牵引可选用股骨髁上牵引与侧方股骨转子牵引。尽管这类患者未行手术切开复位内固定，可长期随访，患肢功能恢复良好率达 80%。对于牵引达不到股骨头同心圆复位且患者无手术禁忌者仍按严格的标准切开复位内固定。

髋关节脱位并发症主要有：

（1）坐骨神经损伤：发生率为 8%～19%，发生于后脱位，多因受到移位股骨头或骨折块的牵拉、卡压所致。

（2）股骨头坏死：股骨头坏死主要发生于后脱位病例中，尽早复位有利于减少坏死概率。股骨头坏死大多出现在伤后最初 2 年，但 5 年后发生的亦不罕见。与其他非创伤性因素导致的全股骨头坏死不同，股骨头坏死相对局限，骨关节炎出现晚，采取改变负重面的各种截骨矫形手术有一定效果。

（3）创伤性关节炎：这是髋脱位最常见的并发症，国内陈斌等介绍的 1～5 年随访病例中，有 32.6% 出现骨关节炎。

（4）异位骨化：更多见于髋关节后脱位，尤其是切开复位后的病例。可能同脱位时后方肌肉组织牵拉损伤以及手术本身的创伤有关。

在胫骨上端遭受强大的直接暴力下，如车祸、剧烈对抗的运动等，可造成某些韧带结构的严重撕裂伤，当暴力超出稳定结构提供的保护力量时，膝关节将发生脱位。因此，可认为膝关节脱位一定伴有膝关节稳定结构的创伤。在某些情况下，暴力还可能在造成韧带结构损伤的同时，造成胫骨髁的骨折，导致膝关节骨折-脱位。但膝关节稳定损伤但尚不致引起膝关节完全脱位时，可发生股骨在胫骨上的异常移动而导致所谓的半脱位。而胫股关节半脱位严格来说只是膝关节不稳的表现。

某些原因会导致膝关节脱位被漏诊，如事故发生时自发性复位可能就已发生等。对涉及的韧带损伤、并发的血管神经损伤的诊断，则存在若干问题。

（1）涉及韧带损伤：①根据脱位的类型，对韧带损伤的组合可作出初步诊断；②额状面及矢状面的稳定试验，只能在脱位整复后才能进行；③当发现有血管损伤可疑迹象时，不稳定检查应视为禁忌；④因疼痛、肌紧张以及局部严重的肿胀，会大大影响稳定试验的准确性。

（2）涉及血管损伤：膝关节脱位的风险来自可能的血管损伤。根据报道，腘动脉损伤在膝关节脱位中的发生率为5%~30%。腘动脉在进入腘窝时被内收肌裂孔束缚，在出腘窝时被比目鱼肌腱弓束缚，故前脱位、后脱位时腘动脉损伤最常见。由于动脉的近、远端被固定，故明显的胫骨移位对动脉是有危险的。全脱位导致的腘部血管损伤已引起了高度重视，但失误率仍较高，在诊治上值得重视。

（3）涉及神经损伤：膝关节脱位伴腓总神经损伤的发病率据报道为14%~35%。这种损伤通常是广泛损伤区域的轴突断伤，预后差。但感觉和运动障碍是神经本身损伤所致，抑或缺血所致，在急性期难以区别。

知识点40：膝关节脱位的治疗

膝关节脱位的治疗方法如下：

（1）复位：闭合复位是治疗的首要步骤，而且应尽快施行。记录肢体的血管神经症状十分重要，即使是在肢体有明显血供障碍时，也需先行闭合复位，审视血供的变化。

（2）血管损伤的处理：腘动脉穿行于腘窝之中，近侧固定于股部的内收肌管，远侧固定于腓肠肌上缘的纤维弓。这一解剖特点决定了其损伤部位即在此两固定点之间，而且概率很大。

（3）神经损伤的处理：神经损伤不急于立即处理，在血供改善后神经也随之改善者显然可以继续观察。肯定为神经本身损伤者，可以在病情稳定后再做进一步的诊治。

（4）韧带损伤的处理：全脱位的韧带损伤是在所有膝关节韧带损伤中最广泛、最严重者，必须予以修复或重建。

（5）术后处理：膝关节全脱位往往遗留显著的功能障碍或不稳定。如膝关节活动范围可以满足生理运动的要求（主要是行走，其次是上、下楼），晚期再做重建术以解决或改善不稳定较易达到目的。

（6）可能被忽略的问题：膝关节全脱位容易引起血管损伤已日渐被认识，因而很少被人忽略。髌-股关节紊乱及伸膝装置的损伤则仍需加以注意。

知识点41：踝关节脱位的病因和病理

踝关节脱位多为间接暴力所致，如扭伤等。常见由高处跌下，足部内侧或外侧着地，或行走不平道路，或平地滑跌，使足旋转，内翻或外翻过度，往往形成脱位。由于生理解剖特点，踝关节脱位常伴内、外踝和胫骨前唇和后唇骨折。

知识点 42：踝关节脱位的临床表现

踝关节脱位患者有踝关节外伤史，踝关节肿胀、疼痛、淤斑、甚或起水疱，踝关节功能丧失。

知识点 43：踝关节脱位的诊断与鉴别诊断

踝关节外伤史，疼痛明显，踝关节局部肿胀、畸形和触痛。内侧脱位者足呈外翻外旋畸形；外侧脱位者足呈内翻内旋；前脱位者踝关节呈极度背屈位，跟骨前移；后脱位者足踝呈跖屈位，胫腓骨下端在皮下突出明显，并可触及，胫骨前沿至足跟的距离增大，前足变短；分离旋转脱位者外观可见伤肢局部短缩。常规 X 线片能够确诊，并可判断踝部骨折移位情况。CT 扫描可发现细微骨折。

知识点 44：踝关节脱位的治疗

对于踝关节脱位，可依据具体情况选择非手术治疗或手术治疗。

（1）非手术疗法：包含手法整复方法、固定法、药物治疗以及康复锻炼。

（2）手术治疗：伴有骨折的踝关节脱位大部分需要手术治疗，其适应证为：①手法复位失败；②内踝骨折块大，累及胫骨下关节面 1/2 之上；③外展、外旋型骨折，内踝的撕脱骨折，其间隙有软组织卡压，影响骨折愈合；④胫骨下段前缘大块骨折；⑤胫骨下段后缘骨折复位失败；⑥下胫腓关节部分或完全分离；⑦三踝骨折；⑧开放骨折经彻底清创后；⑨陈旧性骨折愈合不良；⑩对于踝关节复发性脱位或半脱位，若对症治疗无效者，应采用手术治疗，并同时行外踝韧带重建术。

第六节 手部损伤

一、开放性手部损伤

知识点 1：手部损伤的原因

造成损伤的原因较多，大体可以归纳为以下几种。

（1）交通事故可以造成手部损伤，多为碾挫伤和挤压伤，随着交通工具的剧增，此类型病人越来越多。

（2）机械因素是导致手外伤的主要损伤原因，在临床上最为常见。

①劳动条件较差的机器生产车间工作，此类手外伤是由于机器防护设备较差造成，例如：脱粒机、轧花机、铡草机、压面机等。

②工厂车间工人操作机器，并没有按照操作规程进行，或者刚进工厂，没有经过严格训练，或者操作疏忽大意所造成，此类损伤通常为开放性损伤，或者指体断离。

③搬运工或修理工，在搬重物时不注意，导致手部挤压，造成碾挫伤或挤压伤。

（3）日常生活的损伤，通常为刀、剪、玻璃划伤。

（4）打架斗殴，通常是锐器或钝器打击造成的损伤。

（5）火器伤枪弹伤、炸药的炸伤，伤情比较复杂，处理起来比较困难。

知识点 2：手部损伤的治疗原则

手部损伤的治疗原则，是使污染较严重的开放性创面，经过清创后变为清洁创面，闭合伤口，修复损伤的组织，矫正畸形部位，最大限度地保留手部功能。具体措施是保护创面、清洁创面（也就是清创）、矫正畸形部位、关闭伤口、修复已损伤的组织、术后进行功能锻炼运动。

知识点 3：手部损伤的初期外科处理

初期外科处理是处理手外伤的重要环节，也是今后再次处理的基础。其处理原则是：早期彻底清创，以防伤口感染；尽量修复损伤的组织，最大限度地保留手部功能。

（1）现场处理：对于手的开放性损伤，现场处理原则是：将创面用无菌或者比较干净的敷料进行包扎，保护受创面，避免继续损伤或者污染。在现场处理的过程中，严禁现场冲洗与进行骨折复位，对于外露组织仅仅加以保护。对于断离的肢体，用干净敷料包裹，塑料袋包装，放于有盖的茶缸内，再将茶缸放到装有冰的密封容器中，及时运送到医院。

（2）医院内的初期处理：具体步骤是：①清理创面；②修复组织；③闭合伤口；④包扎固定。伤口需要及时止痛，注射破伤风抗毒素以及抗感染药物。

知识点 4：手部损伤清创术的规定

清创术的时间手外伤的清创时间没有统一的规定，通常为伤后 12 小时以内，最佳时间是伤后 6~8 小时。但是应该考虑受伤当时的情况：致伤的原因、环境、污染程度、组织损伤的程度、患者的年龄、机体状况、受伤的季节、医院的设备及技术等。

知识点 5：手部损伤清创术的原则

清创手术应该坚持无痛原则：适当选择麻醉方式，麻醉方法取决于损伤范围的大小，如果是单指外伤，可以用指神经阻滞麻醉；如果伤口累及手掌、手背或多指损伤，可以做腋路臂丛神经阻滞麻醉；较大的伤口累积到前臂或上臂，最好在锁骨上或者腋窝臂丛麻醉下进行。

知识点6：手部损伤清创术的步骤

（1）伤口清洁：清洁的目的是清除伤口内的污物以及异物，使污染伤口变成清洁伤口（不是无菌伤口）以此预防感染。步骤包括：污物处理、伤口周围的清洗、伤肢的清洗。

（2）清创（又叫扩创）：清创虽然方法简单，却是预防伤口感染的重要步骤，医务工作者应该十分认真进行。步骤包括①消毒铺单；②切除皮缘；③深部组织处理；④肌腱、神经、血管的探查；⑤冲洗；⑥重新更换手术衣、器械、手套、敷料，消毒铺单。

（3）组织重建：初次处理手外伤，解剖关系清楚，继发变性症状轻微，不仅手术操作容易，而且效果好，功能恢复快。只要条件允许，应尽可能地进行一期修复损伤组织。重建损伤组织，应该由内到外，按以下顺序仔细重建。

①骨、关节的重建：与一般损伤的清创原则一样，尽量保存骨碎片，仅去除完全游离的小骨片。复位后以克氏针交叉固定（图3-1-11）。长斜形骨折也可用加压螺丝钉。不采取通过邻近关节的髓内针固定。缝合开放的关节囊。

②神经重建：神经重建只适应于较大的神经，指神经损伤不需要重建，可自行代偿。

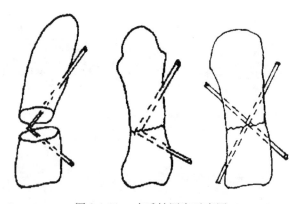

图3-1-11　克氏针固定示意图

③血管重建：血管是否需要重建，取决于损伤血管的大小，如果为一侧指动脉或指总动脉损伤，对于手指循环影响不大，可不修复。如果为两侧指动脉全部断裂，常会造成手指供血不足，则需要修复。比指总动脉粗的血管，都应该修补。

（4）闭合伤口：闭合伤口是预防伤口感染的重要措施，正确无张力地闭合伤口是处理手外伤的关键因素。只在有彻底清创的基础上闭合伤口，才能保护外露的深部组织，阻止细菌入侵，防止感染。手的循环丰富（手指末梢除外），抗感染能力强，手部闭合伤口时限一般可延长至受伤后12小时，但并不是固定不变的，可以根据受伤性质、污染程度及气温高低等而增减，闭合伤口有以下几种方法。

①直接缝合：皮肤没有缺损或缺损较少，可直接缝合，但切忌勉强做张力缝合。对于跨越关节、与掌纹垂直、与指蹼平行的直线伤口，要做局部"Z"形皮瓣转移，避免瘢痕

挛缩。

②游离植皮：皮肤缺损创面的基底仍然保留血运良好的组织床，骨质、肌腱没有裸露，可以进行游离植皮，骨质、肌腱小片外露可用附近软组织（肌肉、筋膜）或软组织瓣覆盖，再采取植皮手术，一般以中厚皮片为好，指腹、手掌也可用全厚皮片。取皮方法有两种：滚轴去皮方法以及鼓式取皮方法。

③皮瓣覆盖：骨质、肌腱有较大裸露，通常需皮瓣覆盖。

（5）包扎固定：手部损伤包扎固定很重要。骨关节损伤，手术后应包扎固定在功能位置。肌腱神经损伤修复后应包扎固定于无张力位置。

二、手部骨关节损伤

知识点7：手部骨关节损伤的类型

手部骨关节损伤的类型包括：腕舟骨骨折、拇指掌骨基部骨折、掌骨骨折、指骨骨折以及掌指关节脱位。

知识点8：腕舟骨骨折

舟状骨是腕关节的重要组成部分，四周与桡骨以及腕骨构成关节面。舟状骨分远端的结节部、近端的近极部以及中间的腰部，腰部较细正对桡骨茎突，当手掌着地时，桡骨茎突正好作用于此处发生骨折，此处骨折约占此骨骨折的80%~90%。舟状骨80%被软骨包裹，血液供应较差，营养血管主要有两条，一条从腰部进入，一条从结节部进入，血流方向是由远及近的分布。因此，当发生腰部骨折时，可使近段骨血流中断，不容易愈合，发生缺血性坏死。舟状骨骨折占腕骨骨折的70%~80%。

知识点9：腕舟骨骨折的原因及分类

（1）骨折原因：摔倒时，腕极度背屈，轻度桡偏位着地，舟状骨被桡骨背侧缘挤压而导致骨折。腕舟骨骨折的发生机制如图3-1-12所示。

（2）骨折类型：按照骨折线所在的位置，舟状骨骨折可以分为以下三种类别。图3-1-13为腕舟骨的供血及骨折类型示意图。

①结节部骨折：循环不容易受影响，愈合快。

②腰部骨折：移位明显者，血液循环可有严重障碍，骨折的近端容易发生缺血性坏死。因此，在治疗时，需要较长时间进行固定，希

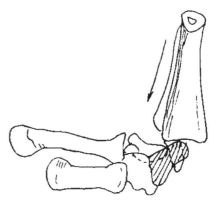

图3-1-12 腕舟骨骨折发生机制

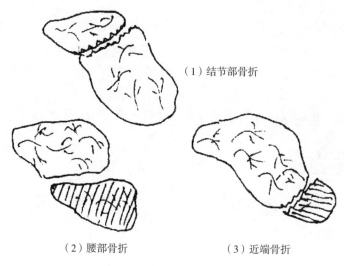

（1）结节部骨折

（2）腰部骨折　　　　　　　　　　（3）近端骨折

图 3-1-13　　腕舟骨的供血及骨折类型

望能够愈合。

③近端骨折：循环完全丧失，大多数病例发生缺血性坏死以及不愈合。

知识点 10：腕舟骨骨折的临床表现及诊断

跌倒时，手在腕关节背伸着地。腕部桡侧有肿胀疼痛，腕关节活动时疼痛加剧并受限。在检查时，腕关节桡偏畸形，鼻烟窝及舟骨结节处有明显肿胀、压痛感，被动活动腕关节，疼痛加剧。沿着第 1、第 2 掌骨长轴叩击或挤压时均引起骨折处疼痛感加剧。

X 线片检查：需要摄腕关节正、侧位及舟骨位片，多能显示骨折线。有些没有移位的骨折，早期 X 线片为阴性。对高度怀疑病例，应该在 2 周后再照片复查，此时因为伤后骨折处骨质吸收，骨折线增宽而显出。陈旧性骨折，可见于骨折线明显增宽，骨折端硬化或囊性变，这是骨不连接的表现，若近段骨块密度增加、变形等就是缺血性坏死。

知识点 11：腕舟骨骨折的治疗

（1）新鲜骨折：用前臂石膏管型固定于功能位置，石膏范围应从肘下到远侧掌横纹，拇指包括近侧指节。如图 3-1-14 所示为腕舟骨骨折的石膏固定示意图。固定期间，应该坚持手指功能锻炼，以免关节强直。结节部骨折，固定 4~6 周时间，腰部或近端骨折固定 3~4 个月时间，有时甚至半年或一年。每 2~3 个月定期进行照片检查，固定至骨愈合为止。

临床上怀疑骨折而 X 线片阴性的患者，应该先用石膏固定，2 周后拆除石膏复查照片，证实骨折后再继续固定。

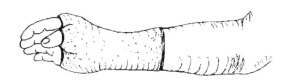

图 3-1-14　腕舟骨骨折的石膏固定

（2）陈旧性骨折：如果骨折已愈合，无症状或症状轻微者，可以不做特殊治疗，仅需要减轻腕关节活动量，活动时加以适当限制，继续随访观察。如果疼痛症状明显者，未发现缺血坏死或骨不连接，也可以使用石膏固定，愈合时间较长，常需要 6~12 个月的时间，才能达到骨愈合的效果。如果已发生骨不连接或缺血性坏死者，可以根据具体情况采用桡骨筋膜骨瓣转移植骨术、钻孔植骨术、近端骨块切除术或桡骨茎突切除术等。如图 3-1-15 所示为陈旧性舟骨骨折的手术治疗示意图。腕关节有严重创伤性关节炎，疼痛严重且难以忍受，影响劳动、生活者，可做腕关节融合术。

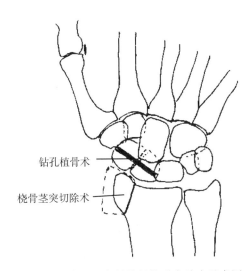

钻孔植骨术

桡骨茎突切除术

图 3-1-15　陈旧性舟骨骨折的手术治疗示意图

知识点 12：拇指掌骨基部骨折的病因

拇指掌骨基底部骨折多为直接暴力撞击导致，也可为拇指端受到外来暴力轴向作用所致。多为重物砸伤、挤压伤、机器碾挫伤所致。

拇指掌骨基底部骨折可分为不波及关节面的骨折和波及关节面的骨折两种类别。

（1）不波及关节面的骨折，骨折发生在掌骨基底 1cm 附近，没有关节面损伤。骨折近端受拇长展肌的牵拉，向桡侧背侧移位，骨折远段受拇长屈肌以及拇内收肌的牵拉，向掌侧尺侧移位，骨折部呈向背侧桡侧成角畸形。图 3-1-16 为第 1 掌骨基部骨折的示意图。

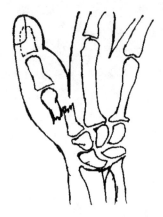

图 3-1-16　第 1 掌骨基部骨折

（2）波及骨折面的骨折，又可称为 Bennett 骨折脱位，是一种波及腕掌关节的拇指掌骨基底部骨折，同时合并第 1 腕掌关节脱位，骨折后骨折远端向背外侧与大多角骨产生半脱位。如图 3-1-17 所示为 Bennett 骨折示意图。第 1 掌骨受轴向暴力，使基部尺侧斜形骨折，骨折线通过腕掌关节，近端骨块呈三角形状，被强大的掌骨间韧带保持原位。拇指腕掌关节是鞍状关节，掌骨基部尺侧骨折后，失去骨性阻挡，骨折远端滑向桡侧，再加上拇长展肌及大鱼际肌等牵拉而造成腕掌关节脱位或半脱位，对拇指外展和对掌活动产生严重影响。

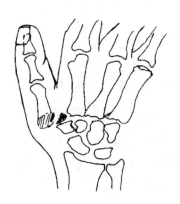

图 3-1-17　Bennett 骨折

知识点 14：拇指掌骨基部骨折的临床表现及诊断

伤后手掌桡侧近鼻烟窝处肿胀、疼痛，拇指活动受限制。检查：局部肿胀、瘀血，皮肤青紫，压痛感明显，拇指对掌外展动作受限。但掌指关节及指关节活动正常。Bennett 骨折临床上可见于第 1 掌骨向桡背侧突出，压痛及拇指活动受限。诊断：根据临床表现以及检查，X 线片均可作出诊断。

知识点 15：拇指掌骨基部骨折的治疗

（1）不波及关节面的骨折的治疗，新鲜骨折复位较容易，在局麻下，一手将拇指牵引并且做外展动作，另一手拇指加压在骨折成角处，纠正成角畸形。复位后前臂石膏固定拇指于外展位 4~6 周，掌指关节微微屈曲，石膏应包括近节指关节，但是外露远节指关节，以便于观察血运，活动指关节。不稳定的骨折可行牵引固定。如图 3-1-18 所示为第一掌骨基底部骨折的牵引固定法的示意图。轻度成角的陈旧性骨折，对拇指功能影响不大者，可以不做处理。如果成角大，虎口过小，可做第 1 掌骨基部楔形截骨、克氏针内固定术。

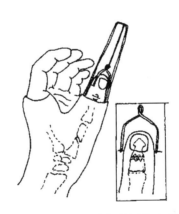

图 3-1-18　第一掌骨基底部骨折的牵引固定法

（2）波及关节面的骨折治疗，主要困难是复位后不容易保持。手法复位方法与单纯第 1 掌骨基部骨折相同，复位后如果能稳定，可于拇指外展位固定 4~6 周。手法复位后不能保持者，可以在复位后，持续牵引（皮肤或骨牵引）保持拇指在外展对掌位置，用加压垫在掌骨基部加压，用管型石膏外固定，再持续牵引 6 周。如果不能保持对位应手术复位，用克氏针固定小骨块，另一克氏针固定掌骨基部于第 2 掌骨，保持复位状态，术后石膏固定 4~6 周。骨愈合后及时去除内固定，练习活动，加强功能锻炼，以促进手指功能的恢复。

知识点 16：掌骨、指骨骨折的病因

掌骨、指骨骨折通常为直接暴力引起，如硬物的砸伤、机器的绞伤、挤压伤等。也有握拳后用力击打导致骨折。多为横断形、斜形、螺旋形等。

知识点 17：掌骨、指骨骨折的病理机制

掌骨干骨折后，由于屈肌及骨间肌牵拉，骨折端向背侧移位成角。掌骨颈骨折时，因为骨间肌的牵拉，使掌骨头向掌侧移位，骨折近端向背侧移位。近节指骨骨折，骨折处向掌侧成角并且顶于屈肌腱上，如图 3-1-19，使屈肌腱活动受限制，愈合时容易发生粘连。中节指骨骨折，由于指浅屈肌腱附着，如果骨折发生在附着点的远侧，骨折向掌侧成角；如果骨折发生在附着点的近侧位置，骨折向背侧成角。末节指骨骨折可以分类为爪粗隆及指骨干骨折和指骨基底部撕脱骨折。爪粗隆及指骨干骨折通常为直接暴力所致的裂纹骨折和粉碎性骨折，此处无肌肉牵拉，无明显移位；指骨基底部撕脱骨折多为间接暴力导致，由伸肌腱猛烈牵拉导致，骨折移位明显，手指末节下垂，呈锤状。

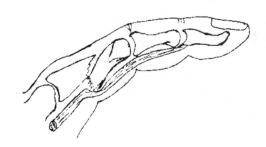

图 3-1-19　近节指骨骨折，骨折处向掌侧成角并顶于屈肌腱上

知识点 18：掌骨、指骨骨折的临床表现及诊断

受伤后可有局部肿胀、疼痛、压痛、畸形、异常活动、骨擦音、骨擦感、活动障碍、纵向叩击痛等表现。由于骨间肌、蚓状肌、屈指肌、伸指肌的牵拉，掌骨骨折以及中节指骨基部骨折，骨折端向背侧成角，而近节指骨及中节指骨浅屈肌附着点以远的骨折，骨折端向掌侧成角。指骨基底部撕脱骨折，手指末节下垂，呈锤状。

诊断：依据临床表现、外伤史及 X 线片可进行明确诊断，根据 X 线片可了解骨折类型以及移位情况。

知识点 19：闭合稳定性掌骨、指骨骨折的治疗

闭合性、稳定性骨折原则上应该采用手法复位，前臂石膏托或铝板功能位固定 4~6 周

时间。

（1）掌骨干骨折：在局麻状态下进行手法复位，牵引骨折的手指，在背侧成角处按压，矫正成角畸形，使其复位，复位后以石膏或夹板固定，6周后拆除石膏进行功能锻炼。如果为重叠性横断骨折，复位比较困难者，则考虑切开复位克氏针交叉或斜形固定，也可以用钢板固定，也可以用螺丝钉固定，或者用外固定支架固定，对于多发性骨折，由于肿胀严重，可以考虑切开复位内固定。

（2）掌骨颈骨折：由于掌骨头向掌侧移位，侧副韧带附着在掌骨两侧片背部，如果伸直牵拉时，侧副韧带被拉紧，使得已向掌侧的掌骨头难以克服两侧副韧带的张力移向背侧而复位。必须将掌指关节屈曲90°，使得掌指关节的侧副韧带处于松弛状态，沿着近节指骨的纵轴由远端向近端推顶，通过近节指骨的基底部作用力，使掌骨头向背侧移位，同时在骨折的近端向掌侧施加压力，即能达到满意的复位。复位后用石膏固定于掌指关节屈曲90°位置，4周后去除石膏并进行功能锻炼。

（3）近节指骨骨折：整复时，牵拉患手指，使得骨折端分离，用另一手指从掌侧向背侧按压，矫正掌侧成角畸形，将患指固定于掌指关节屈曲45°，近节指关节屈曲90°，指尖指向舟状骨结节。石膏固定4~6周时间，去除石膏进行功能锻炼。手法复位治疗失败者，可以考虑切开复位内固定或外固定支架固定。

（4）中节指骨骨折：向背侧成角的，复位以后将中指固定在伸直位。向掌侧成角的，复位以后，固定在屈曲位。成年人进行手术复位，钢板或螺丝钉内固定，再使用石膏外固定。4~6周后取出石膏进行功能锻炼。

（5）末节指骨骨折：撕脱性骨折手法复位治疗时，末节指骨过伸，近侧指关节屈曲，复位后，以铝板或小夹板固定，6周后取出固定进行功能锻炼。

知识点20：开放不稳定性掌骨、指骨骨折的治疗

开放性、不稳定性骨折采取开放复位，克氏针交叉或斜形固定，外加石膏托或铝板功能位固定4~6周时间。

知识点21：掌骨关节脱位的病因

手指扭伤、戳伤、手指极度背伸时产生，拇指、示指最多。

知识点22：掌骨关节脱位的病理机制

脱位后指骨向背侧移位，掌骨头突向掌侧，产生关节过伸位畸形。如图3-1-20为拇指掌指关节脱位畸形示意图。示指尚有尺偏以及指间关节半屈曲畸形。如图3-1-21为示指掌指关节脱位畸形示意图。关节脱位后，手法复位通常失败。因为拇指脱位时，掌骨头穿破掌侧关节囊，颈部被卡在纵行撕裂的关节囊间，有时籽骨或拇长屈肌腱也嵌入两关节面之间，使得复位困难。示指脱位时，掌骨头从掌板近端穿破关节囊，掌板嵌在两关节面之间，

掌骨颈两侧夹在屈指肌腱以及蚓状肌之间，造成复位困难。如图 3-1-22 所示为掌指关节脱位后复位困难机制示意图。

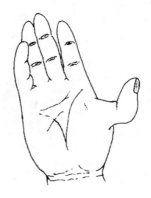

图 3-1-20　拇指掌指关节脱位畸形示意图

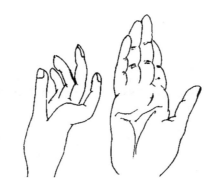

图 3-1-21　示指掌指关节脱位畸形示意图

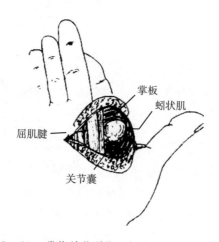

图 3-1-22　掌指关节脱位后复位困难机制示意图

知识点 23：掌骨、指骨骨折的临床表现

外伤后，出现疼痛、肿胀，掌指关节活动受限制。查体：关节过伸位畸形，在掌侧可以触及到掌骨头，在背侧可以触及到近节指骨基底。

知识点 24：掌骨、指骨骨折的诊断

（1）外伤史。

（2）典型的临床表现。

（3）拍 X 线片可以明确诊断。

知识点 25：掌骨、指骨骨折的治疗

对于掌骨、指骨骨折，一般可先试行手法复位。如图 3-1-23 所示为掌指关节脱位的手法复位的示意图。如果不成功，在掌指关节掌侧远掌横纹做一长约 2.5cm 的横切口，将掌指关节囊前的纤维软骨板以及掌腱膜韧带纵形切开，还纳掌骨头，手术后屈曲位石膏固定 3 周时间。指间关节脱位，多为手指过度伸指损伤所致，造成背侧脱位，一般都能自行复位，复位后固定 3 周时间。如果不能自行复位者，可在麻醉下，牵拉复位治疗，当复位成功后，指关节活动自如，复位后石膏固定 3 周时间。

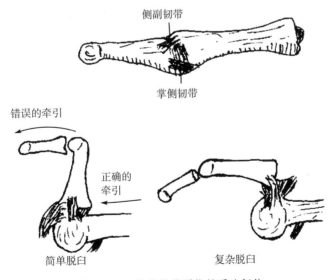

图 3-1-23　掌指关节脱位的手法复位

三、手部肌腱损伤

知识点 26：手部肌腱损伤

手部肌腱损伤多为开放性，以切割创伤较多见，常合并指神经损伤或骨折等，也可有闭合性撕裂。肌腱断裂后，相应的关节失去活动能力。如果指深屈肌腱断裂，表现为远侧指间关节不能屈曲；指深、浅屈肌腱都断裂，则远近侧指间关节都不能屈曲。由于手内肌仍然完整，掌指关节屈曲不受影响。伸肌腱不同部位断裂，其相应关节不能伸展，并且可出现畸形。有时肌腱不完全断裂，关节虽仍能活动，但做抗阻力试验时无力、有疼痛感。

知识点 27：手部肌腱损伤修复的原则

手部肌腱损伤修复的原则包括：

（1）任何肌腱断裂，只要条件允许，如果伤口在 12 小时以内，伤口较整齐，污染不重，肌腱没有或很少缺损者，都应争取早期 I 期缝合肌腱。防止关节僵直、肌肉痉挛等继发性病变。

（2）肌腱修复必须遵循无创原则，一般选用无创缝合线，断端间避免产生张力，缝合应该平整，断端不能外露，以免发生粘连。

（3）肌腱的修复，必须有良好的肌腱床，才能提高手术的效果。在肌腱吻合后，用腱鞘覆盖肌腱。

（4）肌腱修复后，用皮肤覆盖，保持关节松弛，这样有利于肌腱的愈合。

（5）肌腱修复后，在支架的控制下，做无张力的被动活动，防止产生粘连，3 周时间后开始做功能锻炼，同时进行理疗。

知识点 28：手部肌腱缝合的方法

常用缝合肌腱的方法有端端缝合法、端侧缝合法两种。

知识点 29：端端缝合法

端端缝合法适合于任何部位的肌腱早期断裂伤。

（1）双十字缝合法：又可称直接 8 字形缝合法，缝合是选用 0 号丝线或 4-0～5-0 号编织丝线或尼龙线。从肌腱断端的一端进出，再进出另外一端，再从进针端与第一次进针呈垂直角度进出针，两个线端打结（图 3-1-24），松紧度以断端紧密接触为限度，切勿用力过度。

（2）Bunnell 缝合法：是在距肌腱断端 2cm 处，做贯穿肌腱的双"8"字形缝合，缝合先从断面穿出，再从另一断端断面进入，再作双"8"字形缝合，最后打结（图 3-1-25）。缝合时，通常选用 0 号丝线或 4-0～5-0 的尼龙线或丝线。

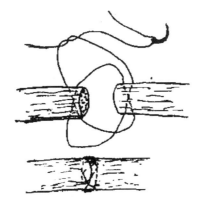

图 3-1-24　双十字缝合法示意图

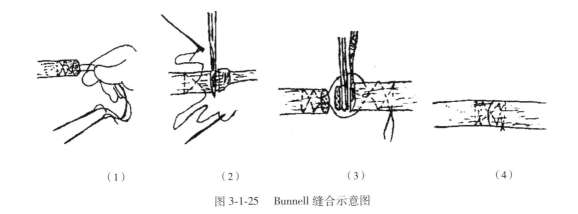

（1）　　　　　（2）　　　　　（3）　　　　　（4）

图 3-1-25　Bunnell 缝合示意图

（3）鱼口式缝合法：在两侧肌腱粗细相差较大时较为合适。其操作方法是：将粗的一端肌腱断面剪除楔形一段形成鱼口状，将细的一端包埋在鱼口内作褥式缝合（图 3-1-26）。

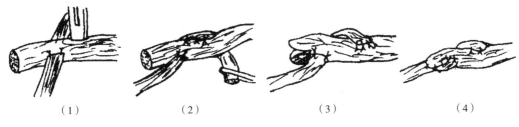

（1）　　　　　（2）　　　　　（3）　　　　　（4）

图 3-1-26　鱼口式缝合法示意图

（4）减张缝合法：在肌腱近断端先用钢丝作 Bunnell 缝合，在从肌腱断端面的远侧部位皮外穿出并用纽扣固定。为防止近段肌腱收缩，在断端处用 7-0~8-0 丝线作环行缝合。亦可以将减张缝合的钢丝穿过远端肌腱，再在断端处用 7-0~8-0 丝线作间断缝合操作。

（5）Kessler 缝合法：此法是目前显微外科最为常用的一种缝合方法。其优点对血液循环影响较小。缝合通常选用 4-0~5-0 的丝线，缝合方法如图 3-1-27。

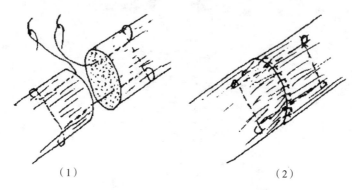

（1）　　　　　　　　　（2）

图 3-1-27　Kessler 缝合法示意图

知识点 30：端侧缝合法

端侧缝合法通常用于肌腱移位、肌腱移植。

（1）编织缝合法：是进行肌腱移植时的最为常用的方法。将两肌腱断端相互从肌腱的侧方穿入，反复 2~3 次，最后将断端包埋在肌腱内。如图 3-1-28 所示为编织缝合法示意图。

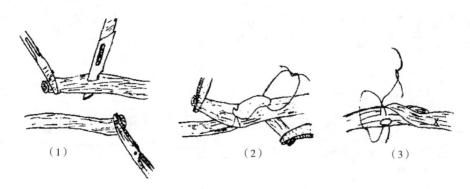

（1）　　　　　　　　　　（2）　　　　　　　　　　（3）

图 3-1-28　编织缝合法示意图

（2）残端包埋法：将一侧肌腱的断端在另一侧肌腱的侧方上方穿过后包埋此肌腱断端，

最后作自身肌腱断端包埋。肌腱手术的最大难题是术后肌腱粘连，目前尚未得到很好解决。若在手术中遵循肌腱损伤的治疗原则，采取"无创伤"操作技术，熟练掌握肌腱修复方法，术后早期进行功能锻炼，则可以减少粘连，获得较好的疗效。

知识点 31：肌腱移植

肌腱移植适合于缺损较长无法直接缝合者；较大范围内的肌腱碾挫伤，已失去血液供应者。可供移植的自体肌腱有：掌长肌肌腱，最为常用；其次亦可选用趾长伸肌腱、废用的屈指肌腱等。

（1）移植方法可以是全长移植，也可以是局部移植。全长移植也就是切取原损伤肌腱，保留近节指基底部以及中节指中部二处腱鞘为滑车，将移植肌腱通过滑车后，远、近端分别与残余的肌腱缝合。局部移植是按照肌腱缺损的长度，切取移植肌腱，移植肌腱与缝合肌腱的粗细应相互一致或者接近。通常选用废弃的屈肌腱。

（2）缝合方式的选择，全长移植，通常选用缝合法、残端包埋法或鱼口式缝合法。移植肌腱与损伤肌腱的近端作编织缝合或者残端包埋缝合。局部移植通常选用缝合法或者编织缝合。

（3）移植肌腱的张力大小标准与手指的休息位张力相互一致。对于拇指来讲，要求肌张力最低，腕关节平伸位，拇指桡侧外展，指间关节伸直。示指微屈曲位，中、小、环指屈曲度逐渐加大。

（4）移植术后处理术后以石膏托固定，屈肌腱修复后，腕关节屈曲 $60°\sim70°$，掌指关节屈曲 $70°\sim80°$，指间关节伸直。通常固定 3 周，在固定期间可以做手指的主动伸展活动，并进行被动屈曲活动。3 周后拆除石膏，进行功能锻炼和理疗。

知识点 32：屈肌腱损伤

依据屈肌腱的解剖和处理特点，分为五个区，如图 3-1-29 所示。五区处理原则分别如下。

（1）深肌腱抵止区（Ⅰ区）：该区的范围为从中节指骨中点到深肌腱的止点。该区只有指深屈肌腱，拇指为拇长屈肌腱，断裂后应该争取早期修复，修复方法采取直接缝合断端。如果在距止点 1cm 以内断裂，可以将腱端前移，即切断远断段，将近端重新附着于止点处。

（2）腱鞘管内区（Ⅱ区）：其范围为从腱鞘开始至指浅屈肌的附着处（即中节指骨中点）。在此段深、浅屈肌腱被限制于狭小的腱鞘内，伤后很易粘连，处理困难，效果较差，因此又称为"无人区"。近年来研究主张，如系指浅屈肌腱牵拉断裂可吻合；深肌腱浅肌腱同时断裂时，不仅吻合深肌腱，同样也吻合浅肌腱，保留腱鞘及滑车，这对肌腱的血供起到保护作用，加速肌腱愈合，防止肌腱粘连。

（3）手掌心区（Ⅲ区）：该区范围为横韧带远侧直至肌腱进入腱鞘之前的区域。此区

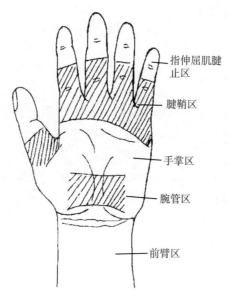

图 3-1-29　屈肌腱分区

指伸屈肌腱止区
腱鞘区
手掌区
腕管区
前臂区

深浅肌腱同时损伤。手掌内深屈肌腱的桡侧有蚓状肌附着，断裂后限制近端肌腱回缩。在蚓状肌区深浅屈肌腱同时断裂，同时可以吻合，用蚓状肌包裹深屈肌腱，防止与浅肌腱粘连。蚓状肌至腱鞘段，只吻合深腱，切除浅腱，近年来许多学者主张同时缝合。

（4）腕管内区（Ⅳ区）：此区的范围为腕横韧带的近侧至腕横韧带的远侧。此区九条肌腱以及正中神经挤在腕管内，三面为骨性，一面为韧带性，空间较小，代偿能力比较差。正中神经位置浅在，常与肌腱同时损伤。此区处理，应切开腕横韧带，只缝合深肌腱及拇长屈肌腱，切除浅肌腱，以增大空隙。吻合口应不在同一平面，减少损伤，遵守无创原则。必须同时吻合正中神经。近年来通过研究，多数学者主张不切除浅屈肌腱，而是主张吻合，缝合应该牢固，及早进行功能锻炼，防止粘连。

（5）前臂区（Ⅴ区）：此区范围是从肌腱起始直至腕管近端，即前臂下 1/3 处。此区屈肌腱，有腱周组织及周围软组织保护，粘连机会较少。屈肌腱在此区损伤，应全部作Ⅰ期缝合，效果通常较好。但在多条屈指深浅肌腱断裂时，要避免吻合口在同一平面，以减少粘连。

拇长屈肌腱断裂，也应争取Ⅰ期修复。在掌指关节平面，肌腱被夹在两块籽骨之间，容易造成粘连。该平面的断裂，不直接缝合肌腱，而是切除远断端，在腕上腱-腹交界处作肌腱延长，将远断端前移，重新附着于止点处，也可行环指屈指浅肌腱转移代拇长屈肌腱。止点 1cm 以内断裂，通常采用肌腱前移法，但是不延长肌腱。

知识点33：伸指肌腱损伤

（1）伸肌腱止点断裂通常为戳伤、切割伤或压砸伤。远侧指间关节突然屈曲而撕脱伸腱附着点。局部切割伤也可割断，表现为锤状指畸形，部分病人伴随有撕脱骨折（图3-1-30）。

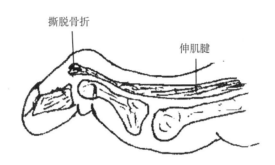

图 3-1-30　伸指肌腱止点断裂或撕脱骨折锤状指畸形

针对不同损伤，有以下治疗方法。

①闭合伤：将患指固定于远侧指间关节伸直位，近节指关节屈曲位（图3-1-31），4~6周时间后拆除外固定，进行功能锻炼。如伴有较大块的撕脱骨折，可早期手术，以"拉出钢丝法"固定骨折片，外用石膏或铝片夹板固定。

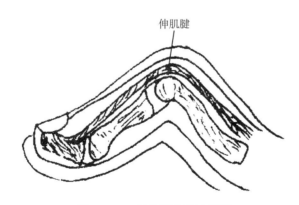

图 3-1-31　复位固定法示意图

②开放伤：清创后缝合肌腱，手指放置于远侧指间关节过伸，近侧指间关节屈曲位，使得伸肌腱松弛，用石膏或铝板固定4~6周时间。如果有撕脱骨折，清创后用克氏针内固定，术后以石膏外固定，6周后拆除石膏固定，进行功能锻炼。

③陈旧性损伤：近端肌腱回缩，在断裂处形成瘢痕，使得肌腱松弛。对功能影响不大者可以不处理。如功能影响大，则手术处理，在远侧指间关节背侧做"S"形切口，翻开皮瓣部位，重叠缝合肌膜。术后固定于远侧指间关节过伸，近侧指间关节屈曲位置4~6周时间。

（2）伸肌腱中央束断裂屈指时，近侧指间关节背侧突出，该处容易受损伤，常伴随中央束断裂。正常时中央束与两侧束均在手指长轴的背侧，中央束断裂后，侧束仍然可以伸指。若不及时修复中央束，随着屈指活动，两侧束逐渐滑向掌侧，此时侧束就不能起到伸指作用，反使近侧指间关节屈曲，远侧指间关节过伸，形成典型的"钮孔"畸形。如图3-1-32所示为伸肌腱中央束断裂的示意图。

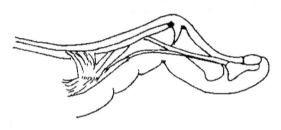

图 3-1-32　伸肌腱中央束断裂

针对不同损伤，有以下治疗方法：

①新鲜的开放伤或闭合撕裂：都需手术治疗，Ⅰ期修复中央束。单纯中央腱束损伤，可以直接缝合，同时将侧腱束与中央腱束侧侧缝合3~4针，以纠正侧腱束的掌移。亦可以将两侧腱束从远端起劈开，直至近指关节端，将劈开的外侧自远端切断，在近指关节背侧交叉缝合到对侧侧腱束。如果中央束与侧腱束同时发生断裂，需要做肌腱移植处理。术后将手指固定在伸直位3周，3周后拆除石膏固定，进行功能锻炼活动。

②陈旧性撕裂：如果屈曲畸形小，可不处理，伸指差30°以上，影响功能大，可以手术修复。

（3）手背、腕背及前臂伸肌腱损伤均应Ⅰ期缝合断裂的伸肌腱，效果比较好。在腕背部断裂时，要切开相应部分的腕背横韧带以及滑膜鞘，使肌腱直接位于皮下。腕部切开需要做"Z"形切口处理。

四、手部神经损伤

知识点 34：手部神经损伤的特点及处理要点

（1）手部神经损伤比较常见，损伤后只要条件允许，应争取Ⅰ期修复，如果损伤发生在手指的末节，可以不做处理，周围神经可替代。

（2）正中神经出腕管后即发出一分支为大鱼际支，返折行走很短距离后，进入大鱼际诸肌，支配拇短展肌，拇指对掌肌及拇短屈肌浅头的运动，此段很容易损伤。损伤后拇指失去对掌、外展能力，严重影响手部功能，临床上应争取Ⅰ期修复神经。神经无法修复时应Ⅱ期行拇指对掌成形术。正中神经的其余分支均为感觉支，支配桡侧三个半手指。断裂时直接吻合效果好，有较大缺损时可以行神经移植术，效果亦较好。

（3）尺神经在前臂中下 1/3 交界部位已分出手背感觉支，腕部损伤时，手背尺侧感觉仍然正常，只有掌侧感觉丧失。尺神经的感觉、运动支在腕部已自然分出，所以手术时应该分别分离出两端的感觉、运动支，将性质相同的神经做吻合，手掌区尺神经运动支可以单独损伤，仅表现为爪形手，手内肌萎缩，手指不能内收外展，然而感觉正常。单纯运动支吻合后，效果也较好，无法修复的尺神经损伤，可以作手内肌成形术，改善手部的功能。

（4）桡神经的浅支位于肱桡肌的深面，与桡动脉并行，它主要是感觉神经，分布在手背的桡侧皮肤和桡侧两个半指的背面，但是不包括末节二指背面的皮肤。当前比发生损伤时，此处感觉有障碍。治疗直接缝合神经效果较好。

五、拇指再造术

知识点 35：拇指再造术

拇指的功能占手部功能的一半，其主要功能为拇指外展，对掌，与其余手指相对，准确而且有力地完成握、捏等动作。当拇指缺损时，将严重影响手的功能。因此，拇指伤残后，如何再造拇指、恢复其功能，是手外科的重要课题。原则上来说，任何手指的缺损都应该进行再造，但是人类的代偿和适应能力较强，从目前来说，拇指再造的方法比较多，病人十分满意者却很少，因此，不是所有拇指缺损的病人都需要进行再造术，需要根据病人残指的长度、年龄、残断的情况、职业和工作的需要而决定。

早期处理好拇指外伤是挽救拇指功能的关键因素。创伤导致的拇指断裂，首先争取拇指再植。如果医院无再植条件或再植技术，可采用吻合神经、皮管包埋法再造拇指。此种方法是切除断指的皮肤、指甲、保留两侧指神经、肌腱、克氏针交叉固定骨折，吻合神经、肌腱后，取锁骨下皮管进行包埋，3~4 周后断蒂修整。此种方法可形成良好感觉以及运动的拇指，此方法被越来越多的人采用。踇甲瓣急诊再造拇指，也获得较满意的效果，目前临床应用较广泛。

知识点 36：拇指缺损的分度

拇指损伤的严重程度是以其损伤范围的大小进行分度，分度方法较多，但临床通常使用的是Ⅵ度缺损分度法。此分度是决定是否需要再造的重要依据。

Ⅰ度：缺损位于手指末节指骨，未波及指关节。

Ⅱ度：拇指指间关节处缺损；其他指位于远侧指间关节。

Ⅲ度：缺损的拇指位于近节指骨，指骨部分缺损；其他指位于中节指骨部分缺损。

Ⅳ度：拇指自掌指关节缺损；其他指位于近侧指间关节的部分缺损。

Ⅴ度：拇指经掌骨缺损；其他指与近节指骨部分缺损。

Ⅵ度：拇指位于腕掌关节甚至整个拇指连同大多角骨缺损；其他指于掌指关节部缺损。

知识点37：手指再造的基本要求

手指再造的目的是为了恢复手指功能，要恢复功能再造手指就必须要有足够长度、良好的血液供应、合适的位置、良好的感觉功能、灵活的运动等。美丽的外观也非常重要。

（1）长度的要求：拇指再造一般需要5~6cm，再造的拇指应该略短于正常的拇指。再造手指的长度与拇指长度应该成比例，一般相当于原手指近侧两节的长度。

（2）适当的位置：拇指再造后主要需要完成屈伸和对掌功能，如果第1掌骨健在时，大鱼际肌的健在对掌功能很容易达到。当缺损时，拇指再造应安装在对掌位。再造手指的位置，不仅需要考虑到与拇指对掌，还要考虑与相邻手指的关系，防止交叉畸形，相互影响功能。

（3）良好的血液供应：良好的血液供应是决定再造拇指成活的先决条件，血供不足往往会造成指体的缺血坏死，影响功能、影响美观。

（4）良好的感觉：手的感觉有一般感觉和实物感觉，手的功能离不开手的感觉。手不仅是劳动器官，亦是感觉器官，感觉对手完成精细、协调运动作用尤为重要，用力的部位、用力的次序、用力的方向、用力的大小和各种力的配合都离不开良好的感觉。

（5）良好的肌力对于拇指来说，对掌伸直位已经基本达到功能；对于手指而言，有力的伸屈活动，才能发挥手的功能。

（6）美丽的外观手臂既是劳动器官，也是社交的工具，良好的外形便于使人接受和使用，不良的外形往往给病人造成心理压力，不愿意与他人交流。

知识点38：拇指再造的方法

依据拇指缺损程度及病人对手功能的要求以及对手外形的要求，可选不同的再造手段。

（1）指间关节以远缺损（Ⅰ、Ⅱ度缺损）：此种缺损仍然保留拇指部分功能，如果没有特殊职业需要，通常不需作处理，如果职业要求可做拇指再造术。

（2）近节指骨中段缺损（Ⅲ度缺损）：由于保存的拇指长度较短，不能满足拇指功能，对手部功能影响较大，可选简单的手术，改进拇指功能，其手术方法包括虎口成形术、第1掌骨延长术、拇指残断脱套加长术、足趾移植拇指再造术。

知识点39：虎口成形术

虎口成形术是通过加深虎口，相对延长拇指长度，以此达到恢复拇指功能。手术方式是Z形切开虎口皮肤，切断挛缩的拇内收肌条索，必要时转移示指背侧皮瓣部位，加深虎口，但应注意不能损伤第1、2掌骨间的动脉和神经，否则，会造成拇指干性坏死和感觉异常，导致其功能丧失。

知识点40：拇指残断脱套加长术

此法又称为帽状皮瓣提升术或脱套植骨术。适应于（Ⅲ度缺损）残留1/2或1/3近节指骨，保留近节指骨在1cm以上，拇指残端皮肤很松弛，血液循环、感觉良好者。此种方法1946年首先在临床上用于加长残留拇指，至今临床上仍在使用。手术方式如下：

（1）在残端近侧3~4cm位置环形切开皮肤、皮下组织，切口（图3-1-33）绕过第1掌骨中部直至鱼际肌纹，向远端游离神经和动、静脉束。全层游离远侧皮瓣形成帽状脱套的岛状皮瓣（图3-1-34）。

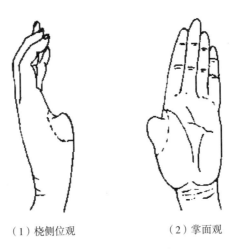

（1）桡侧位观　　　　　　　（2）掌面观

图3-1-33　手术切口示意图

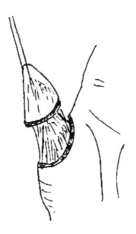

图3-1-34　帽状脱套的岛状皮瓣示意图

（2）切取长 2~2.5cm、周径 1~1.5cm 的髂骨骨块，修正成为圆柱状，插入残留的指骨中，进行指端植骨。

（3）提升帽状脱套的岛状皮瓣覆盖在植骨端。

（4）近端皮瓣揭开后残留的创面，用皮片植皮修复（图 3-1-35）。此种方法可延长拇指 1~1.5cm，对于期望值较高的病人，不能满足其要求。

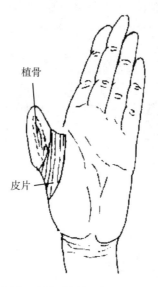

图 3-1-35   帽状皮瓣提升植骨法示意图

知识点 41：第 1 掌骨延长术

手术步骤：先通过手术显露第 1 掌骨干，在骨膜下切断掌骨，切取髂骨块，修正后嵌入植骨块与掌骨间，延长掌骨；亦可切断掌骨后，安装延长器，关闭伤口，逐日撑开，延长掌骨部分，待达到移植要求的长度后，再行 II 期手术植骨。

知识点 42：足趾移植拇指再造术

以跖底动脉为供血动脉的第 2 趾部分游离移植再造拇指。此种方法外观及功能都较满意，手术步骤见后文。

知识点 43：掌指关节或部分掌骨缺损（IV 度以上缺损）

此类拇指完全缺损，或仅存第 1 掌骨或部分掌骨，但是大鱼际功能部分或全部存在。依据具体病人情况选用以下手术方法。包括手指移位术转移邻近手指再造拇指、转移正常示指再造拇指、足趾移植拇指再造术、皮管加植骨法再造拇指术、跗趾甲瓣再造拇指术。

知识点 44：手指移位术转移邻近手指再造拇指

此种方法是利用功能不大的伤残邻指或正常手指，连同其神经、血管、肌腱等移植于拇指位置，采用拇指再造术，利用残指应为首选。但要求转移的残指循环、感觉良好，神经血管未受损伤。此种方法再造的拇指具有伸屈功能，血供和感觉正常，外形较佳，但手指的数目尚未增加，一些患者不愿接受。

（1）手术适应证和供指的选择：①拇指的缺损程度为Ⅳ～Ⅴ度，大鱼际肌功能正常；②最好选用残指，其次是正常的示指或环指；③选用的残指长度不能短于近节指关节，残端软组织丰富，无残端疼痛。

（2）手术步骤：其步骤如下：

①切口设计：在示指根部和拇指残断的背侧分别设计一个三角形皮瓣（图 3-1-36），示指皮瓣中应该保留伸肌腱以及支配此指的神经和血管束，以保留示指的血供、功能和感觉。

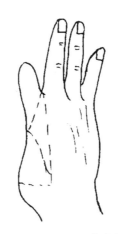

图 3-1-36　切口设计示意图

②在示指根部游离神经血管束以及指浅、深屈肌腱，直至手掌心，以利于移位后无张力的要求，在游离的过程中，切断骨间肌及蚓状肌。图 3-1-37 为示指游离示意图。

③根据拇指残断的长短，做第 2 掌骨截骨或者关节离断，于拇指残断进行骨固定，一般采用克氏针交叉固定，或关节囊缝合，切忌移位指过长。

④将拇指残端处的大鱼际肌止点劈开，重新建于移位指的相应部位。

⑤如果移位的是环指，将指背侧静脉、深肌腱切断移位后再行连接。

⑥将拇指背侧的三角皮瓣移位缝合于"虎口"，扩大虎口的移动范围，残留的创面以游离皮片覆盖并缝合固定。图 3-1-38 为转移邻近残指再造拇指示意图。

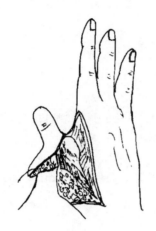

图 3-1-37   示指游离示意图

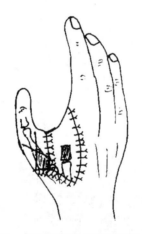

图 3-1-38   转移邻近残指再造拇指示意图

知识点 45：足趾移植拇指再造术

　　足趾移植拇指再造术亦称游离移植第 2 足趾再造拇指。它是我国上海医科大学华山医院杨东岳教授等于 1966 年创新使用，他用游离第 2 足趾完成手指再造并获成功，为拇指再造提供了一个比较理想的新方法。1969 年英国的 Cobbrtt、1973 年美国 Buncke 分别报道 1例游离足趾再造拇指获得成功后，从此开始了显微外科手术再造拇指的时代。此种方法是将带有神经、血管、肌腱的游离足趾经过手术移植于拇指或手指部位。第 2 足趾较长，外形接近拇指，切除第 2 趾及第 2 跖骨头对于走路功能外形影响很少。再造的拇指，可以增加一个手指，不但外形较好，感觉运动功能亦较满意，但是技术上要求较高。

（1）适应证：包括：

①拇指Ⅱ度以上的缺损，特别是伴随有两指以上缺损者。

②手指全部缺损，残端没有功能长度。

③除了拇指外，其他手指缺损不能完成对掌者。

④手指缺损影响功能和外形者。

⑤先天性畸形符合上述条件者。

（2）供趾的要求：①双下肢的第2足趾均可以作为移植的供趾；②供趾的皮肤应该正常，不能有任何感染，如果有感染必须等感染治疗痊愈后，才能进行手术；③术前检查确认足部动脉搏动正常。

（3）手术步骤：其步骤包括：

①游离第2足趾：在第2足趾根部设计三角形皮瓣部位（图3-1-39），根据手术部位决定切口的大小。切开皮肤，向远端游离足背动脉、大隐静脉、趾屈、伸肌腱及趾神经，循静脉交通支暴露跖背动脉，注意观察动脉的粗细，及在趾蹼部的分支情况，证实有分支进入第2趾以后，游离足背动脉，如果无此分支或这次分支过细，应该保存足底穿支及进入第2趾的分支。游离趾屈伸肌腱、趾神经，并高位切断。根据残趾的情况离断跖趾关节或者跖骨颈，完全游离足趾（图3-1-40），进行再植。供区冲洗后逐层缝合，皮肤如果有缺损部分，可进行皮瓣转移，残留区进行游离皮片移植（图3-1-41）。

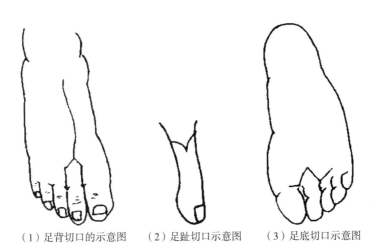

（1）足背切口的示意图　　（2）足趾切口示意图　　（3）足底切口示意图

图3-1-39　第2足趾根部三角形皮瓣设计示意图

②受区的游离：在拇指残端、腕背部、掌心部以及前臂下端做切口（图3-1-42），分别暴露指残端、桡动脉、头静脉或手背静脉以及伸屈肌腱和指神经。在残端切口与腕部切口间做皮下隧道，隧道口宽约3cm，以容纳移植趾的血管和神经。

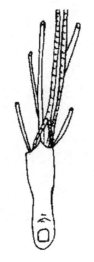

图 3-1-40　游离的足趾示意图

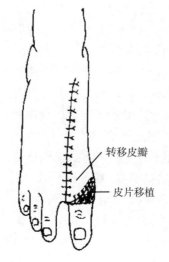

转移皮瓣

皮片移植

图 3-1-41　供趾区的缝合示意图

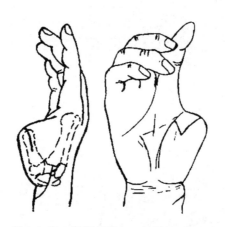

图 3-1-42　拇指残端切口的设计示意图

③再植：将切断的移植足趾，先用 2% 利多卡因溶液灌注血管 5ml。在对掌位用双克氏针交叉固定骨端或缝合关节囊，将足趾的血管神经蒂通过皮下隧道进入腕部，依次吻合静脉、动脉、肌腱、神经，大隐静脉与头静脉吻合，足背动脉与桡动脉吻合，趾屈肌腱与拇趾长伸肌腱吻合，趾长短伸肌腱与拇伸肌腱吻合。吻合完毕后，逐层关闭切口（图 3-1-43）。

④当足底血管吻合有困难者，应该利用足底血管或第 2 趾骨背动脉提供的动静脉进行吻合。

⑤术后以石膏外固定，根据情况进行功能锻炼运动。

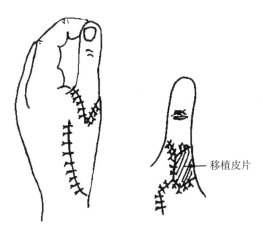

图 3-1-43 第 2 趾游离移植拇指再造术后示意图

知识点 46：转移正常示指再造拇指

转移正常示指再造拇指的方法，又称示指拇指化。Ⅳ度以上拇指缺损，如不能采用上述方法再造拇指，可考虑转移正常示指。此种方法优点是保留神经血管及肌腱的连续性，容易成功，再造的拇指感觉、运动功能良好。缺点是用正常示指，代价较大，手术方法与残指转移方法相同，但应注意拇指长度，不可过长。

知识点 47：皮管加植骨法再造拇指术

此方法是将第 1 掌骨残端植骨，以皮管（如锁骨下皮管）包埋，3~4 周后断蒂，形成拇指。再造的拇指，循环感觉都较差，常容易冻伤或烫伤，功能不好，目前在临床上很少使用，只在个别情况下才应用。为改善感觉功能，可切取环指一侧带神经血管蒂的岛状皮瓣，转移到拇指皮管上，通常转移至指尖及尺侧，使此区有良好的感觉（图 3-1-44）。

知识点 48：拇趾甲瓣再造拇指术

该手术是 Morrisonzai 于 1980 年利用拇趾甲皮瓣加髂骨片移植再造拇指获得成功，随后被临床逐渐应用。其优点：再造的拇指外形接近于正常，趾的数目不减少，容易被人们接受。其缺点：感觉较差，长度有限。

（1）手术适应证：①拇指脱套伤；②拇指断离再造后失败，可用此法保住骨、关节及肌腱；③拇指Ⅰ度以内的缺损，保留掌指关节的拇指再造。

（2）手术主要步骤：其步骤包括：

①在切取皮瓣时，保留内侧 3cm 长、0.5~1cm 宽的舌形皮瓣，以利于残留趾的血液供

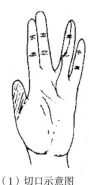

（1）切口示意图

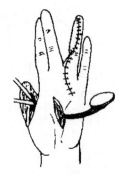

（2）游离的岛状皮瓣示意图

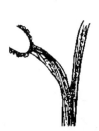

（3）带血管神经蒂的岛状皮瓣示意图

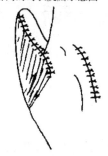

（4）移植后的示意图

图 3-1-44　用环指岛状皮瓣重建拇指感觉示意图

应以及感觉。

　　②皮瓣应该在肌腱旁膜的表面进行游离，到趾骨处应在甲床和骨膜间分离，破坏骨膜使得趾骨创面难以愈合。

　　③取髂骨片，亦可利用断指的骨关节作为再造拇指的支架。

　　④残留创面在闭合时，应该十分注意，取出部分趾骨，用舌形皮瓣或游离皮片覆盖并缝合。如果处理不好将造成经久不愈的创面。

　　⑤血管、神经、肌腱分离与吻合和第 2 趾移植术基本相似。

第七节　臂丛神经及周围神经损伤

一、臂丛神经损伤

知识点 1：臂丛神经损伤的病因

　　臂丛神经损伤通常可由直接暴力所致，如压砸、切割、枪弹、手术误伤等；也可以由间接暴力所致，如车祸时，高速运动中的头部或肩部被撞击。

知识点 2：臂丛神经根损伤的临床表现

臂丛神经根可分为上臂丛和下臂丛。上臂丛包括颈 5~颈 7 神经根，下臂丛包括颈 8 神经根和胸 1 神经根。

（1）上臂丛神经损伤：临床表现为肩关节不能做外展和上举，肘关节不能屈曲而能伸，腕关节虽然能屈曲但肌力减弱。上肢外侧感觉大部缺失，拇指感觉减退，第 2~5 指、手部及前臂内侧感觉正常。肩部肌肉萎缩以三角肌部位明显，上臂肌肉萎缩以肱二头肌为主。前臂旋转受限制，手指活动正常。

（2）下臂丛神经根损伤：表现为手的功能丧失或者严重障碍，肩、肘、腕功能尚好，根性撕脱时，患侧通常出现 Horner's 征。检查可发现手内在肌全部萎缩，其中以骨间肌为主，有爪形手及扁平手畸形症状，手指不能屈曲或有严重障碍，但是掌指关节存在伸直动作，拇指不能掌侧外展。前臂内侧及手部尺侧皮肤感觉丧失。

知识点 3：臂丛神经干损伤的临床表现

（1）臂丛神经上干损伤：临床症状和体征与上臂丛损伤相类似，但背阔肌及指伸总肌无麻痹。

（2）臂丛神经中干损伤：临床较少见，除短期（一般为 2 周）伸肌群肌力有影响外，没有明显临床症状和体征。

（3）臂丛神经下干损伤：临床症状和体征与下臂丛损伤类同。

知识点 4：臂丛神经束损伤的临床表现

（1）臂丛神经外侧束损伤：主要表现为肘关节不能屈曲，或者能屈但肱二头肌麻痹；前臂能旋转但是旋前圆肌麻痹；腕关节能屈但桡侧腕屈肌麻痹。前臂桡侧缘感觉丧失。肩关节和手部的活动均正常。

（2）臂丛神经内侧束损伤：主要表现是手指不能屈伸（掌指关节能伸直），拇指不能掌侧外展，不能对掌或者对指。感觉丧失主要限于前臂内侧及手部尺侧。检查时可发现手内在肌和前臂屈肌明显萎缩，手呈扁平手或有爪形手畸形。肩、肘关节功能正常。

（3）臂丛神经后束损伤：主要表现为肩关节不能外展，上臂不能旋内，掌指关节不能伸直，肘与腕关节不能背伸，拇指不能伸直与桡侧外展。肩外侧、前臂背面以及手背桡侧半的感觉障碍或丧失。检查时可发现三角肌、背阔肌、肱三头肌及前臂伸肌群萎缩，其他关节活动均正常。

知识点 5：全臂丛根性损伤的临床表现

全臂丛神经损伤，早期时，整个上肢麻痹，各关节不能主动进行运动，但被动运动正常。耸肩运动仍然存在。上肢感觉除臂内侧尚有部分区域存在外，其余全部丧失。上肢腱反射全部消失，温度略低，肢体远端有肿胀，根性撕脱时常出现 Horner's 征。晚期，上肢肌肉显著萎缩，各关节经常因关节囊挛缩而致被动运动受限，尤其以肩关节和指关节严重。

知识点 6：临床诊断——有无臂丛神经损伤

如若有下列情况之一，应该考虑臂丛神经损伤的存在。

（1）上肢五大神经（腋神经、肌皮神经、桡神经、正中神经及尺神经）中任何两组的联合损伤（不在同一平面的切割伤）。

（2）手部三大神经（正中神经、尺神经、桡神经）中，任何一根合并肩关节或肘关节功能障碍（被动活动仍然正常）。

（3）手部三大神经（正中神经、桡神经、尺神经）中，任何一根合并前臂内侧皮神经损伤（不是切割伤）。

知识点 7：临床诊断——确定臂丛损伤的部位

胸大肌锁骨部代表颈 5、颈 6 神经根，胸肋部代表颈 8、胸 1 神经根，背阔肌代表颈 7 神经根的功能。

当胸大肌锁骨部位正常，臂丛神经损伤的部位应在锁骨下部；当胸大肌胸肋部正常，臂丛神经损伤的部位应该在锁骨下部；当背阔肌正常，臂丛神经损伤的部位应该在锁骨下部。

知识点 8：临床诊断——臂丛神经根干束支的定位诊断

（1）腋神经损伤：单纯腋神经损伤，其损伤平面在支以下；腋神经合并桡神经损伤，其损伤平面在后侧束；腋神经合并肌皮神经损伤，其损伤平面在上干；腋神经合并正中神经损伤，其损伤平面以颈 5 神经根为主。

（2）肌皮神经损伤：单纯肌皮神经损伤，其损伤平面在支以下；肌皮神经合并正中神经损伤，其损伤平面在外侧束；肌皮神经合并腋神经损伤，其损伤平面在上干；肌皮神经合并桡神经损伤，其损伤平面以颈 6 神经根为主。

（3）桡神经损伤：单纯桡神经损伤，其损伤平面在支以下；桡神经合并腋神经损伤，其损伤平面在后侧束；桡神经合并肌皮神经损伤，其损伤平面以颈 6 神经根为主；桡神经合并正中神经损伤，其损伤平面以颈 6、7、8 神经根为主。

（4）正中神经损伤：单纯正中神经损伤，其损伤平面在支以下；正中神经合并肌皮神经损伤，其损伤平面在外侧束；正中神经合并尺神经损伤，其损伤平面在下干或颈 8 神经根；正中神经合并桡神经损伤，其损伤平面以颈 6、7、8 神经根为主。

（5）尺神经损伤：单纯尺神经损伤，其损伤平面在支以下；尺神经合并正中神经损伤，其损伤平面以内侧束、下干或颈 8、胸 1 神经根为主；尺神经合并桡神经损伤，其损伤平面以颈 8、胸 1 神经根为主。

知识点 9：臂丛神经根部损伤时节前和节后损伤的鉴别诊断

臂丛神经根损伤主要分为两大类，椎孔内节前损伤和椎孔外节后损伤，其鉴别诊断详见表 3-1-1。

表 3-1-1　臂丛神经根损伤时节前和节后损伤的鉴别

鉴别要点	损伤部位	
	节前损伤	节后损伤
体格检查	斜方肌萎缩明显，耸肩受限 Horner 征阳性 常见血管损伤	斜方肌萎缩不明显 Horner's 征阴性 偶见血管损伤
肌电图检查	感觉神经动作电位正常，体感诱发电位消失	感觉神经动作电位消失或减少，体感诱发电位消失
影像学检查	椎管碘造影：造影剂溢出椎间孔成圆形小束 CT：神经根鞘束呈一充满造影剂的高密度影	无异常发现
特殊检查	1%磷酸组胺注入失神经支配皮内呈阳性反应；遇冷血管扩张，温度升高；划痕试验阳性	均为阴性
手术所见	锁骨上有巨大神经瘤 斜角肌间隙空虚 神经根在椎孔处可见神经节或鞘膜束	锁骨上神经增粗或断裂 斜角肌间隙内可见损伤或正常神经根 神经根在椎孔处增粗或鞘膜增粗

知识点 10：臂丛神经损伤的非手术治疗

对于臂丛神经节后损伤，早期可以采用非手术治疗。方法有：神经营养药物，辅以理疗和康复治疗，配合针灸以及按摩疗法。

知识点 11：臂丛神经损伤的手术治疗指征

臂丛神经损伤的手术治疗指征如下：
（1）开放性损伤。
（2）明确臂丛神经节前损伤。
（3）下述情况下节后损伤可以考虑手术：①节后损伤保守治疗 3 个月无效者；②呈跳跃式功能恢复者；③在功能恢复过程中，中断 3 个月后无任何进展者。

知识点 12：臂丛神经损伤的手术方法

（1）臂丛神经探查术：此法包括锁骨上臂丛神经探查术、锁骨下臂丛神经探查术以及锁骨部臂丛神经探查术。

①锁骨上臂丛神经探查术：可探查臂丛神经根、干部，同时可探查膈神经以及副神经。

②锁骨下臂丛神经探查术：可探查臂丛神经束部，上肢神经的近端，以及锁骨下腋部血管。

③锁骨部臂丛神经探查术：可探查臂丛神经的束支部。

（2）处理原则：临床上的处理原则包括：

①臂丛神经连续性存在：应该去除神经周围粘连压迫因素，行神经松解术。

②臂丛神经断裂或巨大神经瘤形成：切除两断端瘢痕或者神经瘤后直接缝合或者做神经移植。

③椎孔部神经根断裂或节前损伤：行神经移位术，分丛内移位如同侧 C_7、尺神经、桡神经、正中神经、肌皮神经部分束支移位；丛外移位如膈神经、颈丛运动支、副神经、肋间神经以及健侧 C_7 神经根移位。

④病程大于 2 年，肌肉呈纤维化或患者年迈神经再生困难时，可选用肌肉、肌腱移位或者移植的功能重建术。

二、周围神经损伤

知识点 13：周围神经损伤的病因

周围神经损伤的病因主要包括：

（1）切割伤：较为常见，通常由锐器利刃直接切割所致，可以是部分或者完全断裂，断面整齐，伤口污染较轻，往往位于身体的体表浅部，应该一期修复，如果由于自残引起的周围神经损伤多位于手腕部，往往累及正中神经和尺神经；其他原因的锐器伤可以在肢体的任何部位，累及神经邻近的重要组织，如血管、肌腱、肌肉、甚至骨骼。这种类型的周围神经损伤往往需要在病人全身情况允许的情况下进行急诊手术修复。

（2）骨折、关节脱位引起的神经损伤：骨折引起的神经损伤在早期可以是骨折端刺破神经，亦可以是复位、固定时的牵拉伤，或者是石膏、体位的压迫伤，后期可能是骨痂的压迫卡压伤。关节脱位引起的损伤通常以牵拉伤为主。骨折、脱位还可能引发迟发性的神经炎如肘管综合征。

（3）复合性神经损伤：复合性的神经损伤是和高能量的创伤联系在一起的，神经损伤的程度因为暴力的性质而不同。原因可能是压砸伤、滚筒伤、牵拉伤等。往往合并有其他重要组织的损伤。通常见于穿透性火器伤、肢体的完全或者不完全的离断伤、大关节如肩、肘、膝的骨折或者脱位、严重的烧伤等。

知识点 14：腋神经损伤的临床表现

三角肌萎缩出现方肩畸形，触诊发现三角肌无收缩或收缩功能减弱。患者主动肩外展受限，但由于冈上、下肌的代偿，仍然能完成一定的肩外展功能。如果主动肩外展完全丧失，则提示合并肩胛上神经损伤或肩袖撕裂；肩外侧可能出现感觉障碍，有时不明显。

知识点 15：腋神经损伤的诊断与鉴别诊断

（1）肩部外伤史。

（2）肩外展功能受限，三角肌收缩有障碍且有方肩畸形。

（3）神经-肌电图检查。根据损伤程度的不同，可出现各种异常的肌电图以及神经电生理表现。

知识点 16：腋神经损伤的治疗

腋神经损伤的治疗如下：

（1）牵拉或撞击等闭合性腋神经损伤通常能自行恢复。在观察期间，用外展支架固定患肢，并且定期作适当的主、被动活动。同时服用神经营养药。如保守治疗 3 个月内无恢复，则应该做手术探查。

（2）手术适应证：①闭合性腋神经损伤，保守治疗 3 个月内无恢复症状者；②腋部枪弹伤、切割伤、手术误伤等。

（3）术后处理：①单纯腋神经松解减压术：术后患侧肢体贴胸位绷带固定 3 天，术后 24~48 小时拔除引流条，应用神经营养药物，术后早期进行功能锻炼运动；②腋神经缝合或神经移位术后：患侧肢体贴胸位石膏固定 4~6 周时间，应用神经营养药物。拆除石膏后，患肢进行功能锻炼运动。伤口缝合处进行理疗，防止神经缝合处瘢痕粘连压迫，并且应用神经电刺激疗法刺激神经再生。每 3 个月进行肌电图检查，以了解神经的再生情况。

知识点 17：肌皮神经损伤的临床表现

肌皮神经损伤后患者肱二头肌及肱肌萎缩，屈肘功能有障碍，但由于肱桡肌的代偿，患者仍能完成屈肘，此时应注意触诊肱二头肌肌腹有无收缩症状，以作鉴别；因为前臂外侧皮神经的分布区域有交叉支配，故肌皮神经损伤的感觉障碍不明显。

知识点 18：肌皮神经损伤的诊断与鉴别诊断

（1）肩部外伤史。

（2）屈肘功能障碍。检查时发现肱二头肌萎缩，前臂处于旋后位时，屈肘功能障碍。

（3）神经-肌电图检查。根据损伤程度不同，可出现各种异常的肌电图以及神经电生理表现。

知识点 19：肌皮神经损伤的非手术治疗

肌皮神经损伤的非手术治疗方法主要包括理疗、康复训练、中医中药及给予神经营养药等。

知识点 20：肌皮神经损伤的手术适应证

肌皮神经损伤的手术适应证包括：

（1）开放性损伤：受伤时间在 8 小时以内、污染轻的肌皮神经损伤，可以在清创的同时探查肌皮神经。对严重污染的开放性损伤，禁忌在伤口愈合前行神经修复手术，待伤口愈合 3~4 周后，如肌皮神经仍无恢复征象，应该争取尽早行探查手术。

（2）闭合性损伤：在闭合性损伤中，肌皮神经较少单独受损伤，是否手术常需要结合观察同时受损伤的其他臂丛分支的功能恢复情况而定，但是神经恢复的观察时间最好不要超过 3 个月。或在最初 3 个月内神经功能无恢复，或神经功能恢复过程小，最近 1 个月无进展，则应考虑行神经探查手术。

知识点 21：正中神经损伤的临床表现

正中神经损伤的主要临床表现有：

（1）感觉障碍：正中神经在腕部损伤时，桡侧 3 个半手指掌面以及它们近侧指间关节远方背面出现感觉障碍，示指远端的感觉功能不会被邻近神经代偿，是正中神经的绝对支配区；在前臂远侧 1/3 以上损伤时，受掌皮支累及而导致手掌桡侧感觉障碍。

（2）运动障碍：拇对掌受限，拇指处于手掌桡侧，不能掌侧外展以完成对掌以及对指并存在大鱼际肌萎缩，称为"猿掌"。某些正中神经完全断伤者，拇指掌侧外展不完全消失甚至正常，为尺神经的变异所支配（Riche-Cannieu 变异）；如果正中神经在肘以上受伤，除上述症状外，指浅屈肌、屈拇长肌及示指指深屈肌萎缩，导致拇示指主动屈曲障碍。此外尚有旋前圆肌、旋前方肌、掌长肌、桡侧屈腕肌的麻痹，前臂旋前功能出现障碍。

知识点 22：正中神经损伤的诊断与鉴别诊断

（1）上肢外伤史。

（2）桡侧 3 个半手指感觉障碍。

（3）拇对掌功能障碍。如果同时出现拇示指屈曲障碍，则表明损伤在前骨间神经分支平面以上。

（4）神经-肌电图检查。依据损伤程度不同，可出现各种异常的肌电图及神经电生理表现。

知识点 23：正中神经损伤的治疗

正中神经损伤的治疗方法如下：

（1）非手术治疗：包括理疗、康复训练、中医中药以及给予神经营养药等治疗方法。

（2）手术适应证：①各种原因所引起的正中神经开放性断裂；②牵拉、挤压引起正中神经损伤经非手术治疗，观察 3 个月仍然未见恢复征象。

知识点 24：尺神经损伤临床表现中的感觉障碍

尺神经在腕部损伤时，尺侧手掌以及 1 个半手指掌面感觉消失或减退；在前臂远侧 1/3 以上损伤时，因手背支累及而导致尺侧手背及 1 个半手指背面感觉障碍；小指的感觉功能不会被邻近神经代偿，为尺神经绝对支配区。

知识点 25：尺神经损伤临床表现中的运动障碍

除拇短展肌、拇短屈肌浅头、拇指对掌肌以及 1、2 蚓状肌外的所有手内肌均萎缩，环小指外观呈爪状（掌指关节过伸指间关节屈曲），此二指的指关节在掌指关节平伸时不能主动伸直。患者握力减弱、持物不稳、精细动作明显受损，手指夹力减弱或者消失。偶尔这个部位尺神经损伤时，手内肌功能无明显受限制，是因为正中神经在前臂进入尺神经的交通支支配手内肌的缘故；尺神经在肘上发出尺侧腕屈肌及环小指屈指深肌肌支平面以上损伤时，还伴随有尺侧腕屈肌及环小指屈指深肌的麻痹，由于无环小指屈指深肌的牵拉作用，爪形手反而不明显。

知识点 26：尺神经损伤临床表现中的特殊体征

尺神经损伤临床表现中的特殊体征如下：

（1）Froment 征：正常拇、示指用力相捏时，由于手内肌的协同作用，拇指指间关节以及掌指关节均呈微屈曲位。尺神经损伤后，拇短屈肌深头及拇收肌萎缩致拇指掌指关节屈曲减弱，因此拇示指用力相捏时，拇指呈掌指关节过伸、指间关节过屈，这就是 Froment 征阳性。

（2）Wartenberg 征：小指不能内收即为阳性。

（3）Fowler 征：在爪形手畸形时，用手指压住近节指骨背侧使掌指关节平伸，如果此时爪形手消失即为阳性，这说明伸指肌在掌指关节屈曲时可伸直指间关节，此为行静止性手内肌功能重建术（Zancolli 手术）的依据。

知识点 27：尺神经损伤的诊断与鉴别诊断

（1）上肢外伤史。

（2）尺侧手部以及 1 个半手指感觉障碍。

（3）环小指爪形畸形，肘部损伤时仍然有环小指屈指深肌及尺侧腕屈肌麻痹。

（4）Froment 征、Wartenberg 征以及 Fowler 征阳性。

（5）神经-肌电图检查。依据损伤程度不同，可出现各种异常的肌电图及神经电生理表现。

知识点 28：尺神经损伤的治疗

临床上，依据尺神经损伤的具体情况，可选择采用非手术治疗或手术治疗方法。

（1）非手术治疗：包括理疗、康复训练、中医中药以及给予神经营养药等治疗方法。

（2）手术适应证：各种原因引起的尺神经断裂、部分损伤或者尺神经炎。

知识点 29：桡神经损伤的临床表现

桡神经损伤的临床表现主要包括：

（1）桡神经深支在前臂上 1/3 部损伤，拇指掌指和指间关节以及其他四指的掌指关节不能主动伸直，拇指桡侧外展有障碍。

（2）桡神经在肱骨中下段损伤者，仍然有垂腕、肱桡肌瘫痪和手背桡侧感觉障碍。

（3）桡神经在肱骨桡神经沟以上损伤时，还会因肱三头肌麻痹而导致伸肘障碍，并且在上臂和前臂出现部分感觉障碍。

知识点 30：桡神经损伤的诊断与鉴别诊断

（1）上肢外伤、异常体位压迫或手术史。

（2）垂腕、垂拇、垂指畸形，高位损伤时仍然有肱三头肌麻痹。

（3）桡神经的绝对感觉支配区常常为虎口背侧的一小块区域，有时在拇指背侧区域，其诊断意义不大。

（4）神经-肌电图检查。依据损伤程度不同，可出现各种异常的肌电图及神经电生理表现。

知识点 31：桡神经损伤的治疗

对于不同程度的桡神经损伤，可具体判断是否需进行手术治疗。

（1）非手术治疗：包括理疗、康复训练、中医中药以及给予神经营养药等治疗方法。

（2）手术适应证：上肢有外伤史，腕下垂、伸肘、指下垂症状观察 1 个月无电生理恢复迹象，观察 2~3 个月无临床进一步恢复迹象、局部皮肤条件许可，可行手术探查。

三、周围神经卡压

知识点 32：腕管综合征的病因

（1）腕管内容物体积增大：肿瘤、腱鞘囊肿、滑膜炎、异常肌腹进入腕管。
（2）腕管管道容量减少：月骨脱位、腕关节、腕部骨折。

知识点 33：腕管综合征的临床表现

腕管综合征的临床表现主要有：
（1）40~60 岁，女性好发，优势手。
（2）手部麻木，以桡侧三指为主，有夜间麻醒史，甩手后则缓解。
（3）晚期可有大鱼际肌萎缩，拇对掌功能受限制。

知识点 34：腕管综合征的诊断与鉴别诊断

（1）手部桡侧三指麻木，有夜间麻醒史。
（2）手桡侧三指半感觉有障碍。
（3）晚期大鱼际肌萎缩，拇对掌功能障碍。
（4）特殊试验可呈阳性（Phalen 征、止血带试验、反 Phalen 征、腕部正中 Tinel 征）。
（5）EMG 示腕部正中神经受压制。

知识点 35：腕管综合征的治疗

（1）非手术治疗：病程短，症状轻，阳性体征不显著者给予休息、局封、制动或理疗。给予神经营养药物：维生素 B_1、地巴唑、维生素 B_6、维生素 B_{12} 等。
（2）手术适应证：①手麻痛，夜间麻醒，影响工作以及生活者；②桡侧 3 个半手指针刺痛觉减退，或者有手指感觉完全丧失者；③大鱼际肌有萎缩，拇对掌肌力减弱或者不能者；④电生理提醒正中神经腕部卡压者；⑤保守治疗无效，坚决要求手术的患者。

知识点 36：旋前圆肌综合征的病因

旋前圆肌综合征的病因主要包括以下几点：
（1）旋前圆肌肥大。
（2）正中神经在旋前圆肌的两个头的背侧经过。
（3）肱二头肌腱膜增厚。
（4）指浅屈肌弓增厚。
（5）起自尺骨的桡侧腕屈肌的一个腱性组织造成压迫。

（6）旋前圆肌至指浅屈肌弓的异常纤维束带压迫。

知识点 37：旋前圆肌综合征的临床表现

旋前圆肌综合征的临床表现如下：
（1）前臂近侧掌侧疼痛，手桡侧三指半麻木。
（2）正中神经支配的手内在肌无力或者瘫痪（包括大鱼际肌中拇短展肌、拇对掌肌、拇短屈肌及第 1、2 蚓状肌）。
（3）拇、示指屈曲无力。

知识点 38：旋前圆肌综合征的诊断与鉴别诊断

（1）前臂近侧疼痛、抗阻力旋前时疼痛感加剧。
（2）手掌桡侧和桡侧三指半感觉异常，反复旋前动作可诱发麻痛。前臂近端 Tinle 征阳性。
（3）大鱼际肌轻度萎缩，拇指对掌、拇示指屈曲力量减弱。
（4）EMG 示正中神经前臂段感觉和运动传导速度减慢。

知识点 39：旋前圆肌综合征的治疗

对于旋前圆肌综合征的治疗，可根据病情的严重程度判断是否需手术。
（1）非手术治疗：早期病例可以用消炎、理疗、制动和给予神经营养药物治疗。
（2）手术治疗：症状重、保守治疗无效应该尽早手术探查，松解压迫的束带及解除病因。

知识点 40：臂丛神经血管受压综合征

臂丛神经及锁骨下动静脉在颈肩部胸廓出口区域受到各种先天或者后天继发因素压迫所致的手及上肢酸痛、麻木、乏力、肌萎缩以及锁骨下动静脉受压症状等一系列临床综合征候群通称为胸廓出口综合征（TOS），亦称为臂丛神经血管受压综合征。临床上通常将其分为：下干型、上干型、全臂丛型及血管受压型，以下干型最多见，亦称为典型臂丛神经血管受压征。

知识点 41：臂丛神经血管受压综合征的病因

臂丛神经血管受压综合征的主要病因包括：
（1）颈肋。
（2）颈 7 横突过长。

（3）斜角肌解剖异常。

（4）第一肋抬高、肋锁间隙变狭窄。

（5）异常束带。

（6）锁骨下动脉抬高。

知识点 42：下干型臂丛神经血管受压征的临床表现

下干型臂丛神经血管受压征的临床表现包括：

（1）好发于 20~40 岁的女性。

（2）患肢酸痛不适、怕冷、无力、麻木。

（3）手尺侧及前臂内侧感觉障碍，手指分开以及合拢无力，精细动作受限，手内肌萎缩。

知识点 43：下干型臂丛神经血管受压征的诊断与鉴别诊断

（1）颈肩、臂及手不明原因的麻痛、无力。

（2）手及前臂内侧皮肤麻木。

（3）手部精细动作受限、手内肌肉萎缩、肌力减退，夹纸力减弱。

（4）手尺侧以及前臂内侧刺痛觉改变。

（5）特殊试验可呈阳性（Adson 征、Wright 征、Eden 征、Root 征、肋锁挤压试验等）。

（6）辅助检查：①X 线片示颈 7 横突过长颈肋等骨性异常，也可以正常；②EMG 示锁骨上下神经传导速度异常，尺神经 NCV<50ms、F 反应异常等。

（7）手内肌萎缩要与肘管综合征、腕尺管综合征等鉴别诊断。

知识点 44：下干型臂丛神经血管受压征的治疗

（1）非手术治疗：对于症状较轻者，可采用非手术治疗，包括适当休息、颈椎牵引、局部理疗、局封治疗及给予神经营养药物、肌肉松弛剂等。

（2）手术适应证：①症状明显，病因明确，如颈肋、颈椎横突过长、颈部可触及软组织硬结或索条者；②症状明显，病因不明确，经保守治疗无效，严重影响工作以及生活，有手术愿望者。

手术方法包括锁骨上前、中、小斜角肌以及异常束带切断术；经锁骨上颈肋或第 7 颈椎横突切除术；经锁骨上下联合切口第一肋切除术；经腋路第一肋切除术等。

知识点 45：上干型臂丛神经血管受压征的临床表现

临床上，上干型臂丛神经血管受压征的表现主要有：

（1）好发于 40~60 岁的中老人。

（2）颈肩部酸痛不适，患侧肢体无力、麻痛。

（3）肩外侧、前臂以及手桡侧感觉障碍。

知识点 46：上干型臂丛神经血管受压征的诊断与鉴别诊断

（1）颈肩、臂以及手麻痛、无力。

（2）肩外侧、前臂以及手桡侧针刺痛觉改变。

（3）肩外展、外旋以及屈肘肌力下降。

（4）肩部外侧、胸锁乳突肌后缘中点局封后症状体征减轻或者消失。

（5）辅助检查。EMG 示臂丛神经上干神经卡压。颈椎 X 线片可能正常，也有可能有颈椎增生性改变。

（6）鉴别诊断。该病往往合并颈椎病，应该注意鉴别诊断。

知识点 47：上干型臂丛神经血管受压征的治疗

（1）非手术治疗：对于症状较轻者，可以采用非手术治疗，包括适当休息、局部理疗、颈椎牵引、局封治疗以及给予神经营养药物、肌肉松弛剂等。

（2）手术适应证：对于症状体征严重，肩及上臂肌肉萎缩，感觉严重障碍，保守治疗无效的患者可以考虑手术治疗。手术时要注意斜角肌起始部分腱性组织的处理。

知识点 48：全臂丛神经血管受压征

上干型臂丛神经血管受压征＋下干型臂丛神经血管受压征也就是全臂丛神经血管受压征。

知识点 49：血管受压型臂丛神经血管受压征的临床表现

单纯血管受压型臂丛神经血管受压征较为少见，往往同时合并有神经受压征。血管受压型分为动脉受压型以及静脉受压型，动脉受压型临床表现为患肢怕冷、无力、脉搏细弱，甚至可以看到患肢较健肢细小，患侧手掌苍白。静脉受压型表现为肢体充血，上肢下垂时患肢明显充血，呈紫红色。

知识点 50：血管受压型臂丛神经血管受压征的诊断与鉴别诊断

（1）上肢怕冷，显著无力，可能表现患肢较健肢细小。

（2）患肢脉搏细弱、无力。

（3）肩、肘、手部肌力明显下降。

（4）可以同时有肢体感觉减退。

（5）特殊试验可呈阳性（Adson 征、Wright 征、Eden 征、Root 征、肋锁挤压试验等）。

（6）如果系锁骨下静脉受压，则表现为患肢充血，甚至呈紫红色。

（7）辅助检查：EMG 可表现为正常或者上肢神经传导速度减慢。颈椎 X 线片同下干型臂丛神经血管受压征。血管造影可见于锁骨下动脉在第一肋处狭窄，或者呈动脉瘤样改变。锁骨下静脉在第一肋处狭窄。

知识点 51：血管受压型臂丛神经血管受压征的治疗

（1）非手术治疗：症状较轻或不愿手术者，可以试做体位治疗，即耸肩、双上肢交叉握于胸前。

（2）手术治疗：与下干型臂丛神经血管受压征相同。必要时切除第一肋。

知识点 52：肘管综合征的病因

肘管综合征的病因包括：

（1）肘部外伤：骨折，骨痂异常增生，肘部外翻畸形。

（2）肘部关节病变：退行病变，类风湿关节炎以及风湿性关节炎，结核。

（3）尺神经滑脱：反复滑脱、挤压、摩擦等创伤反应。

（4）腱性压迫：尺侧腕屈肌两头，纤维束带，Struthers 弓。

（5）其他：肿瘤、血肿等。

知识点 53：肘管综合征的临床表现

（1）手尺侧及尺侧一指半感觉异常麻木不适，麻痛感或者蚁走感。

（2）体检，尺神经支配区感觉有障碍，尺神经支配手内肌萎缩，爪形手畸形。也可有尺侧屈腕肌、尺侧指深屈肌萎缩、肌力减弱。

（3）特殊试验可呈阳性（Froment 征、屈肘试验、Waternburg 征、肘部 Tinel 征等）。

知识点 54：肘管综合征的诊断与鉴别诊断

（1）手尺侧以及尺侧 1 指半感觉减退或异常，前臂内侧感觉正常。

（2）拇收肌萎缩、骨间肌萎缩，爪形手畸形。

（3）肘部陈旧性骨折。

（4）肘部尺神经滑脱、增粗或者压痛。

（5）特殊试验可呈阳性（Froment 征、屈肘试验、Waternburg 征、肘部 Tinel 征等）。

（6）EMG 示尺神经在肘部卡压。

知识点 55：肘管综合征的治疗

（1）非手术治疗：对于病程短、不愿手术以及症状轻者可给予制动、理疗及药物治疗等。

（2）手术适应证：①环小指及手掌手背尺侧麻痛、感觉异常；②手内在肌萎缩或者爪形手畸形；③电生理提示尺神经肘管段受压制；④保守治疗无效。

知识点 56：腕尺管综合征的病因

（1）创伤，反复腕关节创伤史、腕掌部骨折或者脱位。
（2）腱鞘囊肿。
（3）纤维束带、腱弓压迫。
（4）肿瘤，脂肪瘤、血管瘤。
（5）其他，尺动脉栓塞、类风湿关节炎。

知识点 57：腕尺管综合征的临床表现

腕尺管综合征的临床表现主要有：
（1）环小指麻木，感觉减退或者消失。
（2）手指无力，尤其对捏功能以及精细动作差。
（3）尺神经腕背支支配手背尺侧感觉正常，而环指尺侧小指掌侧感觉异常，小鱼际肌、骨间肌萎缩，环小指呈爪形手畸形伴手指分开、合拢受限制。

知识点 58：腕尺管综合征的诊断与鉴别诊断

（1）手尺侧 1 指半感觉减退，手背尺侧感觉正常。
（2）小鱼际肌、骨间肌萎缩，环小指爪形手畸形伴手指分开、合拢受限制。
（3）特殊试验可呈阳性（Froment 征、Tinels 征、夹纸试验等）。
（4）EMG 示尺神经在腕部卡压。

知识点 59：腕尺管综合征的非手术治疗

（1）适应证：①早期病例（只有感觉障碍者）；②不愿进行手术治疗或者伴随有其他疾病不宜手术者。
（2）给予神经营养药、局封、制动、物理治疗。

知识点 60：腕尺管综合征的手术适应证

（1）手尺侧麻痛，环指尺侧半以及小指针刺痛觉减退或丧失者。

（2）骨间肌、小鱼际肌萎缩，爪形手形成者。

（3）电生理提醒尺神经腕部卡压者。

（4）保守治疗无效，或者患者坚决要求手术者。

知识点 61：骨间背神经卡压综合征的病因

（1）Froshe 弓压迫。

（2）桡侧返动脉压迫。

（3）纤维束压迫。

（4）桡侧腕短伸肌内腱性缘压迫。

（5）其他，肿瘤、创伤、炎症等。

知识点 62：骨间背神经卡压综合征的临床表现

（1）肘外侧疼痛、酸胀、沉重不适感，夜间加剧。上可放射到肩，下至前臂下段、向手腕背放射。

（2）伸指伸拇无力，前臂旋后无力，逐渐导致障碍。

（3）肱骨外上髁下 3~4cm 处有一显著压痛点，偶尔可扪及条索样肿块，有明显压痛。

知识点 63：骨间背神经卡压综合征的诊断与鉴别诊断

（1）肘外侧有一显著压痛点。虎口区域无感觉障碍。

（2）不能伸指伸拇。

（3）抗阻力旋后诱发疼痛，中指试验阳性。

（4）EMG 示桡神经深支卡压。

知识点 64：骨间背神经卡压综合征的治疗

（1）非手术治疗：早期、症状轻可行局封方法，部位于肘外侧、肱骨外上髁下方压痛点。

（2）手术适应证：①保守治疗无效；②不能伸拇及 2~5 指或肌力下降者；③EMG 示骨间背侧神经卡压者。

知识点 65：肩胛背神经卡压综合征的病因

肩胛背神经从颈 5 神经根发出后穿过中斜角肌的起始部纤维腱性组织，在此处受压制而产生肩胛背神经卡压综合征。

知识点 66：肩胛背神经卡压综合征的临床表现

（1）常见于中年女性。

（2）肩背部不适、酸痛，亦可伴随有上前胸壁、侧胸壁或腋下不适，上肢无力等典型体征。

（3）胸 3、4 棘突旁 2~3cm 处或者胸锁乳突肌后缘中点有明显压痛点。

知识点 67：肩胛背神经卡压综合征的诊断与鉴别诊断

（1）沿肩胛背神经走行有压痛感，胸锁乳突肌后缘中点及胸 3、4 棘突旁 2~3cm 处压痛最明显。按压该痛点可感同侧手发麻症状。

（2）可合并有胸廓出口综合征。

（3）颈部痛点局封，症状可消失。

知识点 68：肩胛背神经卡压综合征的治疗

肩胛背神经卡压综合征的治疗如下：

（1）非手术治疗：早期、症状轻可用局封和理疗治疗。

（2）手术适应证：①保守治疗无效；②症状重可以考虑手术减压。

知识点 69：肩胛上神经卡压综合征的病因

肩胛上神经卡压综合征是由于肩胛上神经在肩胛切迹处受压制而产生。

知识点 70：肩胛上神经卡压综合征的临床表现

（1）曾有患侧上肢外伤史，包括跌倒患侧手撑地，以后逐渐出现背部不适症状。

（2）肩外展无力。

（3）肩外旋无力或受限，特别是开始 30° 外展时无力。

（4）冈上肌、冈下肌萎缩。

（5）肩胛切迹处压痛明显。

知识点 71：肩胛上神经卡压综合征的诊断与鉴别诊断

（1）颈肩部酸痛，冈上肌、冈下肌萎缩。

（2）肩外展无力，上臂交叉试验阳性。

（3）肩胛切迹处压痛明显。

（4）EMG 示，肩胛上神经传导速度减慢。

（5）肩胛切迹处局封后症状缓解，肩外展肌力恢复。

知识点 72：肩胛上神经卡压综合征的治疗

（1）非手术治疗：早期、症状轻可用局封和理疗治疗。

（2）手术适应证：①保守治疗无效；②冈上肌、冈下肌萎缩；③肩胛上神经传导速度减慢。

第八节 四肢血管损伤

知识点 1：四肢血管损伤根据有无伤口分类

根据有无伤口，四肢血管损伤分类如下：

（1）开放性血管损伤：多数由于致伤物刺入造成血管损伤，可伴有皮肤、肌肉甚至骨关节损伤，少数病例是由骨折端向外刺伤而造成开放性损伤。

（2）闭合性血管损伤：通常因钝性损伤等所致，也可因骨折端刺伤，导致血管痉挛、挫伤或断裂。闭合性损伤比较少见，因无伤口，容易漏诊，不可忽视。

知识点 2：四肢血管损伤根据血管壁受损程度与病理解剖特点分类

根据血管壁受损程度与病理解剖特点，可将四肢血管损伤分类如下：

（1）完全断裂：四肢主要动脉血管完全性断裂可引起喷射状大出血，常伴随有休克，还可导致肢体缺血。如血管断端回缩、管腔闭塞或血栓形成时，出血便可自行停止。

（2）部分断裂：由于血管壁尚有部分相连，多数四肢主要动脉部分断裂的裂口常不能自行闭合，因此，出血量常较完全性裂伤为多并且不易自止，即使暂时停止，还有再度出血的危险。动脉部分断裂后，少数会形成假性动脉瘤或动静脉瘘。

（3）血管壁挫伤：血管壁的连续性仍然存在，没有明显破口，但血管壁各层组织造成不同程度的损伤，随后此段血管可以发生血管痉挛、血栓形成，亦易继发外伤性动脉瘤以及血栓脱落造成远端末梢血管受阻。

（4）血管痉挛：主要发生于动脉，通常由于损伤、骨折端刺激或较长时间的暴露与手术牵拉造成。长时间血管痉挛可以导致血管栓塞，血流中断，甚至造成肢体坏死，后果与动脉完全断裂相同。

（5）外伤性假性动脉瘤及动静脉瘘：为血管损伤的并发症或者后遗症。

知识点 3：四肢血管损伤的临床表现与诊断

（1）出血：肢体主要血管断裂或者破裂都有较大量出血，开放性血管损伤时出血呈续流状或喷射状。闭合性血管损伤时肢体通常因内出血而显著肿胀，有时形成张力性或者搏动性大血肿。

（2）肢体远端血供障碍：主要表现是由于肢体主要动脉血管断裂造成肢体远端缺血的"5P"体征（pain 疼痛、pallor 苍白，pulselessness 动脉搏动消失、paralysis 瘫痪、paresthesia 感觉异常），以及肢体皮温下降，毛细血管回充盈时间延长等。

（3）感觉障碍：伴随着缺血时间的延长，肢体由疼痛转为感觉减退、麻木，最后感觉可完全丧失。但是感觉障碍也可能是神经损伤的结果。

（4）运动障碍：肌肉对缺血较为敏感，缺血时间稍长，肌肉运动力即减退以至完全丧失。运动障碍也可能是运动神经缺血、损伤导致。

（5）肢体远端皮肤切开无活跃性出血或出血较慢。

知识点 4：四肢血管损伤的急救处理

四肢血管损伤的急救处理主要包括以下方法：

（1）手压止血法：是现场急救最简捷的应急止血措施。可用手指或者手掌压迫动脉于近端（静脉干则压迫于远端），将血管压向深部骨骼，以此争取时间采取其他止血措施。

（2）加压包扎法：四肢血管损伤大多采用加压包扎法止血。以无菌纱布、敷料填充覆盖伤口，外用绷带加压包扎，加压的力量以能止血为限度，肢体远侧仍保持有循环。

（3）止血带法：其适应证主要是四肢动脉干损伤以及出血、又不能用其他临时止血法控制者。使用恰当可挽救一些大出血伤员的生命，使用不恰当则可带来严重并发症，以致引起肢体坏死、肾衰竭，严重时甚至死亡。

（4）钳夹止血法：通常需在术中或有手术条件的前沿医疗救治机构进行，将止血钳或者血管钳一起包扎在伤口内，迅速运送。

（5）缝线结扎法：无修复条件或者无需修复的四肢血管损伤如需要长途运送，可以结扎血管断端，加压包扎伤口，迅速运送。

知识点 5：四肢血管损伤的手术治疗原则

四肢血管损伤的救治应遵循先整体后局部的原则，分清缓急情况，在保证生命安全的情况下，尽早恢复肢体的血供，防止肌肉等组织发生因缺血而导致的不可逆性损害。

（1）及时止血，减少失血量。

（2）及时输血、输液，补充血容量，纠正休克。

（3）并发头颅、胸腹伤者，应该首先处理。

（4）彻底清创，并且同时探查血管损伤情况，及早进行血管修复。

（5）大血管可在肉眼下吻合，中、小血管应该在手术显微镜下吻合，保证吻合质量，提高成功率。

（6）血管缺损者，不可勉强在张力作用下吻合，可采用血管移植术。

（7）伴有骨关节损伤的四肢血管损伤，在修复血管之前应该妥善进行整复以及固定，以免血管出现继发性损伤。

知识点 6：四肢血管损伤的手术时机与适应证

四肢血管损伤尤其是动脉损伤的处理时间与病死率、感染率、截肢率和肢体缺血性挛缩发生率均有密切关系。肢体组织对缺血的耐受性伴随其组成细胞对缺氧的敏感程度不同而不同，骨骼肌和周围神经对于缺血的耐受性较皮肤和皮下组织为低。通常认为常温下 6~8 小时恢复肢体供血比较安全，肢体缺血超过 8 小时，则修复的疗效锐减。但是临床上部分侧支循环尚好的四肢动脉损伤，由于伤肢肌肉尚未达到不可逆的变性和坏死程度，即使超过此时限也应该争取修复血管。因此，对四肢动脉损伤，除考虑时间因素外，还应考虑损伤部位、气温、伤情和急救等因素，如高位动脉伤（如锁骨下动脉、股动脉、腋动脉、腘动脉）、钝性挤压伤、严重骨折与软组织伤、天气炎热以及使用止血带等，都易加重肌肉坏死程度。

知识点 7：四肢血管损伤手术治疗的清创术

及时彻底的清创术是预防感染和成功修复组织的前提，术者应对伤口进行严格的清洗、消毒，在充气止血带下进行清创手术，术中清除一切挫伤失活的组织，通过清创术，使伤口成为外科切口样创面。清创的步骤要由浅入深，切除挫伤及失去活力的皮肤、皮下组织、肌肉，清除游离碎骨片、血肿以及异物，保护重要组织。对损伤血管的清创尤其重要，是取得血管修复成功的重要环节。大血管可在肉眼下清创，中、小血管应该在手术显微镜下清创。在清除血管外周组织的同时，应认真观察血管损伤程度，如果血管挫伤严重或者已有栓塞，应切除伤段直至正常血管组织。

知识点 8：四肢血管损伤手术治疗中血管痉挛的处理

由于损伤、骨折端刺激或受压引起的动脉痉挛处理不及时会导致骨筋膜间隙综合征以及缺血性肌肉挛缩，尤其是闭合性损伤所致的血管痉挛容易漏诊，应引起重视。血管痉挛也会发生在初次手术探查或血管吻合术后，无论何种原因造成的血管痉挛，在确认无血管栓塞后，局部敷以罂粟碱并且外用温盐水湿热敷 5~10 分钟，然后在放大镜或者手术显微镜下采用血管外膜剥离、血管壁对抗牵拉的方法解除痉挛，通常血管痉挛即可解除。如果血管痉挛仍未缓解，可采用局部液压扩张法，直至血管痉挛解除。

知识点 9：手术治疗中血管吻合术的一般原则

手术治疗中血管吻合术的一般原则有：

（1）血管显露要清楚，以便于进行血管吻合。

（2）吻合的血管断端为正常结构。

（3）吻合的血管口径应大致相同。

（4）血管吻合处的张力适中。

（5）血管吻合处的针距、边距均匀，针数适当，进针与打结准确。

（6）补针及血管冲洗。缝合血管结束且开放血管夹后虽经压迫止血，有时仍可见缝线间出现喷血，此时应暂时阻断血流，在漏血处予以全层缝补止血。另外，在吻接血管过程中，应该合理地进行肝素生理盐水冲洗，以防血管吻合后形成栓塞。

（7）平整良好的血管床以及皮肤覆盖。

知识点 10：手术治疗中血管吻合术的血管吻合方法

手术治疗中血管吻合术的血管吻合方法包括：

（1）对端吻合法：是最为常用的吻合方法。血管对端吻合的缝合方法包括连续缝合法（或定点连续缝合法）以及间断缝合法。连续缝合法适用于大血管和中血管，可在肉眼下进行。间断缝合法适用于小血管，需要在手术显微镜下进行。

（2）端侧吻合法：适用于血管一端不适合切断或两断端口径相差过大的血管。端侧吻合的角度，以 45°为宜；角度不可过小，以免影响血流。

（3）套叠吻合法：适合于两断端口径不同的血管，尤其是近心端动脉或远心端静脉的管径较细时，按照血流方向，将其套入另一血管端的管腔内，进行套叠吻合。血管直径小于 0.5mm 或大于 3mm 时，套叠缝合法的通畅率不如对端吻合法高。

知识点 11：四肢血管损伤手术治疗中的血管移植术

吻合血管时，如果有缺损或对端吻合处存在明显张力，应采用血管移植术，而不应勉强缝合。目前经常用的移植材料有自体静脉、自体动脉，以及人工血管。对四肢血管缺损，目前公认自体静脉移植术是最常用和最有效的方法。自体动脉移植只在偶然情况下才有机会施行，如一侧创伤性截肢不宜再植时，可利用其动脉修复另一肢体血管伤。人造血管移植的使用率不如自体静脉移植，只有在不适于用自体静脉移植时，才会考虑用人造血管修复。

知识点 12：四肢血管损伤手术治疗中深筋膜切开术

无论直接或间接原因导致的四肢血管损伤，若肢体的肌肉组织缺血、缺氧时间过长，重建血液循环后毛细血管通透性增加，肌肉组织水肿及组织间渗液明显增加，可使骨筋膜间隙内压力增高而出现骨筋膜间隙综合征。深筋膜切开术是处理四肢动脉损伤中常用的辅助手术，切开深筋膜可以解除血管、神经和肌肉受压，减少肢体和肌肉坏死的机会。深筋膜切口要求足够大，一般需切到肌腱与肌腹交界处，务必使肌肉受压情况彻底解除。深筋膜切开术后 7~10 天待肢体消肿后行游离皮片移植闭合伤口。

第二章 关 节 病

第一节 骨与关节化脓性感染

一、化脓性骨髓炎

知识点1：化脓性骨髓炎的种类

化脓性骨髓炎包含急性化脓性骨髓炎、脊椎化脓性骨髓炎、髂骨化脓性骨髓炎和慢性骨髓炎。

知识点2：急性化脓性骨髓炎的病因

不论有无原发病灶，血流中有细菌，是造成骨髓炎的先决条件，但还须具备诱发的条件，才能造成骨感染。其条件如下：

（1）机体抵抗力：骨髓炎的发病概率决定于人体抵抗力的强弱，所以在临床上经常看到有些患者很严重，有的就比较轻。影响抵抗力的因素很多，如久病初愈、营养不良、体弱、过度疲劳、着凉等因素。

（2）局部抵抗力：创伤不是引起骨髓炎的直接原因，但是与发病可能有间接关系，在临床上病人通常主诉有创伤史，有可能由于损伤使局部抵抗力降低，有利于细菌繁殖。

（3）细菌的毒力：毒力大者发病重；细菌数少，毒力小者则发病轻。

知识点3：急性化脓性骨髓炎的病理

基本病理变化是骨组织急性化脓性炎症，引起骨质破坏、吸收、死骨形成；同时出现的修复反应是骨膜新生骨的形成。在早期以骨质破坏为主，晚期以修复性新生骨增生为主。急性血源性骨髓炎通常发生在长管状骨的干骺端，因是终末动脉，血流较慢，细菌栓子容易停留。细菌的繁殖和局部骨组织的变态反应引起一系列炎症病变，结果使骨组织坏死，形成一个比较小的骨脓肿。

知识点4：急性化脓性骨髓炎的临床表现

（1）全身症状：发病突然，开始即有明显的全身中毒症状如发冷、寒战、体温急剧上升等，多有弛张热，高达39~40°C，脉搏加速，口干，缺乏食欲。可有头痛、呕吐等脑膜刺激症状，患者烦躁不安，严重者可有谵妄，昏迷等败血症表现，或者发生中毒性休克，甚至有死亡者。外伤导致的急性骨髓炎，应警惕并发厌氧菌感染的危险。

（2）局部症状：早期有局部剧烈疼痛和搏动性疼痛，肌肉的保护性痉挛，局部皮温增高，深压痛感，没有明显肿胀。骨膜下脓肿形成后，可有局部皮肤水肿，发红等表现。脓肿穿破骨膜进入软组织后，局部压力减轻，疼痛缓解，但是红、肿、热、痛症状明显，并可出现波动感。脓液进入骨干骨髓腔后，整个肢体有剧痛肿胀，骨质疏松，通常可发生病理性骨折。

知识点5：急性化脓性骨髓炎的辅助检查

（1）X线检查：X线检查在早期常无骨质改变，一般在发病2周后才开始显示病变。但是早期摄片可作为对照；早期是无骨质改变的X线征，并不能排除骨髓炎。应该以临床表现为依据，否则，会延误诊断和治疗。2～3周以后，X线表现骨质疏松，骨松质内可见微小的斑片状破坏区。通常在干骺端处有一模糊区和因骨膜被掀起，会有明显的骨膜反应以及层状新骨形成，并可见到肿胀的软组织阴影。数周以后出现骨皮质内、外侧虫蚀样破坏现象，骨质脱钙及周围软组织肿胀阴影，偶尔出现病理性骨折。

（2）CT检查：CT可清楚显示髓内及软组织脓肿内气体，可以更早期显示骨质破坏，特别是一些解剖特殊部位：例如骨盆、下颌骨、脊柱、锁骨等应用更多。CT显示骨皮质侵蚀和破坏不仅优于X线平片，甚至优于MRI和核素扫描，尤其是在显示死骨方面。

（3）磁共振成像：在骨髓炎早期MRI即可显示病变部位骨内和骨外的变化，包括病变部位的骨髓破坏、骨膜反应等。

（4）B超：超声虽然不能穿过骨骼，但是能够探测到早期软组织的改变，可以弥补X线检查对软组织病变不易显示的不足。

（5）放射核素骨显像：对于早期诊断骨髓炎有着重要价值。常用的骨显像剂为^{99m}锝-亚甲基二膦酸盐（^{99m}Tc-MDP），可用来鉴别骨髓炎和软组织病变。应用^{99m}Tc扫描时应该结合"血流相图像"解释骨髓炎病变。

知识点6：急性化脓性骨髓炎的诊断

急性骨髓炎的诊断是综合性诊断，有下列表现都应该考虑有急性骨髓炎的可能。

（1）急骤的高热与败血症表现。

（2）长骨干骺端疼痛并且不愿活动肢体。

（3）病变区有明显的压缩痛感。

（4）白细胞计数和中性粒细胞数增高。

（5）局部分层穿刺具有重要的诊断意义，即在压痛明显处进行穿刺，边抽吸边深入，不要一次性穿入骨内，抽出浑浊液体或者血性液做涂片检查与细菌培养涂片中发现大量脓细胞或菌，便可明确诊断。

（6）影像学表现：X 线检查，由于急性骨髓炎起病后 14 天内 X 线检查通常无异常发现，因此早期 X 线检查对诊断无太大帮助。通常早期的 X 线表现为层状骨膜反应与干骺端骨质稀疏。2 周后必须复查 X 线片。CT 检查可以提前发现骨膜下脓肿，对细小的骨脓肿仍难以显示。核素骨显像通常与发病后 48 小时内即可有阳性结果，但是不能作出定性诊断，只能确定位置，因此只有间接助诊价值。

知识点 7：急性化脓性骨髓炎的鉴别诊断

（1）急性风湿热：患者大多有慢性病容，心悸、心脏杂音，合并游走性关节肿胀、疼痛和活动受限，血沉、抗 O 等血液检查通常呈阳性。白细胞计数增高以单核为主，总数少于骨髓炎。

（2）蜂窝织炎：肿胀及压痛虽然比较广泛，但是常常局限于患区一侧或以该侧最显著。周身症状较骨髓炎为轻。

（3）化脓性关节炎：全身症状与骨髓炎相似，局部肿胀、压痛多在关节处，肌肉痉挛，患肢轻度屈曲，关节活动明显受限制，早期 X 线可以表现关节间隙增宽，关节穿刺往往可以做出明确诊断。

（4）恶性骨肿瘤：特别是尤因肉瘤，常伴发热、白细胞增多、X 线显示"葱皮样"骨膜下新骨形成等现象，需要与骨髓炎鉴别。鉴别要点为：尤文肉瘤通常发生于骨干，范围比较广，全身症状不如急性骨髓炎重，但却有明显夜间痛，表而可有怒张的血管。局部穿刺吸取活组织检查，可以确定诊断。

知识点 8：急性化脓性骨髓炎的治疗

（1）全身支持治疗：包括充分休息和良好护理，注意水、电解质平衡，少量多次输血，预防发生压疮以及口腔感染等，给予易消化的富于蛋白质和维生素的饮食，使用镇痛药，使得患者能够得到较好的休息。

（2）联合应用抗菌药物：及时采用足量并且有效的抗菌药物，开始可选用广谱抗生素，通常用两种以上联合应用，以后再依据细菌培养和药物敏感试验的结果以及治疗效果进行调整。

（3）切开减压引流：这是防止病灶扩散和死骨形成的有效措施。如果联合应用大量抗生菌治疗不能控制炎症或者已经形成脓肿，应该及早切开引流，以防止脓液自行扩散，造成广泛骨质破坏。

（4）局部固定：用适当夹板或者石膏托限制活动，抬高患肢，以防止畸形，减少疼痛、避免病理骨折。

知识点 9：脊椎化脓性骨髓炎的病因

常见致病菌为金黄色葡萄球菌以及表皮葡萄球菌。但是由于近年来抗生素的泛用及耐药菌株出现，体质弱，免疫力低下者，加上同时患有其他疾病者，一般的条件致病菌都存在可能引起发病，例如大肠埃希菌感染、白色念珠菌感染等。

知识点 10：脊椎化脓性骨髓炎的临床表现

起病急骤，有持续寒战、高热等脓毒败血症症状。局部剧烈疼痛，椎旁肌痉挛，脊柱活动受限，棘突压痛，强迫病人卧床，惧怕移动身体，而且烦躁。椎骨骨髓炎常伴椎间盘炎症、椎旁软组织炎症，甚至椎旁脓肿，容易向软组织蔓延是椎骨骨髓炎的一个显著特征。有时可合并脊髓炎，引起患者双下肢麻木无力等症状。可有放射状疼痛、叩击痛及一侧肢体不适，严重者可引起双下肢麻木无力，甚至截瘫。

知识点 11：脊椎化脓性骨髓炎的辅助检查

起病数日至数周内 X 线平片可无改变，脊椎骨髓炎 X 线片可以显示椎间隙狭窄，终板侵蚀以及相邻椎体破坏。放射性核素检查对发现骨髓炎灵敏度较高，但是特异性差，检查时间较长是其缺点。CT 扫描能分别显示骨与软组织改变，直至 1 周后骨髓才见模糊低密度等改变。MRI 使用脂肪抑制序列和顺磁性造影剂在显示炎症蔓延时具有更高的敏感性以及准确性，这种敏感性主要体现在 MRI 可早期显示骨髓内病变，而骨髓内出现异常信号是诊断急性骨髓炎的最可靠的指标。MRI 检出脊椎骨髓炎的能力相当于放射性核素，能够做出早期诊断，其效果明显优于 X 线片及 CT 检查。

知识点 12：脊椎化脓性骨髓炎的诊断及鉴别

脊柱化脓性骨髓炎临床上典型病例通常表现为局部剧痛，活动受限等症状，当累及脊髓或神经根时可出现神经功能障碍通常能引起人们重视，做相应的检查而得到早期诊断。对于反复出现的脊椎部位疼痛，尤其近期内有感染灶经治疗，但是病情反复，不愈合者，以及体质弱、免疫力低下者应该检查血象、ESR、C 反应蛋白、X 线片甚至 MRI。因为 MRI 能早期提供软组织、脓液骨成像改变的信息，对于脊柱化脓性骨髓炎早期诊断更为敏感、特异。

本病需要与脊椎结核进行鉴别诊断，结核一般起病缓慢，为慢性、进行性，X 线片体表显现有严重的骨质破坏，通常出现"驼峰"畸形，虽也有骨刺形成，但不会形成化脓性脊椎炎式骨桥。

知识点 13：脊椎化脓性骨髓炎的治疗

（1）脊柱化脓性骨髓炎的治疗手段目前仍然存在较大争议。传统治疗主要是应用抗生素、卧床、制动，增加营养，提高体质，促进康复。但由于病灶未清除，吸收不彻底，经常残留一定程度的病残。随着医疗条件的提高及人们对该病的不断认识，手术病灶清除植骨融合已经成为常规治疗手段。

（2）脊柱化脓性骨髓炎手术指征为：①由于严重下腰痛或背痛而不能行走超过1个月时间；②尽管行保守治疗，椎体破坏仍然进展迅速，血沉或者C反应蛋白持续不降；③严重的临床症状如高热以及体重下降，保守治疗不能控制病情；④出现硬膜外脓肿或者肉芽组织压迫导致的神经症状。

知识点14：髂骨化脓性骨髓炎的X线表现

X线平片在3周时间内通常无明显发现，但轴向计算机X线断层照相（ACT）可以早期查出病变。^{99m}锝（^{99m}Tc-MDP）骨闪烁扫描检查灵敏度高。骨内脓肿形成后，容易穿破较薄的髂骨流向软组织，使破坏区逐渐局限化，破坏区周围骨质增生更为显著。此时，破坏区中脓液以及坏死组织逐渐被肉芽组织代替，髂骨呈现圆形或卵圆形骨缺损，其边缘较光滑，周围有较宽的骨质增生硬化产生。因髂骨皮质薄，血运丰富，因此无大块死骨形成，即使有小片死骨形成，易由窦道排出，故X线片上死骨不多见。在痊愈期骨再生能力低下，骨缺损可以终生存在。

知识点15：髂骨化脓性骨髓炎的治疗

（1）全身治疗：同急性血源性骨髓炎。

（2）局部治疗：经抗生素治疗后，全身或者局部情况不见好转或已有脓肿形成者，应行手术治疗。手术以切开引流为主，如果病情允许，可以在引流脓肿的同时清除髂骨病灶，冲洗后置入抗生素缝合切口，另外做低位切口引流。对慢性髂骨骨髓炎，应该彻底切除病变以及窦道，消灭无效腔，缝合切口，行滴注引流术。

知识点16：慢性骨髓炎的病因

形成慢性骨髓炎常见的原因如下：

（1）在急性期未能及时适当治疗，有大量死骨形成。

（2）有死骨或弹片等异物以及无效腔的存在。

（3）局部广泛瘢痕组织以及窦道形成，循环不佳，有利于细菌生长，而抗菌药物又不能达到。

（4）其他诱因有糖尿病、服用激素、营养不良以及免疫缺陷等。

知识点17：慢性骨髓炎的病理

急性骨髓炎炎症消退后，反应性新生骨形成、死骨分离，病灶区域存留的无效腔、死骨和窦道是慢性骨髓炎的基本病理变化。

知识点 18：慢性骨髓炎的临床表现

临床上进入慢性炎症期时，有局部肿胀，骨质增厚，表面粗糙，有压痛感。如有窦道，伤口长期不愈合，偶尔有小块死骨排出。有时伤口暂时愈合，但由于存在感染病灶，炎症扩散，会引起急性发作，有全身发冷发热症状，局部红肿，经切开引流，或者自行穿破，或者药物控制后，全身症状消失，局部炎症也逐渐消退，伤口愈合，如此反复发作。全身健康状况较差时，也容易引起发作。

知识点 19：慢性骨髓炎的辅助检查

X 线平片可提供有价值的诊断信息，如果出现骨质减少、虫蚀样改变及周围软组织肿胀，则强烈提醒存在骨髓炎。CT 表现为软组织肿胀广泛，不仅见于骨病变相邻的肌肉、肌间隙或皮下组织，还会累及远隔部位；脓肿样囊腔及骨膜下脓肿形成；软组织内出现气体、脂液平面和窦道等，这些都是骨髓炎的可靠征象。MRI 上骨髓病灶表现为 T_1WI 上信号强度减低，T_2WI 或 STIR 上信号强度增高；不均匀增厚的骨皮质表现为 T_1WI，T_2WI 均为低信号；脓肿的表现则与液体相类似，即在 T_1WI 上呈低信号，在 T_2WI 上呈高信号，增强后腔壁呈环状，而脓腔无明确强化表现。

知识点 20：慢性骨髓炎的诊断

依据既往病史、体征和 X 线表现，诊断多无困难。

（1）有急性炎症反复发作史、功能障碍、患肢变形畸形、窦道瘘管、少部病人晚期恶变。

（2）X 线片显示有破坏、无效腔、死骨等。X 线拍片可以显示死骨及大量较致密的新骨形成，有时有空腔，如果是战伤，可有弹片存在。X 线拍片显示长骨干骺端有圆形稀疏区，脓肿周围骨质致密。

知识点 21：慢性骨髓炎的治疗

慢性化脓性骨髓炎的治疗，通常采用手术与药物的综合疗法，即改善全身情况，控制感染与手术处理。除用抗菌药物控制感染外，应该增进营养，必要时输血，手术引流及其他治疗。如果有急性复发，适合先按急性骨髓炎处理，加强支持疗法与抗菌药物的应用，必要时切开引流，使得急性炎症得以控制。无明显死骨，症状只偶然发作，然而局部无脓肿或窦道者，宜用药物治疗及热敷理疗，适当休息，一般 1～2 周症状可消失，无需手术治疗。

手术治疗的方法包括：病灶清除术、骨移植术、带蒂肌皮瓣转移术、病骨切除术以及截肢处理。

二、化脓性关节炎

知识点 22：化脓性关节炎的病因

最为常见的致病菌为金黄色葡萄球菌，其次为溶血性链球菌、肺炎双球菌、脑膜炎球菌和大肠埃希菌等。

知识点 23：化脓性关节炎的病理

关节受感染后，首先引起滑膜炎，有滑膜水肿、充血、产生渗出液。渗出液的多少和性质，决定于细菌毒性大小和病人抵抗力的强弱，依据不同程度和不同阶段的滑膜炎，表现不同的关节渗出液，通常可分为浆液性渗出期、浆液纤维蛋白性渗出期和脓性渗出期三种阶段。

知识点 24：化脓性关节炎的临床表现

化脓性关节炎症状的轻重，依据关节滑膜炎的病理变化而有所不同。如渗出液为浆液性时，关节肿胀仅中等度，疼痛感也不甚显著，局部稍有灼热感，表浅关节可有波动感，关节大多数不能完全伸直，其他方向也有不同程度的活动受限制，全身反应不大。当渗出液属浆液纤维蛋白性时，则一切症状加剧。

知识点 25：化脓性关节炎的辅助检查

（1）X 线表现：早期见关节肿胀、积液，关节间隙增宽。以后关节间隙变狭窄，软骨下骨质疏松破坏，晚期有增生和硬化症状。关节间隙消失，发生纤维性或骨性强直，有时仍然可见于骨骺滑脱或病理性关节脱位。

（2）CT、MRI 以及超声检查：可以及早发现关节腔渗液，较之 X 线摄片更为敏感。

（3）关节穿刺：关节穿刺和关节液检查是确定诊断和选择治疗方法的重要依据。依病变不同阶段，关节液可为浆液性、黏稠浑浊或脓性，白细胞计数如果超过 $5×10^9/L$，中性粒细胞占 90%，即使涂片未找到细菌，或者即使穿刺液培养为阴性，也应该高度怀疑化脓性关节炎。

知识点 26：化脓性关节炎的诊断与鉴别诊断

（1）急性血源性骨髓炎：主要病变以及压痛感在干骺端，不在关节处。关节活动早期影响不大。关节液穿刺和分层穿刺可以明确诊断。

（2）关节结核：起病缓慢，通常有午后低热、夜间盗汗、面颊潮红等全身症状，局部皮温略高，但是关节肿而不红。

（3）风湿性关节炎：通常为多关节发病，手足小关节受累。游走性疼痛，关节肿胀，不红。患病时间较长者，会有关节畸形和功能障碍。类风湿因子试验常为阳性，血清抗"O"呈阳性。关节液无脓细胞以及致病菌，可以此鉴别诊断。

（4）创伤性关节炎：年龄通常较大，可有创伤史，发展缓慢，负重或者活动多时疼痛加重，可有积液，关节活动有响声，休息后则缓解，一般无剧烈疼痛。骨端骨质增生。常发于负重关节如膝关节和髋关节。

知识点 27：化脓性关节炎的治疗

治疗原则是早期诊断，应该及时正确处理，以保全生命与肢体，尽量保持关节功能。治疗方法包括：①早期足量应用有效抗生素；②病灶清除术；③关节内抗生素治疗；④局部固定；⑤功能锻炼；⑥关节切开引流术；⑦后遗症处理。

三、骨科人工植入物的感染

知识点 28：骨科人工植入物感染的类型

骨科人工植入物的感染包括人工关节感染以及脊柱和四肢内固定后被感染，通常分为早期感染、迟发感染和晚期感染。

早期感染多发生在术后 1 个月内。迟发感染通常指发生在术后 3 个月~2 年的感染（但是最近有文献将迟发感染的时间由术后 3 个月缩短为术后 1 个月），这是骨科人工植入物感染最常见的类型。晚期感染通常发生在手术后 2 年以上，多为血源性感染。

知识点 29：骨科人工植入物感染的病因

绝大多数的骨科人工植入物感染是在手术时病原菌污染后造成的，皮肤低毒菌群是这类感染重要的致病菌，由于这类细菌需要达到一定数量和毒力并且在机体防御能力下降时才能引起临床症状，因此通常为迟发感染，而且常是多种细菌的混合感染。这类感染的治疗通常需要去除植入物、彻底清创并辅以长时间的抗生素治疗。同时，这类感染不仅细菌检测比较困难，而且没有普遍适用的经验用药方案。

知识点 30：骨科人工植入物感染的手术治疗

骨科人工植入物感染的经验治疗：人工关节感染的治疗主要是手术治疗，辅助以适当的抗生素治疗。手术治疗有很多方法，抗生素的应用方案因而也有差别，通常需要去除假体，彻底清创。最经常采用二期翻修手术，首先去除关节假体，彻底清创，经过一段时间的抗生素治疗，再行二期翻修手术。两次手术间隔时间并无严格规定，但是 6 周以上的时间比较稳妥。

第二节 骨与关节结核

一、髋关节结核

知识点1：髋关节结核的病理

髋关节结核早期以单纯滑膜结核较多，但是临床很少有单纯滑膜结核和单纯骨结核。患者就诊时通常以表现为全关节结核。发病部位以髋臼最多，其次是股骨颈、股骨头。

结核杆菌通过血液循环到达关节滑膜血管，或者直接由骨端（多见于成人）或干骺端（儿童）结核病灶侵袭进入关节腔。结核病变可以先发生于滑膜，也可先发生于骨。不管先发生于滑膜，还是先发生于骨，都可以迅速影响侵蚀到另一个部位。关节软骨的损害多从边缘开始，负重区关节软骨可在病变起始后的几个月时间内保持完整不受损害，因此此期关节功能可不受影响或影响较小，此期如能采取积极有效的治疗措施，可以完全或大部分保留关节功能。如病变不能得到有效的控制则进一步发展，软骨面以及软骨下骨将受到侵袭破坏。病变进展越来越多的滑膜累及，将出现近关节周围骨质疏松变。同时关节面软骨也会逐渐受到破坏，与骨分离甚至脱落，最终关节面破坏塌陷。

知识点2：髋关节结核临床表现的症状和体征

本病多见于儿童和青少年。结核多为慢性感染，结核毒素的吸收等将导致患者出现结核感染后的全身症状，包括低热、疲乏无力（特别在下午表现明显）、纳差、体重减轻、潮热盗汗、心率过快以及贫血，但是起病缓慢。髋关节结核为炎症性疾病，炎症反应会激发局部疼痛。最初疼痛为右髋部轻痛、劳累、活动后疼痛加重，休息后可以缓解。当病情进展，出现全髋关节结核时，疼痛感明显加重、剧烈，而且疼痛呈持续性，夜间休息也痛，此时需要服用镇痛药才有可能缓解疼痛。同时部分患者可诉说同侧膝关节疼痛，因此要注意鉴别诊断。

知识点3：髋关节结核的X线检查

X线检查是髋关节病变最为常用的检查方法，是诊断髋关节结核最常用和首选检查方法。它可以确定结核病变的部位、大致范围以及总体情况，有利于肺结核的发现，对结核诊断和指导治疗都有重要价值。但是早期髋关节结核在X线片上的表现无特异性，仅仅表现为关节囊和关节软组织肿胀、膨隆，软组织密度增高，层次模糊，关节间隙可正常或增宽，可以出现关节周围骨质疏松。骨盆正位片上显示局限性骨质疏松通常是髋关节结核最早的放射学表现。典型的结核性关节炎在X线片上表现为Phemister三联征，也就是近关节周围骨质疏松、关节边缘骨侵蚀性骨破坏和关节间隙逐渐变窄，此时髋关节结核已发展至中晚期。X线检查快速、简单、价格便宜，在基层医院易于进行。

知识点 4：髋关节结核的 CT 扫描

CT 检查可以弥补 X 线平片检查的不足。CT 检查可清楚显示关节肿胀、积液及周围软组织肿胀情况。当滑膜增生肥厚时，CT 检查可见增大的关节囊内有大量低于肌肉密度影、与周围肿胀软组织分界不清、其间可有多少不等的积液混杂，但是此时 CT 也无特异性。另外，CT 检查可以清楚地显示即使很小的破坏区病灶的大小、形状、边缘以及其内部可能存在的小死骨，此时髋关节结核也已经发展至中晚期。CT 检查能够较早地发现 X 线片尚且没有显示的病灶。

知识点 5：髋关节结核的 MRI 检查

MRI 检查对软组织分辨率高，能够较好地显示关节的各种结构。可以在病变的早期发现异样改变，是早期发现髋关节结核最具灵敏度、最具特异性的检查方法。依据 MRI 信号改变的变化和范围，可以初步确定髋关节结核病变累及范围及病变程度，以及是否有流注脓肿和流注脓肿的部位、大小。

知识点 6：髋关节结核与化脓性关节炎的鉴别诊断

化脓性关节炎一般起病较急，通常伴随有髋关节剧烈疼痛、寒战、高热，患侧下肢呈外展、外旋畸形，白细胞增高。对于慢性低毒性感染，或已经使用过抗生素而尚未控制的化脓性感染，有时与结核不易区分开。需要做关节腔穿刺、脓液细菌培养或滑膜活检等措施鉴别。

知识点 7：与类风湿关节炎的鉴别诊断

本病患者多为 15 岁以上女性。类风湿关节炎通常为多关节病变，很少累及单一关节。患者经常有对侧髋关节疼痛。有时伴有腰椎活动受限。X 线片显示与髋关节滑膜结核几乎完全一致，表现为关节囊肿胀、闭孔缩小、局部骨质疏松。单发髋关节病变要高度怀疑髋关节结核的可能性。

知识点 8：与股骨头坏死的鉴别诊断

原发性股骨头坏死通常见于中青年人群，多有服用激素、酗酒史，创伤性股骨头坏死有外伤、髋关节脱位或股骨颈骨折病史。关节疼痛、功能受限制呈进行性加重。早期 X 线表现可正常，伴随着病情进展，可出现股骨头局部密度降低、股骨头碎裂、塌陷扁平，髋臼侧骨关节炎变，关节间隙狭窄、或者消失。服用激素、酗酒患者，70% 为双侧病变。早期 MRI 检查股骨头坏死表现为典型的双线征。

知识点 9：与儿童股骨头坏死的鉴别诊断

儿童股骨头骨髓坏死，又称之为 Legg-Perthes 病。大多发生于 3~9 岁儿童，男孩多于女孩。髋关节疼痛、不同程度活动受限，X 线片可见股骨头骨骺致密、扁平，关节间隙增宽，股骨头以及髋臼地之间的距离增加。随病情进展，可出现股骨头骨骺碎裂，股骨颈增宽，骺板近端囊性变，有时可出现脱位或半脱位。患儿常无发热，一般情况良好，血沉、C 反应蛋白正常。

知识点 10：与髋关节骨关节炎的鉴别诊断

髋关节骨关节炎多见于老年人群，可见于双侧。以髋关节疼痛、髋部不适为主要表现。休息后疼痛可缓解。髋关节活动受限制。但是血沉、C 反应蛋白正常，早期 X 线表现髋臼及股骨头软骨下骨硬化，伴随着病变进展，关节间隙狭窄、消失，软骨下囊性变，边缘骨赘。

知识点 11：与一过性滑膜炎的鉴别诊断

一过性滑膜炎通常见于 8 岁以下儿童，患儿常诉说髋部或膝关节疼痛，不敢走路活动。髋关节各个方向活动受限制，关节周围稍饱满，但很少出现全身症状。

知识点 12：髋关节结核的一般治疗

在结核活动期，髋关节应牵引制动或石膏固定于功能位制动。当关节面遭破坏时，长时间制动会导致关节自发性强直症状。早期髋关节结核，在服用抗结核药物治疗的同时，应该每隔 1~2 小时进行关节主动活动锻炼一次，以最大限度地保留关节功能和活动度。牵引可以纠正关节畸形和使患侧肢体得以休息。

知识点 13：髋关节结核的抗结核治疗原则

抗结核治疗应联合、长期、全程用药治疗。目前常用的抗结核药物有异烟肼、利福平、链霉素、乙胺丁醇、对氨水杨酸、卡那霉素。异烟肼可用于任何一种化疗组合方案。用药期间应注意药物的不良反应。

知识点 14：单纯滑膜结核的治疗

可以采用非手术治疗。除全身抗结核治疗外，患肢应皮牵引制动休息，关节内注射每周 1 次，儿童给予链霉素每次 0.5g，异烟肼 100mg；成人的剂量加倍。注射期间严密观察病情发展。经过 1~3 个月时间上述治疗无效时，应该考虑采取手术治疗，将滑膜切除，以免发展为全关节结核。

知识点 15：单纯骨结核的治疗

单纯骨结核应在全身抗结核治疗的基础上，积极采取手术治疗。手术彻底清除股骨头以及髋臼结核病灶，病灶范围较小时可以不植骨，但病灶范围较大时应取自体髂骨植骨。

知识点 16：早期全关节结核的治疗

如无手术禁忌证，早期全关节结核应该及时做关节清理、病灶清除术，以最大限度地保留关节功能。术中切除大部滑膜，刮除结核病灶。关节清理术仅限于滑膜结核、死骨形成、脓腔和窦道存在，手术后处理同滑膜切除术。晚期全关节结核如存在病变继续发展，局部有脓肿、窦道或混合感染，或者病变静止，但存在关节不稳或严重畸形，影响功能活动时，可以手术治疗，清除病灶，关节融合（图 3-2-1）。

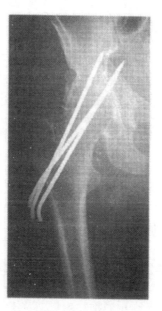

图 3-2-1　右髋关节结核病灶清除、取自体髂骨植骨、克氏针固定融合术

知识点 17：晚期全关节结核的治疗

全关节结核晚期如果局部病变仍然呈活动性，如果存在脓肿、窦道，这种情况下：如果该慢性活动性病变以往未曾治疗过，通常病期在 1~2 年，或病变曾一度停止或治愈，以后又复发情况持续 10 年或以上，这种活动性病变应采取积极的治疗措施，手术清除病灶，同时做全髋关节融合；其次部分患者虽然病情已经静止，但病人仍然因关节疼痛、畸形或者关节强直严重影响日常活动需要治疗，这种情况下，如果病变静止 10 年以上，相关检查排除活动性结核病灶存在时，可行全髋关节置换术。

二、膝关节结核

知识点 18：膝关节结核的病理表现

当膝关节发生结核时，如果髌上囊与关节腔相通，则结核病变会波及髌上囊，或股骨下端结核病灶侵入髌上囊时，则形成全关节结核。如果髌上囊与关节腔不通而封闭，则髌上囊有可能不被结核病变累及。

病变继续进展进入晚期全关节结核阶段，半月板和前交叉韧带累及，因为后交叉韧带在滑膜囊外，有时可幸免。此期由于软骨和骨质的大量破坏，关节囊和侧副韧带变得相对松弛，再加上腘绳肌和髂胫束的牵拉，胫骨可向后、向外脱位。股骨下端或胫骨上端骨骺板在儿童时期受累及破坏，会导致患肢短缩。胫骨结节或胫骨上端骺板前方受累及，可发生膝反张畸形。

知识点 19：膝关节结核的临床特征

膝关节结核多发生于 40 岁以下人群，部分亦可发生于老年。关节结核多为单关节病变，很少累及其他关节。全身症状包括低热、疲乏无力（特别在下午表现明显）、潮热盗汗、纳差、体重减轻、心率过快以及贫血。局部症状和体征包括膝关节局部疼痛、小儿夜哭，由于关节疼痛时关节活动受限制，肌失用性萎缩，局部淋巴结大。在急性期可出现肌保护性痉挛。

知识点 20：膝关节结核的 X 线片检查

早期膝关节结核在 X 线片上的表现无特异性，仅表现为关节囊和关节软组织肿胀、膨隆，软组织密度增高，层次模糊，关节间隙可正常或增宽，可出现关节周围骨质疏松。典型的结核性关节炎在 X 线片上表现为 Phemister 三联征，即近关节周围骨质疏松、关节边缘骨侵蚀性骨破坏以及关节间隙逐渐变窄。股骨下端或胫骨上端的单纯骨结核病变范围不论是中心型或边缘性，可局限于骨骺或干骺端，部分病例病变进展可破坏骺板，累计骨骺。病灶内可有死骨，周围大多无骨质反应。早期全关节结核如果是由单纯滑膜结核演变而来，可见软骨面边缘骨质有局限性侵蚀性骨破坏；如果是由单纯骨结核转变而来，除骨病灶穿破关节处的软骨下骨板骨破坏表现外，其对应的关节面软骨也可出现破坏性改变。

知识点 21：膝关节结核的 CT 检查

CT 检查可清楚显示关节肿胀、积液以及周围软组织肿胀情况。当滑膜增生肥厚时，CT 检查可见增大的关节囊内存在大量低于骨密度影、与周围肿胀软组织分界不清、其间可有多少不等的积液混杂，但此时 CT 也无特异性。另外 CT 检查可以清楚地显示即使很小的破坏区病灶的大小、边缘、形状及其内可能存在的小的死骨。

知识点 22：膝关节结核的诊断和鉴别诊断

根据病史、查体和相关检查，可以做出诊断。但是膝关节结核有时容易与单发性类风湿关节炎以及其他疾病相混淆。因此膝关节结核、特别是早期膝关节结核应与以下几种疾病鉴别：类风湿关节炎、色素绒毛结节性滑膜炎、化脓性关节炎等慢性滑膜炎性疾病，以及滑膜软骨瘤病、剥脱性软骨炎、血友病性关节病等，肿瘤性疾病、特别是溶骨性良恶性骨、软骨肿瘤如骨巨细胞瘤、纤维肉瘤、骨肉瘤、网织细胞瘤和尤因肉瘤等。儿童膝关节结核有时可表现为溶骨性骨结核病变，应与溶骨性骨肿瘤鉴别，如非骨化性纤维瘤、骨样骨瘤、成骨细胞瘤、干骺端纤维样皮骨骨缺损、单一病灶骨囊肿、成软骨细胞瘤等。

知识点 23：膝关节结核的临床分期

对疾病进行分期的目的是指导临床治疗，判断疾病的预后。Tuli 根据骨关节系统结核的临床表现和影像学表现，可以将骨关节结核分为 5 个不同的期（表 3-2-1）。并且对每一期提出了不同的治疗措施。

表 3-2-1　骨关节结核的 Tuli 分期

分期	临床表现	影像学表现	治疗	预后
Ⅰ期（滑膜炎期）	1. 软组织肿胀 2. 75%关节活动度保留	1. 软组织肿胀 2. 骨质疏松	1. 化疗 2. 休息 3. ROM 4. 夹板固定	恢复正常或部分功能受影响
Ⅱ期（早期关节炎期）	1. 软组织肿胀 2. 25%~50%活动丧失	1. 软组织肿胀 2. 关节边缘侵蚀 3. 关节间隙变窄	1. 化疗 2. 休息 3. ROM 4. 夹板固定 5. 滑膜切除	可保留 50%~70%关节功能
Ⅲ期（晚期关节炎）	75%关节活动度丧失	1. 边缘侵蚀 2. 囊性变 3. 关节间隙明显狭窄或消失	1. 化疗 2. 病灶清除 3. 关节融合 4. 关节成形术	经保存关节治疗关节僵硬无痛，保留或不保留关节活动度
Ⅳ期（晚期关节炎）	1. 75%关节活动度丧失 2. 关节半脱位会脱位	关节破坏	1. 化疗 2. 病灶清除 3. 关节融合 4. 关节成形	保留关节治疗后关节僵硬、无痛
Ⅴ期（关节炎）	关节强直	关节强直	1. 化疗 2. 病灶清除 3. 关节融合 4. 关节成形	关节僵直无痛

知识点 24：膝关节结核的总治疗原则

由于现代抗结核治疗的发展，手术治疗膝关节结核的指征更具选择性和直接用于阻止或纠正关节畸形，改善关节功能。在脓肿尚未形成阶段，膝关节结核自然病程发展将会导致关节强直；如果脓肿通过形成窦道排出，膝关节结核自然发展将会导致关节骨性强直。膝关节结核的预后效果取决于诊断明确并采取积极有效的治疗措施时疾病的分期。

知识点 25：膝关节结核的休息、制动和加强营养

在结核活动期，膝关节应佩戴支具或者石膏固定于功能位制动。当关节面遭破坏时，长时间制动会导致关节自发性强直。早期膝关节结核，在服用抗结核药物治疗的同时，应该每隔 1~2 小时进行关节主动活动锻炼 1 次，以最大限度地保留关节功能和活动度。牵引可以纠正关节畸形和使患侧肢体得以休息。在抗结核治疗 3 个月并且有效的情况下，3 个月后可鼓励患者在适当的支具帮助下逐渐下床活动，以后随着疾病的逐步好转和疼痛的逐渐消失，患者可以负重活动。如果治疗有效，疾病逐渐好转，在患者可接受的范围内可逐渐增大活动量。2 年后可逐渐丢弃支具。

同时加强营养，注意热量和蛋白质、维生素的补充。包括鱼肝油、维生素 B、钙剂和维生素 C 在内的一般性治疗，纠正贫血症状，必要时间段输血治疗。混合感染者还应给予抗感染治疗。

知识点 26：膝关节结核的抗结核治疗

抗结核治疗应联合、长期、全程用药。目前常用的抗结核药物有异烟肼、利福平、链霉素、乙胺丁醇、对氨水杨酸、卡那霉素。异烟肼可用于任何一种化疗组合方案。用药期间应注意药物不良反应。

知识点 27：膝关节结核的手术治疗

手术治疗方法包括滑膜切除、病灶清除和关节融合、关节成形。但是任何手术治疗均不能替代长期、足量、联合、全程抗结核治疗。在手术治疗尚未完全决定以前，可先采取试验性保守治疗。非手术治疗适用于单纯滑膜结核、早期或轻度关节炎改变患者，甚至部分晚期关节炎患者，特别是上肢关节受累时。当药物治疗后、患者全身情况稳定，还未产生耐药性之前，可考虑采用手术治疗。在膝关节结核的任何分期，如果抗结核治疗后病灶无变化或诊断不明确时，应采取积极的手术治疗。通常术前需要至少 1~4 周时间抗结核治疗。

知识点 28：单纯膝关节滑膜结核的治疗

单纯膝关节滑膜结核在总的治疗原则下，可在髌上囊肿胀处穿刺，再抽出关节腔内积液后向关节腔注入抗结核药物。局部注射每周 2 次，3 个月为 1 个疗程，如有好转可持续 1 个疗程。如果注射无效，或者病变加重，或滑膜肥厚明显，可行滑膜切除。滑膜切除可采用开放手术直视下彻底切除膝关节滑膜组织，也可通过关节镜下切除。

知识点 29：单纯骨结核的治疗

如果关节周围骨结核即将突破关节囊、软骨而侵犯关节时，除一般的抗结核治疗外，应采取积极的手术治疗清除病灶。可以根据不同的病灶部位特点，采取不同的手术入路。股骨、胫骨髁软骨面以及髌骨边缘软骨面的片状或点状侵蚀性病灶，可用锐刀切除，并彻底刮除软骨下骨内病灶。如关节面软骨局限性光泽消失、变软、变薄，且压之有弹性时，则深层骨内有潜在结核病灶，应切除该处软骨并刮除病灶。变性或破裂的半月板也应切除。病灶清除后可取自体髂骨填充骨缺损区。髌骨结核如病灶较小可做病灶刮除，如果病灶比较大可切除髌骨。腓骨头结核可将腓骨头切除，但是注意避免腓总神经损伤。

知识点 30：早期全关节结核

如无手术禁忌证，早期全关节结核应该及时做关节清理、病灶清除术，以最大限度地保留关节功能。术中切除大部滑膜，刮除结核病灶，必要时可在关节镜扶助下切除后方滑膜。关节清理术仅仅限于滑膜结核、脓腔、死骨形成和窦道存在。术后处理同滑膜切除术。

知识点 31：晚期全关节结核

晚期全关节结核如存在病变继续发展，局部有脓肿、窦道或混合感染，或病变静止，但是存在关节不稳或严重畸形，影响功能活动时，可以采取手术治疗，清除病灶，关节融合，或者截骨矫正畸形，或者关节置换重建关节功能。

第三节　骨关节炎

知识点 1：骨关节炎

骨关节炎（OA）是骨科常见的慢性关节疾患，通常发生于负重较大的膝关节、髋关节、脊柱等部位，手部关节也是本病的好发部位之一。世界卫生组织于 2000 年 1 月 13 日在全球范围内启动一项旨在引起各国政府、医疗研究机构、民众以及社会各界对骨骼疾病重视的"骨与关节十年"活动，其中就包括骨关节炎。骨关节炎具有患病率高、晚期功能障碍程度重、病变范围广等特点。调查结果显示，60 岁以上的人群中患病率可以达 50%，75 岁的人群则可以达 80%，其中 20%～30% 有临床症状，致残率可高达 53%。美国每年用于骨关节炎治疗的医疗费用达数十亿美元，住院人次超过 50 万。骨关节炎的病变特点是关节软骨的退行性变和关节周围继发性骨质增生的症状。该病好发于中老年人，女性多于男性，在疾病的命名上，也称为骨关节病、增生性关节炎、退行性关节炎和老年性关节炎等。

知识点2：骨关节炎的特点

（1）发病率与年龄密切相关，年龄越大，发病率则越高。由于医学的发展，从20世纪开始人均预期寿命明显增加，因此导致骨关节炎发病率的急剧上升。在美国，1995年统计的骨关节炎发病人数是4.2千万，而2020年的发病人数估计为6千万。

（2）女性发病率高于男性，尤其是绝经后妇女更为多见。每年约有1%的妇女会出现骨关节炎症状，而男性发病多见于既往有关节外伤史的人群。

（3）发病率与体重因素相关，根据流行病学研究发现，肥胖人群骨关节炎发病率较高，肥胖女性膝关节骨关节炎的发病率是正常体重女性的4倍之多。肥胖对骨关节炎的影响除了肥胖引起的机械性因素外，还和肥胖者的全身代谢因素有关。

（4）种族、生活习惯与发病率有一定相关性，例如亚洲人由于下蹲等生活方式，膝关节骨关节炎的发病率比较高，而西方人髋关节骨关节炎的发病率高。一些特殊职业人员比如矿工、职业运动员、重体力劳动者或者舞蹈演员等，由于关节软骨长期受高强度的应力磨损或者受伤，易患骨关节炎。

知识点3：骨关节炎的分类

骨关节炎分为原发性和继发性两种类型。

知识点4：原发性骨关节炎的病因

原发性骨关节炎的病因迄今为止还未完全清楚，多见于50岁以上的肥胖患者，通常为多关节受累，病程发展缓慢。由于其发生发展是一种长期、渐进的病理过程，因此可能是多种因素相互作用而导致发病。

（1）软骨营养代谢异常学说：在关节软骨中软骨细胞包埋在胶原和蛋白多糖组成的基质中，胶原蛋白提供了软骨的结构稳定性。胶原的合成与分解受到体内内分泌系统的影响，老年人内分泌系统功能有所减弱，导致软骨代谢异常。关节软骨的蛋白多糖合成受到抑制以及胶原纤维受到破坏，影响软骨损伤的修复能力，导致退行性骨关节炎的产生。

（2）累积性微损伤学说：损伤是骨关节炎的重要发病原因之一。除了较大暴力直接损伤关节软骨外，日常生活中反复低能量外力也可以使负重软骨软化、碎裂，而导致软骨成分的"隐蔽抗原"暴露，从而引起自身免疫反应，继而导致更大面积的软骨损伤，发生骨关节炎。

（3）软骨基质酶降解学说：关节软骨中存在多种由软骨细胞合成的基质金属蛋白酶，包括胶原酶、基质溶解酶和明胶酶。病理情况下，白介素-1等炎性介质刺激软骨细胞过量分泌上述金属蛋白酶，导致胶原和蛋白聚糖分解加速，引发骨关节炎。

（4）生物化学改变学说：关节软骨中水分含量伴随着年龄增长而逐渐减少，使得软骨弹性下降，软骨细胞承受的压应力逐渐增高，降低了关节软骨在冲击负荷时产生形变的能力，软骨容易发生损伤。

（5）应力负载增加学说：原发性骨关节炎大多常见于50岁以上的肥胖患者，伴随着年龄增长，包括软骨下骨、半月板、韧带在内的结缔组织发生不同程度的退行性变以及磨损。软骨下骨退变后增生硬化应力传导减弱，半月板退变磨损后股骨髁负重面积减小，韧带退变后膝关节稳定性下降，综合因素造成关节软骨负荷增加，软骨易受磨损，再加上老年患者修复能力下降，因此病情逐渐加重。

知识点 5：继发性骨关节炎的病因

继发性骨关节炎是指在发病前关节本身有其他病变存在，从而导致关节软骨的破坏。继发性骨关节炎常局限在单个关节，病程发展比较快，预后效果较差。常见的发病因素有：

（1）先天性或发育性关节结构异常，比如膝内翻畸形、膝外翻畸形。

（2）创伤，关节内骨折复位后对位不良，导致关节面不平整；关节邻近骨干骨折复位后对线不良，引起关节面倾斜；关节韧带损伤引起关节不稳定而导致关节损伤。

（3）某些关节疾病破坏关节软骨，比如化脓性关节炎，类风湿关节炎。

（4）医源性因素，如果创伤后长期不恰当的固定关节，引起关节软骨退变。继发性骨关节炎常局限在单个关节，病程发展较快，预后效果比较差。

尽管原发性关节炎和继发性骨关节炎存在上述区别，但是发展到晚期，二者的临床表现、病理改变都相同。

知识点 6：骨关节炎的病理改变

（1）关节软骨：最初的病变发生在负重部位的关节软骨。首先，软骨表面变粗糙，失去光泽和弹性，局部软化会导致胶原纤维裸露。在显微镜下可见局灶性软骨基质黏液样软化，失去均匀一致的特点，硫酸软骨素和软骨细胞减少，胶原纤维断裂，有新生的血管长入软骨。然后，负重部位软骨在关节活动时碎裂、剥脱，软骨下骨质外露。碎裂的软骨或者脱落在关节腔内，或者被滑膜吞噬包埋。磨损较小的外围软骨出现增殖肥厚，在关节边缘形成软骨圈。后期关节出现畸形时，则关节边缘的软骨也会逐渐被磨损。这与类风湿关节炎不同，后者关节软骨的破坏常常是从关节边缘开始，逐渐向中心负重部位蔓延。

（2）软骨下骨：坏死的软骨剥脱后，依据 Wolf 定律，负重较多的部位软骨下骨骨质密度增加，呈象牙质改变；负重较轻的部位，软骨下骨发生萎缩，形成囊性改变。通常是多发性，大小从 2~20mm 不等，囊腔内容物可以为黏液样或者脂质样物，亦可以为关节液，囊壁为纤维组织或骨质包绕，软骨下骨囊性变可以与关节腔相通。在软骨的边缘韧带或者肌腱附着处，因为血管增生，通过软骨内化骨形成骨赘。过去通常认为软骨下骨改变继发于关节软骨的破坏，但是近来的研究却有新的发现，在豚鼠的骨关节炎模型中，软骨下骨的改变先于软骨的改变，此外，闪烁扫描法对骨关节炎患者的研究显示，软骨下骨的改变可以预示骨关节炎的进展。

（3）滑膜：滑膜早期的病理改变是增殖型滑膜炎，表现是滑膜充血、增殖、水肿，滑液分泌增多；后期是纤维型滑膜炎，表现为少量关节液，增殖的滑膜被纤维组织所形成的条索状物代替，呈绒毛状。剥脱的软骨碎片可以漂浮于关节液内，也可附着于滑膜上，由滑液中的黏蛋白层层包裹后形成游离体，引起关节出现卡锁症状。

骨关节炎的早期，滑膜改变并不明显，伴随病程进展，关节滑膜受脱落的软骨碎片刺激产生继发性滑膜炎。等滑膜炎到了后期，由于滑膜的血液循环障碍和滑膜细胞溶酶体酶释放，又反过来加速关节软骨的退变，导致恶性循环。

（4）关节囊与肌肉：关节囊纤维变性和增厚，限制关节活动。在纤维关节囊的边缘由于牵拉作用有变性组织突出，然后骨化。患肢肌肉出现失用性萎缩，肌力下降。关节周围的肌肉因疼痛产生保护性痉挛，长时间的痉挛导致肌肉及软组织挛缩，使关节出现屈曲或者内翻畸形，关节活动进一步受到限制。

知识点 7：骨关节炎的症状

骨关节炎起病缓慢，病程较长，其主要症状是疼痛、肿胀、功能障碍、畸形。

（1）疼痛：几乎所有骨关节炎病例都会出现关节疼痛。对于疼痛症状，要详细询问疼痛的部位、性质、对功能的影响、发作频率、有无放射以及加重和缓解因素，这对于鉴别诊断非常重要。软骨退变本身不会引起疼痛，骨关节炎的疼痛原因可能有：①大量关节积液刺激关节囊内痛觉感受器引起疼痛；②软骨下骨骨内压增高，刺激骨内膜引起疼痛；③软骨下骨微骨折引起疼痛；④关节边缘骨质增生，造成骨膜剥离引起疼痛；⑤骨关节畸形，异常负荷刺激关节内或关节周围的肌腱或滑囊引起疼痛。

初期疼痛多为间歇性轻微钝痛，活动多时疼痛感加剧，休息后好转。有的患者在晨起或久坐后起立时感到疼痛，稍微活动后则减轻，称之为"休息痛"。后期则疼痛为持续性，活动刚开始即伴有疼痛，休息时无明显缓解，伴随有跛行。严重者关节长时间处于某一静止体位或夜间睡眠时也可出现疼痛，休息时出现疼痛是疾病进展的表现，与软骨下骨及关节腔内压力增高有关。疼痛可受寒冷、潮湿等因素影响。

（2）肿胀：关节肿胀是由滑膜增厚、滑液分泌增多、脂肪垫肥大、骨质增生引起的。在接受抗凝治疗的患者中，偶尔可出现滑膜血管破裂，形成关节血肿。部分膝关节骨关节炎患者由于大量关节积液，可以造成关节囊薄弱部分的突出，形成关节囊肿，临床上通常见于腘窝处。

（3）功能障碍：骨关节炎所引起的功能障碍可分为关节活动协调性异常和关节活动范围减少两大类。关节活动协调性异常是由关节面凹凸不平，关节稳定装置受损导致，表现为关节打软以及错位感。关节活动范围减少表现为早期的关节活动受限和晚期的关节屈曲畸形。早期的关节活动受限是由肌肉保护性痉挛引起的，表现为清晨起床后或者白天长时间关节不活动后，自觉关节僵硬，而稍活动后即可恢复正常，称之为"晨僵"。骨关节炎发展到晚期，肌肉痉挛的时间越来越长，导致肌肉以及软组织结构性挛缩，使关节出现屈曲或内翻畸形，主动或被动关节活动均受限制，活动僵硬不舒适。关节活动过程中可闻及摩擦声或者弹响声。

（4）畸形：关节畸形是骨关节炎的晚期表现，由于病程较长，病人往往忽视了畸形的发展。髋关节和手部骨关节炎最为常见的畸形是关节屈曲畸形，膝关节骨关节炎最常见的畸形是膝内翻畸形，膝外翻畸形临床上少见。多数原发性骨关节的畸形为轻到中度，重度关节畸形通常见于继发性骨关节炎患者。

知识点 8：骨关节炎的体征

髋关节骨关节炎早期表现为髋关节前方及内收肌止点压痛，关节活动受限，以内外旋受限为主；晚期则会出现髋关节屈曲、外旋畸形，髋关节内旋诱发疼痛试验阳性，Thomas 征阳性。

膝关节骨关节炎早期表现为关节间隙压痛，髌骨下摩擦感阳性，关节活动受限以屈曲受限为主；晚期则各方向活动都明显受限，股四头肌萎缩，关节肿胀积液时，膝关节浮髌试验阳性，可伴随关节畸形，如膝屈曲内翻畸形或外翻畸形。主动或被动活动时，关节伴随有响声，侧方活动检查时可以见关节侧副韧带松弛体征。

手部骨关节炎以指间关节和拇指腕掌关节比较多见，通常为多关节发病。早期体征较少，晚期可以出现远侧指间关节侧方增粗，形成 Heberden 结节，并可出现关节积液，半脱位和手指偏斜畸形。

知识点 9：骨关节炎的影像学表现

X 线检查：应在患者站立状态下拍摄下肢关节前后位 X 线片，因为这样能更准确地反映关节的力线和畸形程度。一般情况下，负重状态拍摄的下肢关节间隙狭窄或畸形程度往往要重于卧位拍摄的 X 线片所显示的病变。

关节间隙狭窄、软骨下骨硬化和骨赘形成是骨关节炎的基本 X 线特征。早期病变局限在软骨表面时，X 线片是阴性。随着病情进展，关节间隙逐渐变狭窄，其特点是局限于最大负重区的非均匀性关节间隙狭窄。同时，关节内有骨赘形成，在 X 线片上，骨关节炎增生的骨赘可分为两种类型，一类是边缘性骨赘，多见于关节边缘软骨与滑膜交界处，例如髋臼边缘，胫骨平台边缘，形态多变；另一类是中央性骨赘，多见于膝关节髁间棘处，呈尖端指向关节腔的三角形。部分患者在关节内可见一个或数个圆形的游离体（也可称为关节鼠），其部位不恒定，可随关节屈伸而移动。

第四节　类风湿关节炎

知识点 1：类风湿关节炎的概念

类风湿关节炎（RA）是一种病因尚未明确的慢性全身性炎症性疾病，以慢性、对称性、多滑膜关节炎和关节外病变是主要临床表现，属于自身免疫性疾病。

知识点 2：类风湿关节炎的发病比例

大约80%患者的发病年龄在 20~45 岁，以青壮年较多，女性比男性患病率高（2~4：1）。

知识点 3：类风湿关节炎的病因

经大量研究工作，本病的病因仍然不是十分清楚。类风湿关节炎是一个与环境、遗传、细胞、病毒、性激素及神经精神状态等因素密切相关的疾病。

另外，寒冷、潮湿、疲劳、创伤、营养不良、精神因素等，通常是本病的诱发因素，但多数患者常无明显诱因可查。

知识点 4：导致类风湿关节炎的细菌因素

研究表明 A 组链球菌及菌壁有肽聚糖，可能是 RA 发病的一个持续的刺激原，A 组链球菌长期存在于体内成为持续的抗原，刺激机体产生抗体，发生免疫病理损伤导致此病。支原体所制造的关节炎动物模型与人的 RA 相似，但不产生人的 RA 所特有的类风湿因子（RF）。在 RA 病人的关节液和滑膜组织中从来没有发现过细菌或者菌体抗原物质，提示细菌可能与 RA 的起病有关，但缺乏直接证据。

知识点 5：导致类风湿关节炎的病毒因素

RA 与病毒，特别是 EB 病毒的关系是国内外学者注意的问题之一。研究表明，EB 病毒感染所致的关节炎与 RA 不同，RA 病人对 EB 病毒比正常人有着强烈的反应性。在 RA 病人血清和滑膜液中会出现持续高度的抗 EB 病毒-胞膜抗原抗体，但是到目前为止在 RA 病人血清中一直未发现 EB 病毒核抗原或者壳体抗原抗体。

知识点 6：导致类风湿关节炎的遗传因素

本病在某些家族中发病率较高，在人群调查中，发现人类白细胞抗原（HLA）-DR4 与 RF 阳性患者有关。HLA 研究发现 DW4 与 RA 的发病有关，患者中 70% HLA-DW4 阳性，患者具有该病症的易感基因，因此遗传可能在发病中起到重要作用。

知识点 7：导致类风湿关节炎的性激素因素

研究表明 RA 发病率男女之比为 1：2~4，妊娠期病情有所减轻，服避孕药的女性发病减少。动物模型显示 LEW/n 雌鼠对关节炎的敏感度高，雄性发病率低，雄鼠经阉割或用 β-雌二醇处理后，其发生关节炎的情况与雌鼠一样，说明性激素在 RA 发病中起到一定作用。

知识点 8：类风湿关节炎的发病机制

RA 是一种自身免疫性疾病。具有 HLA-DR4 和 DW4 型抗原者，对外界环境条件、细菌、病毒、神经精神及内分泌因素的刺激具有较高的敏感性，当侵袭机体时，改变了 HLA 的抗原决定簇，使具有 HLA 的有核细胞成为免疫抑制的靶子。由于 HLA 基因产生可以携带 T 细胞抗原受体和免疫相关抗原的特性，当外界刺激因子被巨噬细胞识别时，便可产生 T 细胞激活及一系列免疫介质的释放，因而产生免疫反应。

细胞间的相互作用使 B 细胞和浆细胞过度激活产生大量免疫球蛋白和类风湿因子（RF）的结果，导致免疫复合物形成，并且沉积在滑膜组织上，同时激活补体，产生多种过敏毒素（C3a 和 C5a 趋化因子）。局部由单核细胞、巨噬细胞产生的因子如白介素-1（IL-1）、肿瘤坏死因子 α（TNF-α）和白三烯 B4 构成，能刺激白细胞移行进入滑膜。局部产生前列腺素 E_2 的扩血管作用也能促进炎症细胞进入炎症部位，能够吞噬免疫复合物及释放溶酶体，包括中性蛋白酶和胶原酶，破坏胶原弹力纤维，使得滑膜表面及关节软骨受损。RF 还可见于浸润滑膜的浆细胞，增生的淋巴滤泡及滑膜细胞内，同时也能见到 IgG-RF 复合物，故即使感染因素不存在，仍能不断产生 RF，使病变反应发作成为慢性炎症。

知识点 9：RF 滑膜的特征

RF 滑膜的特征是存在若干由活性淋巴细胞、巨噬细胞和其他细胞所分泌的产物，这些细胞活性物质包括多种因子：T 淋巴细胞分泌出如白介素-2（IL-2），IL-6，粒细胞-巨噬细胞刺激因子（GM-CSF）、肿瘤坏死因子 a、变异生长因子 β；来源于激活巨噬细胞的因子包括 IL-1、IL-6、肿瘤坏死因子 a、GM-CSF、巨噬细胞 CSF，血小板衍生的生长因子；由滑膜中其他细胞（成纤维细胞和内长细胞）所分泌的活性物质包括 IL-1，GM-CSF，IL-6 和巨噬细胞 CSF。这些细胞活性物质能说明类风湿性滑膜炎的许多特性，包括滑膜组织的炎症、滑膜的增生、软骨和骨的损害，以及 RA 的全身症状。细胞活性物质 IL-1 和肿瘤坏死因子，能激活原位软骨细胞，产生胶原酶和蛋白分解酶破坏局部软骨。

知识点 10：RF 的类别

RF 包括 IgA，IgG，IgM，在全身病变的发生上起重要作用，其中 IgG-RF 本身兼有抗原和抗体两种结合部位，可以自身形成双体或多体。含 IgG 的免疫复合物沉积于滑膜组织中，刺激滑膜产生 IgM，IgA 型 RA。IgG-RF 又可和含有 IgG 的免疫复合物结合、其激活补体能力较单纯含 IgG 的免疫复合物更大。

知识点11：类风湿关节炎的病理

类风湿关节炎的病理包括滑膜炎改变、关节外病变、骨与软骨的破坏等。

知识点12：滑膜炎改变

滑膜充血、水肿及浆细胞、大量单核细胞、淋巴细胞浸润，有时有淋巴滤泡形成，常有小区浅表性滑膜细胞坏死而形成的糜烂，并覆有纤维素样沉积物。后者由含有少量 γ 球蛋白的补体复合物组成，关节腔内有包含中性粒细胞的渗出物积聚。滑膜炎的进一步变化是血管翳形成，其中除增生的成纤维细胞和毛细血管使滑膜绒毛变粗大外，并有淋巴滤泡形成，浆细胞和粒细胞浸润及不同程度的血管炎，滑膜细胞也随之增生。在这种增生滑膜细胞，或淋巴、浆细胞中含有可用荧光素结合的抗原来检测出类风湿因子、γ 球蛋白或抗原抗体复合物。

知识点13：骨与软骨的破坏

类风湿关节炎与其他炎症性关节病不同之处在于其滑膜有过度增生的倾向，并可对与滑膜接触的局部软骨与骨，产生侵蚀性作用，多种机制参与这一过程。软骨与骨并不是组织遭到破坏的惟一目标，软骨细胞和破骨细胞也参加了组织细胞外间质的丢失过程，而且类风湿关节炎关节破坏的目标还包括韧带和肌腱。

（1）软骨破坏的机制：关节软骨是由大量的间质和少量的软骨细胞构成的。其中胶原纤维、蛋白多糖、水等组成软骨间质。软骨细胞可合成并分泌胶原蛋白、蛋白多糖以及其他作用于间质的蛋白。类风湿关节炎软骨的破坏主要是指对细胞间质的降解，这一过程实际上是间质被水解蛋白酶消化的过程。

（2）局部骨侵蚀的机制：类风湿关节炎的放射学的改变包括近关节处出现骨质减少、软骨下骨的局灶性骨侵蚀和血管翳侵袭关节边缘。已经有多项研究表明，有关局部的骨侵蚀随着疾病的进展而加重，通常来说与疾病的严重程度有关系。

（3）各种类型的细胞在类风湿关节炎关节破坏中的作用：在类风湿关节炎早期，由于滑膜衬里层细胞数量的增多和细胞形态的肥大造成滑膜增厚。促炎症性细胞因子 IL-1 和肿瘤坏死因子-α 刺激黏附分子在内皮细胞的表达，并增加招募中性粒细胞进入关节腔。嗜中性粒细胞可释放蛋白酶，主要降解软骨表层的蛋白多糖。当蛋白多糖全部消化后，免疫复合物便进入胶原的表层，并暴露出软骨细胞。在 IL-1 和肿瘤坏死因子-α 的刺激下，或在存在活化的 $CD4^+T$ 细胞情况下，软骨细胞和滑膜成纤维细胞可释放 MMPs。随着病情的进展，滑膜组织逐渐转变为炎性组织，其中一部分有新的血管产生，即形成血管翳。这种组织具有侵蚀和破坏邻近的软骨和骨的功能。

知识点14：关节外病变

关节外病变包括类风湿性皮下结节和肌腱及腱鞘、滑囊炎症。

（1）类风湿性皮下结节：类风湿性皮下结节是诊断类风湿的可靠依据，见于 10%～20%病例。结节是肉芽肿改变，中央是一团由坏死组织、纤维素和含有 IgG 的免疫复合物沉积形成的无结构物质，边缘为栅状排列的成纤维细胞，再外则浸润着单核细胞的纤维肉芽组织。

（2）肌腱及腱鞘、滑囊炎症：肌腱及腱鞘炎在手足中常见，肌腱和腱鞘有单核细胞、淋巴细胞、浆细胞浸润。严重者可以触及腱鞘上的结节，肌腱可断裂及粘连，是导致周围关节畸形的原因。滑囊炎以跟腱滑囊炎较为多见，在肌腱附着处常形成局限性滑膜炎，甚至可以引起局部骨赘或骨缺损。滑膜炎也可能发生在腘窝部位，形成腘窝囊肿。

知识点 15：其他系统改变

类风湿关节炎时脉管经常受侵犯，动脉各层有较广泛炎性细胞浸润。急性期用免疫荧光法可见免疫球蛋白以及补体沉积于病变的血管壁。其表现形式有三种。

（1）严重而广泛的大血管坏死性动脉炎，类似于结节性多动脉炎。

（2）亚急性小动脉炎，通常见于心肌、骨骼肌和神经鞘内小动脉，并引起相应症状。

（3）末端动脉内膜增生和纤维化，常引起指（趾）动脉充盈不足，可致缺血性和血栓性病变；前者表现为雷诺现象、肺动脉高压和内脏缺血，后者可致指（趾）坏疽，如发生于内脏器官则可导致死亡。

知识点 16：类风湿关节炎的临床表现

多由 1～2 个关节开始发病，女性大多开始于掌指或指间小关节；而男性多先由膝、踝、髋等单关节起病。通常在几周或几个月内隐匿起病，先有几周到几个月的疲倦乏力、低热、体重减轻、胃纳不佳和手足麻木刺痛等前驱症状。类风湿关节炎的临床表现通常包括关节内表现和关节外表现。

知识点 17：类风湿关节炎的关节内表现

类风湿关节炎的关节内表现如下：

（1）关节疼痛和肿胀：最先出现关节疼痛，开始可为酸痛感，随着关节肿胀逐步明显，疼痛也趋于严重。关节局部积液，皮温增高。反复发作后，由于关节的肿痛和运动的限制，关节附近肌肉的僵硬和萎缩也日益显著。

（2）晨僵：在早晨睡醒后，出现关节僵硬或全身发紧感，活动一段时间后症状即可缓解或者消失，持续 1 小时或者更长时间。僵硬程度和持续时间，常和疾病的活动程度一致，可以作为对病变活动性的评估。

（3）多关节受累：通常由掌指关节或指间关节发病，其次是膝关节。发病时受累关节通常为 1～2 个关节，而以后受累关节逐渐增多，受累关节常为对称性，少部分患者为非对称性。

（4）关节活动受限或畸形：随着病变的发展，病变关节活动范围逐渐减小，最后变成僵硬而畸形，膝、腕部、肘、手指都固定在屈位。手指常在掌指关节处向外侧成半脱位，形成特征性的尺侧偏向畸形。

知识点18：类风湿关节炎的关节外表现

类风湿关节炎的关节外表现包括：

类风湿关节炎是一种系统性疾病，有类风湿性结节、浆膜炎、血管炎等病理改变。10%~30%的患者在关节的隆突部位，例如上肢的鹰嘴突、腕部及下肢的踝部等出现类风湿结节，坚硬如橡皮。类风湿结节的出现常提示疾病处于严重活动阶段。此外少数患者（约10%）在疾病活动期有淋巴结及脾肿大。眼部可有巩膜炎、角膜结膜炎。心脏受累有临床表现者较少，据尸检发现约35%，主要影响二尖瓣，引起瓣膜病变。肺疾患者的表现形式有多种，胸膜炎，弥漫性肺间质纤维化、类风湿尘肺病。周围神经病变和慢性小腿溃疡，淀粉样变等也偶有发现。

知识点19：类风湿关节炎的实验室检查

（1）血常规检查：一般都有轻度至中度贫血，如伴随有缺铁，则可为低色素性小细胞性贫血。白细胞数大多正常，在活动期间可略有增高，偶见嗜酸性粒细胞和血小板增多。贫血和血小板增多症与疾病的活动相关。

（2）血沉：血沉增快表明有炎症活动，可作为疾病活动的指标。如果关节炎症状消失而血沉仍高，表明类风湿关节炎可能复发。见于多种自身免疫性疾病以及一些与免疫有关的慢性感染，因此需要结合临床。

（3）瓜氨酸相关自身抗体群：包括抗瓜氨酸肽抗体（抗CCP抗体）和抗角蛋白抗体（AKA）。

①抗瓜氨酸肽抗体（抗CCP抗体）：以CCP为抗原用酶联免疫吸附试验（ELISA）法在RA患者中检测到抗CCP抗体，有很好的敏感性和特异性，分别为60%~75%和85%以上，明显高于RF，抗CCP抗体在RA早期就可出现，并与关节影像学改变密切相关，它的临床应用将更有助于对早期RA的诊断和治疗。研究认为，抗CCP抗体阳性的RA患者骨关节破坏程度较阴性者严重，表明抗CCP抗体的检测对预测RA患者疾病的严重性具有重要的应用价值。抗CCP抗体检测是近年来RA诊断的重大进展，特异性明显优于RF，并可以与RF互补，提高RA的诊断率。

②抗角蛋白抗体（AKA）：AKA，即抗鼠食管上皮角质层的抗体，对RA诊断具有特异性。AKA与RA病情严重程度和活动性有一定关系，在RA的早期甚至临床症状出现之前即可出现，因此它是RA早期诊断和判断预后的指标之一。研究发现，AKA阳性的"健康人"几乎都可发展成典型的RA。AKA的靶抗原识别相对分子量为40kD的聚角蛋白微丝，其成

分含有瓜氨酸，可推测抗 CCP 抗体与 AKA 应该有很好的重叠性。

（4）其他血清学检查：血清白蛋白降低，球蛋白增高。免疫蛋白电泳显示 IgG、IgA 及 IgM 增多。抗核抗体（ANA）在类风湿关节炎的阳性率 10%~20%。血清补体水平多数正常或轻度升高，重症者以及伴关节外病变者可下降。C 反应蛋白在病变活动期增高明显。

（5）关节液检查：关节腔穿刺可穿刺出不透明草黄色渗出液，其中中性粒细胞可达（10~50）×10^9/L 或更高，细菌培养为阴性。疾病活动可见白细胞浆中含有类风湿因子和 IgG 补体复合物形成包涵体吞噬细胞，称为类风湿细胞。渗出液中抗体的相对浓度（与蛋白质含量相比较）降低，RF 阳性。

知识点 20：类风湿关节炎的影像学检查

早期患者的关节 X 线检查除软组织肿胀和关节腔渗液外一般都是阴性。关节部位骨质疏松可以在起病几周内即很明显。关节间隙减少和骨质的侵蚀，提示关节软骨的消失，只出现在病程持续数月以上者。半脱位、脱位和骨性强直后出现在更后期。当软骨已经损毁，可以见于两骨间的关节面融合，丧失原来关节的迹象。弥散性骨质疏松在慢性病变中常见，并因激素治疗而加重。无菌性坏死的发生率特别在股骨头，也可因用皮质类固醇激素治疗而增多。

知识点 21：类风湿关节炎的诊断标准

目前通常采用美国风湿病协会 1987 年的诊断标准。

（1）晨僵持续至少 1 小时（每天），持续 6 周以上。

（2）有 3 个或 3 个以上的关节肿，持续 6 周以上。

（3）腕、掌指、近侧指关节肿胀，持续 6 周以上。

（4）对称性关节肿胀。

（5）皮下结节。

（6）RA 典型的放射学改变，包括侵蚀或明确的近关节端骨质疏松。

（7）类风湿因子阳性（滴度>1∶20）。

凡符合上述 7 项者为典型的类风湿关节炎；符合上述 4 项者为肯定的类风湿关节炎；符合上述 3 项者为可能的类风湿关节炎；符合上述标准不足 2 项而具备下列标准 2 项以上者（a. 晨僵；b. 持续性或反复的关节压痛或活动时疼痛至少 6 周；c. 现在或过去曾发生关节肿大；d. 皮下结节；e. 血沉增快或 C 反应蛋白阳性；f. 虹膜炎）为可疑的类风湿关节炎。

知识点 22：类风湿关节炎的鉴别诊断

本病尚须与下列疾病相鉴别。

（1）骨关节炎：发病年龄多在 40 岁以上，没有全身疾病。关节局部无红肿现象，受损关节以负重的膝、脊柱等较为常见，无游走现象，肌肉萎缩和关节畸形边缘呈唇样增生或骨赘形成，血沉正常，类风湿因子阴性。

（2）风湿性关节炎：本病尤易与类风湿关节炎起病时相混淆，下列各点可资鉴别。

①起病一般急骤，有咽痛、发热和白细胞增高。

②以四肢大关节受累多见，是游走性关节肿痛，关节症状消失后无永久性损害。

③常同时发生心脏炎。

④血清抗链球菌溶血素"O"、抗链激酶以及抗透明质酸酶均为阳性，而类风湿因子阴性。

⑤水杨酸制剂疗效常迅速而显著。

（3）关节结核：类风湿关节炎限于单关节或少数关节时应与本病鉴别。本病可伴有其他部位结核病变，如脊椎结核常有椎旁脓肿，2个以上关节同时发病者较少见。X线检查早期不易区分开，若有骨质局限性破坏或有椎旁脓肿阴影，有助诊断。关节腔渗液做结核菌培养常阳性。抗结核治疗有效。

（4）强直性脊柱炎：本病以前认为属类风湿关节炎的一种类型，但是，本病始于骶髂关节，不是四肢小关节；关节滑膜炎不明显而钙化骨化明显；类风湿因子检查阴性，并不会出现皮下类风湿结节；阿司匹林等对类风湿关节炎无效的药物治疗本病能奏效。

（5）其他结缔组织疾病（兼有多发性关节炎者）：包括：

①系统性红斑狼疮与早期类风湿关节炎不易区别，前者多发生于青年女性，也可发生近端指间关节和掌指关节滑膜炎，但关节症状不重，一般无软骨和骨质破坏，全身症状明显，有多脏器损害。典型者面部出现蝶形或盘状红斑。狼疮细胞、抗 ds-DNA 抗体、Sm 抗体、狼疮带试验阳性均有助予诊断。

②硬皮病，好发于 20~50 岁女性，早期水肿阶段表现的对称性手僵硬、指、膝关节疼痛以及关节滑膜炎引起的周围软组织肿胀，容易与 RA 混淆。本病早期为自限性，往往数周后突然肿胀消失，出现雷诺现象，有利本病诊断。硬化萎缩期表现皮肤硬化，呈"苦笑状"面容则易鉴别。

③混合结缔组织病临床症状与 RA 相似，但有高滴定度颗粒型荧光抗核抗体、高滴度抗可溶性核糖核蛋白（RNP）抗体阳性，而 Sm 抗体阴性。

④皮肌炎的肌肉疼痛和水肿并不限于关节附近，心、肾病变也比较多见，而关节病损则少见。ANA（+），抗 PM-1 抗体、抗组氨酰抗体（Jo-1 抗体）阳性。

知识点 23：类风湿关节炎的一般治疗

发热、关节肿痛、伴有全身症状者应该卧床休息，至症状基本消失为止。待病情改善 2 周后应逐渐增加活动，以免过久的卧床导致关节废用，甚至促进关节强直。饮食中蛋白质和各种维生素要充足，贫血显著者可予小量输血。

知识点 24：类风湿关节炎的药物治疗

（1）非甾体类抗炎药（NSAIDS）：用于初发或轻症病例，其作用机制主要抑制环氧化酶使前列腺素生成受抑制而起作用，以达到抗炎止痛的效果。但不能阻止类风湿关节炎病变的自然过程。本类药物因体内代谢途径不同，彼此间可发生相互作用，不主张联合应用，并应该注意个体化。

①水杨酸制剂：能抗炎、解热、止痛，剂量 2~4g/d，如疗效不理想，可酌量增加剂量，有时需 4~6g/d 才能有效。通常在饭后服用或与制酸剂同用，也可用肠溶片以减轻胃肠道刺激。

②吲哚美辛：系一种吲哚醋酸衍生物，具有抗炎、解热和镇痛作用。患者如不能耐受阿司匹林可换用本药，常用剂量 25mg，每日 2~3 次，100mg/d 以上时易产生不良反应。不良反应有恶心、腹泻、呕吐、胃溃疡、头痛、眩晕、精神抑郁等。

③丙酸衍生物：是一类可以代替阿司匹林的药物，包括布洛芬，萘普生和芬布芬作用与阿司匹林相类似，疗效相仿，消化道不良反应小。常用剂量：布洛芬 1.2~2.4g/d，分3~4 次服，萘普生每次 250mg，2/d。不良反应有恶心、呕吐、腹泻、胃肠道出血、消化性溃疡、头痛及中枢神经系统紊乱如易激惹等。

④灭酸类药物：为邻氨基苯酸衍生物，其作用与阿司匹林相仿。氯灭酸每次 200~400mg，3/d。不良反应有胃肠道反应，如恶心、呕吐、腹泻及食欲缺乏等，偶有皮疹，头痛，肾功能损害等。

⑤选择性环氧化酶抑制剂（COX）：特异性抑制 COX-2 可阻断炎症部位的前列腺素的产生，同时保留了 COX-1 的作用，因此减少了胃肠道的毒副反应，镇痛效果良好。常用的 COX-2 抑制剂包括塞来昔布、罗非昔布。COX-2 抑制剂有一定的心血管风险，对合并有心血管疾患的患者应该慎用。

（2）慢作用抗风湿药：慢作用抗风湿药（SAARDs）或称改变病情药物（DMARDs）包括抗疟药、青霉胺、金制剂、柳氮磺胺吡啶和细胞毒类药物如甲氨蝶呤、环磷酰胺、环孢素 A、硫唑嘌呤和来氟米特等。这些药物起效慢，能部分阻止病情的进展，是目前控制 RA 的主要药物。

①甲氨蝶呤（MTX）：是目前治疗 RA 的首选药物。它可抑制二氢叶酸还原酶，阻止尿嘧啶（U）转变成胸腺嘧啶（T），影响免疫活性细胞 DNA 合成，起到免疫抑制作用。该药 2~3 周起效，2~3 个月达到高峰，半年左右达到平台期，单用药时效果一般。不良反应有恶心、口腔溃疡、呕吐和肝功损害等。

②抗疟药：该类药物用于治疗 RA 已有 40 余年的历史。作用机制目前尚不清楚，可能与抑制淋巴细胞的转化和浆细胞的活性有关。约有半数患者对这种药物有较好的治疗反应，但作用不强。临床上常用的有两种，即氯喹和羟氯喹。这类药物在体内的代谢和排泄均较缓慢，可能有蓄积毒性。常见的不良反应有眼黄斑病和视网膜炎，用药期间至少半年查一次眼底，其他的不良反应有胃肠道反应如恶心、呕吐，还有头痛、神经肌肉病变和心脏毒性等。

③柳氮磺吡啶（SSZ）：用于治疗 RA 的确切机制尚不清楚，有学者认为它可影响叶酸的吸收和代谢有类似 MTX 的作用。该药起效慢，抗炎作用不大。常见的不良反应有胃肠道

不良反应如恶心、腹泻和呕吐，往往因此中断治疗。其他不良反应还有抑郁、头痛、粒细胞减少、皮疹、血小板减少和溶血等。

④金制剂：是治疗 RA 经典的药物，药理作用机制尚不清楚。该药起效慢，口服 3～4 个月时间才能起效，长期临床观察发现该药并不能阻止骨侵蚀的进展。由于口服金制剂主要从胃肠道排出容易导致腹泻，不良反应轻的应减量，严重的应停药。其他的不良反应有皮疹、口炎、血细胞减少和肾功能损害等。

⑤青霉胺：是治疗铜代谢障碍的有效驱铜剂。在治疗 RA 中也取得了一定疗效，然而具体的作用机制尚不清楚，可能和该药对巯基的还原作用和络合重金属有关，还能使血浆中巨球蛋白降解，RF 滴度下降。青霉胺起效较慢，一般用药 2 个月起效，对 RA 的治疗作用不如金制剂。不良反应较多，剂量大时更明显，主要有恶心、呕吐、口腔溃疡和味觉丧失，一般停药后可自行恢复。用药期间还可出现蛋白尿、血尿、天疱疮、全血细胞减少、多发性肌炎和药物性狼疮，这些不良反应一旦发生应立即停药。

⑥来氟米特：是治疗 RA 比较新的药物，其主要作用机制是抑制细胞黏附和酪酸激酶的活性，影响细胞激活过程中信息的传导和可逆性抑制乳酸脱氢酶活性，抑制嘧啶核苷酸从头合成途径。通过以上两条途径显著抑制 T 细胞的激活和增殖，从而有效地抑制细胞免疫反应，控制病情的发展。近期疗效类似甲氨蝶呤，远期疗效尚待进一步研究证实。用法 20mg/d，口服。主要不良反应有腹泻、瘙痒、脱发、皮疹和可逆性肝酶升高等。

（3）糖皮质激素：糖皮质激素对关节肿痛，控制炎症，消炎止痛作用迅速，但效果不持久，对病因和发病机制毫无影响。一旦停药短期内即复发。对 RF、贫血和血沉也无改善。长期应用可导致严重不良反应，因此不作为常规治疗。

应用激素的适应证：①为改善生活质量，小剂量使用；②严重血管炎，如肢端坏疽；③高热、大量关节腔积液和大量心包积液时。用法：小剂量使用激素时，泼尼松每日剂量 10～15mg；严重血管炎时可采用大剂量泼尼松治疗，1～2mg/（kg·d）；病情控制后应适时减量，不宜长期大量使用。

联合用药传统的治疗方案为金字塔形上台阶治疗方法，即先用 NSAIDs，如无效再用慢作用药物等，往往延误了最佳治疗时机。进入 20 世纪 90 年代逐步认识到 RA 患者多在起病 2 年内出现关节骨质破坏，如不及时治疗，往往造成关节破坏和畸形，所以提出早期诊断、早期应用慢作用药物的治疗策略。多年的临床实践还证明，单一应用慢作用药物很难完全阻止病情进展，所以两种或两种以上慢作用药物联合应用已成为国内外学者的共识。但怎样联合才是最好的选择，以及联合用药后远期疗效如何，现尚无肯定的答案。国内外常用的联合治疗方案为 MTX+SSZ、MTX+羟氯喹、MTX+金诺芬等两种药物的联合，以及 MTX+SSZ+羟氯喹三种药物的联合，后者被认为是目前最好的联合治疗方案，但是其远期疗效尚不清楚。临床上可根据患者病情来选择用药，所选用的方案和药物剂量要个体化，目的是控制病情发展，减少不良反应的发生。RA 的最佳治疗方法仍需长期广泛的研究和探索。

知识点 25：类风湿关节炎的手术治疗

以往一直认为外科手术只适用于晚期畸形病例。目前对仅有 1~2 个关节受损较重、经水杨酸盐类治疗无效者可以试用早期滑膜切除术。后期病变静止，关节有明显畸形病例可行截骨矫正术，关节强直或破坏可做关节成形术、人工关节置换术，负重关节可做关节融合术等。

（1）滑膜切除术：近 10 年来，逐步认为当急性期经药物治疗基本控制后，手术切除滑膜，消除类风湿关节炎的病灶，免除关节软骨的破坏，终止滑膜局部免疫反应，避免全身自身免疫反应的产生与发展。

①适应证：经药物治疗急性炎症已经控制，病人全身情况较为稳定；亚急性反复发作滑膜炎，病情持续 1 年以上，经多种非手术治疗，效果不显著者；关节内有大量渗出液，保守治疗无效达 3 个月以上时间，且开始骨质破坏，关节活动受限者。

早期行滑膜切除术可减轻病人疼痛，延缓关节面破坏。如待关节已出现畸形，关节周围肌肉、韧带、肌腱已出现纤维化，则滑膜切除的效果较差，并可能影响关节活动度。故应在无骨质明显破坏时进行滑膜切除。

②手术方法：尽可能切除滑膜组织，不切断韧带或骨组织，以利术后早期锻炼关节活动。

（2）关节清理术：通常用于慢性期病变，除慢性滑膜炎外，同时有软骨及骨组织改变。除将滑膜切除外，还将损坏的软骨全层切除，清除增生的骨质，术后应行被动活动辅助关节锻炼。

（3）截骨术：适用于有成角畸形，病变已经稳定的病例，矫正畸形、改变关节负重力线为主要目的。根据畸形的部位、关节活动情况决定手术。

（4）关节融合术：适用于关节严重破坏，从事体力劳动的青壮年患者，为保持肢体的稳定，可行融合术。

（5）关节成形术：最佳适应证为肘关节强直的病例，不但能切除病变骨组织，还能恢复肘关节活动。用股骨颈切除，粗隆下截骨治疗髋关节强直也可取得较好疗效。但术后跛行较重，现多被人工全髋关节置换所取代。

（6）人工关节置换术：类风湿关节炎患者经保守治疗效果不显著，疼痛症状明显，或关节畸形明显，严重影响患者日常生活者，可考虑行人工关节置换术。人工全髋或全膝关节置换的效果较好，如果双侧髋关节均受累，至少一侧必须行关节置换术，双侧髋关节融合是禁忌的。

知识点 26：类风湿关节炎的其他治疗方法

理疗的目的在于用热疗以增加局部血液循环，使肌肉松弛，达到消炎、消肿和镇痛作用，同时采用锻炼以保持和增进关节功能。理疗方法有下列数种：热水袋、蜡浴、热浴、红外线等。

锻炼的目的是保存关节的活动功能，加强肌肉的力量和耐力。在急性期症状缓解消退后，只要患者可以耐受，便要早期有规律地做主动或被动的关节锻炼活动。

知识点 27：类风湿关节炎的预后

发病呈急骤者的病程进展较短促，一次发作后可数月或数年暂无症状，静止若干时后再反复发作。发作呈隐袭者的病程进展缓慢渐进，全程可达数年之久，其间交替的缓解和复发是其特征。10%～20% 的病人每次发作后缓解是完全性的。每经过一次发作病变关节变得更加僵硬而不灵活，最终使关节固定在异常位置，形成畸形。据国外统计，在发病的几年内劳动力完全丧失者约占 10%。

第五节 强直性脊柱炎

知识点 1：强直性脊柱炎的概念

强直性脊柱炎（AS）是一种原因未明的血清阴性反应的结缔组织疾病。

知识点 2：强直性脊柱炎的发病趋势

疾病进展缓慢，从骶髂关节开始逐渐向上蔓延至脊柱的关节、关节突以及附近的韧带，也可侵犯邻近的大关节，最终造成纤维性或骨性强直和畸形。

知识点 3：强直性脊柱炎的发病比例

本病发病年龄主要为 15～30 岁，40 岁以后发病少，有明显的家族聚集现象，并与人类白细胞抗原-B27（HLA-B27）密切相关，但是人群中 HLA-B27 流行性有显著的种族、地区性差异，世界范围内发病率与该抗原的流行成正比。AS 在我国的患病率约为 0.3%，在欧洲为 0.05%～0.23%，日本为 0.05%～0.2%。

知识点 4：强直性脊柱炎的病因

AS 的病因迄今未明，通常认为可能与遗传、环境因素和免疫学异常等有关系。

知识点 5：导致强直性脊柱炎的基因因素

AS 是一种具有高度遗传性的疾病，近期关于 AS 的家系和孪生研究显示了遗传的多基因模式，并且证实 HLA-B27 直接参与了 AS 发病。在 AS 患者的一级亲属中，患 AS 的危险性比对照组高 15～20 倍。AS 患者中 HLA-B27 的阳性率达 90%，但只有 5% HLA-B27 阳性的患者发展成为 AS。少部分 AS 的易感性可能是由遗传因素决定，其中大约 36% 的基因是 HLA 连锁基因，还有一些非 HLA 的基因参与 AS 的发病，包括 I 型肿瘤坏死因子（TNF）、受体脱落氨肽酶调控因子（ARTS1）和 IL-23 受体基因（IL-23R）。其他 HLA-Ⅰ类分子如 B60 与Ⅱ类分子可能也参与发病。

知识点6：导致强直性脊柱炎的感染因素

由外源性因素引发 AS 慢性炎症尚未被证实，尽管这种现象可能是普遍存在的，肺炎克雷伯杆菌可能是其中的候选因素之一。微生物可能通过肠道起作用，研究显示，60% 以上的 AS 患者出现肠道的亚临床炎症改变。AS 患者血清中肺炎克雷伯杆菌的 IgA 抗体和脂多糖的 IgA 抗体水平也有升高，而抗克雷伯抗体与 AS 患者的肠道损害是密切相关的。

知识点7：导致强直性脊柱炎的免疫因素

AS 患者血清 IgA 抗体水平明显升高，并且 IgA 血清浓度与 C 反应蛋白水平显著相关。AS 骶髂关节部位存在明显的 T 细胞浸润和 TNF-α 及 TGF-βmRNA，新骨形成部位附近可见 TGF-β，它可刺激软骨和骨的形成，是产生纤维化与强直的最主要的细胞因子之一。脊柱关节病患者的滑膜关节炎可能与受损的肌腱端不断释放出来的促炎介质有关系；进行性的新骨形成可能与局部骨形成蛋白（包括 TGF-β）的过度产生有关。

知识点8：强直性脊柱炎的病理

本病的主要病理变化为脊柱和骶髂关节的慢性复发性、非特异性炎症，主要见于滑膜、关节囊，肌腱，韧带的骨附着端，虹膜和主动脉根部也可受累。病变可停止于任何脊柱节段，但在适合的条件下，也可继续发展，导致屈曲畸形或者强直，直至颈椎发生融合。亦可同时向下蔓延，累及双髋关节。

知识点9：肌腱端炎

肌腱端炎是关节囊、韧带或肌腱附着于骨的部位发生的炎症，多见于骶髂关节、椎间盘、跟腱、椎体周围韧带、跖筋膜、胸肋连接等部位。骶髂关节炎是 AS 的最早的病理标志之一，对肌腱端部位的 MRI 研究显示，早期肌腱端部分常常有广泛的软组织和骨髓水肿。组织活检可见有淋巴细胞、浆细胞浸润，继而有肉芽组织形成。

知识点10：强直性脊柱炎的关节表现

早期症状是腰骶、下腰背或臀部酸痛，难以定位。初为单侧或间断性，数月内逐渐变成持续性，双侧受累，可向臀部和大腿放射，伴晨僵，休息时加重，轻微活动或用热水淋浴后可减轻。维持一个姿势过久可加重腰痛和僵硬感。夜间疼痛明显，严重时可从沉睡中痛醒。晨僵为病情活动的指标之一。

最早最典型的病变在骶髂关节，因此早期放射学检查有助于早期诊断。约 1/2 的患者以外周关节炎为首发症状，包括髋、膝、踝等关节，通常为非对称性、反复发作与缓解。关节外或近关节处骨压痛，其部位有脊肋关节、脊柱棘突、肩胛、股骨大转子、髂骨翼、坐骨结节、胫骨粗隆或足跟，这些症状由肌腱端炎引起。典型表现为腰背痛、晨僵、腰椎各方向活动受限和胸廓活动度减少。随着病变的进展，整个脊柱发生自下而上的僵硬，逐渐出现腰椎前凸消失，腰椎变平，胸廓变硬，驼背畸形。可伴随足跟痛、足掌、肋间肌痛等。晚期常出现髋关节的屈曲挛缩，并引起特征性的固定步态，直立位时双膝关节被迫维持某种程度的屈曲。肋脊和横突关节受累引起扩胸和呼吸受限，但很少出现肺通气功能明显受限。随着病变的发展，整个脊柱日渐僵硬，逐渐出现腰椎变平和胸椎过度后凸。

知识点 11：强直性脊柱炎的关节外表现

AS 的关节外病变大多出现在脊柱炎后，可侵犯全身多个系统。常见于前葡萄膜炎，25%～30% 的 AS 病人在病程中可出现虹膜炎，HLA-B27 阳性者更常见。其他疾病包括升主动脉根部和主动脉病变和心脏传导系统受累；肺上段纤维化；因脊柱骨折、脱位或马尾综合征而出现神经系统病变；晚期并发颈椎自发性寰枢关节向前方半脱位。严重骨质疏松、脱位引起四肢瘫痪、脊柱骨折死亡率很高，是最可怕的并发症，发生率约 2%。

知识点 12：强直性脊柱炎的体征

骶髂关节深压痛，同时由于胸肋关节受累，测量胸围的呼吸度减少。测量脊柱或髋关节活动度可发现不同程度的减少，甚至完全骨性强直。典型体态为胸椎后凸，头部前伸，侧视时须转动全身。若累及髋关节，可呈摇摆步态。常见体征为骶髂关节压痛、脊柱前屈、侧凸、后伸、转动受限，胸廓活动降低，枕墙距离大于零。查体骶髂关节呈 "4" 字试验阳性。腰椎活动度检查 Schober 试验阳性，方法：患者直立，在背部正中髂后上棘水平做一标记为零，向上做 10cm 标记（也可再向下做 5cm 标记），让患者弯腰（保持双腿直立），测量上下两个标记间距离，若增加少于 4cm 则为阳性。也可用指地距测量方法，即测量伸膝时弯腰以手指触地的距离来评估腰椎的活动度。

知识点 13：强直性脊柱炎的实验室检查

AS 无诊断性或特异性的指标。疾病活动期可有血沉增快、C 反应蛋白增高，免疫球蛋白（尤其是 IgA）增高，轻度低色素性贫血。类风湿因子阴性，但 90% 以上的患者 HLA-B27 阳性。HLA-B27 阳性对儿童 AS 的诊断价值远大于成人 AS。

知识点 14：强直性脊柱炎的影像学检查

AS 的特征性放射学改变要经历很多年后才出现。主要见于中轴关节，尤其是骶髂关节、骨突关节、椎间盘椎体连接、肋椎关节和肋横突关节。儿童强直性脊柱炎 X 线检查骶髂关节常在发病数年后才出现，故 X 线检查意义有限。

知识点 15：强直性脊柱炎的 X 线表现

AS 的 X 线表现主要指骶髂关节、脊柱和外周关节表现。

（1）骶髂关节：98%～100%的病例早期即有骶髂关节的 X 线表现。根据纽约标准将病变分为 5 级。0 级：为正常骶髂关节；Ⅰ级：表现为骨质疏松，关节间隙增宽，可疑的骨质侵蚀和关节面模糊；Ⅱ级：表现为微小的关节面破坏，关节边缘模糊，略有硬化，可见囊性变；Ⅲ级：为关节破坏与重建的表现，关节间隙明显变窄，边缘模糊，明确的囊性变，关节两侧硬化，密度增高；Ⅳ级：以硬化为主，关节间隙消失，关节融合或强直。

（2）脊柱：早期表现为普遍的骨质疏松，腰椎因正常前凸弧度小时而变直，严重时可出现椎体压缩性骨折。后期椎体出现方形变，骨桥形成，脊柱呈特征性的"竹节样"改变。

（3）周围关节：髋和肩关节间隙显著变窄，可有韧带附着部新骨形成，包括跖骨骨赘和跟腱附着处骨膜炎。

知识点 16：强直性脊柱炎的 CT 检查

CT 分辨率高，层面无干扰，能清晰地显示关节间隙，便于测量。如病变尚处于早期，标准的 X 线检查显示骶髂关节正常或者可疑者，CT 可增加其敏感度。

知识点 17：强直性脊柱炎的 MRI 检查

能显示骶髂关节炎软骨病变，敏感性比 X 线、CT 高。分辨率高，层面无干扰，能清晰地显示关节间隙，可作为骶髂关节炎的早期诊断方法。但是价格昂贵，不易被广泛推广。

知识点 18：强直性脊柱炎的诊断

目前多使用 1984 年修订的纽约标准，见表 3-2-2。

表 3-2-2　强直性脊柱炎诊断标准（纽约，1984）

临床标准	腰痛，晨僵 3 个月以上，活动改善，休息无改善
	腰椎额状面、矢状面活动受限
	胸廓活动度低于相应年龄、性别的正常人
放射学标准	骶髂关节炎，双侧≥Ⅱ级或单侧Ⅲ～Ⅳ级
诊断	肯定 AS：符合放射学标准和 1 项（及以上）临床标准者
	可能 AS：仅符合 3 项临床标准，或符合放射学标准而不伴任何临床标准者（应除外其他原因所致骶髂关节炎）

知识点 19：强直性脊柱炎的鉴别诊断

AS 需要与以下疾病进行鉴别诊断。

（1）其他血清学阴性的疾病：见表 3-2-3。

表 3-2-3　强直性脊柱炎与其他血清学阴性疾病鉴别表

特点	AS	反应性关节炎	幼年脊柱关节病	银屑病关节炎	肠病性关节炎
起病年龄	<40 岁	青年到中年	<16 岁	青年到中年	青年到中年
性别分布	男比女多 3 倍	主要男性	主要男性	男女一样	男女一样
起病方式	逐渐起病	急性	急性或慢性	多种多样	隐匿
骶髂关节炎	100%	<50%	<50%	约 20%	<20%
关节对称性	对称	不对称	各种各样	不对称	对称
周围关节受累	约 25%	约 90%	约 90%	约 95%	经常
眼受累	25%~30%	常有	20%	偶有	少见
心脏受累	1%~4%	5%~10%	少见	少见	少见
皮肤指甲病变	无	常有	不常见	100%	不常见
感染因子作用	未知	肯定	未知	未知	未知

（2）类风湿关节炎：见表 3-2-4。

表 3-2-4　强直性脊柱炎与类风湿关节炎鉴别表

鉴别要点	强直性脊柱炎	类风湿关节炎
地区分布	有种族差异，家族倾向明显	有一定的家族倾向
性别分布	男性多见	女性多见
年龄分布	20~30 岁高峰	30~50 岁高峰
外周关节	寡关节炎，大关节多见 下肢关节多见，非对称性	多关节炎，小关节多见 上肢关节多见，对称性
骶髂关节炎	阳性	阴性
脊柱侵犯	整个脊柱，上行性	第 1、2 颈椎
类风湿结节	阴性	阳性
眼部表现	虹膜炎、葡萄膜炎	干燥性角膜炎、结膜炎、巩膜炎、穿透性巩膜软化
肺部表现	肺上叶纤维化	肺间质纤维化、胸膜炎
RF	<5%	75%
HLA-B27	90%	6%（正常分布）

续　表

鉴别要点	强直性脊柱炎	类风湿关节炎
HLA-DR4/1	阴性	阳性
病理特征	附着点炎	滑膜炎
X 线表现	骶髂关节炎	侵蚀性小关节病变

（3）机械性腰痛：见表 3-2-5。

表 3-2-5　强直性脊柱炎与机械性腰痛鉴别表

	炎症性	机械性
病史、症状		
既往史	++	±
家族史	+	−
起病方式	隐匿	急骤
晨僵	+++	+
其他系统受累	+	−
活动	减轻	加重
休息	加重	减轻
体征		
脊柱侧弯	−	+
活动受限	对称	不对称
疼痛范围	弥散	局限
直腿抬高试验	−	+
神经定位	−	+
髋关节受累	+	−

（4）椎间盘突出症：见表 3-2-6。

表 3-2-6　强直性脊柱炎与椎间盘突出症鉴别表

临床特点	强直性脊柱炎	椎间盘突出症
起病形式	隐匿	急
疼痛部位	腰、臀、背	腰
发作情况	变化缓慢	变化快与活动有关
严重程度	轻-中	中-重

续　表

临床特点	强直性脊柱炎	椎间盘突出症
偏侧性	双侧或变换	中线或单侧放射
休息效应	加重	减轻
活动效应	缓解	加重
咳嗽	可知胸痛	导致腰痛
站立姿势	多驼背	常侧弯
触痛	骶髂、脊柱多部位肌腱附着点	1~2个脊椎骨突"扳机点"、臀部坐骨神经
脊柱活动	可能各方向活动受限	以受损侧活动受限为主
直腿抬高试验	±	+
血沉	常增快	一般正常
C反应蛋白	常增高	一般正常

（5）髂骨致密性骨炎：最常见于青年女性，出现局限于髂骨面的骨硬化，在 X 线上呈特征性扇形分布的高密度区。弥漫性特发性骨肥厚最常见于老年人，以前纵韧带和肌腱、韧带骨附着处的层状骨肥厚为特征。

知识点 20：强直性脊柱炎的一般治疗

对患者教育，消除恐惧心理，坚持进行正规治疗。注意立、坐、卧正确姿势，睡硬板床。做深呼吸运动以维持正常的胸廓扩展度。游泳是 AS 患者最好的运动方式。但应避免多负重和剧烈运动。

知识点 21：强直性脊柱炎的药物治疗

药物治疗主要包括使用非甾体抗炎药（NSAIDs）、糖皮质激素、沙利度胺、柳氮磺胺吡啶（SSZ）、甲氨蝶呤（MTX）、帕米磷酸盐、生物制剂，也可选择中药，如雷公藤等。

知识点 22：强直性脊柱炎的手术治疗

晚期严重驼背畸形不能平视的年轻患者，如果一般情况好，可行脊柱截骨矫形术。对于出现髋关节强直者，虽然患者多为青壮年，但因活动受限明显，可放宽手术指征行人工全髋关节置换术。

知识点 23：强直性脊柱炎的其他治疗方法

如按摩理疗等也有一定的效果。有研究显示，短期的红外线照射可明显缓解患者的疼痛、晨僵和疲劳感，患者可有很好的耐受，且无不良反应。

第六节　创伤性关节炎

知识点1：创伤性关节炎的病因

创伤性关节炎的致病因主要包括：

（1）暴力外伤：如坠压、撞击等造成骨关节内骨折、关节内异物存留、软骨损坏等，使关节面不平整，从而使其遭受异常的磨损和破坏。

（2）承重失衡：如关节先天、后天畸形和骨干骨折成角畸形愈合，使关节负重力线不正，长期后承压处的关节面遭受过度磨损与破坏。

（3）活动、负重过度：如某些职业要求机体的某些关节活动频繁或者经常采取某种特定姿势，或者重度肥胖，或者截肢后单侧肢体承重等，均可造成积累性损伤，导致相应关节的关节面的过度磨损和破坏。

知识点2：创伤性关节炎的临床表现

（1）症状：包括：

①早期受累关节疼痛和僵硬，开始活动时较明显，活动后减轻，活动多时又加重，休息后症状缓解，疼痛与活动有明显关系。

②晚期关节反复肿胀，疼痛持续并逐渐加重，可以出现活动受限、关节积液、畸形和关节内游离体，关节活动时出现粗糙摩擦音。

（2）体征：包括：

①步态，不同的病情可有其特殊的病理步态，创伤性关节炎为抗痛性步态，即行走时，当患侧足着地后，因为负重疼痛而迅速更换健侧足起步，以减少负重，故患肢迈步小。

②畸形，因负重力的改变可出现下肢畸形，如膝关节内、外翻。若膝外翻角大于15°，内翻两膝间距大于5cm称为膝内、外翻畸形。本病临床以内翻畸形多见。

知识点3：创伤性关节炎的检查

（1）实验室检查：创伤性关节炎没有特异性的化验检查。白细胞计数、血细胞比容、血清蛋白电泳均属正常。除全身性原发骨关节炎及附加有创伤性滑膜炎外，大多数病例血沉正常。

（2）X线检查：骨折或关节急性损伤过后，在较长时间内逐渐形成的。当受伤关节形成退行性变化时，将显示关节间隙变窄，骨端硬化，关节边缘部骨赘形成，关节内可能有游离体，还可因骨端生长发育障碍，或者骨、关节损伤后而遗留肢体畸形，有时合并关节周围软组织内钙化或骨化。

（3）CT检查：CT的密度分辨力明显优于X射线平片，更有利于明确关节及软组织病变的大小、范围和密度变化，以及骨病向毗邻组织的侵袭。

（4）MRI 检查：可观察软组织及软骨病变的范围及内部结构。MRI 对软组织层次的分辨力虽优于 CT，但是它对水肿及钙化的识别则不及 CT。

（5）ECT 检查：一次扫描可得到全身骨骼的闪烁图，适合于做全身性筛选检查。ECT 的敏感性高，故可早期发现病变，有利于定位及定量检查。

知识点4：创伤性关节炎的诊断

（1）有慢性积累性关节损伤史或有明显的外伤史，发病过程缓慢。

（2）早期受累关节酸痛，运动僵硬感，活动后好转，但过劳后症状又加重。

（3）后期关节疼痛与活动有关，活动时可出现粗糙摩擦感，可出现关节交锁或关节内游离体，关节变形。

（4）X 射线检查，可见于关节间隙变窄、软骨下关节面硬化、关节边缘有程度不等骨刺形成。晚期可出现关节面不整、骨端变形、关节内有游离体。

知识点5：创伤性关节炎的非手术治疗

（1）矫正畸形防止关节软骨退变。创伤性关节炎是骨折移位和关节软骨骨折的晚期并发症，所以晚期出现畸形可由畸形愈合造成，也可以是正常愈合后发育障碍所致，应对那些易出现畸形愈合的骨折部位及其移位方式十分熟悉。

（2）药物治疗临床常用的消炎镇痛药有阿司匹林，具有镇痛以及抗炎作用，通常应用中等剂量为宜。另外缓解疼痛的药物还有双氯芬酸钠/米索前列醇（奥湿克）、双氯芬酸（扶他林）等。

（3）理疗对人体功能起到调节的作用，并发生生物、化学等变化，使组织局部产生生理效应从而起到治疗与预防作用。

知识点6：创伤性关节炎的手术治疗

（1）关节清理术适用于关节内有游离体边缘骨刺比较明显，但关节负重面尚比较完整的病例。

（2）截骨术适用于明显的膝内、外翻畸形和骨折明显成角畸形愈合者，通过截骨可以减少骨内压力，矫正重力线，并使比较完整的关节面承担更多的体重负荷。

（3）闭孔神经切除术适用于髋关节疼痛，但是关节面破坏较少者，因髋关节受闭孔神经、股神经和坐骨神经三重支配，而内收肌受闭孔神经和股神经的双重支配，所以切除闭孔神经不会使髋关节完全失去神经的控制，内收肌也不致全部瘫痪，并能使关节疼痛有明显改善。

（4）关节融合术适用于单发的下肢负重关节，关节破坏严重而又比较年轻需要从事行走或站立工作的患者。

（5）关节成形术适用于疼痛严重，关节破坏严重的老年人，人工关节置换术效果比较可靠，如髋关节中心性脱位可致髋臼底部骨折或股骨头软骨骨折，破坏了髋关节的完整性，愈合后形成创伤性关节炎，或者外伤性股骨头缺血性坏死，若不采用全髋关节置换术，必将引起关节疼痛和功能障碍。

第七节　手指关节炎

知识点1：手指关节炎

手指关节炎是骨性关节炎的一种症状。

手指间关节最常受累，尤其是远端指间关节。肿痛和压痛不太明显亦很少影响关节活动。特征性改变为在指关节背面的内外侧，出现骨性增生而形成硬结节，位于远端指间关节的结节称为 Heberden 结节，位于手指关节炎近端指间关节称为 Bouchard 结节，这种结节发展非常慢。只有少数患者最终会出现远指关节的屈曲或外斜畸形。当第一腕掌关节受累而有骨质增生时就形成"方"形手，这种畸形在中国人中少见。

关节炎可以分成原发性和继发性两种。原发性的找不到病因，继发性的系在原有疾病基础上发展成骨关节炎。有许多疾病，包括先天性关节发育异常、儿童时期关节病变、外伤、各种代谢性疾病和多种促使软骨崩溃的关节内炎症，他们的共同通路是骨性关节炎。

知识点2：手指关节炎的症状

手的骨关节炎最常见，而且会出现很多的症状表现，给患者手指带来了一定的影响，所以要注意观察手指骨关节炎，及时治疗。手指骨关节炎的症状表现为患者通常在手指远端指尖关节背侧出现骨性增生的结节，称之为赫伯登结节，继而在近端指间关节出现类似结节，称为布卡得结节。由于结节性增生，手指各节可向尺侧或桡侧偏斜、构成蛇样手指。

骨性结节一般无疼痛，先为单个，而后逐渐增多。手部操劳或下凉水，可诱发疼痛或伴发结节周围软组织红、肿、疼痛或压痛的症状。严重者可出现指关节变形。

知识点3：手指关节炎的非手术疗法

手指关节炎的非手术疗法主要是药物治疗。

（1）透明质酸钠：为关节腔滑液的主要成分，为软骨基质的成分之一，在关节起到润滑作用，减少组织间的摩擦，关节腔内注入后可明显改善滑液组织的炎症反应，增强关节液的黏稠性和润滑功能，保护关节软骨，促进关节软骨的愈合与再生，缓解疼痛，增加关节的活动度。

（2）氨基葡萄糖：为构成关节软骨基质中聚氨基葡萄糖（GS）和蛋白多糖的最重要的单糖，正常人可通过葡萄糖的氨基化来合成 GS，但在骨关节炎者的软骨细胞内 GS 合成受阻或不足，导致软骨基质软化并失去弹性，胶原纤维结构破坏，软骨表面腔隙增多使骨骼磨损及破坏。氨基葡萄糖可阻断骨关节炎的发病机制，促使软骨细胞合成具有正常结构的蛋白多糖，并抑制损伤组织和软骨的酶（如胶原酶、磷脂酶 A2）的产生，减少软骨细胞的损坏，以改善关节活动，缓解关节疼痛，延缓骨关节炎症病程。

（3）非甾体镇痛抗炎药：外用贴剂可抑制环氧化酶和前列腺素的合成，对抗炎症反应，缓解关节水肿和疼痛。

知识点 4：手指关节炎的手术治疗

病情十分严重、药物治疗无效，且影响病人的日常生活的，就应该考虑手术干预，可使用人工置换手术。

关节置换手术对于大多数病人，在缓解疼痛、恢复关节功能方面具有显著效果，但由于关节置换手术存在一定的近期和远期并发症，如部件的松动和磨损、骨溶解，这些并发症目前还不能完全解决。因此，严格掌握关节置换的手术指征显得十分重要。严格地讲，手术指征包括：①有关节损害的放射学证据；②对各种非手术治疗无效的病人；③存在中到重度的持续疼痛或者已造成残疾。

由于人工关节置换的效果与手术时间的长短、医师的经验、病人术前的身体条件、围手术期处理和康复训练等因素密切相关。因此一个好的关节外科医师应具备多方面的知识，并且训练有素、技术熟练，才能独立胜任人工关节置换手术。

第八节　骨关节的各种畸形

一、先天性高肩胛症

知识点 1：先天性高肩胛症的病因

病因尚不明确。有学者认为，可能是由于肩胛带在胚胎内没有完全下降的结果。正常情况下，妊娠 3 个月末，位于颈椎旁的肩胛带胚芽开始逐渐下降至胸廓上部，因为某种尚不明确的原因，肩胛骨不下降或下降不全，形成高位肩胛骨畸形。

知识点 2：先天性高肩胛症的病理

先天性高肩胛症主要病理变化为骨和肌肉的改变。肩胛骨位置高、体小，纵向直径减小，横向直径增大，冈上区向前倾斜，内上角和内缘均增宽。在肩胛骨与颈椎之间常有一条纤维组织带或一根骨条，自肩胛骨的内上角或内缘起，接连于 $C_4 \sim C_7$ 的棘突、椎板或横突。肩胛带肌肉往往有缺如，或者连接于肩胛骨椎体缘的肌肉，如菱形肌和肩胛提肌均较细小并纤维化。另外，常合并肋骨缺如、半椎体、颈椎融合等畸形。

知识点3：先天性高肩胛症的检查及诊断

体格检查主要是患侧肩胛部较高，两侧肩关节不对称及患侧上臂外展高举活动受限，出生时可见明显畸形。肌力检查表明肌力不足。X线检查可见肩胛高于正常侧，斜位片上有时可看到肩胛椎体骨。有时可见其他畸形，例如肋骨缺如、脊柱侧凸和后凸、斜颈。

知识点4：先天性高肩胛症的鉴别诊断

根据症状、体征、X线表现较易诊断。双侧先天性高肩胛症应与先天性短颈畸形相鉴别。先天性短颈畸形患者颈部短小或缺如，所以两肩耸起，头颈部各方向活动严重受限。X线检查可见颈椎或包括上段胸椎都融合在一起。

知识点5：先天性高肩胛症的治疗

对婴儿和年龄较小的儿童，可做被动牵引和主动锻炼，以保持肩关节的最大活动度，增进肌肉力量。

若畸形严重，肩活动受限，可行手术治疗，最合适的手术时机是3~7岁，超过年龄限度，手术可能会引起臂丛的牵伸性损伤。手术方法很多，但效果均不十分满意。现常用改良肩胛骨下移术，也就是 Woodward 手术，将斜方肌和菱形肌在脊椎棘突附着的起点切断剥离，将肩胛骨向下移，如有肩胛椎体骨或纤维带，也予以切除，然后将斜方肌和菱形肌的起点缝合在原起点之下的棘突上，将肩胛骨固定于矫正位。

二、先天性肌性斜颈

知识点6：先天性肌性斜颈的病因

目前仍有不少分歧，多数人认为胎儿胎位不正或受到子宫的异常压力使头颈部姿态异常而阻碍一侧胸锁乳突肌的血液循环，导致该肌肉缺血、萎缩、发育不良、挛缩而引起斜颈。还有人认为一侧胸锁乳突肌在难产时受伤产生出血、机化，致纤维变性后引起该肌挛缩。

知识点7：先天性肌性斜颈的病理

受累胸锁乳突肌呈条索状，质硬、短细，组织切片上可见广泛的纤维结缔组织。

知识点8：先天性肌性斜颈的检查及诊断

在婴儿出生后，一侧胸锁乳突肌内可摸到质硬且较固定的梭形肿块，3~4个月后肿块逐渐消失，而发生挛缩，逐渐出现斜颈。头部向一侧倾斜，下颌偏向健侧，若将头摆正，可见胸锁乳突肌紧张而突出于皮下，形如硬索。在发育过程中若不予矫正，脸部发育将不对称，患侧短小，健侧较饱满。颈椎侧凸，头部运动受限制，并且伴随年龄增长而加重。

知识点9：先天性肌性斜颈的鉴别诊断

（1）骨性斜颈：为先天性颈椎发育异常，胸锁乳突肌无挛缩，X线检查可显示颈椎异常。

（2）颈椎结核所致的斜颈：颈部活动受限、疼痛，并且伴有肌肉痉挛，但无胸锁乳突肌挛缩。X线拍片可以显示颈椎破坏和椎前脓肿。

（3）颈部淋巴结炎引起的斜颈：多见于婴儿，有发热、淋巴结肿大和压痛，胸锁乳突肌内无梭形肿块或挛缩。

知识点10：先天性肌性斜颈的非手术疗法

适用于1岁以内的幼儿，包括局部热敷、按摩、手法扳正和固定头部。目的在于促进局部肿块早期消散，防止肌肉挛缩。手法扳正于婴儿出生两周后才可开始，且需缓慢而轻柔，使头稍向健侧弯，颏部尽量旋向患侧，枕部旋向健侧。婴儿睡时用砂袋保持于上述矫正位。每次手法前后，应按摩患侧胸锁乳突肌，或给予局部热敷。一般2~3个月内大多能治愈。

知识点11：先天性肌性斜颈的手术疗法

适于1岁以上的患儿。在12岁以上者，虽然脸部和颈部畸形已难于矫正，但手术疗法仍可使畸形有所改善。手术方法多用胸锁乳突肌切断术，即在直视下切断胸锁乳突肌在锁骨和胸骨部的肌腱。然后将头置于过度矫正位，用石膏固定四周即可，也可用矫形支架或胶布条固定。

三、膝内翻

知识点12：膝内翻的病因

轻度膝内翻可能与子宫内或出生后体位有关，有些因代谢障碍（如佝偻病）所致，有些是继发于创伤、感染或其他疾病。

知识点13：膝内翻的病理

因各种原因导致胫骨或股骨发育异常，主要是胫骨变形，导致膝内翻。随着下地行走时间增多，可逐渐引起继发外侧膝韧带松弛、退行性关节炎、髌骨脱位及髌骨软化等症。

知识点 14：膝内翻的检查及诊断

检查可以在双膝关节伸直并靠拢的条件下进行。膝内翻时，双膝明显分离。测下肢轴线可见髌骨位于髂前上棘与第 1、2 趾间连线外侧而不在连线上。两踝内侧并拢时测量两膝间距离可反映病变的程度。X 线片检查必不可少，应拍包括大腿和小腿在内的 X 线片，观察骨骺、骨质情况，测量股骨与胫骨长轴成角的度数。

知识点 15：膝内翻的鉴别诊断

主要是鉴别病因，排除骨髓炎、骨肿瘤、骨结核等所致者。

知识点 16：膝内翻的治疗

3 岁以下小儿一般不需要手术，体位性膝内翻一般可在发育中自行纠正，或仅使用足弓支持垫或矫形鞋。

佝偻病性膝内翻应先治疗佝偻病，待病情稳定后再考虑手术治疗。

膝内翻矫形手术原则是靠近畸形显著部位截骨，方法可酌情选择楔形切除、横断或"Y"形截骨法，并注意矫正内旋畸形。术后石膏固定。

四、膝外翻

知识点 17：膝外翻的病因

同膝内翻畸形一样，膝外翻是一种症状，而不是单一疾病，故而病因很多，如佝偻病、脊髓前角灰质炎、骨骺损伤、骨髓炎等。

知识点 18：膝外翻的病理

多累及一侧或双侧下肢，畸形多发生在股骨下段，股骨内髁可过度发育。随患儿年龄增长，而出现继发性退行性关节炎、外侧膝韧带缩短、内侧膝韧带松弛、髌骨脱位等症。

知识点 19：膝外翻的检查及诊断

检查可在双膝伸直并靠拢情况下进行。可见内踝显著分开，测量下肢轴线时，髌骨不在髂前上棘和第 1、2 趾间连线上而位于连线内侧。X 线检查可准确显示骨骺状态，骨质密度，并且测量出畸形部位和角度。

知识点 20：膝外翻的治疗

7 岁以下小儿除非畸形特别严重或有特殊病因需要处理者外，一般无须治疗。10 岁以上儿童较明显的膝外翻畸形不可能自行矫正，应考虑手术治疗。

膝外翻畸形矫正术应根据畸形发生的部位选择在股骨远端或胫骨近端进行。多数做股骨髁上截骨矫形术。术前应根据 X 线片明确矫正度数，并且注意保留 10° 左右的生理外翻角。方法有横断和楔形切除两种截骨法，术后长腿管形石膏固定 6~8 周。在矫正外翻畸形的同时，应注意矫正外旋畸形。

五、高弓足

知识点 21：高弓足的病因

病因不明确，但与以下因素有关：
（1）足内在肌失去功能，使足伸肌和屈肌挛缩所致，如脊髓灰质炎。
（2）腓肠肌瘫痪时出现继发性高弓足。
（3）遗传因素，通常有家族史。

知识点 22：高弓足的病理

主要病理变化是足纵弓升高，足长度变短，某些肌肉发生挛缩纤维化。继发足底跖骨头胼胝形成。

知识点 23：高弓足的检查及诊断

体格检查可见足纵弓较高，足长度变短，足底跖骨头明显突出并可有疼痛的胼胝形成。X 线检查可拍摄站立位足侧位片，正常情况下足距骨与第 1 跖骨的纵轴线是在一条线上，在高弓足时则两者成角。

知识点 24：高弓足的鉴别检查

主要是鉴别病因，明确是神经系统疾患还是不明原因的肌肉病变。

知识点 25：高弓足的治疗

应根据每个患者的不同情况设计治疗方案。轻度畸形可以用矫形鞋治疗。中至重度畸形，可采用手术治疗，常用方法有肌腱移位术及延长术、跗中关节楔形截骨术、跖腱膜切断术或足部三关节融合术等。

六、平足症

知识点 26：平足症的病因

可由于先天或后天的因素而导致发病。

（1）先天因素有：①足骨结构畸形，如舟骨结节过大、跗骨桥、副舟骨、第1跖骨过短等；②韧带或肌肉发育异常。

（2）后天因素有：①外伤造成骨及软组织畸形；②足跗骨化脓性感染导致骨破坏；③长期负重使足部肌肉疲乏不能维持正常的足弓；④足肌瘫痪纤维化萎缩；⑤高跟鞋穿用过久。

知识点27：平足症的临床表现

其表现在足部骨骼、韧带及肌肉上。骨骼可有结构畸形，如病因中所述。韧带松弛、肌肉乏力或瘫痪。若病变随年龄增长得不到治疗，可继发创伤性关节炎、下肢肌肉酸痛等。

知识点28：平足症的检查及诊断

检查时可见足纵弓低平，足印腰部增宽，并可有足外翻、足舟骨结节塌陷向内突出。若为痉挛性平足，则可有腓骨长，短肌痉挛，足固定在外翻、外展有时背屈的位置。通常诊断不困难。

知识点29：平足症的治疗

早期可采用体疗，如用足趾行走、提踵外旋运动、屈趾运动等，并穿用平足鞋垫或平足矫形鞋。对于痉挛性平足患者，则可在麻醉下手法扳正后用石膏固定于内翻内收位，3个月后改穿平足矫形鞋。

晚期患者或先天性跟骨舟骨骨桥可采用手术治疗，如距骨下三关节融合术、骨桥切除术以及肌腱移位术等。

第九节　骨科代谢性疾病

一、佝偻病

知识点1：佝偻病的病因

此病的病因主要有日光照射不足，维生素D食物摄入不足、生长速度过快以及胃肠和肝、肾疾病。

知识点2：佝偻病的病理

在成骨过程中，成骨细胞及其分泌的骨基质构成骨样组织，以后钙化为骨小梁。这些成骨细胞分泌的碱性磷酸酶使周围有机磷分解释出无机磷，形成磷酸钙结晶，沉着到骨样组织上变为新骨。当钙磷代谢失调，钙化过程发生障碍，成骨细胞代谢增生，在局部造成骨样组织堆积，碱性磷酸酶分泌增多，临床上因而产生一系列骨骼症状和血液生化改变。

知识点 3：佝偻病的临床表现

活动早期自生后 3 个月发病，主要表现为神经精神症状，易激惹、多汗、夜惊。活动期主要表现为骨骼改变，头部主要表现为颅骨软化、方颅、前囟闭合延误及出牙延迟，胸廓表现为肋骨串珠、肋膈沟、鸡胸或漏斗胸，腕踝可出现佝偻病手镯或脚镯，下肢可出现"O"形腿或"X"形腿状。另有全身肌肉松弛（蛙形腹）及大脑皮质功能异常（条件反射缓慢、表情淡漠和语言发育迟缓）。恢复期临床症状减轻、精神活泼、肌张力恢复。

知识点 4：佝偻病的鉴别诊断

（1）呆小病：其生长发育迟缓与佝偻病类似，但其智力低下，有特殊外貌，血钙、血磷正常，X 线片示钙化正常等有助于鉴别诊断。

（2）软骨营养不良：亦有骨骼畸形。鉴别主要依据血钙、血磷正常，X 线检查示长骨短粗、弯曲，干骺端变宽但轮廓光整。

知识点 5：佝偻病的治疗

注意饮食和护理，多去户外活动，增加日光照射。不要使患儿久坐、久立、久走，以防发生畸形。

二、骨质软化症

知识点 6：骨质软化症的病因

与佝偻病相似，主要有以下方面。
（1）维生素 D 的合成（日光照射）或者摄入不足。
（2）消化道疾病致维生素 D 的吸收和代谢障碍。
（3）慢性肝、肾功能不全致维生素 D 转化为活性维生素 D 减少。
（4）慢性肾小管功能障碍、肾性骨病，致钙、磷从肾小管丢失增加。
（5）机体对于活性维生素 D 不敏感（维生素 D 抵抗）。
（6）酸中毒、重金属中毒。
（7）影响钙、磷在类骨质中沉积的某些药物、肿瘤等。

知识点 7：骨质软化症的病理

其改变与佝偻病相似。因为成人的骨发育已经停止，故其改变限于膜性化骨的钙化障碍，致过量的类骨组织堆积在骨的表面，骨质变软，同时因为承重力减弱而导致各种畸形，常见的有骨盆畸形，脊柱侧凸及长骨弯曲等。骨盆畸形表现为骨盆的前后径及左右径均变短，耻骨联合处变尖而向前突出，呈鸟喙状，称为喙状骨盆。

知识点 8：骨质软化症的临床表现

（1）疼痛：早期症状不明显，可自觉腰痛、腿痛，时好时坏。一般是冬末春初疼痛较明显，妊娠、哺乳可致使病情加重。可在几个月到几年的时间内逐渐加重，变为持续性疼痛。疼痛的部位也逐渐扩大，可发展为全身性骨病，如骨盆、胸肋部等。由于骨膜有丰富的神经末梢，负重或肌肉牵拉均可引起剧痛，卧床休息疼痛可缓解。

（2）病理性骨折：轻微的外伤即可发生病理骨折，多见于肋骨、脊柱骨和骨盆等部位。严重时迫使病人长期卧床不起，不敢翻身。

（3）多处骨骼畸形：常见脊柱弯曲度增加、侧弯等，还可有鸡胸、驼背、下肢长骨侧弯、骨盆倾斜、关节畸形、身高降低等。脊柱、胸廓畸形可影响心肺功能。

（4）神经肌肉系统：可见肌无力、肌萎缩、肌痛，如合并脊髓受压，则出现下肢无力、步态蹒跚；低钙血症时，伴有口唇及四肢发麻、蚁行感，面肌痉挛，手足关节僵直、搐搦、抽搐等。

知识点 9：骨质软化症的诊断

对日照不足、营养不良者，慢性肠道吸收功能低下、肝肾功能不全的老年人和对维生素 D、钙、磷需求量增多的孕产妇，且有骨骼畸形、骨痛、手足搐搦者应高度怀疑本病。若有典型症状、体征、实验室以及 X 线检查时，诊断并不困难，其中骨影像学检查、尿钙测定及血浆维生素 D 水平测定尤具特异性。

知识点 10：骨质软化症的鉴别诊断

（1）骨质疏松症：多发生于中老年人，有腰背痛，易发生骨折，骨密度降低等，但血钙、磷、碱性磷酸酶多正常，尿钙不低，X 线检查骨小梁细小、稀疏、清晰等可助鉴别。

（2）原发性甲状旁腺功能亢进症：可有骨痛、骨畸形、骨折等症状，但无手足搐搦，血、尿钙水平升高，X 线检查显示骨质疏松、纤维囊性骨炎等可助鉴别。

知识点 11：骨质软化症的治疗

（1）维生素 D：一般补充维生素 D 1600U/d，血维生素 D 水平即可迅速升高。

（2）钙剂：≥18 岁者适宜摄入量为 800mg/d；≥50 岁者适宜摄入量为 1000mg/d；孕中期适宜摄入量为 1000mg/d，孕晚期以及乳母适宜摄入量为 1200mg/d。

（3）手术治疗：对有骨折、骨畸形影响生理功能者可进行外科手术治疗，但常需同时配合药物治疗。对于已有脊髓或神经受压者，应该在内科治疗的同时，做神经或脊髓减压术。

三、原发性甲状旁腺功能亢进性骨病

知识点 12：原发性甲状旁腺功能亢进性骨病的病因

原发性甲状旁腺功能亢进症（PHPT）是由于甲状旁腺腺瘤、增生肥大或腺癌所引起的PTH 分泌过多，其病因不明。

知识点 13：原发性甲状旁腺功能亢进性骨病的病理

破骨或成骨细胞增多、骨质吸收，呈不同程度的骨质脱钙，结缔组织增生构成纤维性骨炎。严重时引起多房囊肿样病变及"棕色瘤"，易发生病理性骨折及畸形。新生儿组织中钙化少见。以骨质吸收为主的骨骼病变属全身性。骨病分布以指骨、下颌骨、颅骨、脊椎和盆骨等处较为明显。此外也可发生骨硬化等改变。

知识点 14：原发性甲状旁腺功能亢进性骨病的临床表现

原发性甲状旁腺功能亢进（PHPT）起病缓慢，有以屡发肾结石而发现者，有以骨痛为主要表现，有以血钙过高而呈神经症症群起病者，也有以多发性内分泌腺瘤病而发现者，主要表现如下。

（1）骨骼系统症状：早期无典型症状，随病变进展可出现骨痛、关节痛、骨质疏松、骨囊性变等症状。

（2）高血钙低血磷症群：为早期症状，常被忽视。

（3）其他症候群：软组织钙化影响肌腱和软骨等处，可引起非特异性关节痛，累及手指关节，有时主要在近端指间关节。

（4）多发性内分泌肿瘤 Ⅰ 型或 Ⅱa 型：甲旁亢的临床表现相对较轻，病理以增生者居多，可在不同的病程期间出现。

（5）体征：多数病例无特殊体征，在颈部可触及肿物者占 10%~30%。骨骼有压痛、畸形、局部隆起和身材缩短等。

知识点 15：原发性甲状旁腺功能亢进性骨病的诊断

原发性甲状旁腺功能亢进性骨病的确切诊断分为甲旁亢的定性诊断和甲状旁腺的定位诊断两部分。

知识点 16：甲旁亢的定性诊断

凡具有骨骼病变、泌尿系结石和高钙血症的临床表现，单独存在或两三个征象复合并存时，血钙、碱性磷酸酶和 PTH 增高、血磷值降低、尿钙排量增多支持甲旁亢的诊断。骨 X 线检查有骨吸收增加的特征性表现，因此典型的甲旁亢临床上不难被诊断。

知识点 17：甲状旁腺的定位诊断

甲状旁腺的定位诊断包括颈部超声检查、放射性核素检查以及颈部和纵隔 CT 扫描。

知识点 18：原发性甲状旁腺功能亢进性骨病的手术治疗

（1）甲状旁腺病变的定位：甲状旁腺功能亢进一旦诊断确定尽可能在术前对病变腺体进行定位检查。位于颈部的肿瘤一般均不能扪及。B 超可发现位于颈部的肿瘤，CT 可以发现位于颈部和纵隔的肿瘤，但是阳性率均不高。自股静脉插管至上腔静脉、无名静脉及引流甲状旁腺的甲状腺上、中、下静脉，从各个静脉抽取血样，测定 PTH 浓度可以诊断是增生还是肿瘤，并确定肿瘤的部位。

（2）手术探查和治疗：因为 98% 甲状旁腺在颈部所以手术先探查颈部。探查时必须详细寻找四枚腺体，以免手术失败。术中需要做冷冻切片鉴定。如属腺瘤，应切除腺瘤，但须保留 1 枚正常腺体；如果属于增生，则应切除其三，第四枚腺体切除 50% 左右。异位的腺体，多数位于纵隔，可顺沿甲状腺下动脉分支追踪搜寻，常不必打开胸骨。如为腺癌，则宜做根治手术。一般有经验的外科医师第 1 次颈部手术的成功率达 90% 左右。

甲状旁腺瘤病人其无病变的甲状旁腺功能受抑制，腺瘤切除后第 2~3 天会出现低钙血症状。这种低血钙情况是暂时的，即使不补充钙剂血钙也能恢复正常，症状缓解。增生病人术后低钙血症状一般不明显。腺瘤若未切除或增生腺体切除不够，术后血钙下降均不多。诊断为腺瘤的病人术后若无低钙而症状，提示误诊，可能实际是增生。

知识点 19：原发性甲状旁腺功能亢进性骨病的药物治疗

西咪替丁可阻滞 PTH 的合成和（或）分泌，故 PTH 浓度可降低，血钙也可降至正常，但是停药后可出现反跳升高。用量每次 300mg，每天 3 次。

四、氟骨病

知识点 20：氟骨症的病因

引起氟骨症的氟主要来源是：饮水和环境中的氟化物，尤其是被污染环境中的水、空气以及高氟食物等。当氟的每日摄入量超过 4~5mg 时，就会造成氟在体内蓄积，蓄积的主要部位在牙齿和骨骼，因此产生的主要损害也在牙齿和骨骼上。我国规定饮用水中含氟量不得超过 1.5mg/L。

知识点 21：氟骨症的病理

慢性氟中毒在不同的病理情况下可表现为不同的病理改变：骨硬化、骨质疏松、骨软化和继发性甲状旁腺功能亢进性骨病变。长期过量氟摄入可使骨形成增多，但所形成的骨排列多不规则，导致骨的质和量分离现象。流行病学调查已证实这种病理改变的存在。在动物实验中，长期小剂量饲以氟化物可使大鼠产生骨硬化。如果在实验中给予大剂量氟化物，同时给予正常剂量的钙或限制钙摄入，由于氟化物刺激了成骨细胞的活性，增加了骨基质的形成，动物对钙的需要量增加，而实际钙摄入相对不足，造成缺钙，同时氟化物又可与钙结合形成氟化钙而沉淀，不能被吸收，加重缺钙产生骨质疏松和（或）骨软化。体内钙平衡的失调又可继发性引起甲状旁腺功能亢进，导致一系列骨组织的病理改变。

知识点 22：氟骨症的临床表现

慢性氟中毒早期有牙釉质失去色泽变暗或呈斑点石灰状，晚期往往有慢性咳嗽、腰背以及下肢疼痛，骨质硬化，肌腱、韧带钙化和关节囊肥厚，骨质增生，关节变形等临床表现。

知识点 23：氟骨症的诊断

（1）生活于并饮用高氟水的地方性氟骨症流行区 2 年以上，或患有氟斑牙者。
（2）临床表现符合典型氟骨症的症状和体征者。
（3）放射学检查发现有骨骼特异性改变者。
（4）有诊断意义的实验室检查阳性者。
（5）骨活检符合氟骨症者。

知识点 24：氟骨症的鉴别诊断

（1）石骨症：可见骨密度增加，管状骨上有横行条状影，髂骨和跗骨中有多层波状致密影。这些影像均比氟骨症清楚分明。
（2）成骨性转移癌：硬化性改变一般分布不甚规则均匀，并常引起骨质结构的改变。
（3）肾性骨病：与某些氟骨症极相似，骨质普遍致密和（或）疏松，骨小梁粗糙模糊等，常难以单纯从 X 线征象区别，需结合流行病学、临床表现和肾功能检查进行鉴别。上述疾患均无韧带钙化。

知识点 25：氟骨症的治疗

治疗原则包括减少机体对氟的吸收；增强机体新陈代谢，促进氟化物的排泄；减轻患者症状，改善体征；如神经根或脊髓组织受压并产生瘫痪或肢体功能障碍时，应手术减压；加强营养，提高机体抗病能力，恢复劳动强度等。

第十节　蹞　外　翻

知识点1：蹞外翻

生物力学（静力学和动力学因素）、先天遗传和返祖现象、各种炎症（关节风湿痛）等因素均可导致蹞外翻。如蹞跖趾关节背伸过多，可造成跖趾关节失稳，使跖趾关节四周平衡受到破坏；蹞展肌力减弱，蹞内收肌短缩或痉挛，第一跖骨（外展、内旋）内翻蹞籽骨外移，近节趾骨外翻，（内收外旋）蹞伸、屈长肌向足中心移位，对跖趾关节起到弓弦作用，这些将进一步促进蹞外翻的形成，近节趾骨向外侧半脱位，关节面内侧增厚，关节软骨逐渐变性吸收，形成骨刺，跖骨头内侧肥大如同外生骨瘤，并与鞋子反复摩擦而形成滑液囊炎（蹞囊肿）。患病率为 0.12%，常见于散打（1.16%）、艺术体操（4.6%）、技巧（0.81%）、武术（0.69%）、田径（0.12%）等项目的运动员。

知识点2：蹞外翻的诊断

（1）有慢性病史。

（2）自觉大蹞趾内、外侧痛，蹞跖趾关节明显向内侧隆起，半足尖、立足尖、发力和跳跃时疼痛明显。

（3）检查：蹞趾外翻，第一跖骨内翻，加大跖骨头间距离，横弓扁平化，成为张开足。第2、3、4趾跖面磨成胼胝。伴发2~5趾爪形趾畸形。第一跖骨头内外侧均有压痛，重者内侧有波动感，也可伴有红、肿、热。

（4）X线显示：测量蹞趾近节趾骨轴线与第一跖骨轴线之垂线的交角，称蹞趾外翻度。正常值：男性 13.8°~14.6°，女性 14.6°~15.7°。

（5）桂鉴超等蹞外翻分型：分型如下：

Ⅰ型：以 IPA（系近远节趾骨纵轴中心线夹角）为趾间角，正常值 0°~10°。增大为主，IPA≥22°，而 PASA（近侧关节固有角）系第一跖骨远端关节面连线与其纵轴线之垂线的夹角，为近侧关节同有角，正常值<8°。IMA（跖间角）系第一、二跖骨纵轴线之夹角，为跖间角，正常值 0°~14°均在正常值范围。

Ⅱ型：为单纯 HVA（蹞外翻角）系近节趾骨纵轴线与第一跖骨的纵轴线之垂线的夹角，为蹞外翻角，正常值 10°~15°，增大 20°或以上而 IPA、IMA、PASA 均在正常值范围内。

Ⅲ型：以 PASA 增大为主，IMA 可以正常或轻度增大，PASA≥11°，而 IMA≤15°。

Ⅳ型：以 IMA 增大为主。又可分为两个亚型：Ⅳa 型，10°≤IMA≤15°，Ⅳb 型，IMA>

15°，而 PASA 在正常值范围内。

Ⅴ型：混合型。IMA>15°，PASA≥11°。

Ⅵ型：跖趾骨关节炎型。根据跨外翻程度分为三度：一度，跨趾与其他趾不发生明显挤压；二度，跨趾与其他趾发生挤压；三度，跨趾与第二趾相重叠。

知识点3：跨外翻的治疗

（1）用纱布、胶布做环行包扎（即人工横弓）。包扎后原有疼痛减轻或消失。活动时包扎，睡眠时去掉。

（2）使用跨外翻矫形器。

（3）使用跖弓垫（特殊定做）。

（4）手法治疗：①掐痛点：患者取坐位，术者用拇示指掐跨跖趾关节外侧背掌面，连续掐200~400次，以有痛感为度。每日1次，15日为一疗程；②侧压足内外侧：患足内、外侧位，术者用手掌、掌根连续按压足的内、外侧200~400次，以有痛感为度。每日1~2次，15日为一疗程；③压足底：患者俯卧位，足背垫一软垫。术者用拇指、拳沿跨内收肌、跨短屈肌，连续压200~400次。每日1~2次，15日为一疗程。

（5）手术治疗：第一趾骨基底切除，跖趾关节成形术。近来采用微创手术，能消除疼痛，纠正畸形。

第十一节　髋关节发育不良

知识点1：髋关节发育不良

髋关节发育不良，髋关节是一个"球窝"关节，各种各样的原因都能影响髋关节发育。引起弹响髋的原因包括：有时球状的股骨头没有很好地嵌在窝状的髋臼里而发生移位；有时虽然股骨头在髋臼内，但是容易滑入脱出；或者由于髋臼太浅导致髋关节容易脱位。

知识点2：髋关节发育不良的检查

髋关节发育不良好发于女婴，合并臀位生产，羊膜水较少，左侧较多。所以可能是有遗传因素决定的先天性原因，加上一些外在机械性的因素而引起。典型的髋关节脱臼，其发生率为1‰~1.5‰，若加上髋关节半脱位及发育不良的情形，估计在20‰左右。

知识点3：髋关节发育不良的诊断

临床观察下列异常，父母或者照顾婴儿者可察觉单侧完全脱臼或半脱臼的情形：

（1）两下肢长短不一，且患侧下肢活动力较差。

（2）一侧（患肢）髋关节较不易向外展开。

（3）两侧大腿内侧、鼠蹊部（腹股沟）、会阴部或臀部之皮肤皱褶不对称。

（4）一侧（患侧）的大腿粗隆向上外凸起。

医护人员可利用下列理学检查项目进行评估诊断：

（1）髋关节不稳定的可向外脱位或可复位。

（2）患侧髋关节不随骨盆同步移动。

（3）两腿屈曲90°时，患侧较低。

X 线检查在 3 至 4 个月内的婴儿助益不大，一般用来分析及判断骨骼发育不良的情形。若只有发育不良之情形，上述检查均不易察觉。

知识点4：髋关节发育不良的治疗

髋关节脱位越早治疗越有效，因为 1 岁内是儿童髋关节发育最快的时候，及早矫治，大部分儿童可以完全正常发育。

如果能在儿童 1 岁以内发现先天性髋关节发育问题，通常采用夹板固定就可治好，夹板可以使儿童的髋关节保持正确位置，正常发育。

如果髋关节的问题直到儿童开始走路后才发现，会难治疗一些。有时候需要用石膏固定髋关节，使股骨头牢牢地固定在球窝状的关节里。或者医生需要在儿童腹股沟处做一个小切口来放松一些肌腱。也可能儿童的髋关节需要做手术，把股骨头安全置入髋臼内，手术后儿童通常还需要石膏固定。

患有先天性髋关节脱位和髋关节发育不良的儿童，不管采用哪种方式治疗，都需要在较长时间里注意及时复查，以保证髋关节正常发育，从而达到髋关节发育治疗的最佳效果。

第三章　脊柱疾病

第一节　脊柱骨折脱位与脊髓损伤

知识点1：脊柱骨折脱位与脊髓损伤的诊断

（1）有急性外伤史。

（2）自觉上、下肢的感觉和运动完全或部分丧失，尿潴留、大便失禁、四肢瘫痪。

知识点2：脊柱骨折脱位与脊髓损伤的检查

（1）颈髓1~2节段损伤：因为膈肌、肋间肌麻痹，患者无法自主呼吸。常见过伸受伤，比如绞刑骨折脱位、双侧椎弓骨折等。后者骨折会使椎管变大，脊髓和神经根受损伤比较轻或者不受损伤而无神经症状。

（2）颈髓3~4节段骨折脱位：感觉在锁骨以下平面消失，上肢呈连枷状态，伤者常因呼吸衰竭而死亡。患者可出现单侧或双侧的Horner征阳性（瞳孔缩小，睑裂变窄，眼球内陷）；由于血管运动障碍，同时可能出现鼻道不通，口呼吸，吐词低微、断续，呼吸困难，咳嗽无力，吞咽困难等表现。

（3）颈髓4~5节段骨折脱位：前臂外侧的感觉部分存在，其余部分和第三肋间以下平面感觉消失。双上肢完全没有自主活动而放置在身体两侧，可以做耸肩的动作。

（4）颈髓5~6节段骨折脱位：前臂和手指都有感觉缺失现象，第二肋间以下感觉消失。肩外展90°，肘轻度屈曲，放置于头附近。因为肠胀气影响呼吸功能。

（5）颈髓6~7节段骨折脱位：肋缘以上和上臂、前臂内侧、手的尺侧3~5指（有时还有示指）感觉障碍。上肢屈曲放置于胸前，双手呈半握拳状。患者呈腹式呼吸。

（6）颈髓7~8节段骨折脱位：感觉障碍范围包括4~5指、小鱼际以及前臂内侧和上腹。患者单侧或者双侧Horner征阳性，位置性低血压。患者屈拇长肌、伸拇短肌、对掌肌、骨间肌、蚓状肌、对指肌肌力减弱或者丧失，外展拇短肌完全瘫痪，呈爪形手。

（7）胸髓1~2节段骨折脱位：因血管运动障碍，颜面、头颈和上臂少汗或者无汗，Horner征阳性；拇收肌、骨间肌、蚓状肌部分瘫痪；拇展短、肋间肌以及下肢瘫痪。

知识点3：X线、CRI显示

颈椎骨折脱位性质、范围、程度与颈椎脊髓、韧带、神经、血管、关节、软组织之间的正常形态和改变。

（1）牵开过伸损伤：颈部贯于屈曲位，施颈牵引或自调便携式颈部气动牵引器做前屈位颈部固定 8~12 周，睡眠时枕高枕头。

（2）压缩过伸损伤：将患者放置于高压氧舱内，在 ICU 监护下进行抢救。

①伤后 8 小时以内的患者于 45 分钟内按 30mg/kg 体重静脉滴注甲泼尼龙，稍停 15 分钟后，继续以 5.4mg/kg 计算静脉点滴维持 23 小时滴完。

②伤后 8 小时以上患者，给予地塞米松 20~80mg 加速尿每日 20mg，静脉点滴，连续 3 日。

③静脉滴注 20% 甘露醇 250ml，并且按照每千克体重加 0.4mg 地塞米松，每日 2 次，3~7 日为一疗程。

④单唾液酸四己糖神经节苷脂（GMI）加生理盐水 80 ~ 100ml，平均每日给予 GM1100mg 静点 10~30 日。

（3）ICL 下牵引整复：要求解剖对线、对位、固定稳定。具体的方法有：瞬时间牵引、四头带和颅骨牵引、自调便携式颈部气动牵引法、颈踝对抗牵引、坐位牵引、立位牵引。

（4）手法治疗：与颈椎病的治疗相同。

（5）中、低频电疗：目的是为了刺激骶神经和膀胱，将电极置于小腹和骶部，每日 2 次，每次 20 分钟。

（6）热水浴：水温调至 39~42℃，水浴 20~30 分钟，每日或者隔日一次。

（7）熏蒸疗法：患者仰卧在熏蒸床上，每次治疗 20~30 分钟，每日 1~2 次。

（8）气压促循环治疗：每日 1~2 次，每次 20~60 分钟。

（9）创伤速效止痛剂：涂于患处，每日 4~6 次。

第二节　颈椎病和颈椎间盘突出症

一、颈椎病

目前所发现的同颈椎病发病相关的因素有退变、创伤、劳损、颈椎发育性椎管狭窄、炎症以及先天性畸形等很多方面。

从病理角度看，颈椎病是一个连续的病理反应过程，可以将其分为三个阶段。

（1）椎间盘变性阶段：椎间盘的变性从 20 岁就已经开始。纤维环变性所造成的椎节不稳是髓核退变加速的主要原因。可见纤维变性、肿胀、断裂及裂隙形成，髓核脱水、弹性模量改变，内部可有裂纹形成，变性的髓核可随软骨板向后方突出。

（2）骨刺形成阶段：骨刺形成阶段同样是上一阶段的延续。骨刺形成本身表明所在节段椎间盘退变引起椎节应力分布的变化，从生物力学的角度看，骨赘的形成以及小关节、黄韧带的增生肥大都是代偿性反应。其结果是重建力学平衡。

（3）脊髓损害节段：前面已经讲述到，单纯的退变不一定产生临床症状和体征，这同时也是颈椎病和颈椎退变之间的区别。只有当以上两个病理节段的变化对周围组织产生影响而引起相应变化才会具有临床上的意义。

脊柱对脊髓的压迫可来自前方和后方，也可以两者皆有。前方压迫以椎间盘和骨赘为主。前正中压迫可以直接侵犯脊髓前中央动脉或沟动脉。前中央旁或前侧方的压迫主要侵及脊髓前角与前索，并且会出现一侧或两侧的锥体束症状。侧方和后侧方的压迫来自黄韧带、小关节等，主要表现是以感觉障碍为主的症状。

知识点3：颈型颈椎病的临床表现

颈型颈椎病的临床表现主要包括：

（1）症状：颈部感觉酸、痛、胀等不适。这种酸胀感以颈后部为主要感觉。而女性患者往往肩脚、肩部也有不适。患者经常诉说不知把头颈放在何种位置才舒适。部分患者有颈部活动受限制，少数患者可有一过性上肢麻木，但无肌力下降及行走障碍。

（2）体征：患者颈部一般没有歪斜症状。生理曲度减弱或消失，常用手按捏颈项部。棘突间以及棘突旁可有压痛。

（3）X线片：颈椎生理曲度变直或者消失，颈椎椎体轻度退变。侧位伸屈动力摄片可发现约1/3病例椎间隙松动，表现为轻度梯形变，或者屈伸活动尺度变大。

知识点4：神经根型颈椎病的临床表现

神经根型颈椎病的临床表现主要包括以下：

（1）根性痛：与根性痛相伴随的是此神经分布区的其他感觉障碍，其中以麻木、感觉减弱、过敏等为多见。

（2）根性肌力障碍：早期可以出现肌张力增高，但是很快即减弱并出现肌无力和肌萎缩症。在手部以大小鱼际肌以及骨间肌萎缩最为明显。

（3）腱反射异常：早期出现腱反射活跃的症状，而后期反射逐渐减弱，严重者反射消失。然而单纯根性受压不会出现病理反射，如果伴随有病理反射则表示脊髓本身也有损害。

（4）颈部症状：颈痛不适，颈旁可有压痛感。压迫头顶时可有疼痛，棘突也可有压痛。

（5）特殊试验：当有颈椎间盘突出时，会出现压颈试验阳性。脊神经牵拉试验阳性。

（6）X线所见：侧位片可见颈椎生理前凸减小、变直或者成"反曲线"，椎间隙变窄，病变椎节有退变，前后缘有骨刺形成。伸屈侧位片可见有椎间不稳定。在病变椎节平面常见相应的项韧带骨化。

（7）CT 检查：可发现病变节段椎间盘侧方突出或者后方骨质增生并藉以判断椎管矢状径。

知识点 5：脊髓型颈椎病的临床表现

脊髓型颈椎病的临床表现如下：

（1）症状：患者先从下肢双侧或者单侧发沉、发麻开始，随之出现行走困难，下肢肌肉发紧，抬步慢，不能快步走，重者明显步态蹒跚，更不能跑步。双下肢协调差，不能跨越障碍物。除了四肢症状外，往往有胸以下皮肤感觉减退、胸腹部发紧，也就是束带感。

（2）体征：最明显的体征是四肢肌张力升高，严重者稍一活动肢体就会诱发肌肉痉挛，下肢往往较上肢明显。

（3）影像学检查：包括 X 线、CT 检查以及 MRI。

①X 线侧位片通常能够显示颈椎生理前曲消失或变直，大多数椎体有退变，表现为前后缘骨赘形成，椎间隙变窄。

②CT 检查则对椎体后缘骨刺、椎管矢状径的大小、椎间盘突出、黄韧带钙化及后纵韧带骨化的判断比较直观和快速。而且能够发现椎体后缘致压物是位于正中还是有偏移的。

③MRI 分辨力更高，其突出的优点是能够从矢状切层直接观察硬膜囊是否受压。枕颈部神经组织的畸形也可以清晰显示。

知识点 6：椎动脉型颈椎病的临床表现

临床表现主要包括眩晕、视力障碍、头痛，以及猝倒感觉障碍。

影像学特征：椎动脉造影可发现椎动脉有扭曲和狭窄，但是一次造影无阳性发现时不能排除，因为大多数患者是一过性痉挛缺血，当没有症状时，椎动脉可恢复正常口径。

知识点 7：颈型颈椎病的诊断和鉴别诊断

（1）诊断标准：颈型颈椎病包括如下诊断标准：

①颈部、肩部及枕部疼痛，头颈部活动因为疼痛而受到限制。因通常在早晨起床时发病，故被称为落枕。

②颈肌紧张，有压痛点，头颅活动受限。

③X 线片上显示颈椎曲度改变，动力摄片上可以显示椎间关节不稳与松动。由于肌痉挛头表现偏歪，侧位 X 线片上出现椎体后缘一部分重影，小关节也呈一部分重影，称为双边双突征象。

（2）需要进行鉴别诊断的疾病：包括：颈部扭伤和肩周炎。

知识点 8：神经根型颈椎病的诊断和鉴别诊断

（1）诊断要点：神经根型颈椎病的诊断要点包括：

①具有典型的根性症状，其范围与受累椎节一致。颈肩部、颈后部酸痛，并沿神经根分布区向下放射到前臂和手指，轻者出现持续性酸痛、胀痛，重者可如刀割样、针刺样疼痛；有时皮肤有过敏，抚摸有触电感觉；神经根支配区域有麻木及明显感觉减退。

②脊神经根牵拉试验多为阳性，痛点封闭疗法对上肢放射痛无显著效果。

③X线正位片上显示钩椎关节增生。侧位片生理前曲消失或变直，椎间隙变窄，有骨刺形成。伸屈动力片显示颈椎不稳定。

（2）需要进行鉴别诊断的疾病包括：尺神经炎、锁骨上肿瘤、胸廓出口综合征、颈背部筋膜炎、肌萎缩型侧索硬化症、腕管综合征、心绞痛。

知识点9：脊髓型颈椎病的诊断和鉴别诊断

（1）诊断要点：脊髓型颈椎病的诊断要点如下：

①自我感觉颈部无不适，但手动作笨拙，细小动作失灵，协调性差。胸腹部可有束带感。

②步态不稳定，容易跌倒，不能跨越障碍物。

③上下肢腱反射亢进，肌张力升高，Hoffmann 征阳性，可以出现踝阵挛和髌阵挛，重病症时 Babinski 征可能呈阳性。

④X线片显示病变椎间盘狭窄，椎体后缘有骨质增生。

⑤MRI 检查示脊髓受压呈波浪样压迹，严重者脊髓可以变细，或者呈念珠形状。磁共振还可显示椎间盘突出，受压节段脊髓可以有信号改变。

（2）需要进行鉴别诊断的疾病包括：脊髓肿瘤、脊髓空洞症、颈椎过伸伤、肌萎缩型侧索硬化症、后纵韧带骨化症。

知识点10：椎动脉型颈椎病的诊断和鉴别诊断

（1）诊断要点：椎动脉型颈椎病的诊断要点包括：

①颈性眩晕（也就是椎-基底动脉缺血征）和猝倒史，且能除外眼源性及耳源性眩晕。

②个别患者出现自主神经症状。

③旋颈诱发试验呈阳性。

④X线片显示椎节不稳定以及钩椎关节增生。

⑤椎动脉造影及椎动脉血流检测可以协助定位但不能作为诊断依据。

（2）需要进行鉴别诊断的疾病包括：眼源性眩晕、耳源性眩晕、颅内肿瘤、内耳药物中毒、神经官能症、锁骨下动脉缺血综合征。

知识点11：颈椎病的非手术疗法

（1）非手术疗法的要求：包括：

①明确目的：不同的疗法可达到不同的目的。推拿按摩可使局部痉挛获得缓解；气管推移训练能使颈前路手术顺利进行。

②循序渐进：必须采用系统的步骤，按程序进行，必须保证治疗的连贯性。

③多种疗法并用：对一个颈椎病患者，在早期应该以牵引和按摩治疗为主，当有外伤时应以制动为主。

（2）颈椎非手术疗法的适应证：其适应证如下：

①轻度颈椎间盘突出症以及颈型颈椎病。

②早期脊髓型颈椎病。

③颈椎病的诊断尚未肯定而需要一边治疗一边观察者。

④全身情况差，不能耐受手术者。

⑤手术恢复期的患者。

⑥神经根型颈椎病。

（3）非手术治疗的方法：包括颈椎牵引疗法、制动法、理疗、家庭疗法、推拿按摩、针灸和穴位封闭以及药物疗法。

知识点 12：颈椎病的手术治疗

当颈椎病发展到一定程度，必须采取手术治疗方可中止对神经组织的进一步损害。颈椎病的手术治疗经历了后路椎板切除间接减压到前路直接减压的过程。但后路椎板切除减压并不会因为前路手术的出现而丧失其应用的治疗地位。多数情况下，前路手术更合理，它是手术治疗颈椎病的一大进展，而后路手术现在降为前路手术的补充治疗手段。不过，当有后纵韧带骨化时，脊髓广泛受到压制，适合采用后路手术。

（1）手术适应证：其适应证包括：

①颈椎病发展至出现明显的脊髓、神经根、椎动脉损害，经非手术治疗无效即应该手术治疗。

②原先有颈椎病的患者，在外伤或其他原因的作用下症状突然加重者。

③伴随有颈椎间盘突出症经非手术治疗无效者。

④颈椎病患者，出现颈椎某一节段明显不稳，颈痛明显，通过正规非手术治疗无效，即使无四肢的感觉运动障碍，也应考虑手术治疗以中止可以预见的病情进展。

（2）禁忌证：颈椎病手术不受年龄的限制，但是必须考虑全身情况。如果肝脏、心脏等重要脏器患有严重疾病、不能耐受者，应该列为手术禁忌证不能施行手术。此外，颈椎病已发展至晚期，或者已瘫痪卧床数年，四肢关节僵硬，肌肉有明显萎缩者，手术对改善生活质量已经没有帮助时，也不适合手术。若颈部皮肤有感染、破溃，则需要在治愈这些局部疾患后再考虑手术。

知识点 13：颈椎病的手术方法

颈椎病的手术方法主要包括减压、内固定、融合、颈椎前路手术、侧前方手术以及后路手术。

二、颈椎间盘突出症

知识点14：颈椎间盘突出症的发病机制

颈椎间盘突出症系指在外力作用下颈椎椎间盘的纤维环部分或者完全破裂，髓核组织由破损处连同纤维环突出或者疝出。突出物对邻近组织（如脊髓、神经根或椎动脉等）造成压迫或刺激，并且以此引发一系列临床症状以及体征。

知识点15：颈椎间盘突出症的临床表现

（1）症状：包括：①颈肩痛及颈部活动受限；②下肢无力及胸腹部束带感；③上肢及手部疼痛、麻木或无力。

（2）体征：包括：①椎间盘突出节段的棘突间有时可有压痛，颈部活动常受限；②脊髓损伤表现；③上肢牵拉试验，出现颈肩至上肢的放射性疼痛即为阳性；④神经根损伤表现：根据椎间盘突出的节段以及受到累及的神经根，可出现相应神经根损害体征；⑤压颈试验阳性。

（3）影像学检查所见：包括：①X线片：颈椎正、侧位片多无异常所见。有时可见到颈椎曲度僵直等表现。病程较长者可以出现病变椎间隙变窄的现象；②CT：可以显示椎间盘突出及颈椎管受到侵占的征象；③MR：可以直接观察到椎间盘突出的形态、方向和程度，以及脊髓或神经根受到压迫的情况。除此之外，从MR图像上还可以观察到受压迫水平脊髓内信号的改变，比如T_2加权像显示信号，通常是脊髓组织可能出现变性的征象。

知识点16：颈椎间盘突出症的诊断与鉴别诊断

颈椎间盘突出的诊断一般并不难确定，需要进行鉴别诊断的疾病主要包括以下几种。

（1）各种类型颈椎病，包括神经根型颈椎病，脊髓型颈椎病以及交感型颈椎病等。

（2）运动神经元病。

（3）可造成颈脊髓或者神经根损害的其他疾病：例如颈椎肿瘤、结核等。

知识点17：颈椎间盘突出症的非手术治疗

凡影像学上显示颈椎间盘突出程度不严重，同时临床表现神经功能损害较轻的患者均可先试行非手术治疗。治疗方法与颈椎病的非手术治疗相似。

知识点18：颈椎间盘突出症的手术治疗

（1）手术适应证：①颈椎间盘突出显著并造成明显脊髓或神经根功能损害者；②神经功能损害较轻，但经非手术治疗 3 个月以上仍然无效果，或好转后又反复发作者；③影像学检查显示颈椎受伤节段显著不稳定并伴有相应临床症状者。

（2）术式选择：通常可以行经前路受损节段颈椎间盘摘除、椎体间植骨融合及钢板螺钉内固定术式。

第三节　腰椎间盘突出症

知识点 1：腰椎间盘突出症的病因

腰椎间盘退变是腰椎间盘突出症的基本病因，腰椎间盘突出症可与下列因素有关：

（1）外伤：是椎间盘突出的重要因素，尤其是儿童以及青少年的发病与之密切相关。

（2）职业：驾驶员及从事重体力的劳动者如煤矿工人或者建筑工人等，过度负荷可造成椎间盘早期和严重退变。

（3）妊娠：脊柱韧带处于松弛状态，后纵韧带松弛容易使椎间盘膨出。

（4）遗传易感因素：有家族发病的报道，可能与 IX 型胶原基因变异、维生素 D 受体 Taql 基因多态性有关系。

（5）腰骶部先天异常：腰椎骶化或者骶椎腰化等，使下腰椎承受异常应力。

（6）吸烟：吸烟可引起血液流变学的改变。长期吸烟可以导致椎间盘营养不足、细胞功能不良以及酶的降解，促进椎间盘的退变。

（7）疾病：例如糖尿病。

知识点 2：腰椎间盘突出症的临床表现

因人而异，但腰背痛与下肢放射痛仍然是椎间盘突出症的主要症状，具体为：①腰痛和坐骨神经痛；②肌瘫痪；③下腹部痛或大腿前侧痛；④间歇性跛行；⑤马尾综合征；⑥麻木。

知识点 3：腰椎间盘突出症的诊断

诊断腰椎间盘突出症应将病史、临床表现以及影像学检查相结合。

知识点 4：腰椎间盘突出症的影像学检查

（1）腰椎 X 线平片：腰椎间盘突出症病人，在腰椎 X 线片可显示完全正常，但也有一部分病人可显示以下征象：①腰椎正位片腰椎可以呈侧弯，髓核位于神经根内侧部位，则腰椎侧弯凸向健侧；髓核位于神经根外侧，则腰椎侧弯凸向患侧；②腰椎侧位片对诊断腰椎间盘突出症有着较大参考价值。

（2）CT检查：CT诊断椎间盘突出，主要是观察椎管不同组织密度的变化。表现为椎间盘组织在椎管内前方压迫硬膜囊，使硬膜囊向一侧推移，或前外侧压迫神经根，使神经根向侧后方向移位。

（3）磁共振成像（MRI）检查：从MRI图像上所表现的信号中，大体上分为高、中和低强度。MRI对诊断椎间盘突出有着重要意义。通过不同层面的矢状像及所累及椎间盘的轴位像可以观察病变椎间盘突出形态以及其所占椎管内位置。

知识点5：腰椎间盘突出症的鉴别诊断

（1）纤维组织炎：中年人发病最多。病人主要感觉脊背疼痛，常见部位在附于髂嵴或髂后上棘的肌群，比如骶棘肌和臀肌。其他部位的肌和肌筋膜、腱膜等也可受累。压迫痛性结节，特别是肌中的痛性结节，可以引起局部疼痛并放射至其他部位如下肢牵涉痛。

（2）腰椎关节突关节综合征：通常是中年女性。既往无明显外伤史。多在正常活动时突然发病，病人常诉说准备弯腰取物或转身取物，突然腰部剧痛，不敢活动。检查时脊椎向痛侧侧弯，腰段骶棘肌出现痛侧保护性肌痉挛。

（3）腰椎结核：腰椎结核病人可以有全身结核中毒症状，通常有较长期的腰部钝痛，休息时好转，但无完全缓解的间歇期而持续疼痛。检查可见腰部保护性强直，活动受限制，活动时疼痛加重。

（4）腰椎肿瘤：腰椎或者腰骶椎的原发或继发性肿瘤以及椎管肿瘤可出现腰痛和下肢痛，此种疼痛不因活动和体位改变而变化，疼痛呈持续性逐渐加重，并可出现括约肌功能障碍，影像学检查无退行性改变，椎骨可有破坏，椎管造影和MRI检查可见椎管内有占位性病变。

（5）椎间盘源性腰痛：椎间盘源性痛是指纤维环退变形成内裂症，但表层没有破裂，没有神经根受损的症状和体征，以慢性腰骶部疼痛为主，坐位时加重。因裂隙处含有椎间盘的液体及局部炎症反应，椎间盘造影可诱发相应的疼痛，并可见椎间盘裂隙延伸到了纤维环的外1/3层，通常是与髓核相连的边缘性撕裂。同时其他相邻的椎间盘可无退变，椎间盘造影没有复制的疼痛，结合临床症状和体征方可诊断为椎间盘源性痛。

知识点6：腰椎间盘突出症的非手术治疗

非手术治疗是腰椎间盘突出症的基本治疗方法，具体方法：包括绝对卧床休息、口服消炎止痛药物、推拿、持续牵引、按摩、理疗、病灶注射治疗等。

知识点7：腰椎间盘突出症的手术治疗

临床诊断腰椎间盘突出症后，有10%～20%的病人需要经过手术治疗。一般认为，手术指征主要为：

（1）腰椎间盘突出症病史超过半年，经过严格保守治疗无效；或保守治疗有效，经常复发并且疼痛较重者；

（2）首次发作的腰椎间盘突出症疼痛剧烈，尤以下肢症状为著者，病人因为疼痛难以行动及入眠，被迫处于屈髋屈膝侧卧位，甚至跪位；

（3）出现单根神经麻痹或者马尾神经受压麻痹的症状和体征；

（4）中年病人，病史较长，影响工作或者生活；

（5）病史虽不典型，经影像学检查，CT、MRI或造影证实椎间盘对神经或者硬膜囊有明显严重压迫；

（6）腰椎间盘突出症并有腰椎椎管狭窄病症。

手术方式包括：微创手术治疗、常规手术治疗、重建技术以及特殊类型的腰椎间盘突出症治疗。

第四节　腰椎管狭窄症

知识点 1：腰椎管狭窄症的病因

依据其病因可分先天性、发育性椎管狭窄和继发性椎管狭窄。

发育性椎管狭窄是指椎管在成长的过程中内径发育偏小，当椎管内结构发育成熟时椎管已无缓冲间隙，导致其中的神经组织出现功能障碍。发育性椎管狭窄症的主要特点是：①多个椎骨发病；②中央径 10mm 或以下；③椎板头侧缘矢径与椎板尾侧缘矢径的比值大于或等于 1（正常小于 1）。

继发性椎管狭窄症：继发于其他病理状态的狭窄，包括退行性变所引起的椎体后缘增生、黄韧带肥厚、纤维环膨出、小关节增生及关节囊肥厚、退变性滑脱或椎弓峡部裂滑脱、医源性、创伤性和其他疾病如氟骨症等所致椎管狭窄。临床上多见的为退行性腰椎管狭窄症。

知识点 2：腰椎管狭窄症的临床表现

腰椎管狭窄症发病隐匿，逐渐进展，主要表现为腰痛、腿痛及间歇性跛行。由于椎管狭窄多为退行性椎管狭窄，因此发病以中老年及从事重体劳动者为多。

知识点 3：腰椎管狭窄症的诊断

腰椎管狭窄症的诊断应将病史、临床表现与影像学检查相结合，其中临床表现是基本的诊断手段。仅仅有影像学上的狭窄只能称为腰椎管狭窄，不能称为腰椎管狭窄症。只有当其合并明确的临床症状，如果伴有间歇性跛行者才能称为腰椎管狭窄症。

知识点 4：腰椎管狭窄症的影像学检查

（1）X 线平片检查：X 线片可以见椎体后缘增生、增大且向椎管中线偏移的关节突关节、下关节突间距变小以及椎板间隙狭窄等骨性结构退变后的一些表现。发育性椎管狭窄者，正位片可见两侧椎弓根间距小，小关节肥大并且向中线移位，椎板间隙窄；侧位片表现为椎弓根发育短，关节突大且椎间孔小。

（2）椎管造影：将造影剂注入蛛网膜下腔，从正位、侧位、斜位多方位摄片，通过硬膜囊和神经根袖的形态，观察狭窄椎管的部位、范围、程度，不仅可以明确诊断，也可除外其他引起马尾间歇性跛行的椎管内病变。

（3）CT 检查：能清晰地显示腰椎各横截面的骨性和软组织结构，尤其是关节突、侧隐窝、椎间盘和椎管内外等结构。骨性增生退变、红下关节突的增生和肥大、黄韧带增厚或骨化以及结构重叠、椎间盘突出压迫脊神经以及手术后残留的椎间盘组织都可以显示出来。

（4）磁共振成像检查：MRI 用以判断腰椎病变，例如椎间盘退变或者突出，椎间盘突出物的大小、位置和方向，甚至纤维环破裂与否，以及与硬膜囊和神经根之间的关系等；还可用来判断椎管后结构变化、椎管矢状径大小及其形态变化等。

知识点 5：腰椎管狭窄症的鉴别诊断

（1）腰椎间盘突出症：腰椎管狭窄症与腰椎间盘突出症相似，主要鉴别在于体征上较腰椎间盘突出症少，直腿抬高试验和 Laseque 征常为阴性，CT 检查腰椎间盘膨出而非突出，并伴随有关节突关节增生、内聚。

（2）腰椎关节突关节综合征：此种腰痛和下肢痛通常见于中年女性，无明显外伤史，轻微腰部动作即引起突发腰痛和下肢痛，活动困难，而无下肢间隙行性跛行。行按摩治疗即可立即恢复正常，一般 2~3 周恢复正常，影像学检查无特殊征象。

（3）纤维组织炎：多因肌过度活动出汗后受凉或者因上呼吸道感染后发病，常见疼痛部位在斜方肌、冈上肌、骶棘肌和臀肌。检查时腰背部肌保护性痉挛，皮下组织增厚，扪之有痛性结节或条索感，可致腰痛或下肢痛，痛性结节封闭则症状消失。影像学检查示正常。

（4）马尾神经源性间歇性跛行：腰椎中央椎管狭窄或者椎管内占位性病变所致，累及大多数的马尾神经，在行走时马尾神经负荷增加、需氧增加、神经血管扩张而导致的挤压加重和缺氧功能障碍，出现下肢较广泛的功能障碍。

（5）神经根性间歇性跛行：多发生于腰椎间盘突出症。单条神经根受压缺血、缺氧以及炎症导致的疼痛，被迫停步休息。

（6）脊髓源性间歇性跛行：为颈胸椎退变性疾病压迫脊髓，使供血障碍、缺氧所导致。步行时出现胸腹部、下肢的束带感，导致不能行走，待休息几分钟后又可行走。鉴别意义在于出现颈腰狭窄时，如何确定病变部位。大体上颈椎管狭窄以产生锥体束征为主，下肢麻木无力，但是不痛；腰椎管狭窄属于周围神经性损伤，以疼痛以及腱反射减弱为主。MRI 有助于诊断。

（7）闭塞性脉管炎的血管性间歇性跛行：表现为小腿部发凉、疼痛，腓肠肌压痛感，足背动脉触摸不到；与腰椎管狭窄症产生的间歇性跛行不同之处，在于血管性疼痛以足为主，夜间较重。

知识点 6：腰椎管狭窄症的非手术治疗

对于症状轻又无明显体征者，应该先保守治疗。非手术治疗目前仍以休息、消炎止痛、理疗、骨盆牵引、腰背肌锻炼、应用支具保护和硬膜外激素封闭等为主，近年来活血化瘀中药用于腰椎管狭窄症，获得一定的疗效。物理疗法、热敷、按摩、冷敷、超声波以及中药等，可以有效缓解患者症状和提高患者生活质量。

知识点 7：腰椎管狭窄症的手术治疗

（1）手术适应证：出现下述情况时可考虑手术治疗：①经正规的非手术治疗无效；②明显的神经根痛和明确的神经功能损害，尤其是严重的马尾神经损害；③自觉症状明显并持续加重，影响正常生活和工作；④进行性加重的滑脱症状、侧凸伴相应的临床症状和体征。

（2）手术治疗原则：近年来多强调针对不同病因采取不同手术方法和基于手术有限化原则，不主张单一横式大范围减压的手术方法。在确保疗效的前提下，应该尽量减小减压范围，以尽可能少地影响脊柱的稳定性，并非减压范围越大，切除结构越多就越彻底。

（3）手术方法：包括全椎板切除术、显微外科技术的应用、半椎板切除术、中央椎管段狭窄的手术治疗以及神经根管段狭窄的手术治疗。

（4）植骨融合、内固定术：植骨融合是治疗原有腰椎不稳定和减压后可能出现不稳定的重要措施，尤其对于较为广泛的减压术后，植骨融合术是维持疗效的重要措施。内固定术的目的是：增强脊柱稳定性；提高融合率；纠正下腰椎退变后的畸形；维持椎管容量和形态，并保护神经组织；缩短术后康复时间。

第五节　腰椎滑脱症

知识点 1：腰椎滑脱症的病因

腰椎滑脱的具体病因不清楚，研究表明先天性发育缺陷和慢性劳损或应力性损伤是两个可能的重要原因，通常认为以后者为主。

知识点 2：腰椎滑脱症的病理

椎体滑脱的病理特征主要是腰椎解剖结构破坏刺激或者挤压神经，引发不同的临床症状。根据病变部位不同，产生下肢痛、下肢麻木、腰痛、甚至大小便功能障碍等症状。

知识点 3：腰椎滑脱症的临床表现

腰椎滑脱症的临床表现如下：

（1）儿童以及青少年期：发育性腰椎脊柱滑脱患者通常较早出现临床症状，典型主诉为下腰部僵硬和疼痛，并伴随有臀部及大腿的放射痛，畸形严重时疼痛可放射到足底。患者还可表现出椎旁肌、腘绳肌痉挛，腰前凸增大，躯干短缩，心形臀部，前腹出现皱褶，蹒跚步态等典型症状。

（2）成年期：峡部型滑脱一般要到成年晚期才会出现腰痛，同时由于滑脱节段或其近端发生椎管狭窄的病理改变，老年患者可出现间歇性跛行的症状。除疼痛外，部分患者会出现神经损害症状，包括感觉有异常、下肢无力、直肠和膀胱功能障碍。前二者常见于累及 L_5 神经根的峡部型性脊椎滑脱，而直肠和膀胱功能障碍常见于先天性脊椎滑脱引起的马尾综合征。退变性滑脱一般在 50 岁以后发病，常见于女性患者，主要症状也是腰痛和坐骨神经痛，因严重退变引起椎管狭窄者可出现间歇性跛行的临床表现。患者症状与局部退变和椎管大小有关，而与滑脱的程度不一定成正比例。

知识点 4：腰椎滑脱症的诊断

诊断腰椎滑脱的标准主要包括以下几点。
（1）临床症状以及体征。
（2）X 线片包括正、侧及左右斜位，必要时追加拍摄动力位片。
（3）合并产生严重神经症状时，应做 CT、MRI 检查椎间盘退变情况以及了解腰椎椎管情况。
（4）X 线片清晰、摄影位置正确即可诊断本病，但是应注意其可能伴发的椎管狭窄和腰椎不稳定等情况。

知识点 5：腰椎滑脱症的治疗

（1）观察随访：Wiltse 建议对年轻的峡部裂和脊柱滑脱患者要进行密切随访。
（2）保守治疗：脊柱滑脱的治疗目前仍存在较大争议。对于症状轻微的腰椎峡部裂和 Ⅰ~Ⅱ度滑脱或病程较短者宜首选手术治疗。包括制动、休息、各种物理治疗、非甾体类抗炎药、腰背肌锻炼和围腰保护，必要时进入疼痛治疗中心接受专科治疗。对儿童、青少年单纯峡部裂可以取得较好的疗效。
（3）手术治疗：对于Ⅱ度以及Ⅱ度以内的滑脱，主要的手术治疗方法包括腰椎双侧峡部融合术、椎板切除减压术、脊柱融合术、复位内固定术以及上述方法的联合应用。

第六节 脊柱侧弯及后突畸形

一、脊柱侧弯

知识点 1：脊柱侧弯的病因

许多因素可引起脊柱侧弯，主要有：

（1）先天性因素：如先天性半椎体、椎体缺如、楔形椎体等。

（2）后天性因素：如姿势性、神经肌肉性、癔症性、外伤性、瘢痕性、代偿性脊柱侧弯等。

（3）特发性因素：也就是病因不明，占脊柱侧弯的 70%~80%。

知识点 2：脊柱侧弯的病理

脊柱侧弯的病因虽然多种多样，但病理变化基本相似。侧弯多发生于脊柱的胸段和胸腰段，首先出现的某一部位弯曲称为原发性曲线，也称主要曲线。原发曲线的上下可出现相反方向的曲线，称继发性曲线，也称代偿性曲线或次要曲线。在弯曲曲线范围内的椎间隙总是凹侧变窄，凸侧变宽，顶端最凸处最宽。脊柱侧弯除先天性侧弯外，早期均为功能性，即畸形呈可逆性。但若得不到有效治疗，则可进展为结构性脊柱侧弯，椎体已有楔形变，畸形呈不可逆性。在脊柱侧弯代偿期，原发曲线的角度应与上、下两继发曲线角度之和相等。至失代偿期，即严重的脊柱侧弯，原发曲线角度可大于上、下两继发曲线角度之和，造成躯干的扭曲畸形。结构性脊柱侧弯时，脊柱还有旋转畸形，致使脊柱凸侧的肋骨向后突出，胸廓畸形，肋骨角的角度增大，可大于 90°，使后胸壁形成一条嵴状隆起，有如老式剃须刀，故称剃刀背畸形。脊柱侧弯与胸廓畸形可使胸腔容量变小、活动受限、发育不良，从而影响心肺功能，严重者亦可影响腹腔脏器，畸形越严重对脏器及其功能的影响越大。

知识点 3：脊柱侧弯的检查及诊断

因脊柱侧弯多属特发性，故体格检查显得很重要。主要方法有直立位检查、脊柱前屈位检查和骨盆检查。明显的脊柱侧弯，体格检查即能确诊。但是 X 线检查不可缺少，它可以测定侧弯的角度和排除脊椎结核、肿瘤、类风湿关节炎等疾病。拍 X 线片时应包括直立位的脊柱正、侧位和卧位的左、右侧屈位。

知识点 4：脊柱侧弯的鉴别诊断

脊柱侧弯是一种症状，诊断较容易，但应鉴别是属于哪种类型的脊柱侧弯，如先天性脊柱侧弯、后天性脊柱侧弯或是病因不明的特发性脊柱侧弯。

知识点 5：脊柱侧弯的治疗

脊柱侧弯应尽早治疗，方法有：

（1）非手术疗法：采取正确的坐姿以及体操疗法、支具疗法、电刺激疗法、腰背肌、腹肌、髂肌以及肩部肌锻炼，这些疗法的目的在于纠正姿势性侧弯，增强肌力，增加脊柱的活动度，控制脊柱畸形的恶化。

（2）手术疗法：经保守治疗无效，脊柱侧弯明显，且呈进行性加重者，需手术治疗，一般来说，侧弯 45°以上就可考虑手术矫正。

二、先天性脊柱后凸

知识点 6：先天性脊柱后凸的病因

先天性脊柱后凸是脊椎胚胎发育异常所导致的前方或侧前方纵向生长不对称导致的以脊柱矢状面畸形为主的脊柱畸形。胚胎期脊柱发育的关键时期是妊娠第 5、6 周，这是脊柱分节的时间，先天性脊柱畸形发生于妊娠的前 6 周。先天性后凸潜在的危险很大，后凸的进展迅速，不仅导致严重的外观畸形，而且最终可能会出现脊髓的受压和神经损害。

知识点 7：先天性脊柱后凸的临床表现

（1）生长的评估：先天性脊柱畸形的生长不平衡需要三维评估，不管是半椎体、蝴蝶椎、骨桥还是双侧椎体发育不对称。

（2）神经功能评估：①神经损害的时间越长、损害的程度越重，神经功能恢复的可能性越小；②病理解剖因素：如后凸区在过伸位试验中显示较僵硬，牵引复位有较高的风险；如后凸畸形较为柔软，牵引的效果会较好；③"静息"治疗：有时对新近出现神经损害的患者采用制动治疗会取得良好的效果，如石膏或适当牵引，如果症状逐渐缓解再采取手术治疗进行前后路融合固定，此时并不一定需要椎管减压。

（3）脊柱的稳定性判断：如果脊柱的前柱缺乏足够的骨性组织填充而处于"真空"状态，即使后方结构发育良好，后凸的进展也是不可避免。如果同时伴有后方结构异常，脊柱的稳定性大大降低，轻微创伤会导致脊髓受压。很显然脊柱前后柱同时出现发育障碍时脊柱的稳定性最差，这些患者伴有脊髓发育畸形的可能性也较大。一旦发现脊柱不稳定的存在，需要立刻手术稳定和融合脊柱的前后柱。

知识点 8：先天性脊柱后凸的诊断

（1）X 线：胸腰椎后凸/侧后凸畸形，伴椎体形成障碍，分节不良。

（2）MRI：脊髓纵裂、马尾终丝栓系等脊髓的发育性畸形。

（3）体格检查：①胸腰椎后凸畸形，背部皮肤有"藏毛窦"；②可伴不同程度的神经损害。

知识点 9：手术治疗——单纯后路融合术

这类手术在单纯后路植骨融合的基础上通过术后矫形石膏或支具达到矫形的目的。若患者年龄小于 5 岁，后凸畸形小于 50°，单纯的后路融合手术可能取得良好的效果，术后过伸位矫形石膏 3~4 个月。后路融合停止了脊柱后部的过度生长，但允许前部继续生长。Winter 和 Moe 报道后路融合成功的病人术后脊柱后凸角度有所减小。手术可以达到平衡脊柱的生长而非脊柱矫形。单纯的后路融合的优点是手术简单、安全、可靠。不利方面包括手术后需用石膏矫形、假关节发生率增高、可能发生畸形加重、"曲轴"现象和矫形程度较小。单纯后路融合一般用于估计发展较慢的轻度侧凸。

知识点 10：手术治疗——后路脊柱内固定加融合术

对于 5 岁以上的"I"型畸形患儿，如果后凸超过 50°，可进行单纯后路融合和使用内固定进行短节段矫形固定。先天性脊柱侧凸病人使用器械内固定的优点包括：①适度地增加矫正度；②可减少假关节形成率；③适当避免术后石膏或矫形支具的使用。采用内固定手术并不能改变融合，同时仍然需要进行椎间关节融合、椎板去骨皮质、大量植骨等及术后外部支具或石膏。

知识点 11：手术治疗——前后路联合脊柱矫形融合术

目前前后路联合脊柱融合手术逐渐成为治疗先天性脊柱侧凸畸形的主要手段之一，其目的包括：纠正矢状面上的畸形；通过切除椎间盘增加侧凸脊柱的柔韧性；除去椎体上下的终板软骨，预防前柱继续生长引起的畸形加重（"曲轴"现象）。前路手术包括去除椎间盘、软骨终板，以及碎骨屑植入椎间隙进行融合。前路融合后，进行后路手术。是否使用内固定取决于多种因素，比如侧凸的严重程度。

知识点 12：手术治疗——前后路凸侧骨骺阻滞术

前路加后路凸侧骨骺阻滞术曾经是进展型先天性脊柱侧凸的治疗手段之一。手术通常可以在同一麻醉下进行，该术式适用于 5 岁以下符合下列标准的病人：

（1）脊柱侧凸明显进展。

（2）侧凸<60°。

（3）侧凸累及少于 6 个节段。

（4）凹侧具有生长潜力。

（5）无明显后凸或前凸畸形。

知识点13：手术治疗——半椎体切除术

半椎体切除的最佳适应证是半椎体位于侧凸顶端的成角弯曲，而且半椎体单纯孤立，尤其适用于治疗腰骶部半椎体畸形伴骨盆倾斜的病人，因为 $L_{4、5}$ 的半椎体缺乏下方脊柱的代偿，出现半椎体通常会导致严重的躯干倾斜。单纯的半椎体切除融合术适应证相对较窄，目前倾向于半椎体切除加短节段内固定手术。在腰段行半椎体切除可以改善躯干的平衡。脊髓圆锥下方的 L_3、L_4 或腰骶水平，半椎体切除最安全。半椎体切除在胸椎最危险，因为这一区域的椎管最狭窄，脊髓血供最差。

知识点14：手术治疗——后路经椎弓根半椎体切除，短节段内固定技术

Heinig 首先报道了一种用刮匙通过椎弓根去除前方椎体骨松质的方法。一般认为，这种"蛋壳"术式可避免前方入路。半椎体切除术的最佳年龄为 3~10 岁，因为此年龄阶段半椎体已显示出其生长潜能且结构性代偿弯尚未形成。年龄稍大的患者即使代偿弯僵硬，仍可采用半椎体切除术，但此时该手术必须同时对代偿弯进行更为广泛的内固定及融合。

三、先天性脊柱畸形

知识点15：先天性脊柱畸形的病因

先天脊柱畸形的病因尚不十分明确。Wynne Davies 分析了 337 例先天性脊柱畸形患者，发现绝大多数是散发的，并且其同胞或后代多无发病危险，而多发畸形患者的同胞出现脊柱畸形可能性为 5%~10%。但是，Lonstein 分析了 1200 例先天性脊柱畸形，否认以上结论，他发现其中只有 1% 患者的亲属有脊柱畸形。多数研究证实，双胞胎中如果一个患者出现先天畸形，另一个多数没有畸形。双胞胎同时存在先天性脊柱畸形的报道极为少见。

目前，仅有一种类型先天性脊柱畸形呈家族性发病，这一综合征包括多节段的双侧分节不良、多发肋骨融合以及节段缺失等。国内外对这一综合征的称谓尚未统一，通常称为胸椎发育不良、脊椎肋骨发育不良或 Jarcho-Levin 综合征。

知识点16：先天性脊柱畸形的临床表现

早期轻型脊柱侧凸的征象包括：
（1）两肩不等高。
（2）肩脚一高一低。
（3）一侧腰部皱褶皮纹。
（4）腰前屈时两侧背部不对称，即"剃刀背征"。
（5）脊柱偏离中线。
此外，若有下述情况存在时，应该怀疑有先天性脊柱畸形存在：

（1）出生后就有下肢畸形或大小便不正常。

（2）背部皮肤（特别是脊柱区皮肤）有色素沉着、异常毛发或有包块时。

（3）小儿上半身短，与身体长度不成比例者。

对有可疑征象者应行 X 线片检查，即可发现有脊柱或肋骨畸形表现，并可测量及记录下脊柱畸形的程度。先天性脊柱侧凸的 X 线表现有以下两个"S"特点，即脊柱侧弯较短和侧弯角度较锐。

知识点 17：先天性脊柱畸形的影像学检查

对于 Klippel-Feil 综合征的患者应详细评价颈椎 X 线片。对不能坐立的患者和年龄较大的儿童应进行仰卧位 X 线片，以便于观察椎体结构。正如前文所述，脊柱畸形凸侧生长相对重要，因此必须检查凸侧的骨组织和椎间隙的情况。如果椎间隙存在，凸侧椎弓根界限清楚，那么仍然存在凸侧生长能力，预后不良；如果凸侧间盘不清，凸侧椎弓根难于辨认，那么凸侧生长潜能小，预后相对较好。

严重的脊柱畸形病例中，由于脊柱的旋转重，普通前后位不易区分先天性脊柱畸形还是特发性脊柱侧凸，需要做脊柱去旋转像（Stagnara 像）。

知识点 18：先天性脊柱侧凸

先天性侧凸根据脊柱发育障碍分三种类型：①形成障碍：有半椎体和楔形椎；②分节不良：有单侧未分节形成骨桥和双侧未分节（阻滞椎 bloc vertebrae）两种；③混合型。

通常情况下，侧凸常伴有矢状面上的畸形，即为侧前凸与侧后凸畸形。虽然理论上讲，某种畸形常常对应一定的预后，但是这仅仅是从多数患者总结出来的一般规律，也就是说仍存在特殊情况。因此，分析侧凸时应首先从其总特征考虑，然后再看它产生了什么问题，以及是否有进展。

知识点 19：先天性脊柱畸形的非手术治疗

（1）观察方法：每 4~6 个月随诊一次。常规行站立位脊柱全长正侧位 X 线检查，对不能站立的婴幼儿可行卧位 X 线检查。一般来说，人发育过程中有两次快速生长期：出生后头四年和青春期生长发育期。在这两个期间内观察尤为重要。临床上，我们常见到不少患儿由于失随访，在青春期内迅速生长，产生严重的僵硬的畸形，造成难以挽回的后果。

（2）多数学者推荐使用 Milwaukee 支具，因为腋下支具虽然也可以有效地控制侧凸，但是却易引起胸部受压、肺活量下降等副反应。Winter 等的研究表明，仅有少数患者对 Milwaukee 支具治疗效果良好，并且能够坚持支具治疗的患者较少。预后较好的是柔软的混合畸形以及具有代偿性弯曲的畸形，支具对柔软的畸形有效而对僵硬的畸形无效。

知识点 20：先天性脊柱畸形的手术治疗

先天性脊柱侧凸的手术方法主要有以下四种：凸侧骨骺阻滞（前路凸侧半骺板阻滞、后路脊柱融合、后路凸侧小关节融合）；前后路联合脊柱融合；半椎体切除；以及生长阀技术。

第七节 颈椎后纵韧带骨化症

知识点 1：颈椎后纵韧带骨化症的病因

颈椎后纵韧带发生骨化的病因不明确。目前有人认为该病具有地域性，也有人认为该病可能是全身各关节周围的韧带骨化形式之一（也就是代谢异常学说），或者认为系脊柱动静力学的异常负荷导致，或者认为系后纵韧带外伤引起，或者认为是椎间盘变性、突出、钙化、骨化的结果，或者认为系椎体后缘骨质增生，向后纵韧带延伸而造成。此病在日本的发病率为 1.7%~2%，中国发病率为 3.08%，其中男女比例为 2∶1。

知识点 2：颈椎后纵韧带骨化症的诊断

（1）病程为慢性进行性过程。

（2）自觉无明显不适，一侧或两侧四肢麻木，手指精巧活动受限，手不能持物，行走困难，四肢乏力，性功能以及大小便障碍等。

（3）检查：望诊，患者的手或步态呈痉挛性瘫痪，行动困难。手、上肢、肩带肌肉萎缩，四肢肌腱反射亢进，髌部阵挛、踝阵挛阳性，弹、刮指、划跖、划外踝会呈阳性。

（4）影像显示：颈椎侧位 X 线片或者断层片、CT 扫描或磁共振（MRI）图像呈后纵韧带骨化阴影，都可作为确诊依据。椎管横断面狭窄率<30%时脊髓受压不明显；>40%受压感明显。

（5）颈椎侧位 X 线片以及断层摄影显示：按照骨化形态分为四型，也就是局限型、连续型、间断型和混合型。

①局限型：骨化位于上一椎体后下角与下一椎体后上角之间，不会累及椎间盘，呈三角形状，临床症状比较重。

②间断（分节）型：一个或者多个椎体后方，椎间隙部位呈中断现象，呈不连贯骨化症状，临床症状严重。

③连续型：自高位椎体起，可见骨化连续几个椎体后方，呈条索状骨化症状，临床症状并不严重。

④混合型：骨化阴影为连续型和间断型两种的结合，临床上最为多见，且症状多数较为严重。

（6）短潜伏期体感诱发电位（SLSEP）检测。

知识点 3：颈椎后纵韧带骨化症的治疗方法

颈椎后纵韧带骨化症的治疗方法主要包括：

（1）牵引疗法：包括下列几种。

①自体悬吊重力牵引法：患者站立于颈部牵引架下，自己戴好牵引套后，双膝关节逐渐下蹲至双足跟离开地面，而足尖仍然着地止。牵引时间为 1~1.5 分钟，间断牵引 3 次为一组，每日进行 3~6 组。

②坐位牵引法：患者采取坐位，自行戴好牵引套后，牵引重量为 1/2~2/3 体重，牵引时间为 30~90 秒，间断牵引 3 次为一组，每日 3~6 组。

③卧位牵引法：患者采取仰卧位，颈部枕 6~8 厘米高的圆枕。牵引时间为 10~30 分钟，牵引重量为 20~40 公斤，每日进行 3~6 组。

④自调便携式颈部牵引法：自己戴好牵引器，充气 30~50 次，并且主动做颈部前屈、后伸、左右侧屈活动，每个方向各做 30~50 次，每日进行 3~6 组。

⑤颈部牵引固定法：用自调便携式颈部牵引器自行戴好后，头颈尽力向后伸，充气直至气囊上面与下颌似接非接为止，白天活动时长时间固定，夜间去掉。

（2）手法治疗：患者采取坐位或俯卧位，术者在其枕后、颈后、侧胸锁乳突肌、斜角肌等部位寻找痛点、痉挛、僵硬、条索等处，选用掐法、压法、刮法、弹拨法及揉捏法等，将前述压痛点和阳性反应物松弛或散开，每日进行 1~2 次。

（3）低频脉冲磁疗法：每日睡前将磁电极安置在颈部，6~8 小时，每日进行 1 次。

（4）熏蒸疗法：患者将后颈胸部放置在熏蒸床上，每日早晚熏蒸颈部 20~30 分钟。

（5）空气压力治疗法：患者穿好空气压力裤，仰卧在治疗床上，每次治疗 20~30 分钟，每日进行 1~2 次。通过对空气压力的调节，将下半身血液挤压至头和上半身，经过椎动脉直至脊髓前动脉，增加脊髓血液循环，以改善脊髓功能。

（6）针刺或电针疗法：术者在患者颈部找准压痛、痉挛、僵硬等处，皮肤常规消毒，直刺前述各点，每点提插十余次或者留针做电刺激 10~20 分钟，每 2 日进行 1 次，15 次为一疗程。

（7）踩法治疗：患者取俯卧位，术者站立于患者双下肢的后面，反复由下至上走动 20 分钟；术者换位，踩肩、背部各 10~20 分钟。也可以教会患者的家属以上操作。

（8）如出现脊髓压迫症状加重，就应该手术治疗。

第八节 上颈椎畸形和不稳定

一、上颈椎畸形

知识点 1：上颈椎畸形

上颈椎畸形指的是枕骨、寰椎、枢椎的骨性结构以及其附属结构和周围的神经血管组织由于先天发育异常，导致局部的骨性结构和神经组织畸形。由于上颈椎位于活动较大的颅颈交接区域，此部位的畸形容易诱发不稳定和延髓－颈髓受压，通常需要进行手术处理。但由于该部位的解剖结构和临床表现较为复杂，导致治疗比较困难。

知识点2：上颈椎畸形的影像学检查

患者术前常规拍摄颈椎正侧位、屈伸动力位和张口位 X 线片，所有患者行 MRI 检查和颈椎 CT 平扫与三维重建。

根据影像学资料将上颈椎骨性结构的畸形分为以下三种情况：

（1）发育不全：包括齿状突发育不全、游离齿状突、寰椎后弓缺如等骨性结构发育不全的症状。

（2）分节不全：包括环枕融合、颈椎融合等先天性骨性融合的症状。

（3）结构畸形：包括颅底凹陷、枕骨大孔狭窄、无明确诱因的上颈椎不稳、颅底扁平、脱位等结构异常的症状。

知识点3：上颈椎畸形的治疗方法

（1）后路手术：上颈椎不稳可以复位并且脊髓前方无明显受压患者采用后路手术。患者可以采用寰枢内固定，也可采用枕颈内固定，或者采用在枕颈内固定同时进行后路减压手法，然后取自体髂后松质骨颗粒进行植骨融合。

（2）前后路手术：上颈椎不能复位或者脊髓前方受压患者采用前后路手术。首先经过口咽前路进行齿状突切除、减压和松解，然后轴位翻身再行后路手术。患者可行寰枢椎复位内固定，也可以行枕颈内固定术，或采用在枕颈内固定同时进行后路减压。所有患者采用螺钉、钛棒内固定治疗，取自体髂后松质骨颗粒进行植骨融合。患者术后常规采用颈托外固定 8~12 周时间。

二、脊柱不稳定

知识点4：脊柱不稳定的病理机制

生物力学的试验表明，正常人体脊柱的稳定性通过两大部分来维持：一是内源性稳定，包括椎体、椎弓及其突起、椎间盘以及相连的韧带结构，是静力性平衡；二是外源性稳定，主要为脊柱两侧肌肉的调节与控制，它是脊柱运动的原始动力，是动力性平衡。上述任何一个环节遭受到破坏，都可能引起或诱发脊柱正常结构以及平衡功能的丧失，当脊柱功能单位（FSU）的刚度降低，导致在生理载荷范围即可出现过度活动和（或）异常活动时，称为脊柱不稳定，当由此引起一系列相应临床表现时，称为脊柱不稳征。

知识点5：脊柱不稳定的临床表现

（1）疼痛：常常是脊柱不稳征的常见和首发症状，可以表现为活动后疼痛加重，活动受限制，休息可以缓解，但无特异性。

（2）神经损害症状：有学者把神经系统的损伤作为脊柱不稳定的最重要表现，必须强调脊柱不稳的神经损害应该与脊柱的动态活动相关联，也就是说脊柱的动态活动可以诱发或者加重神经损害的症状，如果脊柱只在静止状态下表现为神经损害，而动态活动对神经损害无明显影响，则不能将其作为脊柱不稳定的临床表现。

（3）体格检查：静态临床检查可以发现局部压痛，但是多无明显神经损害症状，并且缺乏特异性。

知识点 6：脊柱不稳定的辅助检查

（1）X线检查：可以作为诊断脊柱不稳征的主要依据。静态 X 线没有特殊征象，可以表现为椎间隙变窄、骨刺以及脊柱序列异常。

（2）CT、MRI 检查：大多数脊柱不稳定只有在活动或者直立状态下才有临床症状，普通 CT，MRI 解除了重力的影响因素，通常没有任何异常发现，但是采取直立位、动力位或者加压 CT、MRI 检查，则可能出现异常表现，必要时可与卧位 CT、MRI 进行对比，更有诊断价值。

知识点 7：脊柱不稳定的诊断及鉴别诊断

（1）诊断：脊柱不稳定以及脊柱不稳征的诊断必须依靠影像学检查。影像学检查只能作为诊断脊柱不稳定的依据，如果要诊断脊柱不稳定征，还必须存在肌筋膜疼痛或者脊柱动态活动下的神经损害症状的临床表现。

（2）鉴别诊断：脊柱不稳定主要是和各种退变性疾病及引起脊柱不稳的各种原发性疾病进行鉴别诊断，很多退变性疾病在早期阶段常常首先表现为脊柱不稳定，例如颈椎病、腰椎管狭窄症等，脊柱不稳可以作为这些疾病的并发症存在。

知识点 8：脊柱不稳定的治疗原则

脊柱不稳定的治疗应该遵循以下原则：

（1）使脊柱重新获得稳定。

（2）防止不稳定的脊柱对周围脊髓或者神经根造成继发性损害。

（3）防止脊柱不稳定或者脊柱畸形的进一步发展。

（4）结合患者的发病因素、发病程度、发病部位以及社会因素，选择个体化治疗方案。

第九节　脊柱结核

（1）脊柱结核的病理：脊柱结核的病理改变与其他组织结核一样具有渗出、增殖和变性坏死三种基本病理变化。这三种变化往往同时存在，在不同阶段以某一变化为主，而在一定条件下可相互转化。

（2）脊柱结核的类型：包括椎体中央型、椎体边缘型和椎间盘周围性。

（3）神经损害的机制：脊柱结核引起神经损害的机制有：①脓肿形成，直接压迫硬膜囊；②坏死骨或坏死的椎间盘压迫；③脊柱后凸畸形，应当指出的是脊柱结核引起的神经损害绝大多数为外源性压迫所致，属于慢性过程，就神经损害程度而言，往往为部分损害。因此，如果压迫因素去除，神经功能绝大部分可以恢复。

（1）全身症状：患者常有全身不适、疲惫乏力、食欲减退、身体消瘦、午后低热、潮热盗汗等轻度中毒症状及自主神经功能紊乱的症状。

（2）疼痛：疼痛症状往往出现较早，疼痛程度与病变程度成正比，行走、劳累后加剧，休息后减轻。

（3）姿势异常：颈椎结核病人常有斜颈畸形。胸腰椎、腰椎及腰骶椎结核患者站立或走路时尽量将头与躯干后仰，坐时喜用手扶椅，以减轻体重对受累椎体的压力。腰椎结核患者从地上拾物尽量屈膝、避免弯腰、屈髋，起立时用手扶大腿前方，称为拾物试验阳性。

（4）脊柱畸形：脊柱后凸较常见。

（5）肌肉痉挛：肌肉痉挛为脊柱结核较早出现的症状，儿童则更为明显。

（6）脊柱活动受限：由于病灶周围肌肉的保护性痉挛，受累脊柱活动受限，运动范围较大的颈椎和腰椎容易被查出，活动度较小的胸椎则不容易查出。

（7）寒性脓肿：常为患者就诊的体征之一，有时将脓肿误认为肿瘤。有的脓肿位置深，不易早期发现，因此应当在脓肿的好发部位去寻找脓肿的病灶。

（8）神经功能障碍：神经功能障碍约占脊柱结核的10%。

（1）X线平片：因受累部位、破坏程度、病程长短及患病年龄不同而异。小儿患者的病变发展快且较严重。脊柱结核的X线征大致可归纳为以下九项，即：①骨质破坏；②椎体变形；③脊柱后凸；④椎体相互嵌入；⑤椎间隙变窄；⑥骨密度增高或减低；⑦脓肿形成；⑧新骨或骨桥形成；⑨病理性脱位。

（2）CT：溶骨性及虫蚀状骨质破坏为脊柱结核的最基本的CT表现，在CT图像上主要表现为斑片状、蜂窝状低密度灶，边界较清楚，有的可见边缘硬化，骨质破坏的部位大部分位于椎体的中部及前部，少部分位于后部，椎体后部的破坏常伴病灶向后突入椎管压迫硬膜或脊髓，造成椎管狭窄。

（3）磁共振（MRI）：MRI 对水含量和蛋白含量多少的变化极其敏感，在病变早期其他影像检查无异常发现时，即能发现病变。

（4）超声波检查：对脊柱结核的治疗，最有价值的方法是在抗结核药物和其他抗生素的辅助下，进行彻底的病灶清除术。

（5）骨扫描：当结核侵犯部位出现核素浓聚现象，可以帮助了解其他部位有无结核病灶。此检查敏感性好，但是特异性不强，需要结合其他检查参考。

知识点 4：脊柱结核的诊断

脊柱结核的诊断应该结合病史、症状、体征、实验室检查和影像学表现综合分析。当病变发展到一定程度，各种症状和体征明显、影像学表现典型时，诊断一般并无困难。确诊尚需要细菌检查学和病理学检查。

知识点 5：脊柱结核的鉴别诊断

早期骨质破坏不明显，或者症状不典型时，诊断往往有一定困难，应与以下疾病加以鉴别。

（1）肿瘤：临床非典型性脊柱结核类型中的髓内或髓外的结核性肉芽肿，影像学非典型性脊柱结核类型中的单椎体型脊柱结核或单纯椎弓结核，以及椎体中央型结核，都需要与原发性脊柱肿瘤或椎管内肿瘤相鉴别。如果 MRI 等影像学检查尚难以确认，则需要进行穿刺病理检查或术中活组织检查。

（2）转移瘤：基本上所有类型的非典型性脊柱结核均需与脊柱转移瘤鉴别，所以也非常复杂。一般临床病史及表现等无法鉴别时，首先进行无创性检查，其次考虑各种穿刺或手术活检技术。

（3）多发性骨髓瘤：跳跃型脊柱结核以及多发型骨结核需要与多发性骨髓瘤进行鉴别。检查本-周蛋白等检查意义不大，需要进行骨髓穿刺等检查。

（4）脊柱化脓性骨髓炎：发病急，病变进展快，常有高热、剧痛、白细胞增多症状，骨桥形成早，椎体和附件通常同时受累，可与脊柱结核加以鉴别。

（5）Schmorl 结节：为髓核向椎体内疝入的现象。临床也可有腰背部疼痛症状；X 线片可表现为数个椎体上或下面出现相对着的局部凹陷区，可为圆形或半圆形。Schmorl 结节的周围有清楚的骨硬化环，但无脓肿和脊柱的成角变形。

（6）脊柱非结核分枝杆菌病（NTM）脊柱 NTM 病的临床表现、X 线特征与脊柱结核极其相似，临床也很难鉴别，NTM 耐药率高或对抗结核药呈天然耐药性，是脊柱结核治疗的一大难题，但是尚未引起广泛重视。二者鉴别的方法：即在 BACTEC 培养基内加入硝基苯甲酸（5μg/ml），可抑制结核分枝杆菌复合型生长，而不抑制 NTM。同时可进行药物敏感试验，指导临床化疗。

知识点 6：脊柱结核的非手术治疗

（1）一般治疗：营养状况特别差者，可给予少量多次的输新鲜血、氨基酸、脂肪乳等高营养液来改善体质。应尽量避免疲劳，适当休息。对于全身情况欠佳、体温较高、截瘫或椎体不稳定者，应该严格卧床休息。

（2）局部制动：为了缓解、预防或避免畸形加重，防止病变扩散、减少体力消耗，局部制动是治疗脊柱结核的重要环节。

（3）抗结核药物治疗：化疗方案：化疗方案的选择必须根据当地的社会状况、卫生服务水平、药品来源、结核病疫情各种因素来决策。短程化疗方案分为连续组和间歇组。

如出现耐药结核病，主要治疗原则包括：①重新制定合理化疗方案；②注意处理药物毒性反应；③MDR-TB 的化疗，必须在完全督导下进行；④对有手术条件者，采用手术切除耐药结核病灶，提高治愈率；⑤对合理用药后效果还不佳者可采用调整计量、增加免疫调节剂，开展血药浓度监测等。

知识点 7：脊柱结核的手术治疗

脊柱结核的手术治疗方案总体可分成前入路手术、后入路手术及前后入路联合手术。

（1）脊柱结核的手术适应证：包括：①闭合穿刺活检阴性而需要明确病理诊断者；②保守治疗效果不佳的混合性感染；③明显畸形或椎体严重破坏；④脊髓受压引起神经体征；⑤持续疼痛或血沉持续在高位；⑥窦道形成且合并感染者。

（2）手术时机：脊柱结核手术时机选择应注意以下几点：①抗结核药物规范治疗必须4 周以上；②肺结核和其他肺外结核处于静止或相对稳定；③骨病灶基本稳定，脓肿不再增大，普通细菌培养无细菌生长，混合感染得到控制；④患者一般状况好转，食欲好，体温正常或仅有低热，血沉出现明显下降趋势或接近正常；⑤糖尿病、高血压经治疗血糖、血压控制在基本正常范围内，无其他系统严重并发症；⑥近期心脏、肺、肝、肾功能以及电解质等均无异常。

知识点 8：脊柱前入路手术

1960 年，Hodgson 和 Stock 首先提出了脊柱前入路手术治疗脊柱结核的方法。该方法的关键是经脊柱前路清除结核病灶并以自体骨块支撑脊柱。多年来，药物治疗辅助脊柱前入路手术已成为治疗各类脊柱结核普遍、首选的治疗方法，该方案对于早期根治结核病灶、减少脊柱后凸畸形、防止病灶复发及瘫痪均能取得满意的临床疗效。

知识点 9：脊柱后入路手术

脊柱后入路手术包括后路椎板切除、后路脊髓减压、经后路结核病灶清除、脊柱后路器械内固定（经椎弓根系统等内固定方法）及自体或异体骨植骨脊柱融合术等方法。

知识点 10：分期联合手术治疗方案

由于前入路手术和后入路手术各有优缺点，在治疗复杂的脊柱结核病例中，选择手术方案是困难的。因而，在 20 世纪 80 年代末，出现了二期手术方案，即在前路根治术的基础上，2~3 周后行二期后路器械固定植骨融合术。三期手术包括脊柱前方松解术、后路器械内固定手术和前方或后方植骨融合术，其手术治疗效果与二期手术类似。

第十节 椎间隙感染

知识点 1：椎间隙感染的病因

在椎间隙感染的致病菌中，以金黄色葡萄球菌与白色葡萄球菌最为常见。

知识点 2：椎间隙感染的发病机制

细菌进入椎间隙的途径包括以下两种：

（1）经污染手术的器械直接带入椎间隙：以往最为常见的是椎间盘手术后感染，发生率在 0.1%~0.5% 之间。近年来，经皮穿刺椎间盘抽吸术和经内镜椎间盘切除术而盛行，一旦器械消毒不严格，也可以发生椎间隙感染。因此，总的发病人数有所增加。

（2）经血液途径播散：通常认为成人椎间盘无血供，但也有人认为 30 岁以下时有着充足的血供，甚至认为至老年期仍然有血供。伴随着年龄的增大，来自邻近椎体穿透椎体骨板进入髓核的血供逐渐减少，但从周围血管仍可以获得足够的侧支循环。因此，可以认为椎间盘感染的来源与椎体感染的来源相似。原发病灶大都来自皮肤、黏膜或泌尿道，可能是通过 Batson 脊椎静脉丛的反流而致。有报道于导尿术后发病，并且获得阳性血培养。以来自泌尿道的感染最为常见。

知识点 3：椎间隙感染的症状体征

因手术污染所致的椎间隙感染起病或者急骤，或者缓慢。由溶血性金黄色葡萄球菌所致的感染往往起病急骤，有寒战与高热，腰背痛加剧，并且有明显的神经根刺激症状，患者因剧烈疼痛而不敢翻动身体，轻微的震动都可以触发抽搐状疼痛而引起大叫。体征则有腰部肌肉痉挛与压痛感，活动有障碍，原有的神经根刺激体征都会加重，做直腿抬高试验时甚至足跟离开床面困难，而病员往往因疼痛剧烈而拒绝做任何检查。由毒性较低的细菌，比如白色葡萄球菌所致的感染则起病缓慢，全身症状与体征都比较轻些，病程趋向于慢性过程。

血源性椎间隙感染通常见于年轻成人，儿童则比较少见，腰椎的发病率较高。一般起病缓慢，有发热、食欲不振等症状，腰椎病变者都有腰背痛与坐骨神经痛。体征则有压痛、腰肌痉挛和活动障碍。经石膏、抗生素治疗后症状可以缓解，而一旦活动过多或者停止治疗，症状又加重。病程趋向慢性。在发热期白细胞计数增高，但血细胞沉降率持续增快提示病变仍处于活动状态。

最严重的并发症为截瘫。Kemp报道了一组病例，截瘫发生率竟然高达40%，其中1/2病例合并有糖尿病。

知识点4：椎间隙感染的检查

实验室检查：血常规可见白细胞计数增高，血沉增快。

其他辅助检查：放射性核素骨显像与MRI检查可以早期发现病变，在MRI片上可见病变椎间隙的两个相应的椎体有对称性炎性存在异常阴影。

知识点5：椎间隙感染的并发症

椎间隙感染最严重的并发症为截瘫。

知识点6：椎间隙感染的用药治疗

（1）以非手术治疗为主：选用足量抗生素并给予全身支持疗法。在全身与局部症状消退后仍需口服抗生素4~6周。

（2）局部引流：对神经根刺激症状明显者，难以忍受者，可行椎间盘穿刺抽吸，或者通过留塑料管引流，同时可获得病原菌。

（3）酌情施术：由于诊断过程往往迟延，特别是血源性椎间隙感染诊断不易，局部组织粘连较为明显，手术操作困难，并发症多，因此，手术适用于已出现截瘫的患者。手术方法有两种：椎板切除减压术以及病灶清除术。

（4）对椎节不稳定者可行融合术：部分慢性病例症状反复出现，对出现脊椎不稳定表现者，如果一般情况良好，为减少并发症，可以做病灶清除术或者脊柱融合术。

第四章 骨 肿 瘤

第一节 良性骨肿瘤

一、骨瘤

知识点 1：骨瘤的病因与病理

通过大体检查，骨瘤的病因为结节性或圆形致密的骨皮质，有骨膜覆盖。

病理组织学由致密的板层骨构成，伴随有或者没有哈佛管，通常没有骨髓成分。

知识点 2：骨瘤的临床表现

肿瘤多在儿童时期出现，伴随生长发育逐渐缓慢生长，无明显疼痛，常在无意触摸中发现。肿瘤坚硬如骨，不能活动，无压痛感，表面皮肤正常。近 2/3 病灶发生在额窦或者筛窦内，由于引流障碍出现炎症，或者颌面骨骼出现畸形而被发现。颅腔内骨瘤因向颅内发生长，会伴有眩晕、头痛感，甚至出现癫痫等症状。

知识点 3：骨瘤的影像学改变

影像学改变：X 线表现为圆形或者椭圆形致密高密度肿物，边缘光滑整齐，无骨膜反应。多为单发，偶然见多发。CT 扫描显示骨外侧面半圆形均匀骨质密度肿物，界清。

知识点 4：骨瘤的诊断与鉴别诊断

成年人颅骨或颌面骨突出肿块或畸形，没有明显症状，X 线表现为局限性圆形或椭圆形高密度肿物，界限清楚，诊断本病并不困难，但仍然需要与下列疾病作鉴别诊断。

（1）骨软骨瘤：偶然发生在颅面骨的骨软骨瘤，向骨外生长形成骨性肿块，或某些骨软骨瘤的软骨帽退化消失，有时在 X 线平片上难于与骨瘤鉴别。

（2）外伤后骨质肥厚：颅骨因外伤或者其他原因形成骨膜下血肿，血肿吸收后钙化、骨化，形成局限性骨质肥厚，需要与本病进行鉴别诊断。

知识点 5：骨瘤的治疗

　　骨瘤的生长可随人体的发育而逐渐增大，发育停止后肿瘤通常停止生长。因此，对无症状的骨瘤可随诊观察不给予处理；若肿瘤生长过快或者在成年后继续生长，或者压迫邻近组织产生症状者，适合行手术切除治疗。切除应包括底部少量正常骨质，术后很少复发。

二、骨软骨瘤

知识点6：骨软骨瘤的病因与病理

　　病因尚不明确，目前有几种假说，包括骺板产生损坏、旋转角度、畸变生长或者疝状突入干骺部。

　　特征性的病理表现具有以下几层结构，从外到内依次为：①纤维性软骨膜：与周围正常的骨膜相互延续；②软骨帽：是由类似于生长板的透明软骨组成，存在临时钙化带，相当于蒂的骨-软骨结合部的钙化，软骨帽内可能存在软骨内化骨。软骨帽的厚度很少超过2cm，伴随着年龄的增长而逐渐变薄甚至消失，较厚的软骨帽提醒有恶变的可能；③骨皮质及骨松质：与宿主骨相连续，组织学上为成熟的板层骨，是主要的肿瘤构成部分。

知识点7：骨软骨瘤的临床表现

　　多见于青少年，无意中发现局部有一肿块，肿块生长缓慢，本身无症状。当肿块压迫周围组织如肌腱、神经、血管等影响功能，活动受限，疼痛、局部麻木，活动无力，血运障碍。

知识点8：骨软骨瘤的诊断

　　骨软骨瘤根据临床表现和X线片表现可以做出明确诊断。

知识点9：骨软骨瘤的治疗

　　骨软骨瘤在不影响功能和美观，没有明显临床表现时，通常无需特殊治疗。若肿瘤过大，生长较快，影响功能和美观时，应考虑做切除术。手术切除范围应较大，包括肿瘤基底四周的部分正常骨组织、瘤体、纤维膜，纤维膜应完整切除，以免遗漏，否则，常会引起复发或恶变。

三、软骨瘤

知识点10：软骨瘤的病理特点

　　在大体标本上为坚实或者略呈黏液样变的透明软骨，在剖面上呈蓝白色，部分标本含有暗淡的白色以及黄色砂砾样组织，其本质属于钙化性软骨。

知识点 11：软骨瘤的临床表现

局部骨质肿大为其主要表现。通常见于青少年，发病过程缓慢，初期通常无明显症状。等到局部逐渐膨胀明显，发生手和足指（趾）畸形及伴有酸胀感，才被发现而就诊，或者出现病理性骨折产生疼痛拍 X 线片才发现。如果肿胀突然生长速度加快，出现疼痛，有可能发生恶变。孤立性软骨瘤恶变率大约为 2%，多发性约为 10%（图 3-4-1）。

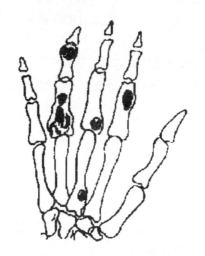

图 3-4-1　指（掌）骨多发性软骨瘤示意图

知识点 12：软骨瘤的 X 线征象

发生于指（趾）骨的软骨瘤，通常位于骨中央。表现为边缘清晰、整齐的囊状透明阴影，呈膨胀性生长，椭圆形，受累骨皮质膨胀变薄，周围有一薄层增生硬化现象，在透明的肿瘤阴影内，可见散在的砂粒样钙化点，有些表现为模糊的烟圈样钙化，这是此病的主要 X 线特征。发生于长骨中的单发性内生软骨瘤者，肿瘤阴影较大，通常偏于一端，表现溶骨性的病变，其内可见钙化阴影，骨皮质的膨胀显著，常呈分叶状侵蚀，但是没有骨膜反应。当肿瘤恶变时，则可见骨皮质破坏以及骨膜反应，肿瘤可深入到软组织中，边界模糊。

知识点 13：软骨瘤的治疗

由于软骨瘤具有恶变现象，所以已经诊断的手以及足部软骨瘤，应及时行病灶彻底刮除，50%氯化锌烧灼灭活，并且用自体松质骨碎骨片填充植骨。发生于躯干和四肢长骨者，采用局部整块切除以及植骨术。如果发生症状的恶变，可行节段性切除手段，大块植骨，或者做假体置换。

四、骨巨细胞瘤

知识点 14：骨巨细胞瘤的病理

瘤体通常为灰褐色破碎软组织，间有黄褐色坏死灶和出血灶。切面为实性，有纤维性或骨性分隔。镜下主要由单核基质细胞以及多核巨细胞组成，核分裂常见。

知识点 15：骨巨细胞瘤的临床表现

患部常感酸痛或钝痛，偶尔有剧痛或者夜间痛，肿胀多为骨质膨胀扩张的结果，触之有乒乓球样感觉。如果穿破骨进入软组织，则产生明显的软组织肿块，多局限于骨端一侧。所在关节活动多不受限制，压痛及皮温增高普遍存在，并有表浅静脉充盈，脊椎部位病变可有脊髓或者神经根受压症状。晚期常合并病理性骨折，如果初始即为恶性，则疼痛剧烈，并伴有贫血和营养不良等全身症状。

知识点 16：骨巨细胞瘤的鉴别诊断

（1）骨囊肿：多发生于儿童及青少年，通常见于肱骨和股骨上端。疼痛轻，生长慢。X 线表现为单房性或多房性，有局限性骨质破坏，边界清楚，轻度膨胀，不会穿破骨皮质。

（2）动脉瘤样骨囊肿：X 线表现与骨巨细胞瘤相似。但是好发于青少年，常见于椎体、长管状骨的干骺端或髓腔内，局部穿刺为血性液体。

（3）成骨细胞瘤：好发于青少年，以脊椎附件最为多见。X 线表现两者相似，通过细胞学检查才能区别。

（4）骨肉瘤：患者通常为儿童及青少年，局部疼痛感明显，肿瘤发展迅速。X 线常见骨膜反应，为放射状日光射线现象或成 Codman 三角。病理切片可以确诊。

（5）成软骨细胞瘤：也好发于长管骨的一端，但是患者通常在 20 岁以下。X 线检查可见棉絮状或者沙粒样钙化斑点。病理检查也见有多核巨细胞，但数目少并且有许多局限性钙化区域。

（6）骨纤维肉瘤：也常见于四肢长管状骨干骺端或者骨端。X 线表现为溶骨性破坏，界限不清楚，但患者年龄较大。病程短、疼痛、肿胀较严重，有时需要借助病理检查才能得到确诊。

知识点 17：骨巨细胞瘤的治疗

骨巨细胞瘤的治疗方法主要包括：

（1）刮除植骨术：对于破坏尚有局限的 I 级肿瘤适用。

（2）节段截除术：适用于 I、II 级肿瘤范围较大或刮除后复发者，截除的骨缺损可行植骨或者人工关节替代。

（3）截肢或关节离断术：适用于Ⅲ级骨巨细胞瘤或者有明显恶变者或者已经广泛侵入软组织者。

（4）放疗：本病对放疗有中度敏感性，多应用于术前辅助治疗或手术困难部位。

（5）化疗：用多柔比星骨水泥缓释体替代一般的植骨。

第二节　恶性骨肿瘤

一、骨肉瘤

知识点1：骨肉瘤的病因

目前，骨肉瘤的病因尚未十分清楚，普遍认为与下列因素相关：

（1）骨骼生长活跃。

（2）遗传基因。

（3）放射线的影响。

（4）病毒感染。

（5）良性骨疾病的恶变。

其致病原因仍需进行深入研究。

知识点2：骨肉瘤的病理

显微镜下可见，骨肉瘤含有不同成分的软骨，纤维组织及新生骨组织。由明显间变的梭形或多边形肉瘤细胞组成，许多瘤细胞大小不等，形状不一，核形奇异，大而深染，核仁明显，易见病理性核分裂象，有小型多核巨细胞、梭形细胞、不成熟的软骨细胞及恶性成骨细胞，细胞核大，染色很深。肿瘤细胞直接形成肿瘤性类骨组织或骨组织，是诊断骨肉瘤的最重要的组织学依据。所形成的类骨组织或骨组织在不同肿瘤或同一肿瘤的不同部位多少不等。往往可以看到肿瘤性骨质发生过程中各阶段的形态，早期在恶性肿瘤细胞间出现均质红染的胶原样物质，其后红染物质逐渐增多，将肿瘤细胞分隔疏远，构成小梁或片状的肿瘤性类骨组织（图3-4-2）。类骨组织可伴钙盐沉着，其内的肿瘤细胞固缩变小，形成肿瘤性骨质。骨肉瘤内也可出现肿瘤性软骨（图3-4-2）。

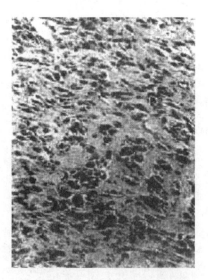

图3-4-2　多形性肉瘤细胞直接形成肿瘤性骨样组织（×175）

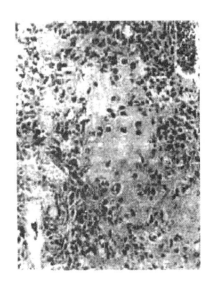

图 3-4-3　骨肉瘤内中流行软骨（×175）

知识点 3：骨肉瘤的临床表现

（1）疼痛：疼痛是骨肉瘤最早、最主要症状，可以发生在肿块出现以前，早期为轻度疼痛，或间断性疼痛，随着病情发展渐转为持续性剧烈疼痛，尤以夜间为甚。

（2）肿块：患部出现肿块，生长迅速，质中或坚硬，溶骨性的较软，压痛阳性，移动度差，基底部与骨质紧密相连，局部温度较高，静脉怒张，有时可触及动脉搏动，听诊可闻及血管杂音。

（3）功能障碍：骨肉瘤多发于干骺端，近邻关节，容易产生邻近关节积液，出现关节疼痛，影响关节功能，严重时关节畸形。当局部损伤时，容易发生病理性骨折，也影响肢体功能。

（4）肿瘤中毒症状：消瘦、低热、贫血、恶病质、白细胞增多。

（5）转移症状：有肺部转移时，有咳嗽、胸痛、咯血、呼吸困难等症状。

（6）X线片表现：在X线片上可分为三种：①溶骨型：骨质破坏明显，无明显的瘤骨形成，有大块不规则的囊状骨质疏松区；②硬化型：由瘤骨和钙化软骨所形成，早期呈毛玻璃状，后期可见团块状的瘤骨和钙化；③混合型：兼有溶骨性和硬化性的特点。肿瘤呈浸润性破坏，边界规则，表面模糊，界限不清，可穿破骨皮质进入软组织形成大小不等的肿块。

（7）ECT：可以明确骨肉瘤的位置，确定远处转移的脏器、组织。同位素扫描确定病变的大小，要比真正的病灶要小。

（8）CT和MR：对病灶范围的大小可测定，了解病灶边缘情况，与周围重要脏器和组织的关系。对手术方式的选择和手术范围的大小的确定有十分重要的作用。

（9）动脉造影和数字减影：可了解肿瘤内血管的分布，周围血管受压情况。

（10）临床化验：血清碱性磷酸酶的增高，它对骨肉瘤诊断和推测预后有一定价值。

（11）诊断：临床上对青少年有近膝关节的骨端疼痛，肿胀等应怀疑骨肉瘤，需要认真检查，根据病史、体征及 X 线片表现，大多可以做出诊断。要做出明确诊断必要做活体组织检查。

知识点 4：骨肉瘤的治疗

诊断明确后，应尽早做截肢术或关节离断术，手术前后配合化疗和放疗可能提高疗效，单纯应用化疗或放疗效果不大，单纯性截肢效果欠佳，2 年内复发转移，2 年存活率为5%～20%。目前主张手术前后进行化疗，其存活率明显提高，条件允许可采取保肢疗法，局部骨段切除，半关节移植、假体植入。化疗多采用大剂量的甲氨蝶呤（8～12g/m²）、阿霉素、环磷酰胺、长春新碱。可以全身化疗，也可进行介入化疗。

二、软骨肉瘤

知识点 5：软骨肉瘤的病因与病理

软骨肉瘤的病因到目前为止还不十分清楚。

病理变化：主要是有流星软骨细胞、钙化软骨、软骨骨化组成，细胞异形，核分裂象少见。

知识点 6：软骨肉瘤的临床表现及诊断

（1）临床表现发病呈慢性过程，主要表现为疼痛。开始仅为轻微疼痛，钝性、间歇性、逐渐加重，到中后期转变为持续性剧痛。局部有缓慢生长的肿块，表面皮肤充血发热，肿块表面不光滑，质体较硬，压痛阳性，关节活动受限。当肿瘤浸及或压迫周围重要脏器和组织时，可出现相应的临床表现。晚期可发生远处转移，有消瘦、贫血、低热等表现。

（2）X 线表现软骨肉瘤生长缓慢，可引起周围骨皮质膨胀、变薄，一般皮质完整。常表现为干骺端的髓腔内有一单房或多房性骨密度降低或透亮区，边界不规则，其内可见斑点状或块状的钙化，有些病人肿瘤穿破新生骨形成"袖口"征。

（3）诊断主要依靠临床表现、X 线表现、病理学检查来诊断。

知识点 7：软骨肉瘤的治疗

应及早手术切除，一般采用大块根治性切除再行大块骨移植或假体植入等保肢手术。如果就诊较晚或复发者，行截肢术或关节离断术。

三、骨膜肉瘤

知识点 8：骨膜肉瘤的病因及病理

病因到目前为止还不清楚。

病理：组织形态变化不一，有的类似于良性肿瘤；有的类似于硬化性的肉瘤，破坏皮质，侵入髓腔，危及生命。

知识点 9：骨膜肉瘤的临床表现

临床表现主要以肿块为主，症状轻微，无疼痛，肿块较大时影响关节功能，造成关节活动障碍。

X 线表现：在骨的一旁有瘤体形成，早期瘤体与骨的分界线清楚，其间可见一条透亮区，随着病变的发展，瘤体可浸润骨质，骨质破坏。瘤体常呈分叶状、圆形，瘤体内有许多新骨形成，有小的骨小梁出现。

知识点 10：骨膜肉瘤的治疗

肿瘤浸润较轻时，可大块根治切除，再行大块骨移植或假体植入。如果浸润较严重、复发者，可以行截肢术。

四、骨纤维肉瘤

知识点 11：骨纤维肉瘤的病因及病理

病因到目前还不十分清楚。

病理：来源于骨髓和骨膜的非成骨的间叶组织。瘤体呈灰白色，剖面上有纤维条索排列，恶性程度高者，呈鱼肉状。

知识点 12：骨纤维肉瘤的临床表现及诊断

发病缓慢，以疼痛为主，但较骨肉瘤轻。局部肿胀，有些病人以肿块来就诊，关节功能障碍。有时合并病理性骨折。

X 线表现：病灶呈溶骨性的透亮区或溶骨性的地图样破坏，无成骨迹象，很少有骨膜反应，正常骨组织到病变骨质之间的转化带较宽。位于肌肉及软组织时，密度较肌肉高，有时有少量钙化点。

诊断：依据临床表现、X 线表现、病理就可明确诊断。

知识点 13：骨纤维肉瘤的治疗

本病预后较骨肉瘤和软骨肉瘤好。对化疗和放疗不敏感，以手术治疗为主。恶性程度较低者，可做根治性的局部切除术；对分化较差者，做截肢术。

五、尤文肉瘤

知识点14：尤文肉瘤的病因和病理

病因到目前为止还不十分清楚。

病理：通常浸润髓腔，容易出血。显微镜下为小圆细胞瘤特点，PAS染色阳性。

知识点15：尤文肉瘤的临床表现

（1）临床表现主要为疼痛和肿块。疼痛呈进行性加重，起病为轻度疼痛，随着病情发展，疼痛越来越重，晚期为剧痛难忍。局部肿块生长较快具有红肿热痛的特点，肿块因生长较快，中央常因缺血而发生坏死。缺血坏死的组织及肿瘤的产物进入血液循环，引起发热、白细胞增高、血沉加快等全身症状。如果发生肺转移，可有咳嗽、咳痰、胸痛等表现。如发生骨转移，可出现剧痛、病理性骨折等表现。

（2）X线表现肿瘤源于髓腔，为高度溶骨性肿瘤，很快穿破骨干的皮质骨，典型性改变为骨质呈虫蚀样破坏并有骨膜反应，由于肿瘤生长过快，骨膜反复被掀起，骨膜反应骨化形成"洋葱皮"样改变，瘤体内无瘤骨形成。肿瘤位于扁骨时仅表现为骨质破坏及软组织肿块。

（3）诊断具有临床表现、X线检查、病理学检查可明确诊断，但应与以下疾病相鉴别。

①慢性骨髓炎：具有发热、白细胞增高、疼痛、血沉加快等与尤文肉瘤相似的表现，但慢性骨髓炎大多具有急性骨髓炎的病史，X线表现具有死骨、死腔、骨包壳、骨质增生和硬化等。

②嗜酸性肉芽肿：与尤文肉瘤有相同的表现，大多见于颅骨，边界清楚边缘锐利，为单发性，化验白细胞增高、嗜酸性粒细胞增高。病理检查瘤体内有大量的组织细胞和嗜酸性粒细胞。

知识点16：尤文肉瘤的治疗

尤文肉瘤对放疗比较敏感，但是预后差。目前治疗仍以手术为主，辅助放疗和化疗。手术前、后化疗和放疗，可以提高手术疗效，手术以截肢为主。

六、转移性骨瘤

知识点17：转移性骨瘤

转移性骨肿瘤是指身体其他组织的恶性肿瘤转移到骨骼，并在其内生长形成的肿瘤。在恶性骨肿瘤中占的比例较大，老年人最多见，儿童多为母细胞瘤转移而来。原发肿瘤多位于乳腺、前列腺、肺、肾、膀胱、甲状腺、胃肠道、生殖系统等。转移部位多见于脊柱，尤其是胸椎和腰椎，其次是骨盆、股骨、肱骨等。骨转移性肿瘤大部分病人有原发病的表现，但有个别病人找不到原发灶。转移途径主要是血液转移，也可经淋巴或直接浸润转移。

知识点 18：转移性骨瘤的临床表现

（1）临床表现：既有原发性肿瘤的表现，也有转移性骨肿瘤的表现。转移性骨肿瘤表现与原发性骨恶性肿瘤表现相似。主要症状是剧烈疼痛、肿胀、功能障碍。转移到脊柱可引起截瘫，转移到负重骨可发生病理性骨折。转移性肿瘤的解剖、临床表现、X线表现之间无平行关系。因此，临床上怀疑骨转移时，应全面检查全身各脏器，尤其是乳腺、前列腺、甲状腺和胸、腹部等。对于无症状发生骨折者，应高度重视骨转移瘤。

（2）X线表现：转移性的骨肿瘤X线的表现有三种：溶骨性的、成骨性的、混合性的。溶骨性的主要表现为高透亮区，主要见于乳腺癌、肾癌、肺癌、甲状腺癌、胃肠道肿瘤等。成骨性的主要表现为象牙样的高密度影，常见于前列腺癌。混合性的既有骨质的溶解，又有瘤骨的形成，常见于胃癌、膀胱癌、类癌等。溶骨性的肿瘤位于松质骨中瘤体小于2～3cm时，X线检查不被发现，当位于骨干和颅骨时，容易被发现。

（3）CT和MR：不仅可发现病灶，还可发现临床和其他方法不能显示的病变及其与周围组织的关系。

（4）ECT：可发现全身其他部位的骨转移，肿瘤的范围、大小和部位等。

知识点 19：转移性骨瘤的诊断

凡是中年人，发现骨质有破坏征象时，均应怀疑转移性骨肿瘤，单被X线检查难以鉴别溶骨性骨转移瘤与成人溶骨性骨肉瘤，给诊断带来一定的困难，通常用ECT来诊断，多发性溶骨性病灶呈阴性多半是浆细胞瘤，呈阳性者通常是转移性骨肿瘤。在确定骨肿瘤之外，应积极寻找原发性病灶。对原发性病灶不明者，通常进行病理学检查，以便诊断和检查。

知识点 20：转移性骨瘤的治疗

转移性骨肿瘤的治疗原则：减轻症状，延长生命，改善生活质量。多采用综合性治疗，治疗多属于姑息性，包括手术、化疗、放疗等，预后不佳，一般生存不超过1~2年。

第五章 先天性疾病及其他

第一节 运动系统慢性损伤

一、腱鞘炎

引起腱鞘炎的原因比较多，总体上可以分为细菌性的和非细菌性的两大类型。其中，细菌性的多由外伤引起或全身感染引起，常见菌包括：葡萄球菌、链球菌及淋球菌。非细菌性的病因尚不清楚，但是与以下因素有关：肌腱血液供应不良和反复遭受轻微外伤常导致疲劳性损伤、反复或者剧烈外伤（不完全断裂）、劳损、过劳（由于不适应）运动等，为最常见的致病原因。全身性的因素也可称为腱鞘炎的诱因，如类风湿性关节炎、痛风、进行性系统性硬化症、赖特尔综合征、淀粉样变性、血胆固醇升高同样也能累及腱鞘。

（1）桡骨茎突狭窄性腱鞘炎（拇长伸肌和拇长展肌腱鞘炎）本病起病缓慢，逐渐加重，整个病变为慢性过程。

①腕部拇指一侧的骨突（桡骨茎突）处及拇指周围疼痛，可放射至手、肘或肩臂部，提物无力。在桡骨茎突处有压痛及摩擦感，有时在桡骨茎突有轻微隆起豌豆大小的结节。

②活动腕部以及拇指时疼痛加剧，拇指活动受限制，以晨间较明显。

③在急性期，局部可有肿胀。当肿大的肌腱通过狭窄的腱鞘这一"隧道"时，拇指在屈伸时，会发生弹响声，对此又有"弹响指"之称。

④桡骨茎突腱鞘炎试验（Finkelstein 试验）：拇指紧握在其他四指内，手向腕的内侧（尺侧）作屈腕活动，桡骨茎突处出现剧烈疼痛感，称为 Finkelstein 试验阳性。

（2）屈指肌腱腱鞘炎又称扳机指或弹响指。拇指为拇长屈肌腱鞘炎，又称弹响拇。

①常见于妇女，多发生于拇指、中指、环指。

②疼痛有时向腕部放射。掌指关节屈曲可有压痛感，有时可触到增厚的腱鞘、状如豌豆大小的结节。

③患指屈伸功能障碍，清晨醒来时特别明显，活动后能减轻或消失。少数患指屈伸活动时有捻发音。

④晚期，当弯曲患指时，突然停留在半弯曲位，手指既不能伸直，又不能屈曲，像被突然"卡"住一样，酸痛难忍，用另一手协助扳动后，手指又能活动，产生像扳枪机样的动作及弹响，因此也有"扳机指"或"弹响指"之称。

知识点3：腱鞘炎的诊断

（1）病史职业史、劳累史、全身疾病史。

（2）临床表现起病慢，以疼痛为主，手指活动时疼痛加剧，有弹响声。

知识点4：腱鞘炎的局部封闭治疗

患处可用热疗、按摩及充分休息3周左右，特别要减少引起疾病的手工劳动。

知识点5：腱鞘炎的局部封闭治疗

局部封闭可使早期腱鞘炎得到缓解，每周封闭1次，一般4~6次即可治愈，适应于各种腱鞘炎，以早期效果最好。局部封闭是在腱鞘内注射肾上腺皮质激素长效制剂。根据病情和部位选择醋酸地塞米松、醋酸甲泼尼龙或醋酸氢化可的松0.5~2ml，与等量或2倍1%局部麻醉剂混合（如1%利多卡因或普鲁卡因）。如果炎症部位不明确，可在疼痛最严重的部位试探性注射，但注意不要注入到肌腱内（此时阻力比较大），以免使肌腱水肿、变得薄弱，在活动时发生肌腱断裂，注射后3~4日检查，可发现确切的病变部位，能够更加精确地进行第二次注射，增强疗效。局部封闭偶尔会出现"注射后急性发作"，可能是由于肾上腺皮质激素长效制剂的结晶诱发滑膜炎所致，此种现象多发生在注射后数小时，通常很少超过24小时，其处理为可用冷敷和短效止痛药物治疗。

知识点6：腱鞘炎的手术治疗

手术治疗适应于注射治疗无效，或者发生弹响或闭锁现象的腱鞘炎。做腱鞘切开术（图3-5-1），效果较好，不容易复发。术后有时并发肌腱粘连，故术后应早期做屈伸手指活动，防止肌腱粘连。术后1个月内免手工劳动。

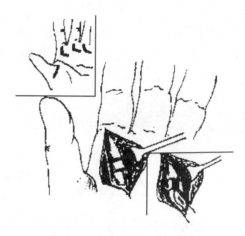

图 3-5-1　腱鞘切开术示意图

二、腱鞘囊肿

知识点 7：腱鞘囊肿的病因

病因仍然不清楚，多数学者认为是关节囊、韧带、腱鞘中的结缔组织发生退行性变所致，也有学者认为与外伤有关，尤其是慢性损伤。

知识点 8：腱鞘囊肿的病理机制

慢性损伤使滑液腔内滑液增多，向外膨出形成单房型或多房型囊肿，囊腔内为胶冻状的滑液，囊壁分为两层，最外层为致密的纤维组织构成，内壁由滑膜细胞组成一光滑的白膜，囊腔有些与肌腱鞘膜腔或关节腔相通，有些则不通。

知识点 9：腱鞘囊肿的临床表现

腱鞘囊肿的临床表现主要有：

（1）病变过程：病变呈慢性过程，多发于腕背、桡侧腕屈肌腱及足背，手的掌指关节及近侧指间关节也能见到。偶尔在膝关节后方也可发生类似的囊肿，但位置较深，不易确诊。

（2）肿块：主要症状为肿块，很少有疼痛，当长大到一定的程度时，活动关节部位有酸胀感。肿块一般呈圆形，大小不一，一般不超过 2cm，表面光滑，质地软，与皮肤无粘连，基底固定，无压痛感。时间较长时，其内可形成结石。当继发感染时，局部有红、肿、热、痛等表现。当囊肿发生在腕管或小鱼际时，可压迫正中神经或尺神经，引起感觉障碍或肌肉萎缩。发生在腕背侧的囊肿，当屈腕时，肿块增大，张力增高，质地像硬橡皮，局部酸痛，当伸腕时，肿块减小，张力降低，可触及波动感。

知识点 10：腱鞘囊肿的诊断

（1）病情呈慢性过程，多见于中、青年女性，好发于腕背侧及足背。
（2）临床表现以肿块为主，一般情况下无症状，表面光滑，基地固定，有囊性感。
（3）穿刺抽出胶冻状的黏液。

知识点 11：腱鞘囊肿的非手术治疗

腱鞘囊肿的非手术治疗方法如下：
（1）挤压法：发病时间较短时，利用手指猛的挤压，使其囊肿破裂，按压十余分钟，以防出血，形成血肿，多可自行愈合，但易复发。
（2）局部封闭：适应于早期腱鞘囊肿。方法：局部消毒后，用无菌针头穿刺抽液，再向囊腔内注射醋酸泼尼松或醋酸泼尼松龙 0.5ml，再加压包扎，使囊腔粘连而消失，每周 1 次，3~4 次可痊愈。此方法简单、易掌握，但易复发，有时易发生感染。

知识点 12：腱鞘囊肿的手术治疗

适合于时间较长，有结石形成的病人；反复发作，非手术治疗无效者；穿刺较困难者。手术方法：在局麻下，完整地将囊壁切除，勿留残存囊壁。如发生在腱鞘者，在手术时应将整个囊肿连同周围部分正常腱鞘、腱膜等组织一并切除，以免复发。如发生在关节囊滑膜疝出者，应在根部结扎切除，避免复发。

三、肱骨外上髁炎

知识点 13：肱骨外上髁炎的病因

肱骨外上髁炎发病缓慢，一般无明显外伤史，发病率与某些职业相关，如木工、电工、乒乓球及网球运动员多患此病。其发病可能为前臂伸肌腱及其软组织、肱桡关节滑囊、环状韧带的慢性损伤和退行性改变与邻近细小血管的损伤性炎症有关。当前臂旋转腕部用力时，主动收缩和被动牵拉上肢，肱骨外上髁伸肌群的长短肌受到牵拉，这样反复用力，易造成肌肉损伤、撕裂而导致本病。

知识点 14：肱骨外上髁炎的病理机制

肱骨外上髁处为桡侧腕长肌、桡侧腕短伸肌、指总伸肌、小指固有伸肌及尺侧腕伸肌的附着处。这群肌肉的主要功能是伸腕和伸指，在前臂过度旋前和旋后时，对肱骨外上髁伸肌总腱的起始处产生较大的张力，长期反复可引起该处慢性损伤性炎症，其基本表现为局部充血、水肿、渗出、粘连，部分伸肌总腱撕裂、钙化甚至发生无菌性坏死。炎症虽较局限，但每个患者各有差别，有的仅在肱骨外上髁尖部，以深筋膜炎与骨膜炎为主；有的以桡骨头环状韧带退行性变为主，表现在肱骨外上髁与桡骨头之间，以筋膜炎或肱桡关节滑膜炎为主；有的表现为伸肌总腱深面的滑囊炎为主；有的为滑膜过度增生使皮下神经血管束的绞窄以及桡神经关节支的神经炎为主。

知识点 15：肱骨外上髁炎的临床表现

肱骨外上髁处出现慢性疼痛，疼痛可向前臂桡侧、腕部或上臂放射。当旋后肌运动（如用力握物）时，控物动作时疼痛加剧，当肘伸直时能提重物，严重时洗脸拧毛巾、扫地等日常生活动作都很困难。检查时，肘部活动正常。肱骨外上髁处有局限性压痛及隆起，以肱骨外上髁、桡骨头或者肱桡关节处压痛最明显。伸肌腱牵拉试验（Mills 试验）阳性，如图 3-5-2 所示为 Mills 试验示意图。方法：肘关节稍屈曲，检查者一手握患者手掌，使其握拳屈腕，一手扶肘关节，做前臂旋前、伸肘的活动，即发生肱骨外上髁处疼痛。

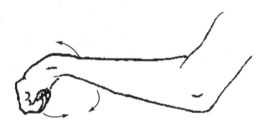

图 3-5-2　Mills 试验示意图

知识点 16：肱骨外上髁炎的诊断

（1）从事的职业有长期反复伸腕、伸指、前臂过度旋前和旋后的工作或劳动者。

（2）典型临床表现肱骨外上髁固定的压痛点，提物困难，Mills 试验阳性。

（3）X 线片显示骨质结构完整，有时可有骨质疏松或局部钙化。

知识点 17：肱骨外上髁炎的非手术治疗

肱骨外上髁炎的非手术治疗适合于早期并发症状较轻者，其方法主要包括以下几点：

（1）限制或减少以伸肌活动为主的腕关节活动。

（2）封闭疗法：在压痛点处注射醋酸泼尼松龙（醋酸强的松龙）1ml 和 2% 利多卡因（或普鲁卡因）1~2ml 的混合液。近期止痛效果明显，疗效较好。一般 1 次/周，3~4 次即可痊愈。

（3）物理疗法：可采用超短波、蜡疗、离子透入疗法、磁疗、光疗等，以减轻疼痛、促进炎症吸收。

（4）中医中药。

知识点 18：肱骨外上髁炎的手术疗法

肱骨外上髁炎的手术疗法适应于非手术无效者或疼痛较严重者。手术主要是剥离松解伸肌总腱起点或切除卡压的神经血管束。手术方法为：常规消毒肘部，在压痛点处做局部浸润麻醉，以压痛点为中心，切 1cm 长的小口，直至深筋膜，用刀稍向周围刮除，显露深筋膜，用尖刀十字划开深筋膜，长度 1cm 左右，压迫止血后缝合皮下及皮肤，消毒后包扎。

四、滑囊炎

知识点 19：滑囊炎的病因

滑囊炎的病因如下：

（1）急、慢性创伤性滑囊炎以慢性较多见，而慢性常与职业有关，如矿工易患髌前和鹰嘴滑囊炎。急性滑囊炎为创伤后滑囊内出血，时间较长后，囊内液体变为黄色，慢性期后变为正常黏液。创伤性滑囊炎在临床上是比较常见的。

（2）类风湿性滑囊炎较为多见，多发于跟骨滑囊，往往伴有其他部位的类风湿性病变。

（3）结核性滑囊炎发病率较低，大多为继发性，继发于肺结核、胸膜结核、腹膜结核、骨结核等，较常见的为股骨大转子结核性滑囊炎。

（4）急性和慢性化脓性滑囊炎既可为原发性，也可为继发性。原发性多由牙龈炎、扁桃体炎、鼻窦炎、脓肿而引起，致病菌多为金黄色葡萄球菌、溶血性链球菌。慢性化脓性滑囊炎往往有急性滑囊炎治疗不当而演变来的病史。

（5）痛风性滑囊炎多为全身痛风的一部分，多见于足部，如踇趾、跖趾关节的内侧。其是由机体尿酸代谢障碍，血中尿酸含量增高，滑囊中的尿酸结晶刺激所致。

（6）梅毒性滑囊炎发生在梅毒的晚期，其常见于髌前滑囊、鹰嘴滑囊和肩峰下滑囊。

知识点 20：滑囊炎的病理机制

在滑囊受到长时间过度的摩擦和压迫时，滑囊的黏膜层充血、水肿、渗出，滑液分泌增多，使滑囊膨大，张力增高。急性期为血性渗出液，随着时间延长，逐渐变为淡黄色，慢性期变为黏液。囊壁水肿、肥厚、纤维化、滑膜层呈绒毛状，有时囊壁或周围肌腱内有钙盐沉着，障碍关节活动。

知识点 21：滑囊炎的临床表现

不同的致病原因所导致的滑膜炎，其临床表现也有所区别。此处只叙述慢性创伤性滑囊炎的临床表现。

（1）疼痛：急性期疼痛明显，慢性期疼痛不明显。其主要表现为关节部位疼痛，疼痛可向周围放射。

（2）肿块：在关节或骨质隆起的部位逐渐出现肿块，逐渐增大，肿块呈圆形或椭圆形，边界清楚，有波动感，急性期有压痛，慢性期压痛不明显，局部皮肤正常。深部滑囊炎，肿块边界不清，波动感不明显，有时会误以为是实质性肿块。

（3）关节活动障碍：随着囊壁的增厚与周围肌腱和关节囊的粘连，关节活动幅度逐渐减小，周围肌肉也出现萎缩。

知识点 22：滑囊炎的诊断

（1）有无慢性劳损史，与职业性质有关。

（2）关节及骨质隆起处逐渐出现慢性肿大的囊性肿块。

（3）穿刺抽出血性渗出液或黏液。

知识点 23：滑囊炎的非手术治疗

滑囊炎的非手术治疗适应于急性期滑囊炎，位置较浅表，时间较短，周围没有发生粘连者。

（1）去除病因减少此处活动，适当制动。

（2）物理疗法热疗、理疗。

（3）局部封闭在肿块处，穿刺抽出滑液，在向滑囊内注入肾上腺皮质激素长效制剂，25mg/ml 或者 40mg/ml 的去炎松 0.5~1ml 混合至少 3~5ml 局部麻醉剂，用 1% 局部麻醉剂（如利多卡因）浸润麻醉后注入滑囊内，适当加压包扎。肾上腺皮质激素长效制剂的剂量及混合后的液体多少，根据滑囊大小而定。

（4）药物治疗疼痛严重时，可口服镇痛剂，以缓解疼痛。若出现继发感染，应用抗生素治疗。

知识点 24：滑囊炎的手术治疗

滑囊炎的手术治疗适用于如下情况：非手术治疗无效；疼痛较严重者；影响关节活动者；继发感染者。在局麻下，完整的将滑囊切除，如果继发感染，切开引流，换药，让其自行愈合。

五、骨软骨炎

知识点 25：骨软骨炎的病因

骨软骨炎的病因还未完全清楚，但根据临床资料分析有家族倾向，好发于贫困家庭，有着地区和种族的差异，通常认为与损伤、种族、遗传及环境有关。

知识点 26：骨软骨炎的病理机制

在骨骺发育正常或异常的情况下，受到外力作用，使其周围发生炎性改变，导致骨骺生长异常。胫骨结节是髌韧带的附着点，而股四头肌是全身肌力最大的一组肌肉，通过牵拉使胫骨结节骨骺产生不同程度的损伤及撕裂。

知识点 27：骨软骨炎的临床表现

骨软骨炎好发于 12~14 岁的男孩，多为单侧，也可见到双侧，有剧烈运动史。其主要表现为运动后的当天晚上出现胫骨结节处疼痛，疼痛与活动有明显的关系，休息后减轻，随着时间延长，逐渐出现胫骨结节肿大、隆起，皮肤完整、不红，质地坚硬，压痛阳性，过度伸膝时疼痛加剧。

知识点 28：骨软骨炎的诊断

（1）好发年龄及运动史：好发于 12~14 岁的男孩；有剧烈运动史。
（2）症状：胫骨结节处疼痛、隆起、肿大，与运动有关，休息后会减轻。
（3）X 线片：显示胫骨结节骨骺增大、碎裂、钙化，其下出现骨性裂隙，周围软组织肿胀。

知识点 29：骨软骨炎的理疗疗法

疼痛明显者，可采取理疗和局部制动，局部制动是将患肢用石膏托固定于伸直位 4~6 周，然后解除固定，进行伸屈活动，并加以辅助理疗，也进行中药外洗及热敷，4 个月之后膝关节才能进行剧烈活动。通常不需使用止痛剂。此处不适合用氢化可的松类做局部封闭，因为注射到皮下不起任何治疗作用，骨骺内难以注入，它可并发周围软组织萎缩，髌腱自发断裂，骨骺坏死。

知识点 30：骨软骨炎的手术治疗

骨软骨炎的手术治疗适用于反复发作的疼痛、膝关节功能障碍、年龄较大的患者以及有并发症者。
（1）病灶刮除术：用骨刀于中线处将胫骨结节骨皮质向两侧分开，用刮匙将碎裂部分刮干净，然后将皮质原位缝合，术后以石膏固定，3 周时间后进行锻炼运动。如此可缓解疼痛，使胫骨结节恢复到正常形态。
（2）植骨术：成年后若患有碎裂的骨骺与胫骨结节未融合，且症状持续存在时，可行钻孔并植骨促进愈合。

（3）矫形术：如果有晚期并发症时，可行矫形术。晚期并发症包括两种：①股四头肌腱止点上移，使髌骨上移，发生骨关节炎，拍 X 线片，根据具体情况，进行手术矫正；②胫骨结节骨骺与胫骨上骨骺过早愈合，形成膝反屈，进行手术矫正。

六、跟痛症

知识点 31：跟痛症的病因

跟痛症的病因较多，归纳起来可分为三类，分别为跟骨内压升高、跟骨骨刺、软组织病变。跟骨内压增高与长期站立、行走有关，也与骨质疏松有关，因而农民、教师、工人多见。跟骨骨刺又可分为跟骨结节骨刺及跟腱附着处骨刺，常见于长期站立劳动以及长跑的人群。软组织病变包括跟脂肪垫炎、跖筋膜炎、跟骨滑囊炎等，这些炎症均与慢性劳损有关。

知识点 32：跟痛症的病理机制

骨内压升高，多见于壮年人，且以站立及重体力劳动者多见，据报道称通常骨内压为 1.64kPa±0.67kPa，超过 2.67kPa 即为跟骨高压症。临床患者有一共同特点：站立过久或行走时间稍长出现疼痛，晚上休息后或抬高患肢则疼痛减轻。X 线片骨质疏松，骨小梁变细，数量减少。

发病机制：目前，大多数人认为，跟骨为松质骨，骨内的静脉窦增大，压迫骨小梁，使其变细疏松。当人站立或行走时，跟部的静脉瘀血，引起微循环障碍，组织缺氧，产生疼痛。骨刺引起的疼痛，主要是因为骨刺可导致周围组织无菌性炎症，炎性介质刺激周围神经，产生疼痛。软组织病变主要常见于跟脂肪垫炎、跖筋膜炎、跟骨滑囊炎，主要为劳损所致。

知识点 33：跟痛症的临床表现

跟痛症的主要临床表现为疼痛，疼痛分三类：

（1）行走时间一长，大约半小时，出现疼痛。

（2）足跟不能着地，以着地就痛，痛如针刺，局部无红肿、发热。

（3）持续性疼痛，行走时加重，局部有固定压痛点。

知识点 34：跟痛症的诊断

依据病因、临床表现，结合 X 线检查，一般都能做出正确的诊断。

知识点 35：跟痛症的治疗

在对跟痛症进行治疗时，要根据具体情况选择合适的疗法。

（1）手术治疗：包括：

①腓肠神经切断术：适用于跟骨内压增高者、跟腱附着处的骨质增生，顽固性软组织病变。

②胫神经的跟骨支切断术：适应于跟骨结节增生和跟骨高压者。

③骨刺切除术：适应于跟骨结节骨刺引起的疼痛。

④跟骨钻孔术：适应于跟骨内压增高者。

（2）非手术疗法：适应于跟骨内压增高者及骨刺引起的跟痛症，可采用中医中药治疗，内服外洗，局部封闭。

七、腕管综合征

知识点 36：腕管综合征的病因

腕管综合征的病因主要包括以下几个方面：

（1）解剖因素：腕管是由腕骨构成的底和两侧壁与其上的腕横韧带构成的一个骨纤维通道。其内有正中神经、2~5 指的屈指深、浅肌腱、拇长屈肌腱通过，如图 3-5-3 所示为腕管横截面示意图。正中神经的位置最表浅，位于腕横韧带和其他肌腱之间，拇长屈肌腱被桡侧滑囊包裹，其余肌腱被尺侧滑囊包裹。正中神经出腕管后，分支支配除拇内收肌以外的大鱼际诸肌、第 1、2 条蚓状肌及桡侧 3 指手掌、指皮肤感觉。腕横韧带厚而坚韧（1~2mm），远端掌腱膜相延续，近端与腕掌侧韧带相延续，其位置在近排腕骨与掌骨基地水平。腕管容积恒定，腕韧带位置固定，当腕关节掌屈时，腕横韧带整好压在正中神经上，用力握拳屈掌时，受压感更剧烈。

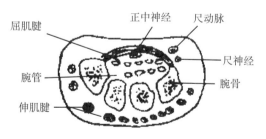

图 3-5-3 腕管横截面示意图

（2）慢性劳损长期过度：使用腕部力量者，如木工、厨师、洗衣工等。

（3）管腔内容物增多或体积增大：腕管内的腱鞘囊肿、肿瘤、滑囊炎、血肿等。

（4）管腔容积的减少：因内分泌的改变导致的腕横韧带水肿、增厚或损伤导致的水肿、增厚；腕部的骨折、脱位（桡骨下端骨折、月骨脱位、腕骨骨折）等。

（5）外源性压迫：掌曲尺偏位的石膏固定；来源于掌部的肿瘤等。

知识点 37：腕管综合征的病理机制

病因不同，其形成的病理机制也不同。但共同点为：都是内容物与腕管容积不相适应，使腕管内容物之间相互摩擦、挤压，从而刺激和压迫正中神经，使其功能产生障碍，影响手指的活动与感觉，产生肌肉萎缩症状。

知识点 38：腕管综合征的临床表现

腕管综合征的临床表现如下：

（1）好发人群：多见于 40~49 岁的劳动者，女性多发，右侧多见，双侧者约占 30%。其中绝经期的女性可占到双侧发病率的 90%。常有职业史。

（2）症状：最早最常见的症状是桡侧 3 个手指麻木、疼痛、持物无力，以中指为甚，少数可累及全部手指。夜间、清晨加重，活动腕部后减轻；劳动后加重，休息后减轻。有时疼痛向前臂放射。

（3）查体：拇、示、中指感觉过敏或减退甚至消失，腕部以上感觉正常。大鱼际群出现萎缩，多数有程度不同的对掌障碍。少数病例出现无手指麻木但有明显的大鱼际肌麻痹。

（4）腕部叩击试验（Tinel 征）：患腕平伸，用手指或叩诊锤轻轻地叩击腕部掌面或腕横韧带处，若如果桡侧手指出现麻木感，即为实验阳性。

（5）腕掌屈或背伸试验（Phalen 征）：如果腕处于极度掌屈或背伸位时，在 1 分钟内出现桡侧手指麻木感，即为试验阳性。图 3-5-4 所示为腕掌屈试验的示意图。

（6）止血带试验：于患肢上臂缚以气囊血压计，加压使收缩压高于 20mmHg 的压力，于 1 分钟内出现桡侧手指麻木感，即为试验阳性。

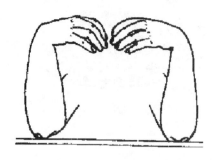

图 3-5-4　腕掌屈试验示意图

知识点 39：腕管综合征的诊断

（1）好发年龄及职业史。

（2）典型的临床表现：桡侧 3 个手指感觉麻木，夜间和清晨加重，活动腕部后减轻，查体发现拇、示、中指感觉过敏或减退甚至消失，腕部以上感觉正常。

（3）腕部叩击试验（Tinel 征）、腕掌屈或背伸试验及止血带试验均为阳性。

（4）神经肌电图检查：正中神经在腕部的潜伏期延长，波幅降低等。

知识点 40：腕管综合征的鉴别诊断

对腕管综合征进行鉴别诊断时，主要与腕以上的各种原因引起的正中神经损伤鉴别，其中颈椎病引起的多见，颈椎病引起的正中神经损伤，除手指以外，还有前臂屈肌的运动障碍，腕部叩击试验（Tinel 征）、腕掌屈或背伸试验、止血带试验都是阴性。

知识点 41：腕管综合征的非手术治疗

腕管综合征的非手术治疗方法如下：

（1）早期将腕关节固定于功能位，以减轻症状。

（2）腕管内封闭：适应于慢性损伤所导致的腕管综合征。此方法效果明显，但容易复发。图 3-5-5 所示为腕管内封闭示意图。

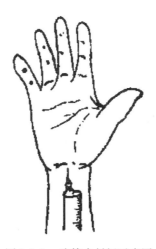

图 3-5-5　腕管内封闭示意图

知识点 42：腕管综合征的手术治疗

（1）手术适应证：①非手术治疗无效者；②手指皮肤感觉消失者；③大鱼际肌群有明

显萎缩者；④手指麻木严重或有疼痛者。

（2）对于腕管内有腱鞘囊肿、慢性腱鞘炎、良性肿瘤、异位肌腹者，应该手术切除。腕管壁增厚、狭窄者可行腕横韧带切开减压术。

八、膝关节半月板损伤

知识点 43：膝关节半月板损伤的病因

半月板损伤主要是间接暴力引起的。日常生活中，膝关节的各种运动使半月板不断承受着传导载荷的垂直压力，向周缘移位的水平压力和旋转时的剪式应力。由于年龄、职业和运动情况的不同，半月板在日常生活或劳动、运动中受到损伤的机会，以及造成损伤的特点或类型也各异。运动员、舞蹈演员显然比普通人群受伤的机会大得多，而矿工长期处于蹲位，其半月板损伤的特点自然又不同于球类运动员者。青年人半月板较厚，弹性好，吸收震动力能力强，因外伤而造成的半月板撕裂多呈纵行，而老年人的半月板因退行性变而变薄，弹性较差，边缘往往有粘连，活动性差，剪式应力引起的水平撕裂或磨损较多，但青年人的活动量远远超过老年人，因此发病的概率又比后者多。

知识点 44：膝关节半月板损伤的病理机制

在伸屈运动中，半月板与胫骨平台关系密切。膝关节伸直时，半月板向前移动。屈曲时向后。而在膝关节旋转运动时，半月板固定于股骨上，并随其一同在胫骨上运动，一侧向前移动，一侧向后移动。因此，在膝关节伸屈过程中如同时又有膝的扭转内外翻动作时，半月板处于不协调的运动之中。若半月板受到挤压更限制了活动范围，则造成撕裂。这是半月板最常见的损伤机制。

知识点 45：膝关节半月板损伤的临床表现

膝关节半月板损伤的临床表现如下：

（1）外伤史：一部分病人有明确的外伤史，往往以运动创伤最常见，多见于足球、篮球、体操等项目。近年来，由于国内戏曲、武功、技巧运动的发展，在武术及杂技演员中也较多见。体力劳动者中间的发病率也不少见。部分损伤病例无明确外伤病史，多因退行性变引起。发病者中，男性多于女性。

（2）症状及体征：急性期膝关节有明显疼痛，肿胀及积液，关节屈伸活动障碍。受伤后膝关节剧痛，伸不直，并迅速出现肿胀，有时出现关节内积血。

知识点 46：膝关节半月板损伤的诊断

对半月板损伤的诊断，主要依据病史及体征。在损伤急性期，虽然可以怀疑有半月板损伤，但经常因急性创伤性滑膜炎，疼痛、肿胀，不能详查确诊。因而，除有典型交锁存在或半月板明显脱位突出，有时伴有该侧疼痛，响声也应恒定在一侧外，多不能确诊。此时，主要应排除其他急性外伤，以免漏诊延误治疗。

知识点47：膝关节半月板损伤的保守治疗

关节镜技术使得急性半月板损伤的诊断更为精确，有助于制定治疗计划。若无关节镜技术，半月板不完全的撕裂或小的边缘撕裂（移位小于3mm）很难确诊。症状偶发且轻微的半月板撕裂可通过康复和限制活动的方法治疗。不伴有其他病变（如前交叉韧带撕裂）的不完全半月板撕裂或小的（小于5mm）稳定的边缘撕裂，用非手术方法治疗即可取得良好的效果。若膝关节稳定，许多不完全撕裂不会发展为完全撕裂。小而稳定的边缘撕裂，在保护之下观察3~6周即可愈合。许多没有确诊的小的边缘撕裂可能伴发其他的膝关节损伤，例如膝扭伤或髌骨脱位。若这些撕裂发生在血管区，不用手术即可愈合。膝关节制动对稳定的半月板垂直纵行撕裂愈合是否有益还不能肯定。

知识点48：膝关节半月板损伤的手术治疗

如果确有半月板损伤，目前一般主张在关节镜下进行手术，边缘分离的半月板可以缝合，容易交锁的、破裂的半月板瓣片可以局部切除，有条件缝合的亦可以予以修复。只有当撕裂不可修复时，进行半月板全切除才是正确的。如有可能，应尽量保留半月板的边缘部分。内镜下手术创口很小，对关节干扰小，术后恢复快，可以早期起床活动，已成为常规处理方法。

（1）关节镜手术：①半月板切除术：半月板切除术分为部分切除术、次全切除术、全切术；②半月板修整术：仅适用于游离缘小范围的撕裂；③半月板缝合术：半月板损伤的解剖修复，是半月板损伤的理想手术方法。

（2）半月板移植术：处于试验阶段。

（3）半月板切除术后并发症：最常见的两个并发症为术后关节内积血及慢性滑膜炎。

九、膝关节韧带损伤

知识点49：膝关节韧带损伤的病因

生物力学研究已经证实渐进、连续和按顺序的微纤维断裂最终会导致韧带发生断裂。单个胶原纤维不可拉伸，拉长7%~8%就开始断裂。韧带中胶原纤维断裂的数量决定了韧带是功能的破坏还是形态的破坏。韧带完全断裂伴形态连续性的丧失，只在关节有极度移位时才会发生。手术时肉眼观察韧带的完整性不足以对如下情况作出判断：①韧带断裂的范围；②韧带血供的损害；③残留的韧带拉长；④远期发挥功能的能力。不伴其他结构损伤的、单纯的韧带完全断裂是极罕见的，这是因为造成韧带完全断裂的关节极度移位一定会导致其他支持结构至少部分撕裂。

知识点 50：膝关节韧带损伤的病理机制

Palmer 描述了四种可能造成膝关节周围韧带结构断裂的机制，分别为：①股骨在胫骨上内收、屈曲和外旋；②股骨在胫骨上外展、屈曲和内放；③过伸；④前后移位。

知识点 51：膝关节韧带损伤的临床表现

膝关节韧带损伤的分类包括：内侧副韧带损伤，前交叉韧带损伤，外侧副韧带损伤以及后交叉韧带损伤。

知识点 52：内侧副韧带损伤

运动员内侧副韧带受伤时膝内侧常突发剧痛，但又可迅速减轻，仍可继续比赛，或在绑扎绷带固定后又能继续运动，不过随后痛又逐渐加剧，且疼痛仅局限于膝的内侧。查体：韧带受伤处有压痛感，尤以股骨上的韧带附着点为明显。一般因膝关节内侧副韧带未完全断裂，因而，无论在膝关节的伸直位或屈曲位搬动时，都无异常范围的膝外翻活动，只有在膝伸直时，以一手抵于膝的外侧，另一手向外掰动小腿时，或于膝屈曲30°，小腿外旋外展动作时，才会在韧带损伤处产生剧烈疼痛。如若检查时有不正常的关节开口感而无抵抗感，则是内侧副韧带完全断裂的特征性表现。如果在损伤处注射1%普鲁卡因10ml肌肉痉挛立即消除，疼痛消失，膝部亦可完全伸直，此时利于检查膝关节侧方应力实验。

知识点 53：外侧副韧带损伤

大多数病例都有膝内侧遭受突然外力的病史。伤后在膝关节的外侧有局限性疼痛及肿胀。若损伤仅限于膝外侧副韧带，则无关节积液；相反，若为联合损伤，即外侧副韧带损伤同时合并关节囊及前十字韧带损伤，在伸膝位或屈膝位，膝关节异常内收活动范围，都较单纯韧带损伤大，在膝屈曲位牵拉胫骨时有"抽屉感"。"盘膝"时保持韧带紧张状，沿韧带的走行方向检查，可以查出明显的压痛点。如韧带完全断裂则韧带松弛，检查时可发现有不正常的膝开口感，需和健侧对照比较。如合并腓总神经损伤，则会出现"马蹄足"表现。

知识点 54：前交叉韧带损伤

单纯前交叉韧带断裂都有急性膝损伤史，并可根据受伤动作作出判断。受伤后，关节内常有组织撕裂感，随即产生疼痛及关节不稳，不能完成正在进行的动作。如能完成，则不是此韧带损伤。随后关节出血肿胀，但出血量的多少和肿胀速度却因损伤病理的不同而异，如有韧带止点撕脱骨折，出血较多，肿胀明显，发生速度较快；没有合并骨折时，出血比较少，肿胀较轻，发生速度慢，因而，关节肿胀与否不能作为判断交叉韧带是否断裂的硬指标。多数患者，随着关节积血与肌肉的保护性痉挛逐渐增加，疼痛逐渐加重，膝关节固定于屈曲位，拒绝任何搬动或活动。在个别病例中可见，断裂的交叉韧带嵌入关节间隙，从而出现典型的关节绞锁，导致膝关节不能伸直。陈旧性前交叉韧带断裂可无症状，有的也不影响训练。严重的可有关节不稳、疼痛、肿胀以及下楼时关节错动感。

知识点 55：后交叉韧带损伤

膝关节急性损伤史。受伤后很快出现膝关节的早期不稳，主要表现为后向不稳和侧方旋转不稳，继而出现膝关节内结构损伤引起的症状，如肌肉萎缩、软骨损伤、半月板损伤的体征。膝关节后期不稳，可在伤后较长时间出现，往往因为膝关节周围肌肉韧带的稳定失代偿所致。

知识点 56：膝关节韧带损伤的治疗

膝关节韧带损伤的治疗包括：膝内侧副韧带损伤的修复、膝外侧副韧带损伤的修复、前交叉韧带断裂的修复、后交叉韧带断裂的修复、膝关节韧带联合损伤的治疗以及功能康复。

知识点 57：膝内侧副韧带损伤的修复

单纯内侧副韧带重度损伤可通过非手术方法成功地治疗。为排除可能伴随的关节面、半月板或交叉韧带的损伤，通常需进行 MRI 检查，并在麻醉下进行应力试验及关节镜检查。手术医生须注意：在对急性不稳定性膝关节进行关节镜检查时，关节囊的破裂可使冲洗液大量外漏。一般来说，如果关节镜检查推迟 5~7 天，那么滑膜和关节囊的裂缝将充分闭合，而不会发生冲洗液外漏，医生可更为细致、更为迅速地完成检查。急性期对损伤的膝进行长时间的关节检查是不合适的。在这种情况下冲洗液会大量外渗，有可能导致严重的并发症。伴随其他损伤的内侧副韧带损伤通常以自胫骨附着区横断，内侧副韧带的中 1/3 及后 1/3 斜向撕裂最常见，其次为二者均自股骨内上髁撕裂。一般手术方法为断裂处的间断缝合或止点处重建的缝合，图 3-5-6 所示为内侧副韧带止点处修复示意图，对于股骨或胫骨附着区的断裂亦可采用加压螺钉加锯齿垫圈固定或采用齿状钉板固定。韧带损伤严

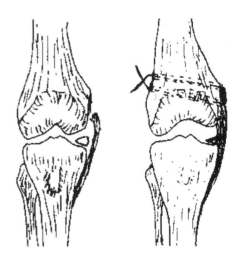

图 3-5-6 内侧副韧带止点处修复示意图

重而难以修复时，应该采用邻近健康组织移位修复，比如腓肠肌内侧头或半膜肌腱，或应用肌腱移植来修复损伤的内侧副韧带。合并交叉韧带损伤者，应同时修补。图 3-5-7 所示为内侧副韧带修补、交叉韧带重建示意图。

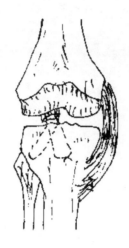

图 3-5-7　内侧副韧带修补、交叉韧带重建示意图

知识点 58：膝外侧副韧带损伤的修复

膝外侧副韧带损伤少见，原因可能为：①股胫角的存在，不易发生内翻（收）损伤；②对侧肢体的保护作用；③屈膝时外侧副韧带松弛，不易损伤；④韧带周围有髂胫束及股二头肌腱加强。

因而，当膝外侧副韧带损伤时致伤暴力可能更大，常合并交叉韧带、内侧副韧带损伤，后果更严重。从这一意义上讲，治疗似应更积极。但是否手术治疗，还要看膝关节的内翻稳定性。如怀疑外侧副韧带损伤，应行内翻试验（不必麻醉），如内翻不稳明显，宜早期手术。手术方法多为韧带的止点重建，如股骨附着区断裂，可在股骨外髁斜向内上钻孔，从股骨内髁钻出，利用骨科 2 号线将断端引入骨隧道，在对侧固定。体部断裂一般采用 Bunnell 缝合法缝合。

知识点 59：前交叉韧带断裂的修复

前十字韧带部分断裂（断裂小于 1/2）不必做修复或重建手术，一般保守治疗。以石膏托固定，或者用控制性支具固定，注意加强股四头肌锻炼。

前十字韧带完全断裂，早期宜手术缝合，缝合时机越早越好。超过 1 周即有退行性变，超过 2 周退行性变明显，且断裂韧带浸泡在关节液内部分被溶化，张力下降，不易缝合。如为上附着点断裂可于股骨外髁钻双孔牵拉缝合固定，图 3-5-8 为前十字韧带完全断裂股骨外髁钻双孔牵拉缝合固定示意图。如为下附着点断裂，可于胫骨平台下 5cm 处对着胫骨髁间棘前韧带附着处钻双孔牵拉缝合，图 3-5-9 为胫骨髁间棘前韧带附着处钻双孔牵拉缝合示意图。若属于中段断裂一般缝合较困难，往往做重建手术。也有人认为断裂后急性期不必手术，以后如有关节不稳再做重建手术。

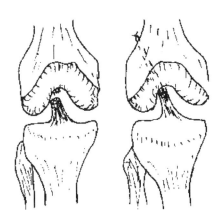

图 3-5-8 前十字韧带完全断裂股骨外髁钻双孔牵拉缝合固定示意图

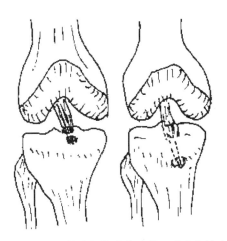

图 3-5-9 胫骨髁间棘前韧带附着处钻双孔牵拉缝合示意图

知识点 60：后交叉韧带断裂的修复

新鲜的后交叉韧带胫骨止点断裂附带骨块者，采用后路切开复位螺钉固定，或者钢丝穿骨隧道固定，尼龙线穿骨隧道固定疗效亦非常满意。

后交叉韧带在股骨止点撕裂者，一般采用在股骨内髁斜向内上钻孔，从股骨内髁钻出，利用骨科 2 号线编织缝合将断端引入骨隧道，在股骨内髁固定的方法。

后交叉韧带断裂手术，目前流行关节镜下后交叉韧带重建术。后交叉韧带断裂的手术时机，一般于损伤后 1~2 周进行延迟重建。此时，疼痛、肿胀等关节内反应已消退，并且病人已恢复全部的活动范围和部分的力量，更为重要的是关节的撕裂损伤多已修复，利于关节镜的开展。

适应证：后交叉韧带损伤出现膝关节后向不稳者。应用材料包括：同前交叉韧带损伤重建时材料选择相同，有自体材料、同种异体材料、人工韧带等。自体材料通常应用骨-髌韧带-骨，亦有骨-股直肌腱、半腱肌-股薄肌腱、骨-跟腱等。手术方法包括：双切口重建、单切口全镜下重建、单切口全镜下双隧道双束重建。随着新手术技术的不断发展，手术创伤愈来愈小，固定技术愈来愈合理，患者的预后会愈来愈好。

知识点 61：膝关节韧带联合损伤的治疗

后交叉韧带断裂合并内、外侧结构损伤，会导致膝关节的内、外侧不稳。后交叉韧带损伤合并内侧副韧带损伤将会导致在后向不稳的基础上出现内侧不稳，必须进行治疗。急性内侧副韧带断裂应早期手术治疗，后交叉韧带是否重建应酌情而定，有条件者应同时进行重建。陈旧性内侧副韧带断裂出现内侧不稳者，重建后交叉韧带同时做内侧副韧带上止点上移重建。若带有骨块，固定就会比较牢靠，可以早期锻炼。后交叉韧带损伤合并后外侧结构损伤时，应在重建后交叉韧带的同时修复或重建后外侧稳定结构。后外侧结构又称后外侧稳定结构，包括静力性结构与动力性结构。静力性结构又包括外侧副韧带、腘腓韧带、弓状韧带和后外侧关节囊；动力性结构又包括股二头肌、髂胫束和腘肌腱复合体。修复后外侧结构的方法包括：上止点前上移位术，半腱肌腱重建后外侧结构。总体上，修复后的疗效优良。

知识点 62：功能康复

康复计划必须依据每个患者的年龄、关节的稳定程度及其他因素进行制定。在戴支具期间，患者应进行肌肉等长收缩练习以锻炼股四头肌和腘绳肌，进行抬腿练习以锻炼大腿屈肌群和外展肌群。去掉支具后，膝关节的活动须进一步加大，并开始剧烈的康复运动项目。通常情况下，需要使用加强的有弹性的膝关节支撑物，不允许患者进行正常的活动，尤其是体育运动，直至受伤下肢的关节活动度正常，并且所有肌群的力量恢复至正常侧肢体的 90% 时。当患者重返体育运动时，通常受伤的韧带要用胶布或功能支架保护 3~4 个月。此为韧带愈合期间胶原纤维恢复应力排列方向所需的最少时间。

十、踝关节扭伤

知识点 63：踝关节扭伤的病因

踝关节扭伤至少以三种方式对关节产生影响：

（1）急性严重的韧带损伤伴关节破坏。

（2）单次的创伤或反复的"过度使用"造成程度较轻的韧带损伤，导致关节发生非破坏性的、显微镜下可见的病变。

（3）加重关节原先存在的病变。

此外，还有一些情况，创伤可能是一个诱因，但创伤史是非特异性的，且创伤的症状已消退，如踝关节软骨软化或剥脱性骨软骨炎。

知识点 64：踝关节扭伤的病理机制

踝关节扭伤的分类不同，其损伤机制也有所不同，其分类方法包括以下几种：

（1）按受伤机制分旋后伤，旋前伤，外旋伤，内翻伤，外翻伤。

（2）按解剖特点分单纯伤，联合伤。

（3）按损伤的病理特点分部分断裂，完全断裂。

（4）按病程分新鲜断裂，陈旧断裂。

知识点 65：踝关节扭伤的临床表现

患者临床症状一般有明显的受伤史，如内翻伤、旋前或后伤、外翻伤、外旋伤等。患者受伤后的表现为局部疼痛、皮下瘀血、肿胀、跛行，并有明显的活动受限。疼痛、肿胀、压痛的部位在踝的前上方提示下胫腓联合韧带损伤。同时，检查体征则会发现肿胀，压痛，注意压痛最明显的部位即是损伤部位。被动内翻及旋后时疼痛明显加重提示外侧副韧带损伤。被动旋前和外翻时疼痛明显加重提示内侧三角韧带损伤。而外旋踝关节时疼痛明显加重提示下胫腓联合损伤。要注意检查踝关节有无不稳，抽屉试验、内、外翻应力试验、距骨侧方移动试验多半很有意义。肢体抗阻检查（内、外旋，内、外翻）对于明确诊断也有较为重要的意义。

知识点 66：踝关节扭伤的诊断

踝韧带损伤的诊断，关键依靠症状和体征，如肿胀，压痛最明显的部位，被动内、外翻和旋前、后时疼痛明显加重，注意检查踝关节有无不稳（抽屉试验、内翻应力试验、距骨侧方移动试验），抗阻检查（内、外旋，内、外翻），结合辅助检查（如 X 线踝关节照片、B 超、MRI）一般能明确诊断。临床检查时须仔细，防止漏诊或误诊。下胫腓联合韧带损伤 X 线应摄踝内旋 20°正位片，内外侧副韧带损伤应摄内外侧应力位 X 线片。另外，还应注意鉴别诊断：与腓骨长短肌腱脱位，胫后肌腱脱位，内、外踝骨折，跗骨窦韧带损伤，软组织撞击综合征，关节软骨损伤等不同的疾病相鉴别。

知识点 67：踝关节扭伤的治疗

踝关节扭伤的治疗包括：三角韧带急性撕裂的修复治疗、下胫腓关节韧带急性撕裂的修复、外侧韧带急性撕裂的修复以及外伤后踝关节慢性不稳的治疗。

知识点 68：三角韧带急性撕裂的修复治疗

在青年和中年患者中，三角韧带的急性断裂可因距骨在踝穴中的异常倾斜或移位、触及韧带的缺损而得以诊断。通常情况下，这种损伤需要手术修补。常伴外踝骨折或者下胫腓关节分离。单纯性完全性三角韧带断裂极少见。一般建议进行内翻以及外翻应力试验检查。这些试验能够显示 X 线片中内踝透光间隙的增宽和距骨的倾斜，通过与 MRI 比较来判断三角韧带撕裂的范围和位置。对于单纯的三角韧带完全性断裂的治疗，应短腿非负重石膏管型或者小夹板制动 3~5 周时间，然后穿矫形鞋 4~6 个月。若存在骨折或者韧带断裂手法不能复位者，如外移的距骨复位时，内踝和距骨之间有可能卡入胫后肌腱或撕脱的三角韧带的近侧断端，应通过手术探查。对于因三角韧带的急性断裂而遗留的关节不稳可以考虑手术治疗，行韧带上提紧缩术或止点重建术。

知识点 69：下胫腓关节韧带急性撕裂的修复

当联系胫腓骨远端的韧带发生破裂时，通常伴有内踝骨折，或者腓骨在外踝的近端发生骨折，或者两处骨折同时存在。然而，有时伴随的损伤是三角韧带破裂。挤压试验阳性就能准确地诊断下胫腓韧带联合的扭伤，但是在进行这项检查前必须通过查体或 X 线检查以排除小腿的其他损伤。外旋应力试验同样有助于明确诊断。单纯的下胫腓韧带的断裂通常可以采用保守治疗。早期复位非常重要，有利于踝关节早期重建稳定性。一般采用"U"形石膏固定踝关节 0°位，固定时间为 8 周，然后加强功能锻炼。但是，如果在手法整复后仍有踝穴增宽，则需要采取手术治疗。

知识点 70：外侧韧带急性撕裂的修复

踝外侧副韧带损伤的现场急救原则：立即压迫痛点止血，如用大棉花块或海绵垫压迫止血。现场急救处理措施包括：①冰敷；②关节穿刺抽积血；③加压包扎；④妥善固定，如粘膏支持带、石膏、支具等。

知识点 71：外伤后踝关节慢性不稳的治疗

踝关节的慢性不稳定可由韧带的陈旧性断裂引起，如出现症状，首先应考虑保守治疗。女性患者可通过增宽和降低鞋跟，男性患者则通过在鞋跟外侧加一楔形衬垫，常能减轻症状。应用高腰的皮靴或橡胶护踝可能会有所帮助，尤其是在不平地面上行走或剧烈活动时。在体育运动中，对慢性踝关节不稳，穿高帮运动鞋或包扎踝关节可能有益。运动员训练时，使用支持带保护踝关节，具有一定效果。对于严重丧失功能的踝关节不稳的患者，加强踝关节周围肌肉力量的训练，一些患者的肌肉力量能得到足够的改善，从而避免进行重建手术。

第二节　手的先天畸形

一、多指、并指畸形

知识点1：多指、并指畸形的病因

多指与并指皆属于先天畸形，病因不明确，但与下列因素相关：
（1）遗传因素。
（2）胚胎发育因素。
（3）外界因素对胚胎的影响，如药物、疾病、营养、放射线等。

知识点2：多指、并指畸形的病理

多指畸形时，多生的手指通常位于拇指桡侧或小指尺侧，它可发生在手指末节、近节或指间关节、掌指关节处，也可以是某一手指重复发生的结果，有相应的掌骨出现，有的仅为与皮蒂相连的皮赘。并指的类型多样，少则两指并连，多到四五指并连，程度有全指并指和部分并指。

知识点3：临床表现及诊断

检查时，望诊即可，但要注意拍摄X线片，以了解多指骨骼情况。

知识点4：多指、并指畸形的治疗

可采取手术治疗，切除多生指和分开并指。若是畸形对发育有影响，发生某种类型的并指，适合及早手术。若不妨碍发育，可选择在学龄前进行。若手术能造成骨骺的损害，则宜将手术安排在骨骺发育基本停止后。对涉及肌腱等软组织手术需术后患者能积极配合锻炼者，则宜安排在5~7岁手术。手术的目的在于改善功能，其次是改善外观。

二、先天性小指弯曲

知识点5：先天性小指弯曲

先天性小指弯曲是一种少见的先天畸形。小指最常见，其次为中指近指间关节屈曲挛缩。如发生在拇指，畸形位于掌指关节，称之为扣拇手或先天性钩手，中文也称为拇指内收屈曲挛缩。1927年，Kirner最先报道了一种小指末节骨屈畸形的病例，故称为Kirner畸形。

知识点 6：先天性小指弯曲的病因

先天性小指弯曲的病因目前仍然不明确。但多数学者认为与遗传有关，为常染色体显性遗传。因此种畸形有很强的遗传倾向，常可合并其他畸形综合征，如 Freeman-Sheldon 综合征、眼牙指综合征及口指面综合征。病人小指指浅屈肌异常，无肌腹或发育不良，蚓状肌止点异常、近指间关节背侧伸肌腱发育缺陷、掌侧皮肤短缩、皮下组织存在纤维层等，都是造成畸形的原因。

知识点 7：先天性小指弯曲的临床表现

多数患儿幼年发现无痛性软组织肿胀，生长期明显加宽，病程缓慢进展。逐渐表现为两侧小指末节比其他四肢末节明显变细，并向掌侧桡侧屈曲。除以上变化外，无任何其他不适。X 线表现为：小指末节骨密度增高，变细，并向掌侧桡侧弯曲，可出现关节半脱位、脱位。可合并其他畸形表现。Kirner 曾报道双侧小指屈曲伴有末节指骨外翻畸形，同时合并有其他骨骼肌肉畸形的病例。

实验室检查均正常。

X 线检查。第 5 指末节干骺端处成角，骨干弯曲，骨骺与骨干在异常成角处融合引起永久性畸形，骺板正常或闭合较迟缓。

知识点 8：先天性小指弯曲的诊断

由于本病具有独特症状和 X 线表现，一般不难诊断。多在进行其他疾病检查时偶尔发现。

临床上，应注意与多发关节挛缩、尺神经麻痹、蜘蛛指挛缩症、掌腱膜挛缩、桡侧轴旁半肢伴发的近指间关节屈曲挛缩等鉴别。

知识点 9：先天性小指弯曲的治疗

早期应以非手术治疗为主，如牵引、按摩、弹性夹板固定。但非手术治疗仅极少数患儿畸形得到改善。

非手术治疗无效或畸形复发者，可手术矫形。依具体情况制定手术方案，包括指浅屈肌腱切断、关节囊松解、软组织松解植皮、指浅屈肌腱移位等手术方法。

第三节　先天性髋关节脱位

知识点 1：先天性髋关节脱位的病因

本病发病原因迄今仍不十分清楚，为许多因素导致，通常见于：

（1）遗传：大约 20%～30% 的患者有家族史，和多基因遗传有关。

（2）结构异常：胚胎期间髋臼和股骨头发育不良或发育异常而发生脱位。

（3）关节囊及韧带松弛。

（4）发育障碍：胎儿髋部肌肉因某些病理因素生长缓慢，而股骨的生长相对较快，使肌肉被拉紧，因为肌肉向后上方强力牵引而造成脱位。

（5）外在因素：如胎儿在子宫体位不正，臀位胎儿，孕妇外伤使胎儿受暴力影响而发生脱位。

知识点 2：先天性髋关节脱位的临床表现和诊断

（1）脱位前期：先天性髋关节脱位患儿，出生时就有髋关节发育异常。要求产科医生能对新生儿作下列检查，可以早期发现。如发现新生儿会阴部增宽，蛙式试验阳性即可诊断本病，骨盆 X 线照片可以确诊。

（2）脱位期：指病儿学会走路即 1～1.5 岁以后的临床表现。病儿学站及走路比正常同年龄儿童迟。会走路时，则出现跛行（单侧脱位）或摇摆步态（双侧脱位），容易跌倒。患侧臀部宽扁，臀褶较健侧高，股内收肌紧张，腹股沟深而长，外展受限，大腿内侧皮皱褶较健侧深，有时为两条。

（3）X 线照片所见：脱位期或股骨头骺已出现的病儿从 X 线片上容易确认。X 线片检查应测量：髋臼角、Shenton 线、XX 线和关节四分区。

（4）B 超检查：B 超能清晰显现软骨性股骨头和髋臼间相互关系，是最近十多年来才开始研究并已用于临床的简便、准确、快速、安全的检查手段，尤其适合于早期诊断，具有确诊价值。

知识点 3：先天性髋关节脱位的鉴别诊断

（1）先天性髋内翻：伴随有跛行，患肢外展受限，单腿独立试验阳性，但望远镜征阴性。X 线显示颈干角小，股骨头下存在三角形碎片。

（2）小儿麻痹后遗症：曾有发热史，患肢肌肉萎缩以及畸形因髋关节周围肌肉麻痹萎缩而引起髋关节脱位。X 线片显示髋臼小，股骨头发育圆形，股骨颈变细，无脱位。

（3）佝偻病：患儿方颅，囟门闭合迟，多汗，可有膝内翻或膝外翻畸形。X 线片显示髋关节无脱位，长骨弯曲。

知识点 4：先天性髋关节脱位的治疗

先天性髋关节脱位的治疗方法如下：

（1）手法复位，支架固定：此法适用于新生儿和 3 个月以内的婴儿。选择髋外展尿垫、Von Rosen 支架等，保持双髋外展位 3～6 个月。

（2）石膏疗法：此法适用于 3～12 个月小儿。在麻醉下手法复位，由于蛙式石膏容易影响股骨头发育及产生缺血性改变，故目前国内外小儿外科已不用蛙式石膏而改为"人字位石膏"，即髋关节仅外展 80°左右，膝关节微屈，上石膏后允许患儿带石膏踩地活动。石膏固定时间需 9~12 个月。固定期间每隔 3 个月摄片复查关节复位情况，并注意有无股骨头无菌性坏死的发生。

（3）内收肌切断，手法复位，石膏固定：适用于 1~3 岁小儿。手法复位治疗前先切断内收肌。术后皮肤牵引 3 周，对年龄较大患儿也可采用股骨下端骨骼牵引。待股骨头下降至髋臼水平时，即可在麻醉下手法复位，"人字位石膏"固定。治疗期间定期进行 X 线摄片复查。

（4）切开复位术：对于 3 岁以上或非手术治疗失败的病例可采用，常用的手术方法包括：

①单纯切开复位术：仅适用于 1~3 岁手法复位失败的病例。术后尚需较长时间石膏固定。

②股骨旋转截骨术：适用于髋臼发育较好而主要由于股骨头前倾角过大造成复位失败者。

③广泛切开复位术：尤其适用于髋臼指数大（超过 45°），或头大臼小，股骨前倾有增大的病例，合适年龄为 3~7 岁。缺点是容易引起关节粘连。

④Salter 骨盆截骨术：适用于 6 岁以内，髋臼发育不良，其方向过于向前、向外、向上而影响复位成功者，但髋臼指数不应大于 45°。

⑤Chiar 骨盆内移截骨术：适用于 6~12 岁半脱位患儿。其缺点是影响骨盆发育。

⑥姑息性手术：对年龄超过 10 岁，上述手术不能恢复正常关节者，常采用髋臼造盖手术。

知识点 5：先天性髋关节脱位的预防

（1）产科、儿科医生需要熟悉此病，及时诊断。可疑时，婴儿应包裹于屈髋位。

（2）复位外固定后，应该定时照片，了解位置、发育及股骨头是否存在缺血性坏死。

第四节　先天性马蹄足内翻足

知识点 1：先天性马蹄内翻足的病因

目前，先天性马蹄内翻足的致病原因尚未明确，多数学者认为与胚胎发育早期受到内外因素的影响而引起异常以及胎儿在子宫内足的位置不正有关。

知识点 2：先天性马蹄内翻足的病理

马蹄内翻足的 3 种主要病理变化分别为；跖屈、内翻和内收畸形。然而，畸形的严重程度则不尽一致，整个足部可以处于跖屈和内翻的位置伴前足内收及高弓畸形。畸形也可不很严重，仅有轻度的跖屈内翻畸形。马蹄内翻足多伴有胫骨内旋，踝关节、跗骨间关节以及距下关节都有病理改变。由于足部肌力不平衡，内翻肌强于外翻肌，踝跖屈肌强于踝背屈肌，致使形成马蹄内翻足。初生幼儿尚无骨关节畸形。随着年龄增长，逐步出现骨骼畸形。起先是跗骨排列异常，而后发展为跗骨发育障碍和变形，舟骨内移，跟骨跖屈、内翻，距骨头半脱位等，严重者常有胫骨内旋畸形。

知识点 3：先天性马蹄内翻足的临床表现

出生后出现单足或双足马蹄内翻畸形（图 3-5-10 所示），当患儿站立行走后，畸形逐渐明显。该病的主要表现为：跟骨变小、跖屈、内旋、内翻畸形。除此之外，患儿无其他表现，随着站立行走，畸形越来越明显，出现关节内炎症，痛性胼胝和皮肤溃疡等。

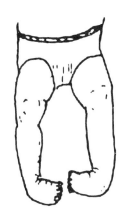

图 3-5-10　双足马蹄内翻畸形

知识点 4：先天性马蹄内翻足的临床分型

在临床上，可将先天性马蹄内翻足分为松软型和僵硬型两类。松软型又称为瘦长型或外因型，畸形表现较轻，足瘦小，皮肤及肌腱不紧，软组织挛缩不明显，双侧小腿等粗，易于用手法矫正，非手术治疗效果佳。僵硬型又称肥短型后内因型，畸形表现明显，跟骨小，跟腱细而紧，足部肥胖，跖面可见一条深的横行皮肤皱纹，小腿周径较健侧细，周围软组织痉挛明显，用手法无法将其复位，需进行手术治疗。

知识点 5：X 线检查

X 线检查不仅可以帮助诊断，更为重要的是确定马蹄内翻畸形的程度和评价治疗效果。通过正位片上可以看到：足部各骨排列改变，跟距骨重叠，朝向第五跖骨；舟骨向内移位与距骨关系失常。距跟角（距骨长轴与跟骨长轴向前开口的夹角，正常为 30°～40°）变小。

图 3-5-11 所示为距跟角示意图。通过侧位片可见：距骨纵轴与跟骨跖面的切线所形成的角（正常为 30°~40°）小于 30°。图 3-5-12 所示为距骨纵轴与跟骨跖面的切线所形成的角示意图。

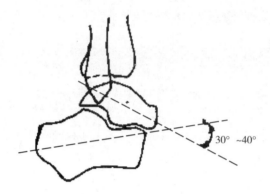

图 3-5-11　距跟角示意图

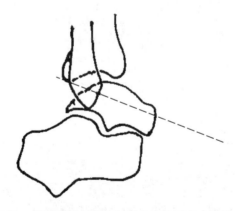

图 3-5-12　距骨纵轴与跟骨跖面的切线所形成的角示意图

知识点 6：诊断及鉴别诊断

诊断先天性马蹄内翻足并不困难，其主要依据为：出生后就有足跖屈、内翻、内旋，踝关节呈马蹄形。年龄较大者，病史不清楚者须与下列疾病鉴别。

（1）脑瘫后遗症：它所引起的马蹄内翻足是痉挛性的，其他肌群有肌张力增高、腱反射亢进、病理反射出现、肌肉萎缩，智力缺陷等脑损伤表现。

（2）脊髓灰质炎：除了马蹄内翻足外，还表现为患侧肢体肌肉萎缩麻痹。

（3）先天性多发性关节痉挛症：四肢的多个关节受累，畸形严重固定，用手法难以纠正，X 线片上早期有骨性改变。

（4）腓总神经损伤：其所引起的马蹄内翻足为松弛性的，足下垂，伴有感觉障碍，反射消失。

知识点 7：先天性马蹄内翻足的非手术治疗

先天性马蹄内翻足的非手术治疗包括：

（1）手法扳正：一手固定足跟部，另一手纠正足内翻及足前部内收，反复多次，手法应轻柔。数周后，可将足用绷带包扎固定于矫正位，也有使用石膏者。数月后，可使用矫形足托或双侧 Denis-Browne 夹板固定。此法适用于 1 岁以内的患儿。

（2）手法扳正、石膏固定法：需要在麻醉下进行。此法适用于 1~3 岁患儿，双侧畸形可同时矫正。本质是将畸形的组成部分按一定程序逐个予以矫正，然后用石膏管型固定。其主要步骤如下：①先矫正足的内收及内翻；②再矫正足跖屈；③皮下跟腱切断；④皮下跖腱膜切断；⑤管型石膏将足固定于矫正位（要求包石膏时无需施加任何力量即可将足固定于矫正位）。此手法可以一次完成矫形，也可分期逐步进行。

知识点 8：先天性马蹄内翻足的手术治疗

先天性马蹄内翻足的手术治疗方法如下：

（1）软组织手术：适合于 10 岁以内的患儿，主要有跟腱延长术及足内侧挛缩组织松解术。术后需用石膏固定 2~3 个月。

（2）骨性手术：10 岁以后畸形明显者，可做足部三关节融合术（即跟距、距舟和跟骰关节），术后石膏固定 3~4 个月。

第四篇
骨科康复

第一章 概 述

第一节 康复医学的概念

知识点1：康复学的基本概念

康复是指综合地、协调地应用医学的、教育的、社会的、职业的各种方法，使病、伤、残者（包括先天性残）已经丧失的功能尽快地、最大可能地得到恢复和重建，使他们在体格上、精神上、社会上和经济上的能力得到尽可能的恢复，能重新走向生活，重新走向工作，重新走向社会。

康复所针对的不仅是疾病，而是要着眼于整个人，从生理上、心理上、社会上及经济能力进行全面康复，它包括医学康复、教育康复、职业康复及社会康复。

康复的最终目标是提高残疾人生活素质，恢复独立生活、学习和工作的能力，使残疾人能在家庭和社会过有意义的生活。

知识点2：康复评定

康复评定包括以下几点：

（1）运动功能评定：徒手肌力检查（MMT）、关节活动度（ROM）检查、步态分析（GA）、日常生活能力测定（ADL）等。

（2）日常生活能力测定（ADL）等。

（3）神经-肌肉功能评定：肌电图、诱发电位等。

（4）心肺功能及体能测定。

（4）心理评定：心理、行为及认知能力等检测。

（5）语言交流测定。

（6）职业评定：测定残疾人的作业水平和适应职业的潜在性。

（7）社会生活能力测定：人际交往能力、适应能力、个人社会角色的实现。

知识点3：康复治疗

康复治疗分为以下几种：

（1）物理疗法（PT）：物理疗法包括：物理治疗、体育疗法及运动疗法。

（2）作业疗法（OT）：作业疗法包括功能训练、心理治疗、职业训练及日常生活训练方面的作业疗法。其目的是使患者能适应个人生活、家庭生活及社会生活的环境。

（3）语言治疗：语言治疗指的是对失语、构音障碍及听觉障碍的患者进行训练。

（4）心理治疗：心理治疗指的是对心理、精神、情绪和行为有异常患者进行个别或集体心理调整或治疗。

（5）康复护理：康复护理主要包括体位处理、心理支持、膀胱护理、肠道护理、辅助器械的使用指导等。其目的是促进患者康复、预防继发性残疾。

（6）康复工程：康复工程指的是利用矫形器、假肢及辅助器械等来补偿生活能力以及感官的缺陷。

（7）职业疗法：职业疗法包括就业前职业咨询，职业前训练。

（8）传统康复疗法：传统疗法指的是利用传统中医针灸、按摩、推拿等疗法，以促进康复。

知识点4：康复医学的概念

康复医学是医学一个新分支的学科，是由理疗学、物理医学逐渐发展形成的。其主要涉及利用物理因子和方法以诊断、治疗和预防残疾和疾病，研究使病、伤、残者在体格上、精神上、社会上、职业上得到康复，消除或减轻功能障碍，帮助他们发挥残留功能，恢复其生活能力、工作能力以重新回归社会。

康复医学主要面向慢性病人及伤残者，强调的是功能上的康复，使患者在身体上得到康复的同时，也在心理上和精神上得到康复。

第二节 康复医学和临床医学的关系

知识点1：康复医学的基本原则

康复医学的三项基本原则包括：功能锻炼、全面康复以及重返社会。一般认为，人有五种需要，分别为：生理需要、安全需要、社交需要、尊敬的需要以及自我提高的需要。因而，对残疾人需进行全面的康复，不仅要进行功能训练，还要在生理上、心理上、职业上和社会生活上进行全面的整体性康复，以帮助其重返社会。

知识点2：康复医学与临床医学的区别

康复医学与临床医学之间的区别如下：

（1）临床医学是以疾病为主体，以治愈为主，以人的生存为主，医生抢救和治疗疾病。

（2）康复医学是以病人为主体，以恢复功能为主，以人的生存质量为主，使有障碍存在的病人最大限度地恢复功能，回到社会中去。医生制定治疗方案时，以病人为中心，以康复医师为主，集体讨论决定。在康复医学中，病人是主动者，允许了解自己的病情及功能状态，可提出自己的要求，而医生则起到教师及促进者的作用。

知识点3：康复医学与临床医学的联系

康复医学与临床医学之间又存在着一定的联系。

（1）临床医学的迅速发展，促进康复医学的发展，并为康复治疗提供良好的基础及可能性。由于慢性病人、残疾人、老年病人增多，其躯体的、心理的、社会的及职业的康复需求增加，从而促进了康复医学的发展；显微外科、影像诊断学及急救学的迅速发展，使得许多外伤、急性病得到了及时诊断和恰当治疗，为后期的康复提供了可能性。

（2）康复医疗贯穿于临床治疗的整个过程，使临床医学更加完善：①利用临床手段矫治和预防残疾；②把康复护理列为临床常规护理内容之一，从而利于患者身心功能障碍的防治；③从临床处理早期就引入康复治疗，康复医师及治疗师参与临床治疗计划的制定的实施。

第二章 康复治疗在骨科领域的常用基本方法

第一节 物理治疗方法

知识点1：关节活动范围的定义

关节活动范围（ROM）是指关节运动时所通过的运动弧，常以度数表示，亦称关节活动度。关节活动度有主动与被动之分。

知识点2：决定关节活动范围的因素

决定关节活动范围的因素有：
（1）关节的解剖结构。
（2）产生关节运动的原动肌的肌力。
（3）原动肌相对抗的拮抗肌伸展性。

知识点3：ROM 异常的常见原因

ROM 异常的常见原因主要有以下几种：
（1）疼痛与肌肉痉挛。
（2）软组织缩短与挛缩。
（3）关节周围软组织瘢痕与粘连。
（4）关节内损伤与积液、关节周围水肿。
（5）关节内游离体。
（6）关节结构异常。
（7）肌肉瘫痪或无力。
（8）运动控制障碍。

知识点4：关节活动技术

关节活动技术主要包括主动运动、主动助力运动、被动运动以及持续性被动活动。

（1）主动运动：指的是由肌肉主动收缩以产生关节活动。主动活动可促进血液循环，具有温和的牵拉作用，能松解疏松的粘连组织，牵拉挛缩不严重的组织，有助于保持和增加关节活动范围。常用主动活动包括各种徒手体操，可根据患者关节活动受限的方向和程度来设计一些有针对性的动作。

（2）主动助力运动：指的是在主动活动时借助部分外力以完成的活动。常用的主动助力运动包括器械练习、悬吊练习和滑轮练习。

（3）被动运动：指的是完全由外力进行，无任何主动肌肉收缩。被动运动主要包括两种：①由康复治疗师完成的被动运动，如关节可动范围内的运动和关节松动技术；②借助器械完成的被动运动，如滑轮练习、关节牵引等。

（4）持续性被动活动（CPM）：指的是利用机械或电动活动装置，使手术肢体在术后能进行早期、持续性、无疼痛范围内的被动活动。这类活动主要用于四肢关节术后及关节挛缩的治疗。

知识点 5：关节松动技术的定义

关节松动技术指的是治疗者在关节允许范围内完成的一种针对性很强的手法操作技术，具体应用时常选择关节的生理运动和附属运动作为治疗手段。其中，关节的生理运动是指关节在生理范围内完成的运动，如屈、伸、内收、外展、旋转等，可由患者主动完成，也可由治疗者被动完成。关节的附属运动是指关节在自身及其周围组织允许范围内完成的运动，是维持关节正常活动不可缺少的一种运动，一般不能主动完成，需他人或本人对侧肢体帮助才能完成。

知识点 6：关节松动技术的手法等级

以澳大利亚 Maitland 的 5 级分法为主。

Ⅰ级：治疗者在关节活动的起始端，小范围、节律性地来回推动关节。

Ⅱ级：治疗者在关节活动允许范围内，大范围、节律性地来回推动关节，但不接触关节活动的起始端和终末端。

Ⅲ级：治疗者在关节活动允许范围内，大范围、节律性地来回推动关节，每次均接触到关节活动的终末端，并能感觉到关节周围软组织的紧张。

Ⅳ级：治疗者在关节活动的终末端，小范围、节律性地来回推动关节，每次均接触到关节活动的终末端，并能感觉到关节周围软组织的紧张。

Ⅴ级：治疗者在关节活动的终末端，突然用力推动关节并超过关节活动允许范围。

知识点 7：关节松动技术的治疗作用与临床应用

关节松动技术具有针对性强、见效快、患者痛苦小、容易接受等特点，主要有三个方面治疗作用，即改善关节活动度、缓解疼痛、增加本体反馈。

临床上，关节松动技术主要适用于任何因力学因素引起的关节功能障碍。禁忌证主要有关节活动已经过度、外伤或疾病引起的关节肿胀、关节急性炎症、恶性疾病以及未愈合的关节骨折。

知识点 8：软组织牵伸技术的定义与分类

牵伸又称为牵张，主要用于拉长挛缩或短缩的软组织，以改善或重新获得关节周围软组织的伸展性，增加或恢复关节的活动范围。

根据牵伸力量来源，软组织牵伸技术可分为手法、器械和自我牵伸。

知识点 9：软组织牵伸技术的临床应用

软组织牵伸技术一般应用于由于软组织挛缩、粘连或瘢痕形成，引起肌肉、结缔组织和皮肤缩短，关节活动范围降低的情况。禁忌证主要为关节内或关节周围组织有炎症。

知识点 10：软组织牵伸技术的注意事项

软组织牵伸技术的注意事项包括：

（1）牵伸前应先进行评估，了解关节活动受限的原因是软组织引起的还是关节本身所致，并了解牵伸这些结构的可能性及实际价值。

（2）患者要尽量保持在舒适、放松的体位，被牵伸部位处于易于牵伸的肢体位。牵伸局部时可先用热疗，以增加组织的伸展性以及降低发生损伤的可能性。

（3）牵伸力量的方向应与肌肉紧张或挛缩的方向相反。先在关节可动范围内缓慢活动肢体到极限处，后固定关节近端，牵伸远端，以增加肌肉长度和关节的活动范围。

（4）牵伸时应以有适当的酸、胀、痛的感觉为度，但应避免不能忍受的过度牵伸。

知识点 11：增强肌力的训练方法

肌力训练是指根据超量负荷的原理，通过肌肉的主动收缩来改善或增强肌肉的力量。其基本原理为：使肌肉以较大强度收缩，重复一定次数或持续一定时间以引起适度的肌肉疲劳，以便通过超量恢复原理使肌肉纤维增粗，肌力增强。同时，要掌握好训练间隔时间，以使后一次训练在前一次训练引起的超量恢复阶段内进行，便于超量恢复得以巩固与积累，达到训练效果。

应按不同肌力等级选用相应的方法。

（1）0~1 级肌力：进行肌肉电刺激加传递冲动训练，内外结合，促进肌肉产生力量。传递冲动训练：即主观努力收缩瘫痪肌肉，使运动冲动沿神经向肌肉传递的训练。

（2）2~3 级肌力：进行主动助力运动。此类运动可分为辅助训练和负荷训练。

（3）4 级肌力：进行抗阻力运动。此类运动是克服外加阻力的主动训练方法，根据肌肉收缩类型分为抗等张阻力运动（又称动力性运动）、抗等长阻力运动（又称静力性运动）以及等速运动。

知识点 12：增强肌肉耐力的基本原则

增强肌肉耐力的基本原则为：使肌肉对抗 30%~40%最大阻力做收缩训练，逐渐延长训练时间或重复次数，以重点训练慢肌纤维，增加肌肉有氧代谢酶活性，增加肌糖原储备及肌肉毛细血管密度，使肌肉能更持久地收缩。

知识点 13：增强肌肉耐力的基本方法

增强肌肉耐力的基本方法包括：

（1）等张耐力训练：以 10RM 的 60%为负荷做 25 次运动为一组，每次训练重复 3 组，每日训练 1~2 次。

（2）等长耐力训练：以 20%~30%最大等长收缩力为负荷，逐步延长持续时间至肌肉疲劳，每日训练 1 次。

（3）等速耐力训练：以 100°/s 速度反复运动至力矩值下降至开始时的 50%为止，重复 3 次，间歇 1~2 分钟，每日进行 1 次训练。

知识点 14：肌肉训练注意事项

肌肉训练的注意事项如下：

（1）做适当准备与放松运动：训练前应做若干次较低强度的肌肉收缩，训练后须做放松及牵张肌肉的运动，如此可防止肌肉损伤，促进肌肉疲劳的消除。

（2）注意异常心血管反应：肌力训练可引起心率和血压适度的生理性升高。有高血压、冠心病或其他心血管疾病者应禁忌在抗等长阻力运动时过度用力或闭气。

（3）掌握好运动量：每次训练要引起一定程度的肌肉疲劳，以便通过超量恢复达到肌肉的增强，但运动量以训练后第 2 天不感到疲劳和疼痛为宜，故肌力训练应从较小运动量开始，肌力增强时相应逐步增加，做到循序渐进。

（4）正确施加阻力：阻力通常加在需要增强肌力的肌肉远端附着部位，以较小的力量产生较大的力矩，肌力较弱时也可靠近肌肉附着的近端。阻力的方向总与肌肉收缩使关节发生运动的方向相反。每次施加的阻力应平稳，且以不产生明显疼痛为度。

知识点 15：体位转换及转移训练方法

体位转换指的是人体从一种姿势转换成另一种姿势的过程，包括卧位翻身、卧坐转换和坐站转换。体位转移是指人体从一个位置转移到另一个位置的过程，包括床上移动、椅-椅转移和床-椅转移。体位转换为脊髓损伤术后恢复期患者或下肢骨折术后患者常用基本训练技术。

知识点 16：平衡功能训练的原则

平衡功能训练主要用于脊髓损伤和下肢骨关节功能障碍的患者，需遵循的原则如下：

（1）起初训练患者做小范围的平稳而又流畅的运动。运动范围随着患者的控制改善而逐渐加大。

（2）治疗应该集中在训练患者在正常支持基底上和在抗重力的位置上训练平衡。

（3）发展在抗重力位置上的平衡，第一步是使位置尽量稳定，其法是增加为提高稳定而设的固定点和进行压缩。应先一部分一部分地进行，直到患者能控制其身体的单个部分、并对近端的姿势调节和平衡有一些控制为止。

（4）随着治疗的进展，治疗师减少其控制，并慢慢使用下述的方法进行引导：①减少压缩的压力；②减少稳定性固定点的数目；③增大运动的范围，增加患者对平衡的需要；④从远端处理患者，迫使他去控制其较近端的部位；⑤让患者由慢到快地增加运动的速度，然后再降低之；⑥让患者反复尝试发起和停止运动，变换运动的方向，在不失占控制的情况下再发起运动。

知识点 17：物理因子治疗方法

物理因子治疗技术指的是应用光、电、声、磁、热、冷、水等物理因子作用人体以提高健康水平、保健、预防和治疗疾病，促进病后机体康复，延缓衰老的治疗方法。此种方法在骨科康复中有多种应用。

第二节　作业治疗

知识点 1：作业治疗的定义

作业治疗（OT）是指通过进行有目的的作业活动，以治疗躯体和精神疾病，恢复或改善生活自理、学习和职业工作能力。对于永久性残障患者，应教会其使用各种器具，或调整家具和工作环境的条件，以弥补功能的不足，从而使患者日常生活各个方面的功能和独立性都达到尽可能的最高水平。

作业疗法中的功能训练主要包括增强肌力训练、维持关节活动度训练、改善协调和灵巧度训练、平衡训练、增强全身耐久力训练以及感觉训练，日常生活活动训练包括翻身、起坐、移动、进食、梳洗、更衣、如厕、步行和上下楼梯等训练及矫形器、其他辅助器具的使用等。

知识点 2：作业治疗种类——按作业治疗方法分类

（1）感觉运动训练：治疗性练习；神经生理学方法；计算机辅助训练；认知综合功能训练。

（2）日常生活活动能力训练。

（3）休闲及娱乐活动。

（4）工作训练。

（5）矫形器、假肢和自助具的使用。

知识点3：作业治疗种类——按作业名称分类

作业治疗按作业名称分类，主要包括：木工、金工、皮工等；编织作业；黏土作业；制陶作业；手工艺作业；电器装配与维修；认知作业；书法、绘画；园艺、盆栽；日常生活活动。

知识点4：作业治疗的作用

作业治疗的作用如下：

（1）增加躯体感觉和运动功能。

（2）改善认知和感知功能。

（3）提高生活活动自理能力。

（4）改善参与社会及心理能力。

知识点5：作业治疗的功能训练方法

作业治疗的功能训练方法主要包括以下几方面：

（1）治疗性练习。

（2）日常生活活动的训练。

（3）家务劳动能力的训练。

（4）创造性技能的训练。

（5）娱乐性活动。

（6）职业性活动训练。

第三章 骨与关节损伤的康复

第一节 损伤后康复治疗的作用

知识点1：骨与关节损伤治疗的原则

骨与关节损伤治疗的原则为：复位、固定、功能锻炼。复位是治疗的基础，固定是治疗三原则的中心环节，而功能锻炼是建立在复位和固定的基础之上，不仅有利于肿胀消退，减轻肌肉萎缩程度，防止关节粘连，而且能促进骨折愈合过程的正常发展。

知识点2：康复治疗的作用

康复治疗的作用包括：

（1）促进肿胀消退：损伤后局部肿胀是由于组织出血、体液渗出，加以疼痛反射造成的肌肉痉挛，局部静脉和淋巴管淤滞及回流障碍所形成的。

（2）减少肌肉萎缩的程度：由于骨折而产生的肢体失用会导致肌肉萎缩，即使做最大的努力进行功能康复锻炼，也不可避免，但在萎缩的程度上会有很大的差别。

（3）防止关节粘连僵硬：肌肉、关节不活动是造成关节粘连乃至僵硬的首要原因。如果从治疗之初就十分重视功能康复锻炼，既包括未固定关节的充分自主活动，也包括固定范围内肌肉的等长收缩，关节的粘连和僵硬是可以避免的。

（4）促进骨折愈合过程的正常发展：功能康复锻炼既可促进局部的血液循环，使新生血管得以较快地生长，又可通过肌肉的收缩作用，借助外固定以保持骨折端的良好接触。功能锻炼还能促使骨折愈合后期骨痂的塑形改造顺利完成。

第二节 康复治疗的方式

知识点1：康复治疗各阶段的活动方式

康复治疗需要得到患者的密切配合才能顺利完成。主动活动是锻炼的根本，被动活动是它的准备和补充。早期康复阶段以被动活动为主，中、晚期康复治疗以主动活动为主，被动活动为辅。

知识点2：早期康复方式

损伤后或手术后 4~6 周内，其方式有：

（1）抬高患肢：以利静脉、淋巴回流，消除肿胀。

（2）按摩：对损伤部位以远的肢体进行按摩，以利消肿和解除肌肉痉挛。

（3）关节的被动运动：昏迷、截瘫患者无法进行主动活动时，对其未僵硬的关节进行轻柔的被动活动，以预防粘连。

（4）肢体末端未包括在固定范围内的关节，应进行多次主动活动。

（5）肢体固定范围内的肌肉，行等长收缩，每日进行多次。

（6）骨折关节或骨干骨折两端关节的活动则应视内固定、外固定方法的不同，采用不同的方式。

（7）持续被动运动（CPM）器械的应用：病人在术后（如坚强内固定术、关节松解术等）麻醉作用尚未消失之前，将患肢置于 CPM 器械上，有限度、有节律地进行持续的关节被动活动，可产生良好的疗效。

知识点 3：中期康复方式

损伤后或手术后 1~3 个月，此期软组织已愈合但发生粘连，骨折尚未完全愈合，被固定的关节粘连，肢体肌肉萎缩，但尚未挛缩，此期康复的目的是恢复肌力和活动关节。其方式包括：

（1）主动锻炼患肢肌力：肌力 Ⅲ 级以上者，逐渐增加抗阻力锻炼。

（2）关节活动锻炼：因骨折尚未完全愈合，关节活动也要循序渐进。

知识点 4：晚期康复方式

指骨折已愈合，去除外固定情况下，此时主要病理变化是关节内、外软组织粘连，韧带挛缩、肌肉萎缩与挛缩。此期的目的是增强肌力，克服挛缩和活动关节。

（1）肌力的锻炼：需要渐进性、持久性地锻炼，从简单到复杂，肌力达 Ⅲ 级者，主要通过抗阻力训练来增强肌力。

（2）关节活动锻炼：包括主动活动、被动活动及两者交替的练习，目的在于恢复关节的主要功能位，并在此基础上进一步增加关节活动度。

（3）理疗：包括电、热、超声等治疗，能缓解疼痛、促进血运，可作为辅助手段。

（4）手法和手术治疗方式：对较严重的关节粘连与肌肉挛缩者自我锻炼无效时，可行手法治疗，其前提包括：①骨折牢固愈合，手法治疗时不至发生再骨折；②肌力 Ⅲ 级以上；③能积极配合治疗。另外，手术治疗也可进一步改善某些经过康复手段不见成效的肢体障碍。

第四章　手部损伤的康复

知识点1：导致手部损伤康复困难的原因

导致手部损伤康复困难的常见原因主要包括急、慢性水肿，疼痛与过敏，关节运动幅度的丧失以及肩强直等。

知识点2：急性与慢性水肿

创伤后或其他损伤后，都会引起水肿。这种水肿可累及皮下组织、筋膜组织、腱鞘膜及关节囊的皱襞等，从而使这些结构出现互相粘连，组织层间的滑动消失，引起手部僵硬。同时，损伤或手术治疗后常用石膏、夹板等的固定，也在一定程度上增加了手僵硬的程度。早期控制水肿并进行必要的练习活动，可将水肿程度降至最低。

知识点3：急性与慢性水肿治疗要点

急性与慢性水肿的治疗要点包括：

（1）抬高患肢，将手放在心脏的水平面以上。

（2）应用夹板或石膏托固定腕关节于背伸功能位，固定不应包括掌指关节与指间关节，使各指能做屈曲和伸直活动，包扎不能过紧。

（3）鼓励患者活动未固定的手指。

（4）不采用热敷、冰敷按摩等进行治疗。

对于慢性水肿以及瘢痕期的粘连，则应采取综合康复措施，如理疗、化疗、特殊支具治疗等。早期以抬高患肢、主动活动手指为主，再加上夹板及弹力绷带包扎。

知识点4：疼痛与过敏

由于手部神经末梢丰富，又多位于表面且腕管狭窄，其内容相对拥挤，且滑膜、腱鞘膜和骨膜也都有神经末梢，因而手部损伤时常伴有明显的疼痛。疼痛有多种表现。神经痛见于指神经损伤及桡尺神经在腕管内损伤，灼性神经痛主要见于战伤。此外，还可发生反射性交感神经性营养不良（RSD）。

知识点5：反射性交感神经性营养不良

反射性交感神经性营养不良包括：

（1）Sudeck 骨萎缩：可见于腕部损伤，常见严重的骨质疏松。

（2）轻型创伤性营养不良：常见于手及手指的挤压伤。

（3）重型创伤性营养不良：常见于整个上肢的挤压或多发损伤。

知识点 6：RSD 综合征的三个阶段

第一阶段：损伤第一天至数周，表现为表浅血流增加、水肿、潮红、发热、指甲及毛发生长快、出汗多、肌肉无力、活动时疼痛加重，并有骨质疏松。

第二阶段：自发病 3 个月开始，表现为寒冷、皮肤苍白或发绀、水肿较重、脱发、指甲变脆、关节活动受限。

第三阶段：此阶段表现为皮肤萎缩、手指软组织萎缩、顽固性疼痛、关节僵硬和严重的骨质疏松。

知识点 7：RSD 综合征的处理

对于 RSD 综合征的处理，早期诊断并及时采取相应措施进行治疗是非常重要的。一旦疼痛固定则已到晚期，预后较差。一般地说，60%的患者会自愈，40%的患者需治疗。

知识点 8：疼痛与过敏治疗方法

疼痛与过敏的治疗方法主要包括：

（1）早期诊断，3 个月以内做出诊断是很必要的。

（2）伤处应用夹板固定。

（3）抬高患肢，以控制水肿。

（4）损伤以外的部位不应被固定，并应经常练习。

（5）给予止痛药。

（6）敷料包扎不宜过紧。

（7）检查有否腕管卡压正中神经。

（8）神经电刺激，以减轻疼痛。

（9）早期做星状神经节封闭止痛，3~5 次。对顽固性持续性疼痛者，可行胸交感神经切除，90%患者可获得效果。

知识点 9：关节活动幅度的丧失

手部水肿及手部固定，可导致关节挛缩，随之而来的是关节活动幅度的丧失。当关节韧带松弛、水肿后，即发生纤维蛋白沉积，韧带挛缩和缩短。若掌指关节韧带挛缩，会出现掌指关节过伸而不能屈曲，指间关节屈曲不能伸直。预防的方法是将腕关节固定在背屈功能位。

知识点 10：关节活动幅度丧失的治疗方法

关节活动幅度丧失的治疗方法主要包括：

（1）非手术治疗：包括病人主动活动手指运动，对轻度挛缩有效，应用动力性支具，帮助锻炼，带弹力带的塑形支具，定期更换以松解挛缩。

（2）手术治疗：若非手术治疗无效，可考虑手术治疗。

知识点 11：肩强直

由于关节囊较松弛，肩关节活动度很大。手部损伤后，由于固定于休息位，肩关节滑囊结构很快出现粘连和挛缩，并且由于滑囊内丰富的痛觉神经末梢而引起剧烈疼痛，从而导致肩强直，手部功能也会随着减弱。

知识点 12：肩强直的防治要点

肩强直的防治要点包括：

（1）强调手在头上位置进行全幅度运动，每天 20~50 次。

（2）肩关节腔内可注射可的松。

（3）不主张使用悬吊带。

第五章　周围神经损伤的康复

第一节　周围神经损伤的骨科临床处理

知识点 1：周围神经

周围神经由神经节、神经丛、神经干、神经末梢组成，分为脊神经、脑神经以及内脏神经。周围神经多为混合性神经，含有感觉纤维、运动纤维及自主神经纤维。

知识点 2：周围神经病伤

周围神经病伤一般包括周围神经损伤和神经病两大类。周围神经损伤是由于周围神经丛、神经干或其分支受到外力作用而发生的损伤，如牵拉伤、挫伤、撕裂伤、切割伤等；神经病是指周围神经的某些部位由于炎症、中毒、缺血、营养缺乏、代谢障碍等引起的病变，旧称神经炎。

知识点 3：周围神经损伤的分类

周围神经损伤按 Seddon 方法可分为：神经失用、神经轴突断裂、神经断裂。①神经失用多由药物损害或挤压引起，一般可在 6 个月内完全恢复；②神经轴突断裂多为挤压或牵拉伤引起，可自行恢复，但由于轴突需自损伤部位向远端再生，再生速度为 1~2mm/d，故而需时较久；③神经断裂多为严重拉伤或切割所致，必须手术修复，术后神经功能可恢复或恢复不完全。

知识点 4：周围神经病损

常见的周围神经病损包括：臂丛神经损伤、桡神经损伤、正中神经损伤、尺神经损伤、坐骨神经损伤、腓总神经损伤、胫神经损伤、腕管综合征、糖尿病性周围神经病、三叉神经痛、特发性面神经麻痹、肋间神经痛、坐骨神经痛等。

知识点 5：周围神经损伤的危害

周围神经损伤虽不会危及生命，但可引起严重的功能丧失。与颅脑和脊髓损伤相比，周围神经损伤更为常见。由于人们对周围神经解剖、生理及代谢的认识不断增加，神经修复方法不断优化改进，神经的修复效果也更为理想。

知识点6：周围神经损伤的机制

引起软组织损伤的一切致伤因素均可导致周围神经损伤。

（1）最常见是钝性损伤，其次为贯通伤或撕裂伤。

（2）由于神经特有的解剖和结构特征，周围神经损伤也可由牵拉引起。

（3）周围神经与骨和血管相邻，易受骨折断端和血肿压迫。

（4）周围神经对缺血敏感，因此当周围组织压增高，也可引起损伤。

损伤的性质、范围和严重程度是影响周围神经损伤治疗方法选择和远期疗效的关键因素。

（1）由刺伤所致的边缘整齐、锐利的神经切割伤不很常见，有可能在伤后一期修复，这类损伤常需急诊探查止血或修复血管，并可立即进行神经一期修复。

（2）钝性损伤或贯穿伤是周围神经损伤最常见的致伤原因。此类损伤的神经断端常不整齐，在急诊检查时常无法从功能或解剖上确切辨别神经损伤的程度，多数不必早期修复。

（3）枪击伤（无论是高速还是低速）引起的周围神经损伤，2/3可晚至伤后11个月才开始有神经功能的自行恢复。枪击伤后神经功能恢复率较低，约为45%。

（4）伴有骨折的周围神经损伤，约95%发生在上肢，最常见的是肱骨干骨折伴桡神经损伤，尺神经和腓总神经损伤的发生率较低，正中神经损伤更少见。

（5）关节脱位时神经损伤更为常见，主要为牵拉伤。

知识点7：周围神经损伤的分类

（1）根据解剖结构分级：①一级：仅神经传导功能丧失，无解剖学损伤；②二级：轴索断裂但神经鞘无断裂；③三级：轴索和神经鞘均断裂；④四级：神经束断裂；⑤五级：神经横断伤。

（2）根据损伤严重程度分度：①Ⅰ度损伤：由神经震荡或压迫损伤所致，神经传导功能可完全丧失，但解剖连续完整性仍完好。随着传导功能恢复，神经功能可完全恢复，对Ⅰ度损伤一般无需特殊处理；②Ⅱ度损伤：如果神经受到牵拉或其他严重损伤，伤部某些轴突可发生断裂，形成所谓Ⅱ度损伤。牵拉可引起神经较长节段的损伤。纯粹的Ⅱ度损伤神经功能应能完全恢复，除非神经损伤位于肢体近端，以至在神经轴突长至终末器官之前运动终板或感受器已发生萎缩；③Ⅲ度损伤：除轴突断裂外，还有神经鞘断裂。当轴突再生时，可长入非原位神经鞘，导致错位生长。神经鞘断裂还可导致神经内瘢痕过度生长，使得轴突生长很难逾越。神经功能如能恢复，所需时间取决于损伤部位至终末器官的距离，轴突生长速率与Ⅱ度损伤相同；④Ⅳ度损伤：为神经束断裂，神经内瘢痕更多，轴突必须穿过这些神经内瘢痕，长入远段神经鞘，神经功能才能恢复。治疗时做部分切除并吻合神经，可显著提高疗效；⑤Ⅴ度损伤：表现为周围神经完全横断，伴有大量神经周围组织出血，瘢痕形成。如不做手术则神经功能基本上不可能恢复。V度损伤可局限于很短的一段神经，也可为很长的一段神经损伤。如疑是V度损伤，必须探查神经并进行手术修复。

知识点8：周围神经损伤的骨科临床早期处理

周围神经损伤的早期治疗取决于伴发损伤。如有必须修复的动脉损伤在修复动脉时发现神经断裂，可根据伤口条件和技术条件，同时一期修复断裂神经，或将断端互相拉近，以单股钢丝或尼龙线固定于周围软组织，以后再做延迟一期修复。伤后早期处理的原则之一是避免受伤神经的再次损伤，另一个重要原则是要正确处理创口，控制感染。另外，应有足够的时间来观察和估计神经功能能否自行恢复。

知识点9：周围神经损伤手术时机的选择

周围神经的修复时机依赖于损伤的类型及上述一些基本原则。有三个修复时机可供考虑：

（1）一期缝合或在伤后1个月时修复。

（2）伤后2个月时探查修复。

（3）伤后3个月时探查修复。臂丛神经的挫伤和牵拉损伤应观察更长时间，4个月后如无恢复迹象方考虑探查。

知识点10：周围神经损伤的手术方式选择

神经损伤后，原则上越早修复越好。但开放的污染伤口早期清创时不做一期修复，待伤口愈合后3~4周行二期修复。时间并不是绝对的因素，晚期修复也可取得一定的效果。手术方式主要有如下几种。

（1）神经松解术：如神经瘢痕组织包埋应行神经松解术；如骨折端压迫，应予解除。

（2）神经吻合术：如神经完全断裂需行吻合术。常规行外膜缝合法，在神经远侧端有自然分束的部位，宜采用显微镜下的束膜缝合法，对部分神经伤，在分出正常与损伤的神经束后，用束膜缝合法修复损伤的神经束。

（3）神经转移术和移植术：因神经缺损过多，采用屈曲关节、游离神经等方法仍不能克服缺损，对端吻合有明显张力时，应做神经转移术或移植术。

（4）肌肉转移术：在神经伤不能修复时，施行肌肉转移术重建功能。

（5）神经修复：神经修复包括神经外膜修复和束间修复。

知识点11：周围神经损伤的常见并发症

周围神经损伤的常见并发症包括肿胀、关节挛缩和僵硬、继发性外伤。

（1）肿胀：肿胀是由损伤后循环障碍、组织液渗出增多所致，是创伤后必然出现的组织反应。慢性水肿渗出液内富有蛋白质，在组织内沉积形成胶原，引起关节挛缩、僵硬。

（2）关节挛缩和僵硬：由于水肿、疼痛、关节制动、受累肌与其拮抗肌之间失去平衡等原因，易出现肌肉肌腱挛缩、关节内粘连，导致关节僵硬，严重情况下会影响病人的日常生活和工作。

（3）继发性外伤：周围神经损伤病人常有感觉丧失，失去了对疼痛的保护机制，加上运动功能障碍，无力抵抗外力，放大感觉区容易被灼伤、外伤。感觉丧失的骨突部位，易与矫形器、鞋子发生慢性磨损。若是发生了创伤，由于伤口存在营养障碍，较难愈合。

第二节　周围神经损伤的康复评定

知识点1：周围神经损伤康复的检查和评定方法

周围神经损伤康复的检查和评定方法主要包括：

（1）一般临床周围神经系统检查。

（2）肌力检查：可用手法肌力检查和器械检查。

（3）关节活动范围检查：测量患侧各关节各轴位运动的范围，常用量角器测定法。

（4）患肢和其相对应的健肢周径的测量。

（5）日常生活能力的测定：上肢受累者应注意测定其灵活精细动作能力；下肢受累者应注意测定其行走能力及步态。

（6）观察出汗、耐力和疲劳度。

（7）电生理学检查：电生理检查对周围神经损伤的诊断和功能评定具有重要价值，如神经肌肉电图检查、直流电感应测定等。

（8）家庭、职业等社会环境的调查：在整个康复过程中，应多次检查评定，以便及时掌握变化，修改康复计划。

第三节　康复治疗的方法

知识点1：周围神经损伤康复疗法——防治并发症

（1）水肿：可采用抬高患肢，患肢做轻柔的向心按摩与被动运动、理疗等，改善局部血液循环，促进组织水肿或积液的吸收。

（2）挛缩：首先应预防水肿，而后可将受累肢体及关节保持在功能位置上，若已出现挛缩，则应进行该肌的被动牵伸活动、肢体的按摩、理疗等。

（3）继发性外伤：对感觉减退后皮肤烫伤、创伤等继发性外伤，应加以预防。一旦发生，应积极治疗。

知识点2：周围神经损伤康复疗法——促进神经再生

理疗及应用神经生长因子等促进神经再生的药物有利于改善组织营养状况，从而促进神经的再生过程。

知识点 3：周围神经损伤康复疗法——肌力训练

对受累肌肉采用电针、电刺激疗法以及按摩、被动运动等方法，防止或延缓失神经肌肉萎缩，保持肌肉质量。当肌力有所恢复时，则加强肌力训练，促进运动功能的恢复。

知识点 4：周围神经损伤康复疗法——促进感觉功能的恢复

促进感觉功能的恢复，即为所谓的感觉重建。对于实体感消失者，当指尖感觉有一定恢复时，可用日常可见的小物件（如铜线、手表、钥匙等），由直视到闭眼去触摸识别。也可以通过让患者用患手触摸各种大小、质地、形状不同的物件，擦粉笔字及推挤装入袋中的小球等方法来进行感觉训练。另外，对于受累肢体功能不能完全恢复或完全不能恢复者，应根据具体情况分别给其设计、配制辅助器具，进行代偿功能训练。

第六章　CPM 在骨科康复中的作用

知识点 1：CPM 理论

20 世纪 70 年代初，为了解决骨科疾病治疗过程中，由于肢体制动带来的肢体功能活动受限，如粘连、强直、骨质疏松、退行性关节炎等问题，Salter 提出了滑膜关节持续被动运动理论（CPM），并研制出各种类型的 CPM 装置应用于临床。

CPM 理论指出，CPM 是促进关节软骨再生和修复、防治关节疾病和损伤的行之有效的方法。

知识点 2：CPM 的作用机制

CPM 的作用机制如下：

（1）能增加关节软骨的营养和代谢活动：由于持续关节活动，促进滑液向关节软骨的扩散和浸透，加速滑膜的分泌和吸收，改善软骨细胞的代谢，有利于软骨细胞、组织的再生。

（2）刺激骨原细胞向软骨转化：由于不断的运动刺激，可促进具有分化潜能的骨原细胞向软骨转化，而不是在制动条件下向成骨方向转化。

（3）缓解损伤或术后疼痛：由于不断运动刺激，不仅可以减轻水肿或肿胀所带来的疼痛，而且由于运动刺激信号经神经上传至神经中枢而抑制了痛觉信号的上传，从而减轻疼痛。

（4）减轻关节粘连促进关节周围组织修复：由于不断活动可消除因关节制动所带来的粘连。同时，由于血液循环的加快，可促进关节周围软组织损伤的修复。

知识点 3：使用 CPM 装置的作用

使用 CPM 装置的作用包括：

（1）减轻损伤或术后疼痛。

（2）减轻手术部位或关节的肿胀。

（3）促进伤口愈合。

（4）消除关节粘连，改善关节活动度。

（5）促进关节软骨损伤的修复。

知识点4：CPM装置的应用范围

CPM装置的应用范围包括：

（1）关节成形，人工假体置换术后。

（2）关节松解或关节囊切除术后。

（3）四肢骨折。

（4）关节软骨修补，移植术后。

附录一 高级卫生专业技术资格考试大纲
（骨外科专业——副高级）

一、专业知识

（一）本专业知识

1. 熟练掌握骨科专业的基础理论以及各种疾病的病因，发病机制和治疗理论。

2. 熟练掌握临床影像诊断学的方法和操作要点。熟练掌握常用检验指标对骨科临床的意义。

3. 掌握运动系统和神经系统的解剖学知识和骨科相关的生物力学知识。

4. 掌握骨科相关的组织胚胎学和病理学知识。

5. 熟悉科学论文的写作和医学统计学基本知识。

6. 熟悉骨科相关康复学的基本方法。

7. 了解临床工作和科学研究的组织和管理方法。

（二）相关专业知识

1. 掌握外科学总论及外科其他专科的相关知识。

2. 掌握神经外科、神经内科与骨科相关的知识。

3. 了解风湿性疾病与骨科相关的知识。

二、学科新进展

要熟悉本专业国内外临床现状及趋势以及新理论、新知识和新技术在临床应用的情况。

三、专业实践能力

1. 要熟练掌握骨科专业常见病、多发病的诊断，鉴别诊断和治疗原则与方法。

2. 熟练掌握骨科基本技能如骨科检查法、内固定及外固定技术的应用、骨折不愈合的处理。

3. 熟练掌握多发骨折、骨盆骨折、关节内骨折及关节脱位的诊断、急诊处理与治疗方案。

4. 掌握本专业危重病人的抢救与治疗，如复合创伤、脂肪栓塞、深静脉血栓、高位截瘫等。

5. 掌握骨关节病、类风湿关节炎、强直性脊柱炎、化脓性及结核性关节炎的诊断及处理原则。

6. 熟悉脊柱脊髓损伤、脊柱常见退行性疾病、脊柱肿瘤及脊柱侧弯的诊断、治疗原则及手术治疗方案。

7. 熟悉掌握手、足常见损伤及疾病的诊断与处理原则。

8. 了解常见良性、恶性骨肿瘤的诊断、鉴别诊断及处理方法。

附本专业病种：

（一）骨关节创伤

1. 多发骨折

2. 关节内骨折及关节脱位

3. 手外伤

4. 骨盆骨折

5. 臂丛神经损伤和其他周围神经血管损伤

（二）关节病

1. 骨与关节化脓性感染

2. 骨与关节结核

3. 骨关节炎

4. 类风湿关节炎

5. 强直性脊柱炎

6. 创伤性关节炎

7. 手的关节炎

8. 骨关节的各种畸形

9. 骨科代谢性疾病

10. 蹈外翻

11. 髋关节发育不良

（三）脊柱疾患

1. 脊柱骨折脱位与脊髓损伤

2. 颈椎病和颈椎间盘突出症

3. 腰椎间盘突出症

4. 腰椎管狭窄症

5. 腰椎滑脱症

6. 脊柱侧弯及后突畸形

7. 脊柱韧带骨化症

8. 上颈椎畸形和不稳定

9. 脊柱结核

10. 椎间盘细菌性感染

（四）骨肿瘤

1. 良性骨肿瘤

2. 恶性骨肿瘤

（五）先天性疾病及其他

1. 运动系统慢性损伤

2. 手的先天畸形

3. 先天性髋关节脱位

4. 先天性马蹄内翻足

附录二　高级卫生专业技术资格考试大纲
（骨外科专业——正高级）

一、专业知识

（一）本专业知识

1. 熟练掌握骨科专业的基础理论以及各种疾病的病因，发病机制和治疗理论。

2. 熟练掌握临床影像诊断学的方法和操作要点。熟练掌握常用检验指标对骨科临床的意义。

3. 熟练掌握运动系统和神经系统的解剖学知识和骨科相关的生物力学知识。

4. 掌握骨科相关的组织胚胎学和病理学知识。

5. 掌握科学论文的写作和医学统计学基本知识。

6. 掌握骨科相关康复学和支具应用的基本方法。

7. 熟悉临床工作和科学研究的组织和管理方法。

8. 了解分子生物学和组织工程技术在骨科研究的作用。

（二）相关专业知识

1. 掌握外科学总论及外科其他专科的相关知识。

2. 掌握神经外科、神经内科与骨科相关的知识。

3. 掌握风湿性疾病和代谢性疾病与骨科相关的知识。

4. 了解透析，性病对骨的影响。

5. 了解心脏起搏器和血管支架患者对骨科手术的影响。

二、学科新进展

要掌握本专业国内外临床现状及趋势以及新理论、新知识和新技术在临床应用的情况。

三、专业实践能力

1. 熟练掌握骨科专业常见病、多发病的诊断，鉴别诊断和治疗原则与方法。

2. 熟练掌握骨科基本技能如骨科检查法、内固定及外固定技术的应用、骨折不愈合的处理。

3. 熟练掌握多发骨折、骨盆骨折、关节内骨折及关节脱位的诊断、急诊处理与治疗方案。

4. 熟练掌握本专业危重病人的抢救与治疗，如复合创伤、脂肪栓塞、深静脉血栓、高位截瘫等。

5. 掌握骨关节病、类风湿关节炎、强直性脊柱炎、化脓性及结核性关节炎的诊断及处理原则。

6. 掌握脊柱脊髓损伤、脊柱常见退行性疾病、脊柱肿瘤及脊柱侧弯的诊断、治疗原则及手术治疗方案。

7. 掌握手、足常见损伤及疾病的诊断与处理原则。

8. 熟悉常见良性、恶性骨肿瘤的诊断、鉴别诊断及处理方法。

9. 了解微创技术和计算机导航技术在骨科的应用。

附本专业病种：

（一）骨关节创伤

1. 多发骨折

2. 关节内骨折及关节脱位

3. 手外伤

4. 骨盆骨折

5. 臂丛神经损伤和其他周围神经及血管损伤

（二）关节病

1. 骨与关节化脓性感染

2. 骨与关节结核

3. 骨关节炎

4. 类风湿关节炎

5. 强直性脊柱炎

6. 创伤性关节炎

7. 手的关节炎

8. 骨关节的各种畸形

9. 骨科代谢性疾病

10. 踇外翻

11. 髋关节发育不良

（三）脊柱疾患

1. 脊柱骨折脱位与脊髓损伤

2. 颈椎病和颈椎间盘突出症

3. 腰椎间盘突出症

4. 腰椎管狭窄症

5. 腰椎滑脱症

6. 脊柱侧弯及后突畸形

7. 脊柱韧带骨化症

8. 颈椎畸形和不稳定

9. 脊柱结核

10. 椎间盘细菌性感染

（四）骨肿瘤

1. 良性骨肿瘤

2. 恶性骨肿瘤

（五）先天性疾病及其他

1. 运动系统慢性损伤

2. 手的先天畸形

3. 先天性髋关节脱位

4. 先天性马蹄内翻足

附录三 全国高级卫生专业技术资格考试介绍

为进一步深化卫生专业技术职称改革工作，不断完善卫生专业技术职务聘任制，根据中共中央组织部、人事部、卫生部《关于深化卫生事业单位人事制度改革的实施意见》（人发〔2000〕31号）文件精神和国家有关职称改革的规定，人事部下发《加强卫生专业技术职务评聘工作的通知》（人发〔2000〕114号），高级专业技术资格采取考试和评审结合的办法取得。

一、考试形式和题型

全部采用人机对话形式，考试时间为2个小时（卫生管理知识单独加试时间为1时）。考试题型为单选题、多选题和案例分析题3种，试卷总分为100分。

二、考试总分数及分数线

总分数450~500分，没有合格分数线，排名前60%为合格。其中的40%为优秀。

三、考试效用

评审卫生高级专业技术资格的考试，是申报评审卫生高级专业技术资格的必经程序，作为评审卫生高级专业技术资格的重要参考依据之一，考试成绩当年有效。

四、人机对话考试题型说明

副高：单选题、多选题和案例分析题3种题型。

正高：多选题和案例分析题2种题型。

以实际考试题型为准。

五、考试报名条件

（一）正高申报条件

1. 取得大学本科以上学历后，受聘副高职务5年以上。

2. 大学普通班毕业以后，受聘副高职务7年以上。

（二）副高申报条件

1. 获得博士学位后，受聘中级技术职务2年以上。

2. 取得大学本科以上学历后，受聘中级职务5年以上。

3. 大学普通班毕业后，受聘中级职务5年以上。

4. 大学专科毕业后，取得本科以上学历（专业一致或接近专业），受聘中级职务7年以上。

5. 大专毕业，受聘中级职务5年以上。

6. 中专毕业，受聘中级职务7年以上。

7. 护理专业中专毕业，从事临床护理工作25年以上，取得护理专业的专科以上学历，受聘中级职务5年以上，可申报副主任护师任职资格。